健康診断医からみた
健康管理Q&A

狩野　敦　著

東北大学出版会

Health care Q & A
seen by a physician

Atsushi Kano

Tohoku University Press, Sendai
ISBN978-4-86163-308-9

■口絵　　皮膚科疾患付図（該当のQ及びQe参照）

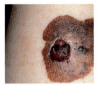
悪性黒色腫 Q：003

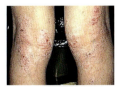
アトピー性皮膚炎 Q：008

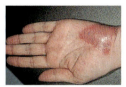
汗疱 Q：064

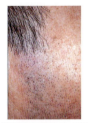
脂漏性皮膚炎 Q：161

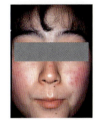
全身性エリテマトーデス Q：209

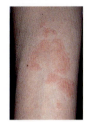
蕁麻疹 Q：192

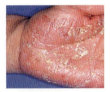
掌蹠膿疱症 Q：173

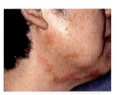
接触皮膚炎 Q：206

帯状疱疹 Q：218（三叉神経第Ⅲ枝）

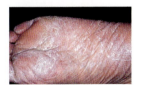
足白癬 Q：318

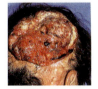
有棘細胞癌 Q：331

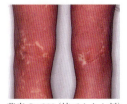
薬疹 Q：388（抗てんかん剤）

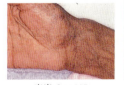
疥癬 Qe：107

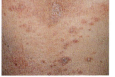
尋常性乾癬 Qe：126

各疾患とも皮膚病変は種々のかたちをとります。これらの図はその一部です。（岩手医科大学　赤坂俊英名誉教授提供）

健康管理の心得

A. 健康管理の大切な心得として、日々自分でできる身近な生活習慣の改善が望まれます。
　国民死因の第一位である「がん」も生活習慣病の一つと考えられます。がん予防に関して以下の事項が掲げられています。

がんを防ぐための新12か条
（国立がん研究センター、がん研究振興財団）

1. たばこは吸わない
2. 他人のたばこの煙をできるだけ避ける
3. お酒はほどほどに
4. バランスのとれた食生活を
5. 塩辛い食品は控えめに
6. 野菜や果物は不足にならないように
7. 適度に運動
8. 適切な体重維持
9. ウイルスや細菌の感染予防と治療
10. 定期的ながん検診を
11. 身体の異常に気がついたら、すぐに受診を
12. 正しいがん情報でがんを知ることから

B．以上の事項に加えて、健診を通して感じられる大切な事項として以下の12か条を提案します。ことに40歳を過ぎたら励行することが望まれます。

生活習慣の改善のための12か条（私案）

1. 食物はよく噛んでなるべくゆっくり食べる。
2. 歯磨きを励行する。
3. 50歳過ぎたら家庭でときどき血圧を測り、記録する。必要に応じ回数を増やす。
4. 1年に1回は健診を受ける。
5. 健診で勧められる精密検査はなるべく早く受ける。
6. ことに糖尿病、高血圧、脂質異常症を指摘されたら、症状が無くともきちんと管理する（継続医療を含む）。
7. 少なくとも1日20分を目標に歩く。
8. 毎日、新聞に目を通す。
9. 自分なりの目標をもち、自分に合った楽しい時間をつとめてつくる（趣味など）。
10. 自分のことは自分で行い、できる範囲でひとの世話をする。
11. 若いうちから継続して筋肉を鍛える（仕事をいとわない）。
12. 無理のない範囲で仲間を作り、会話を楽しむ。

はじめに

　健康で長生きしたいと誰しも望むところです。しかし、その想いは疾病や加齢変化によって打ち砕かれがちです。ところで病気も加齢変化もそれを予防することがある程度できます。その方法は生活習慣の改善と病気の早期発見です。日本人の死因をみますと第一にがんです。次いで心・血管疾患です。かくして長らくその順位は一位がん、二位心疾患、三位脳卒中と続いてきました。しかし近年、老人の肺炎が増えてこれが三位に躍り出ています。死因は時代とともに、その時々の医療レベルや社会情勢、そして国民生活のありように影響され変動します。私たちが誰でも身近にできうることは、まず自身の適切な生活習慣を身につけることと疾病予防に知恵を働かせることです。具体的には日々の生活習慣の改善と疾病の早期診断を目指した定期的な検診（健診）です。

　私は50年余り臨床医を続けてきました。その傍ら、宮城県および岩手県でがん検診も担当してきました。そしてここ10年余りはがん検診のほかに健康診断医として健診の仕事に携わっています。健診の仕事をするようになってから、臨床もさることながら、健診というかたちの医療行為が大変重要であることを改めて痛感するようになりました。健診医は当然のごとく受診される方々の適切な健康管理をお手伝いしなければなりません。受診者からいろいろ質問も受けますが、それに適切に答えられるように努力もしなければなりません。そしてできるだけ総合医であらねばなりません。これは不可能に近いことですが、しかしできるだけそうあるべく努めなければなりません。

　健診受診者の疑問や質問に適切にこたえるべく、Ｑ＆Ａ（質問とその回答）を書き貯めてきました。それが本書です。医師はすべからく医学の各分野を一応は習ったはずです。そして長い医師生活で

多くの病気や患者さんに出会ってきました。それでもなお実際にはわからないことだらけです。さらに医学は日進月歩です。自分の専門でさえ怪しくなります。そこで本書を書き進めるにあたっては「今日の治療指針」(医学書院)2015年版前後を中心に据えながら、主要なテーマを選択し、さらに健診をとおして受診者の疑問や質問に答えられるようにとQ（質問）を設定しました。最終的にQを400項目に絞り、それに対するA（答え）の内容はなるべく簡略に要点を中心に箇条書き的にまとめました。また各項目とも「健診医からコメント」という形でテーマの問題点、対応の仕方を解説しました。またAとともに冒頭に望ましい担当科を示しました。執筆にあたっては、関連の書物や幸い各分野に及ぶ専門家の講演、さらに何よりネットにみられる各学会の解説や専門家の記述を参考にさせていただきながら、私なりにまとめてみました。専門用語の解説は別項を設け、省略した疾患解説も含め「用語解説（Qe）」にまとめました。文中、割愛した疾患や解説不十分な用語があればこの項を参照していただけます。さらに受診者は健診での検査値に注目する方が少なくないことから、「検査値の読み方」として基本的なことだけを項を設けて表示しました。

　執筆に当たり、多くの方々の知見を参考にさせていただきましたが、引用元は割愛させていただき、ここに深く感謝いたします。本書の出版に当たっては、畏友 久道 茂 氏（東北大学名誉教授、公益財団法人 宮城県対がん協会会長）の査読、監修をいただくことができ、深く敬意と感謝をささげる次第です。また、口絵の皮膚科疾患症例については、岩手医科大学 名誉教授、現岩手県北上市、北上済生会病院院長 赤坂 俊英氏の指導と口絵の症例提供をいただきました。合わせて衷心より感謝いたします。

　実際の原稿作成に当たり日頃懇意にしている諸先生のご指導、現在ともに仕事をしている公益財団法人 岩手県対がん協会いわて健康管理センターの多くの仲間の支援をいただき、感謝いたします。また前出の赤坂北上済生会病院院長、学兄である田巻健治岩手県予

防医学協会循環器部長（前岩手県立中央病院循環器科長）の協力をいただきました。深く感謝いたします。本書作成にあたり、書籍編集者 東北大学出版会 小林直之氏に多大なご支援をいただきましたことに深く感謝いたします。また、執筆に当たっては娘、梶原寛子（内科医・健診医）の協力を得ましたことを付記いたします。

　本書が健康増進に何がしかの役に立てれば望外の喜びです。

公益財団法人 岩手県対がん協会
いわて健康管理センター
狩野　敦

目次

口絵：皮膚科疾患付図 ……………………………………………… i
健康管理の心得 ……………………………………………………… iii～iv
はじめに ……………………………………………………………… v～vii
■目次■ ………………………………………………………………… ix
Ⅰ．健康管理Q＆A：400項目　目次 ……………………………… 1～15
　　Q：001～Q：400
Ⅱ．症状および疾患・事項別にみたQ＆A ……………………… 17～21
Ⅲ．健康管理Q＆A項目 …………………………………………… 23～569
Ⅳ．本文中用語解説（Qe） ………………………………………… 571～638
Ⅴ．検査値の読み方 ………………………………………………… 639～644
索引 …………………………………………………………………… 645～671
著者略歴 ……………………………………………………………… 672

Ⅰ. 健康管理Q&A：400項目　目次

ア順	No	項　　目
ア	001	ＩｇＡ（アイジーエー）腎症ってどんな病気？
	002	アキレス腱断裂ってどんな病気？
	003	悪性黒色腫ってどんな病気？
	004	悪性リンパ腫ってどんな病気？
	005	悪玉と善玉コレステロールとは？
	006	頭が痛い、どうして？
	007	頭を打った、どうすればいい？
	008	アトピー性皮膚炎ってどんな病気？
	009	アナフィラキシーってどんな病気？
	010	アニサキス症ってどんな病気？
	011	アミラーゼが異常ってどんな病気？
	012	アルコール依存症ってどんな病気？
	013	アルコール摂取量と寿命の関係って？
	014	アルツハイマー病ってどんな病気？
	015	安定狭心症ってどんな病気？
イ	016	ＥＳＤ（イーエスディー）、ＥＭＲ（イーエムアール）ってどんな治療法？
	017	ＥＰＡ（イーピーエー）やＤＨＡ（ディーエッチエー）って健康にいいの？
	018	胃潰瘍、十二指腸潰瘍ってどんな病気？
	019	胃がん検診ってどのようにするの？
	020	胃癌ってどんな病気？
	021	１型糖尿病ってどんな病気？
	022	一過性脳虚血発作ってどんな病気？
	023	一酸化炭素中毒ってどんな病気？

ア順	No	項　目
	024	一般健診ってどんな内容なの？
	025	胃ポリープ、胃腺腫、胃粘膜下腫瘍ってどんな病気？
	026	イレウスってどんな病気？
	027	飲酒と健康、どんな関係？
	028	インフルエンザってどんな病気？
ウ	029	植え込み型除細動器ってどんなもの？
	030	うっ血性心不全って、どんな病気？
	031	うつ病ってどんな病気？
	032	運動機能検査ってどんな内容なの？
エ	033	ＡＢＣ（エービーシー）検診ってどんなの？
	034	ＨＢＶ（エッチビーブイ）、ＨＣＶ（エッチシーブイ）キャリアってどんな病気？
	035	ＮＳＡＩＤ（エヌセイド）潰瘍ってどんな病気？
	036	ＭＲＳＡ（エムアールエスエー）感染症ってどんな病気？
	037	炎症性腸疾患ってどんな病気？
	038	円錐切除ってどんな治療？
	039	塩分摂り過ぎはなぜ悪いの？
オ	040	黄体機能不全ってどんな病気？
	041	おしっこが近い、どうして？
	042	おしっこが突然出ない、どうして？
	043	おしっこに血が混じる、どうして？
	044	悪心、嘔吐はどうして？
カ	045	過活動膀胱ってどんな病気？
	046	過換気症候群ってどんな病気？
	047	拡張型心筋症ってどんな病気？
	048	かぜ症候群ってどんな病気？
	049	肩がこる、どうして？
	050	カテーテル・アブレーションってどんな方法？

ア順	No	項　　目
	051	過敏性腸症候群ってどんな病気？
	052	花粉症ってどんな病気？
	053	加齢黄斑変性症ってどんな病気？
	054	肝炎ウイルスってどの程度心配なの？
	055	肝炎マーカー検査と健康管理はどんな関係？
	056	肝機能検査ってどんな内容なの？
	057	肝硬変ってどんな病気？
	058	間質性肺炎ってどんな病気？
	059	関節痛ってどんな時起こるの？
	060	関節リウマチってどんな病気？
	061	感染性腸炎ってどんな病気？
	062	肝臓癌ってどんな病気？
	063	肝膿瘍ってどんな病気？
	064	汗疱、あせも、わきが、多汗症ってどんな病気？
ガ	065	眼圧が高い、どういうこと？
	066	眼精疲労ってどんな病気？
	067	眼底検査ってどうするの？
	068	眼底出血ってどんな病気？
	069	がんの化学療法はどんな治療なの？
	070	がんの原因は？
	071	がんの骨転移ってどんな病気？
	072	がん予防とはどうするの？
キ	073	期外収縮って？
	074	気管支喘息ってどんな病気？
	075	気管支肺炎ってどんな病気？
	076	寄生蠕虫と原虫疾患って？
	077	喫煙（たばこ）の害って？
	078	機能性ディスペプシアってどんな病気？
	079	急性胃粘膜病変ってどんな病気？

ア順	No	項目
	080	急性肝炎ってどんな病気？
	081	急性期脳梗塞ってどんな病気？
	082	急性・亜急性甲状腺炎ってどんな病気？
	083	急性呼吸促迫症候群ってどんな病気？
	084	急性骨髄性白血病ってどんな病気？
	085	急性心不全ってどんな病気？
	086	急性心筋梗塞ってどんな病気？
	087	急性腎不全ってどんな病気？
	088	急性膵炎ってどんな病気？
	089	急性腸炎ってどんな病気？
	090	急性腸管虚血ってどんな病気？
	091	急性腹膜炎ってどんな病気？
	092	急性リンパ性白血病ってどんな病気？
	093	胸郭出口症候群ってどんな病気？
	094	狭窄性腱鞘炎ってどんな病気？
	095	狭心症ってどんな病気？
	096	強迫性障害ってどんな病気？
	097	虚血性心疾患ってどんな病気？
	098	筋肉痛ってどんなときに起きるの？
ギ	099	逆流性食道炎ってどんな病気？
ク	100	くも膜下出血ってどんな病気？
ケ	101	頸肩腕症候群ってどんな病気？
	102	頸椎捻挫（むち打ち損傷）ってどんな病気？
	103	頸動脈エコー検査ってどんなもの？
	104	血圧が高い（本態性高血圧）、どうしたらいい？
	105	血圧の正しい測り方は？
	106	血管性認知症ってどんな病気？
	107	血痰ってどんなもの？
	108	血尿ってどんなもの？

ア順	No	項　　目
	109	血便ってどうして出るの？
	110	健康食品ってどんなもの？
ゲ	111	月経困難症ってどんな病気？
	112	げっぷ、胸やけ、胃もたれ、どうして？
コ	113	抗凝固・血栓溶解療法ってどんなもの？
	114	口腔癌、咽頭癌、喉頭癌ってどんな病気？
	115	口腔乾燥症ってどんな病気？
	116	口腔ケアと喫食ってどんなこと？
	117	高血圧性心疾患ってどんな病気？
	118	高血圧性脳症ってどんな病気？
	119	高血圧の腎病変（腎硬化症）ってどんな病気？
	120	膠原病ってどんな病気？
	121	甲状腺機能亢進症ってどんな病気？
	122	甲状腺機能低下症ってどんな病気？
	123	甲状腺腫瘍ってどんな病気？
	124	口内炎ってどんな病気？
	125	高尿酸血症ってどんな病気？
	126	更年期障害ってどんな病気？
	127	高年初産婦はどんなことが大事？
	128	呼吸機能（肺機能）検査ってどんなもの？
	129	骨髄異形成症候群ってどんな病気？
	130	骨粗鬆症ってどんな病気？
	131	コンタクトレンズによる眼障害ってどんなもの？
ゴ	132	誤嚥性肺炎ってどんな病気？
	133	五十肩ってどんな病気？
サ	134	嗄声はどうして？
	135	サプリメントってどれだけいいの？
シ	136	ＣＯＰＤ（シーオーピーディー：慢性閉塞性肺疾患）ってどんな病気？

ア順	No	項　目
	137	Ｃ（シー）型肝炎ってどんな病気？
	138	ＣＰＡＰ（シーパップ）は睡眠時無呼吸症候群の治療にいいの？
	139	紫外線、赤外線、レザー光線による目の障害ってどんなもの？
	140	子宮がん検診ってどのようにするの？
	141	子宮筋腫ってどんな病気？
	142	子宮頸癌ってどんな病気？
	143	子宮体癌ってどんな病気？
	144	子宮内膜症ってどんな病気？
	145	脂質異常症ってどんな病気？
	146	歯周病ってどんな病気？
	147	視神経乳頭陥凹ってどんな病気？
	148	失神ってどんな病気？
	149	脂肪肝ってどんな病気？
	150	手根管症候群ってどんな病気？
	151	出血性ショックとは、どんな状態？
	152	腫瘍マーカーってどんなもの？
	153	食育ってどんなこと？
	154	食道・胃静脈瘤ってどんな病気？
	155	食道癌ってどんな病気？
	156	職場不適応症ってどんな病気？
	157	食欲がない、どうして？
	158	ショックとは、どんなもの？
	159	視力が悪い、視力が落ちてきたってどんなこと？
	160	視力測定ってどうするの？
	161	脂漏性皮膚炎ってどんな病気？
	162	心筋症ってどんな病気？
	163	神経因性膀胱ってどんな病気？

ア順	No	項　　目
	164	神経痛ってどんな病気？
	165	心室細動ってどんな病気？
	166	真珠腫性中耳炎（中耳真珠腫）ってどんな病気？
	167	心身症ってどんな病気？
	168	心臓ペースメーカー植え込みってどんなもの？
	169	心臓マッサージってどうするの？
	170	心電図で何がわかるの？
	171	心不全ってどんな病気？
	172	心房細動ってどんな病気？
	173	掌蹠のう胞症ってどんな病気？
ジ	174	痔核ってどんな病気？
	175	自己免疫疾患ってどんな病気？
	176	自己免疫性肝炎ってどんな病気？
	177	自己免疫性膵炎ってどんな病気？
	178	自殺の予防ってどうすればいいの？
	179	ＧＩＳＴ（ジスト）ってどんな病気？
	180	上気道が閉塞したらどうする？
	181	静脈瘤、静脈血栓症（血栓性静脈炎）ってどんな病気？
	182	除細動装置（AED）の使い方はどうするの？
	183	自律神経失調症ってどんな病気？
	184	自律神経障害ってどんな病気？
	185	腎盂腎炎ってどんな病気？
	186	腎機能検査ってどんなもの？
	187	腎血管性高血圧ってどんな病気？
	188	腎腫瘍（腎細胞癌）ってどんな病気？
	189	腎性貧血ってどんな病気？
	190	腎・尿管結石症（尿路結石症）ってどんな病気？
	191	じん肺症ってどんな病気？
	192	じん麻疹ってどんな病気？

ア順	No	項　　目
ス	193	膵・胆道合流異常症ってどんな病気？
	194	膵癌ってどんな病気？
	195	水腎症ってどんな病気？
	196	ステロイドの副作用防止ってどうするの？
	197	ストレスチェックってどういうこと？
セ	198	生活習慣病（成人病）とは？
	199	性感染症ってどんなもの？
	200	精巣（睾丸）腫瘍ってどんな病気？
	201	声帯ポリープってどんな病気？
	202	咳が止まらない（遷延性咳嗽）、どうすればいい？
	203	脊柱管狭窄症ってどんな病気？
	204	脊椎圧迫骨折ってどんな病気？
	205	脊椎分離症・脊椎分離すべり症ってどんな病気？
	206	接触皮膚炎ってどんな病気？
	207	線維筋痛症と慢性疲労症候群ってどんな病気？
ゼ	208	舌癌ってどんな病気？
	209	全身性エリテマトーデスってどんな病気？
	210	前立腺炎症候群ってどんな病気？
	211	前立腺癌ってどんな病気？
	212	前立腺肥大症ってどんな病気？
ソ	213	双極性障害、うつ状態ってどんな病気？
	214	双極性障害、躁状態ってどんな病気？
	215	鼠径ヘルニアってどんな病気？
ゾ	216	造血幹細胞移植ってどんなことするの？
タ	217	体重と健康ってどんな関係があるの？
	218	帯状疱疹ってどんな病気？
	219	多発性骨髄腫ってどんな病気？
	220	痰がひどい、どうして？
	221	胆道腫瘍ってどんな病気？

ア順	No	項　　目
	222	胆のう炎、胆管炎ってどんな病気？
	223	胆のう・胆管結石症ってどんな病気？
	224	胆のうポリープってどんな病気？
	225	蛋白尿ってどんなもの？
	226	蛋白分画検査ってどんなもの？
ダ	227	大腿骨頸部骨折ってどんな病気？
	228	大腸がん検診ってどのようにするの？
	229	大腸癌ってどんな病気？
	230	大腸憩室症ってどんな病気？
	231	大腸内視鏡検査ってどうするの？
	232	大腸ポリープってどんな病気？
	233	大動脈解離ってどんな病気？
	234	大動脈瘤ってどんな病気？
チ	235	虫垂炎ってどんな病気？
	236	中性脂肪が高いってどんなこと？
	237	肘部管症候群ってどんな病気？
	238	超音波検査ってどんなもの？
	239	腸管出血性大腸菌感染症ってどんな病気？
	240	長命者（百寿者）の特長は？
ツ	241	痛風腎ってどんな病気？
	242	痛風ってどんな病気？
テ	243	手足がしびれる、どうして？
	244	手足がつる、こむら返りはどうして？
	245	手足がむくむ、どうして？
	246	低血圧症ってどんな病気？
	247	低血糖症ってどんな病気？
	248	鉄欠乏性貧血ってどんな病気？
	249	手のふるえってどんな病気？
	250	てんかんってどんな病気？

ア順	No	項　　目
デ	251	電解質異常ってどんな病気？
	252	電撃症・雷撃症ってどんな病気？
	253	電離放射線障害（放射線障害）ってどんな病気？
ト	254	統合失調症ってどんな病気？
	255	橈骨遠位端骨折ってどんな病気？
	256	糖尿病性昏睡ってどんな状態？
	257	糖尿病腎症ってどんな病気？
	258	糖尿病ニューロパチーってどんな病気？
	259	糖尿病網膜症ってどんな病気？
	260	糖尿病ってどんな病気？
	261	糖尿病の食事療法はどうする？
	262	糖尿病の運動療法とは？
	263	頭部を強く打ち付けたらどうする？
	264	特定健診ってどんなこと？
	265	特発性大腿骨頭壊死症ってどんな病気？
	266	特発性肺線維症ってどんな病気？
	267	吐血と下血、どうする？
	268	突然の意識障害ってどんなもの？
	269	突然の胸痛、どうする？
	270	突然の呼吸困難、どうする？
	271	突然の頭痛、どうして？
	272	突然の不安発作とはどんなの？
	273	突然の腹痛（急性腹症）、どうする？
	274	突発性難聴ってどんな病気？
	275	トランス脂肪酸ってからだに悪いの？
ド	276	動悸がする、どうして？
	277	動脈硬化症ってどんな病気？
	278	ドライアイってどんな病気？
ナ	279	内科疾患に伴う精神障害（特にうつ病）ってどんな病

ア順	No	項　目
		気？
	280	内視鏡検査ってどんなもの？
	281	内視鏡的胆道結石除去術ってどんなもの？
	282	長く歩けない、どうして？
ニ	283	2型糖尿病ってどんな病気？
	284	肉眼的血尿ってどんな病気？
	285	二次性高血圧症ってどんな病気？
	286	二次性貧血ってどんな病気？
	287	乳がん検診ってどのようにするの？
	288	乳癌ってどんな病気？
	289	乳房自己診断ってどのようにするの？
	290	乳腺症ってどんな病気？
	291	尿検査ってどんな意味があるの？
	292	尿酸ってどんなもの？
	293	尿素窒素とクレアチニン検査ってどんなこと？
	294	尿沈渣ってどんなこと？
	295	尿失禁ってどんな病気？
	296	人間ドックってどんなもの？
	297	妊娠悪阻ってどんな状態？
	298	妊娠中毒症（妊娠高血圧症候群）ってどんな病気？
	299	妊娠と感染症とはどんな関係？
	300	妊娠と薬の関係、どんな注意が必要？
	301	妊娠と腎臓、どんな関係？
	302	妊娠と放射線検査はどんな関係？
	303	認知症ってどんな病気？
ネ	304	熱中症ってどんな病気？
	305	ネフローゼ症候群ってどんな病気？
	306	眠れない、どうして？
ノ	307	脳梗塞ってどんな病気？

ア順	No	項　目
	308	脳梗塞の再発予防はどうするの？
	309	脳出血ってどんな病気？
	310	脳腫瘍ってどんな病気？
	311	脳ドックってどんなもの？
ハ	312	肺炎（市中肺炎）ってどんな病気？
	313	肺がん検診ってどのようにするの？
	314	肺癌ってどんな病気？
	315	敗血症ってどんな病気？
	316	肺血栓塞栓症ってどんな病気？
	317	排尿困難ってどんな病気？
	318	白癬ってどんな病気？
	319	白内障ってどんな病気？
	320	播種性血管内凝固症候群ってどんな病気？
	321	破傷風ってどんな病気？
	322	ハチ刺症ってどんな病気？
	323	鼻血（はなぢ；鼻出血）、どうすればいい？
	324	歯の欠損と補綴、インプラントってどんなこと？
バ	325	ばね指ってどんな病気？
パ	326	パーキンソン病ってどんな病気？
	327	パニック障害と全般性不安障害ってどんな病気？
ヒ	328	非アルコール性脂肪性肝障害、非アルコール性脂肪肝炎ってどんな病気？
	329	ヒステリーってどんな病気？
	330	肥大型心筋症ってどんな病気？
	331	皮膚癌ってどんな病気？
	332	皮膚瘙痒症ってどんな病気？
	333	飛蚊症とは、どんな病気？
	334	肥満症は何が問題なの？
	335	日和見感染ってどんな病気？

ア順	No	項　　目
ビ	336	B（ビー）型肝炎ってどんな病気？
	337	ビタミン欠乏症・過剰症・依存症ってどんな状態？
ピ	338	PSA（ピーエスエー）検査ってどんなもの？
	339	ピロリ菌抗体検査ってどんなもの？
フ	340	不安定狭心症ってどんな病気？
	341	副甲状腺機能亢進症ってどんな病気？
	342	副腎腫瘍ってどんな病気？
	343	腹痛ってどんな病気で起こるの？
	344	副鼻腔炎（鼻副鼻腔炎）ってどんな病気？
	345	不正性器出血があったらどうする？
	346	不整脈を感じたらどうする？
	347	不明熱ってどんなもの？
ブ	348	VDT（ブイディーティー）作業による障害ってどんなの？
	349	物理アレルギーってどんな病気？
	350	ぶどう膜炎ってどんな病気？
	351	ブルガダ症候群、そして突然死ってどんな病気？
プ	352	プリン体ってどんなもの？
ヘ	353	閉塞性黄疸ってどんな病気？
	354	閉塞性動脈硬化症と閉塞性血栓血管炎（バージャー病）ってどんな病気？
	355	HbA_{1c}（ヘモグロビンエーワンシー）ってどんな検査？
	356	変形性膝関節症（関節水症）ってどんな病気？
ベ	357	ベーチェット病ってどんな病気？
	358	便潜血検査ってどんな意味があるの？
	359	便秘ってどうすればいいの？
ホ	360	発疹が出た、どうする？
	361	本態性振戦ってどんな病気？

ア順	No	項　目
ボ	362	膀胱炎ってどんな病気？
	363	膀胱・尿道結石ってどんな病気？
	364	膀胱腫瘍ってどんな病気？
	365	房室ブロックってどんな病気？
マ	366	マイコプラズマ感染症（肺炎）ってどんな病気？
	367	慢性胃炎ってどんな病気？
	368	慢性硬膜下血腫ってどんな病気？
	369	慢性骨髄性白血病ってどんな病気？
	370	慢性腎炎症候群ってどんな病気？
	371	慢性腎臓病ってどんな病気？
	372	慢性膵炎ってどんな病気？
	373	慢性リンパ性白血病ってどんな病気？
	374	慢性甲状腺炎（橋本病）ってどんな病気？
ミ	375	未破裂脳動脈瘤ってどんな病気？
	376	耳鳴りはなぜ？
ム	377	むし歯、歯髄炎と健康の関係はどうなの？
メ	378	メタボリックシンドロームってどんな病気？
	379	メニエール病ってどんな病気？
	380	めまいはどうして？
	381	メンタル管理ってどんなこと？
モ	382	網膜剥離ってどんな病気？
	383	門脈圧亢進症ってどんな病気？
ヤ	384	薬剤性肝障害ってどんな病気？
	385	薬剤性腸炎ってどんな病気？
	386	薬剤性肺障害ってどんな病気？
	387	薬剤による精神障害ってどんな病気？
	388	薬疹ってどんな病気？
	389	薬物アレルギーってどんな病気？
	390	薬物依存ってどんなもの？

ア順	No	項　　目
ヨ	391	腰痛症ってどんな病気？
	392	腰椎椎間板ヘルニアってどんな病気？
	393	腰椎変形性脊椎症ってどんな病気？
	394	よく噛むと何がいいの？
ラ	395	卵巣癌ってどんな病気？
リ	396	リウマチ性多発筋痛症ってどんな病気？
	397	緑内障ってどんな病気？
ロ	398	老化はどうして？
	399	ロコモティブ症候群ってどんなもの？
ワ	400	笑えば体にいいの？

Ⅱ．症状および疾患・事項別にみたＱ＆Ａ
（太字は特に関連あり）

1. 【ア：頭】頭が痛い…Ｑ：**006**、023、066、**100**、101、111、**118**、207、263、**271**、304、309、310、344、368
2. 【ア：頭】頭が今まで経験したことのないほど痛む…Ｑ：**100**、**271**、309、368
3. 【ア：脚】脚がむくむ…Ｑ：**245**、298、305
4. 【ア：アレ】アレルギー疾患関係は…Ｑ：**009**、**052**、349、**389**
5. 【イ：息】息切れがするようになった…Ｑ：075、077、082、084、129、**136**、**162**、189、**248**、**266**、**270**、**316**、365
6. 【イ：胃】胃腸・腹部疾患関係は…Ｑ：016、018、019、020、025、026、034、037、044、051、061、076、078、079、091、099、112、157、174、215、228、230、231、232、235、267、280、339、358、359、367、385
7. 【ウ：運】運動の大切さ…Ｑ：006、014、**032**、049、051、**059**、070、072、102、104、130、**149**、153、156、**198**、210、**217**、229、**236**、240、246、257、261、**262**、264、**283**、**303**、306、317、**328**、335、352、359、**371**、378、391、392、**399**
8. 【エ：塩】塩分への配慮は…Ｑ：020、**039**、**097**、**104**、**117**、245、257、301、363、379
9. 【カ：肩】肩こりはどうして…Ｑ：006、**049**、066、101、102、126、159、162、246、348
10. 【カ：関】関節が痛い…Ｑ：028、**059**、**060**、080、126、176、207
11. 【カ：肝】肝胆膵疾患関係は…Ｑ：054、055、056、057、062、063、080、088、137、149、193、222、223、224、281、328、336、353、372、383、384
12. 【カ：感】感染症関係は…Ｑ：010、028、**036**、**048**、**070**、075、

076、082、**132**、199、**235**、239、**312**、315、321、335、
　　　344、347、**350**、**362**、366
13. 【ガ：癌】**がん疾患のいろいろ**…Q：003、004、020、062、084、
　　　092、114、123、142、143、155、179、188、194、200、
　　　208、211、221、229、288、310、314、331、342、364、
　　　369、373、395
14. 【ガ：癌】**がん関連のいろいろ**…Q：069、070、071、072、152
15. 【ガ：眼】**眼疾患関係は**…Q：053、131、139、147、159、160、
　　　259、278、319、333、350、382、397
16. 【キ：筋】**筋肉が痛む**…Q：**098**、**207**、**244**、337、**396**
17. 【キ：寄】**寄生虫疾患関係は**…Q：010、076
18. 【キ：急】**救急疾患関係は**…Q：086、100、151、158、267、269、
　　　270、271、273、304、307、309、315
19. 【ク：首】**首の腫れ**…Q：004、**082**、114、121
20. 【ケ：血】**血性の下り物がある**…Q：142、143、**345**
21. 【ケ：血】**血液疾患関係は**…Q：084、092、129、216、248、286、
　　　320、369、373
22. 【ケ：健】**健康管理関係は**…Q：032、110、135、153、198、217、
　　　226、240、264、289、296、306、381、394、398、399、400
23. 【ゲ：下】**下痢をする**…Q：027、**037**、**051**、061、**089**、090、239、
　　　385
24. 【コ：腔】**口腔・歯科疾患関係は**…Q：115、116、**124**、**146**、324、
　　　377
25. 【コ：膠】**膠原病・免疫関係は**…Q：021、**120**、**175**、176、177、
　　　209、396
26. 【コ：腰】**腰が痛む**…Q：111、194、**203**、205、334、**391**、392、**393**
27. 【コ：呼】**呼吸器疾患関係は**…Q：048、058、074、075、083、128、
　　　132、136、180、191、202、220、266、312、313、316、386
28. 【シ：神】**心身・精神疾患関係は**…Q：012、046、096、106、156、
　　　167、178、183、197、213、214、250、254、272、279、

　　　　　303、306、327、329、387、390

29.【サ：酒】**酒の害は**…Q：007、011、012、013、027、044、047、
　　　　　057、**062**、**070**、**088**、104、**155**、194、198、208、236、
　　　　　242、263、265、292、352、**354**、361、372、399

30.【シ：食】**食生活バランスの大切さ**…Q：005、**014**、**017**、039、
　　　　　051、**070**、**110**、**116**、145、190、**198**、229、**236**、241、
　　　　　242、244、**261**、277、**283**、308、**328**、337、352、370、372

31.【シ：食】**食欲がない**…Q：060、**080**、087、088、136、**157**、176、
　　　　　221、235、312、**336**、337、341、348、372、384

32.【シ：食】**食事の欧米化で増えてきた疾患**…Q：037、053、070、
　　　　　198、211、223、229、230、292、352、395

33.【シ：視】**視力が悪くなった**…Q：053、068、131、139、**159**、160、
　　　　　259、278、319、333、**350**、382、**397**

34.【シ：痺】**手足がしびれる**…Q：046、049、093、101、102、150、
　　　　　203、205、237、**243**、258、307、392、393

35.【シ：職】**職業性因子による疾患**関係は…Q：191、253、322、348

36.【シ：心】**心臓・血管疾患**関係は…Q：015、029、047、050、073、
　　　　　085、086、095、097、103、104、105、113、117、118、
　　　　　162、165、168、169、170、171、172、181、182、233、
　　　　　234、246、276、277、282、285、330、340、346、354、365

37.【シ：筋】**神経筋疾患**関係は…Q：098、164、243、244、249、258、
　　　　　326、361

38.【ジ：耳】**耳鼻咽喉疾患**関係は…Q：134、166、201、274、323、
　　　　　344、376、379

39.【ジ：腎】**腎臓疾患**関係は…Q：001、087、119、185、186、187、
　　　　　188、189、190、195、225、241、257、293、294、305、
　　　　　370、371

40.【セ：整】**整形・運動器疾患**関係は…Q：002、049、059、060、
　　　　　093、094、101、102、130、133、150、203、204、205、
　　　　　227、237、255、265、282、325、356、391、392、393、399

41. 【セ：咳】**咳が止まらない**…Q：058、075、085、**202**、**220**、312、314、366
42. 【タ：代】**代謝・糖尿疾患**関係は…Q：005、011、017、021、039、125、145、236、242、245、247、251、256、260、261、262、275、283、292、328、337、352、355、378
43. 【タ：煙】**タバコの害**は…Q：020、070、072、**077**、114、124、128、**136**、188、198、202、234、240、266、299、300、**314**、354、364、
44. 【タ：痰】**血痰が出る**…Q：**107**、114、220、313、314
45. 【タ：痰】**痰が多い**…Q：191、**202**、**220**、314、366
46. 【チ：力】**片方の手足に力が入らない**…Q：007、**022**、**081**、100、113、263、309、368
47. 【テ：手】**手足の動きが悪い**…Q：**081**、094、243、**307**、**309**、326
48. 【ナ：ホル】**内分泌疾患**（ホルモン）関係は…Q：082、121、122、196、334、341、374
49. 【ニ：乳】**乳房疾患**関係は…Q：287、**288**、289、290
50. 【ニ：尿】**尿に蛋白が出る**…Q：001、**291**、294、298
51. 【ニ：尿】**尿が出にくい**…Q：184、210、211、212、295、**317**
52. 【ニ：尿】**尿が近い**…Q：**041**、045、126、141、163、183、210、317、**364**
53. 【ニ：尿】**尿に血が**…Q：001、**043**、**108**、188、**190**、**284**、320、**364**、370
54. 【ニ：認】**認知症**（**予防**）は…Q：014、106、303、394
55. 【ネ：熱】**熱がでた**…Q：037、058、060、061、063、075、088、089、092、**121**、129、**132**、**185**、**209**、222、**235**、312、**315**、343、**347**、357、**385**、**386**
56. 【ネ：眠】**眠れない**…Q：031、126、167、213、279、**306**、387
57. 【ノ：脳】**脳疾患**関係は…Q：012、014、022、081、100、148、263、268、307、308、309、311、326、368、375
58. 【ハ：腹】**おなかがすごく痛い**…Q：**273**、243、343

Ⅱ．症状および疾患・事項別にみたQ＆A

59. 【ハ：吐】**急に吐き気がする**…Q：010、**044**、080、267
60. 【ハ：話】**話が通じにくくなった**…Q：**014**、**106**、214、**254**、**303**
61. 【ヒ：皮】**皮膚疾患**関係は…Q：008、064、161、173、192、206、218、318、331、360、388
62. 【ヒ：皮】**皮膚に吹き出物が**…Q：003、008、064、161、173、192、206、209、218、318、331、388
63. 【ヒ：泌】**泌尿器疾患**関係は…Q：041、042、043、045、108、163、190、210、**211**、212、295、317、338、362、363、364
64. 【ヒ：肥】**肥満の害は**…Q：070、099、117、**138**、**145**、149、194、**198**、**217**、229、242、**262**、275、277、**283**、292、**328**、**334**、352、356、371、**378**、**394**、395
65. 【フ：婦】**産婦人科疾患**関係は…Q：038、040、111、126、127、140、141、142、143、144、297、298、299、300、301、302、345
66. 【ベ：便】**便に血が**…Q：**037**、061、**109**、174、232、**267**、357
67. 【ベ：便】**便が出にくい**（便秘など）…Q：051、090、122、174、184、203、215、229、230、326、**359**、385
68. 【ミ：脈】**脈が異常になった**…Q：047、**050**、085、097、138、148、**165**、**168**、170、172、330、**346**、351
69. 【ム：胸】**胸が痛い・苦しい**…Q：023、030、**086**、**095**、**097**、113、172、**233**、**269**、340
70. 【ム：胸】**胸やけがする**…Q：**099**、112、132、202
71. 【メ：眩】**めまいがする**…Q：022、023、081、087、101、**102**、148、**166**、183、246、247、274、277、309、365、**379**、**380**
72. 【ユ：憂】**憂（ゆう）うつになる**…Q：**031**、178、**213**

Ⅲ．健康管理Q＆A項目

Q：001： IgA（アイジーエー）腎症ってどんな病気？
A：[担当科]：腎臓内科、泌尿器科、内科

【概要】IgA腎症は世界中で最も多い原発性糸球体腎炎といわれるもので、いくつかの病気のかたちのうちの一つで指定難病となっています。腎臓を構成する主要組織である糸球体は血液から尿をつくる大切な器官です。10歳台後半～30歳台前半に発病しがちですが、15～20、40～45歳台にピークがあります。患者さんは男性に多く、女性の数倍です。日本における慢性糸球体腎炎の40％以上がこの疾患です。治療中の患者さんは国内で年間2～3万人と推計されています。◉ 無症状で経過し学校健診や職場健診における検尿で顕微鏡的血尿を指摘されて偶然に発見されることが最も多い疾患です。放置すると数年から数十年で腎機能低下をきたし腎不全に至ります。この過程で、高血圧や血液検査異常（尿素窒素・クレアチニンの上昇）が出現するので、これらを健診などで指摘されて初めて診断されることもあります。◉ 原因は不明ですが、食物やウイルスを抗原（体質を変える原因物質）とする抗原抗体反応でできる免疫複合体が尿をつくる糸球体内に沈着して病気を引き起こすと考えられています。きっかけは、扁桃腺炎が反復することや、遺伝因子の関与も疑われています。自己免疫疾患（☞別項参照Q：175）の一つです。◉ 検査は経過や尿検査などからIgA腎症が疑われると、入院のうえ腎臓の組織検査により診断します（腎生検）。◉ 治療は過労を避けたり激しい運動をしないなどの生活上の注意が必要です。低蛋白食療法や魚油（フィッシュオイル）やω3系と呼ばれる脂肪酸（☞別項参照Q：017）の治療効果があげられています。薬物では副腎皮質ステロイド薬や対症的に高血圧治療剤が使用されます。◉ 予後は40％前後が慢性糸球体腎炎を経て、末期腎不全、透析治

療（糖尿病によるものに次いで第2位）に陥るといわれています。◉類似の病気のかたちで、皮膚に紫斑を生ずる紫斑病性腎炎があります。

【健診医からコメント】健診（学校健診を含む）などで尿蛋白、尿潜血が一定以上の異常値が続き、腎機能（クレアチニンなど）異常をチェックされたら、なるべく早く腎臓専門医や泌尿器科専門医を受診すべきです。

Q：002： アキレス腱断裂ってどんな病気？
A：[担当科]：整形外科
【概要】アキレス腱は踵骨腱ともいわれ、脚（下腿）にあるふくらはぎの腓腹筋・ヒラメ筋をかかとの骨にある踵骨隆起に付着させる腱です。体の中で一番強く最大の腱で、歩行や跳躍などの運動の際に必要です。アキレス腱断裂はスポーツ外傷として頻度の高い疾患です。多くはスポーツ時に、足底部を強く踏み込んだ時に、アキレス腱の緊張が急に高まりすぎた時に起こります。日常生活では、階段を踏み外すなどの不慮の外傷で発症します。◉症状は断裂時にはふくらはぎがバットでたたかれたような衝撃があり、時に「バチッ」という断裂音が聞こえることもあります。即座に痛みが生じ、通常の歩行はできなくなります。立つことも思うようにいかず、歩行が困難になりますが、完全に歩けない状態にはなりません。◉アキレス腱は歩行や疾走・跳躍などの運動の際、爪先を蹴り出す時にかかとを持ち上げたり、着地する足の爪先を地面に踏み込んだりするなど重要な機能を果たしています。◉特別の検査なしでも、発症の様子、臨床症状により診断容易といわれますが、アキレス腱断裂テストが行われます。これはふくらはぎをぎゅっと握るもの（把握）で、正常な状態では足関節が足底へ向く底屈が認められますが、この足関節底屈が起こらなければ陽性です。◉完全断裂と部分の断裂とがあり、治療は完全断裂では腱縫合術による治療が主流ですが、部分断裂などの場合にはギプス固定による保存的治療が行われること

もあります。保存的治療は再断裂のリスクが高く、長期の治療期間を要します。◉ 断裂修復に要する期間は6～10週で、スポーツ復帰には6～9ヶ月を要するといわれます。

【健診医からコメント】断裂が起これば自分でもわかります。もし放置された場合は種々の程度の機能不全が残り、あとで困ることになります。受傷後即刻整形外科専門医を受診すべきです。

Q：003：悪性黒色腫ってどんな病気？
A：[担当科]：皮膚科（口絵：Q：003参照）

【概要】悪性黒色腫はメラノーマともいわれます。皮膚、眼窩内組織、口腔粘膜上皮などに発生するメラノサイト（色素細胞）や母斑細胞（ほくろの細胞）が悪性化した悪性度の高い腫瘍です。本邦では年間600～700人が本症で亡くなっています。日本人は欧米人より発症が圧倒的に少なく、約1/10です。男性では60歳台、女性では70歳台から増えます。思春期以降に新たに生じた直径7mm以上の色素斑は要注意です。◉ 発生部位は足底（足のうら）が最も多く、体幹、顔面、爪が続きます。どこの皮膚にも発生します。新たに出現した色素斑（シミ）や以前からあるほくろに似たシミが徐々に拡大し、ある時点から急に大きくなるといった経過をたどる場合が多くみられます。頻度はあまり多くありませんが粘膜にも発生します。気付いた時にはすでに遠くの臓器に転移している可能性が高い（50％）怖い腫瘍です。色は一般に薄い褐色か濃い黒色に変化する場合が多く、大きさが1～2年以内の経過で、直径2～3mm程度の色素斑が5～6mm以上になった時は注意すべきで、形の変化として色素斑の辺縁が、ぎざぎざに不整になったり、しみ出しが出現したりします。◉発生原因は不明ですが、表皮基底層部に存在するメラノサイト（メラニン細胞）の癌化によって生じます。良性の母斑（ほくろ）とは無関係です。◉ 皮膚に発生する悪性黒色腫は紫外線曝露と、足底に発生するものは機械的刺激と関連性が深いと考えられています。診断の確定には腫瘍の病理組織検査が必要ですが、手術で腫瘍全体を切除し、

手術中にすぐできる迅速組織検査(じんそくそしきけんさ)を行い、悪性と診断された場合には、さらに大きく切除します。● 何といっても皮膚科専門医の臨床判断が基本です。他のがんと同様に早期発見、早期治療が最も重要です。そして、早期発見時における治療の最大のポイントは専門家の手術による外科療法です。進行程度によっては化学療法や放射線療法が行われます。● 生存率は、病期によりますが初期の状態では5年生存率は95～100％ですが、進んだ状態（Ⅳ期）では5％程度に落ちます。

【健診医からコメント】たまには自分の皮膚の変化や足の裏を見ることも必要です。そして、早期発見時における治療の最大のポイントは専門家の手術による外科療法です。原因として紫外線、慢性の皮膚への機械的刺激等の関与が考えられているので、そうした外因を避けることです。ふだんあまり気にしない足底に最も多いことは注意すべき点です。日焼けマシーンなど不自然な行為は避けることです。最近免疫療法の特効薬としてオプジーボ（ニボルマブ）が保険適用になり、効果が期待されています（☞別項参照Ｑ：069）。ただし、きわめて高価です。なお、早期発見に5-S-システイニルドーパ（検査）が有効といわれています。

Ｑ：004：悪性リンパ腫ってどんな病気？

Ａ：[担当科]：内科、血液内科、耳鼻咽喉科、放射線科

【概要】血液のがんで、リンパ系組織から発生する悪性腫瘍です。ホジキンリンパ腫と非ホジキンリンパ腫に大別されます。欧米と異なり、日本人のホジキンリンパ腫は約10％であり、殆どが非ホジキンリンパ腫です。発生率は10万人に約10人程度です。治療は放射線療法および化学療法となり、腫瘍を検出できなくなった時点で「寛解(かんかい)」したと表現し、治癒とはいいません。悪性腫瘍の中では、比較的抗がん剤が効きやすいとされます。進行すると全身の衰弱、DIC（☞別項参照Ｑ：320）や多臓器不全(たぞうきふぜん)、などから死に至ります。● リンパ系組織は全身に分布しているため、悪性リンパ腫、特に非ホジキン

リンパ腫は全身で発生する可能性があります。また全身の倦怠、発熱、盗汗(ねあせ)、体重の減少、頸部(首)、鼠径部(股の付け根)、腋窩(腋の下)などの痛みを伴わないでリンパ節が腫れます。頸部腫瘍として当初耳鼻科が窓口になることがあります。◉ 原因はわかっていませんが、ウイルス説・カビ説・遺伝説などがあります。白血病と同様に、化学物質・放射線などさまざまな因子が関連していると考えられています。一部の非ホジキンリンパ腫では、EBウイルス(エプスタイン・バー・ウイルス:子供時代に多くが罹り、ほとんどの成人が罹患歴があります)感染が関与していると考えられています。また、胃のMALTリンパ腫では、ヘリコバクター・ピロリ菌が発症に関与しています。◉ リンパ腫を疑う場合は触診、血液検査、造影CT検査などを行い病変の部位を検索しますが、確定診断にはリンパ節生検を行うことにより病理組織や遺伝子異常の検索も行われます。そのほか病気の広がりをみる検査で病気の進行度も診ます。◉ 治療は抗がん剤化学療法や放射線療法を単独で、もしくは組み合わせて行います。造血幹細胞移植(☞別項参照Q:216)を行うこともあります。◉ 予後因子として、年齢、病変数、病期があげられます。ホジキンリンパ腫は予後が良好で5年生存率は90%程度ですが、非ホジキンリンパ腫では50%程度です。

【健診医からコメント】日常、頸部、腋の下、太ももの内側付け根などのリンパ節が腫れたら放置しないで即刻、とりあえず内科の近医を受診すべきです。自分で気づくことがまず大切です。

Q:005: 悪玉と善玉コレステロールとは?
A:[担当科]:循環器科、糖尿病代謝科
【概要】本来、脂質の一つであるコレステロールには、細胞膜や筋肉を作るホルモンの原材料や栄養分の分解吸収に関係する胆汁酸の原材料としての役割があります。コレステロールはLDL(低比重リポタンパク)、HDL(高比重リポタンパク)、VLDL(超低比重リポタンパク)の三つの成分に分かれ、LDLは悪玉、HDLは善玉コ

レステロールと呼ばれます。LDLは、肝臓でつくられたコレステロールを各臓器に運びます。余剰なコレステロールを血管内に放置し、動脈硬化を引き起こす原因となります。それで悪玉コレステロールといわれます。HDLコレステロール（善玉コレステロール）は動脈硬化を予防する働きがあります。特定健診ではLDLとともに必須検査項目の一つです。LDLが高値の場合は脂質異常症、動脈硬化、糖尿病、甲状腺機能低下症、ネフローゼ症候群などが、低値の場合は肝硬変、甲状腺機能亢進症などが考えられます（☞それぞれの該当項参照）。LDLコレステロールの値が140mg/dl以上の場合は、生活習慣の改善が必要です。食事では、動物性脂肪の多い肉類は控えて、代わりに不飽和脂肪酸（☞別項参照Q：017）を豊富に含むマグロやイワシなどの青魚を摂取することが勧められます。野菜に含まれる食物繊維は血中コレステロールを低下させます。食生活の改善、適度な運動、節酒、禁煙などは、悪玉コレストロールを下げます。HDLコレステロールは、体内（細胞）に蓄積された古いコレステロールを回収し、肝臓に送る働きがあり、増加させるには有酸素運動（ウォーキングなど）が有効です。健診では基本的検査として中性脂肪、HDLコレステロール、LDLコレステロール、総コレステロール等の数値が明らかになるので、異常があれば基本的には生活習慣の是正が重要です。薬物治療としては種々ありますが内科医、糖尿病代謝専門医などの指示に従って規定通りに服用することが大切です。

【健診医からコメント】脂質は健診の基本検査であり、血液生化学検査においては異常値を示しやすいのが脂質検査です。通常自覚症状は全くないので、放置されがちですが、もたらされる結果は重大です。生活習慣を含めて医師の指導に従うことが重要です。

Q：006：頭が痛い、どうして？

A：[担当科]：神経内科、脳外科、内科
【概要】頭痛とは、頭部に感じる痛みのうち、表面の痛みでないもの

です。ありふれた症状である一方、これを主症状とする命に関る疾患もあり、何が原因かわからないことも多い症状です。基礎疾患の無い頭痛だけの場合（一次性頭痛）とくも膜下出血など、他の原因があって起こる二次性頭痛があります。一次性頭痛は偏頭痛、緊張型頭痛、群発頭痛などに分けられます。● ありふれた症状で、外来初診患者さんの約10％が頭痛を主訴とするといわれます。健診の場でも頭痛を有する人はしばしば認められ、日本人の3～4人に1人（約3,000万人）が「頭痛持ち」であり、そのうち2,200万人が緊張型頭痛、840万人が片頭痛、1万人が群発頭痛といわれます。● くも膜下出血、脳腫瘍による頭痛は、毎年約1～3万人に発生するといわれます。日常生活に支障ある頭痛を、世界中で最低40％の人が経験するといわれ、男性よりも女性のほうが頭痛を訴えることが多く、緊張型頭痛の6割、片頭痛の8割が女性といわれます。● 女性が訴えることが多い頭痛の一つに生理時に伴うものがありますが、これは生理中にエストロゲン（女性ホルモン）が血中から減少し、それが体内神経伝達物質であるセロトニンに何等かの影響を与えて片頭痛を引き起こすのではないかとも考えられています。● 生活支障度が高いのは片頭痛です。月に1回から数回起こります。典型的な片頭痛は、頭の片側で、心臓が脈打つようにズキンズキンと痛む拍動性の頭痛発作を繰り返します。また、緊張型頭痛と関連づけられる肩こりも、実に75％の片頭痛患者さんに合併することがわかっています。片頭痛は、吐き気、光や音、臭いに敏感になるなどの頭痛以外の症状を伴うのが特徴です。また、人によっては片頭痛が始まる前に「前触れ」を感じることがあります。前兆のある片頭痛患者さんは、目の前が眩しくチカチカとして見えづらくなったり、ギザギザ模様の線が徐々に視界に現れたりします（閃輝暗点）。この症状は定期的に起こり、前兆は片頭痛患者さん全体の1～2割といわれます。● 緊張型頭痛は頭の両側がギューッと締めつけられるような頭痛が、数十分～数日間だらだらと続く頭痛です。片頭痛のように、前兆や悪心・嘔吐などの随伴症状はなく、動いてもひどくはなりま

せん。緊張型頭痛は「ストレス頭痛」とも呼ばれ、精神的かつ身体的ストレスが原因となる場合があります。たとえば、緊張、不安、うつ、運動不足やうつむき姿勢、あるいは口・顎部（がくぶ）の機能異常が、緊張型頭痛の発症に関係するといわれます。一般集団における緊張型頭痛の生涯有病率は30〜78％の範囲とされており、一次性頭痛の中で最も多いと考えられています。日常生活が制限されるほどの影響は低いものの慢性化すると生活に支障をきたす場合があります。● 群発頭痛（がんか）は、眼窩周辺から側頭部にかけて、短時間のキリキリと突き刺すような激しい痛みが起こります。数週から数ヶ月の群発期間中、毎日出現する頭痛で、夜間や睡眠時等の決まった時間に頭痛発作が起こりやすいのが特徴です。頭痛は一側性で、頭痛と同側の眼球結膜充血、流涙（りゅうるい）、鼻汁、鼻閉（びへい）等の自律神経症状を伴います。眼の後ろ側を通っている内頸動脈が拡張して炎症を引き起こすため、目の奥が痛むことが多いといわれています。群発頭痛の有病率は1,000人に1人程度と報告されています。20〜40歳台の男性に発症することが多く、男性における有病率は女性の3〜7倍です。飲酒が発作を誘発することが多いため、発作期間中は禁酒すべきです。● 原因としては頭部の血管が拡張することによって頭痛が起こると考える説があります。血小板（けっしょうばん）（血液3成分の一つ、止血に関与する）からのセロトニン（血管を収縮させる作用を持つ）が放出されるため一旦脳の血管が収縮します。脳神経の中で最も大きい三叉神経（さんさしんけい）（顔面周辺の感覚をつかさどる）が関与しているという説があります。何らかの刺激によって三叉神経が刺激されることにより、三叉神経の末端から血管を拡張させる作用をもつさまざまな神経伝達物質（しんけいでんたつぶっしつ）が分泌されて痛みが起こるというものです。● 頭痛で受診した際には、問診のほかに、座ったまま、あるいは仰向けになった状態で、首や手足に麻痺や筋肉の萎縮などがないかを調べたり、歩行困難や姿勢の異常といった症状の有無を確認する「神経学的検査」や、必要に応じて画像検査や脳血流検査などで脳の中をくわしく調べたり、血液検査や心理検査が行われます。● 危険な頭痛として緊急対応が必要なの

は、くも膜下出血（☞別項参照Q：100）、髄膜炎、大きな脳出血（☞別項参照Q：309）の三つです。それらの疾患を示唆する徴候は「今までに経験したことがないような頭痛」か、「今までの頭痛で最悪の頭痛」と表現されます。● 片頭痛の予防薬としては血管を拡張させる働きのあるカルシウム拮抗薬や交感神経の働きを抑えるβ遮断薬といわれるものがあります。そのほか多種薬剤が市販されています。● 頭痛は慢性に続くことが多いですが、数％の方で頭痛が悪化することがあるともいわれます。

【健診医からコメント】健診における病歴聴取では実に多くの方々が頭痛を訴え、その人なりに対処しているようですが、近年、頭痛を扱う専門医院も少なくないので、1度は自分の頭痛がどういうものであるかを知っておくとよいでしょう。今まで経験したことのないような強い頭痛発作があれば即刻、救急医療施設を受診すべきです。

Q：007： 頭を打った、どうすればいい？

A：[担当科]：神経内科、脳外科

【概要】日常、頭部を打撲することはしばしば経験されます。外傷を伴うような頭部強打があれば救急事態としてそれなりに対処されますが、それほどでない打撲、あるいは飲酒後の転倒などで、本人も気づかないで頭部を打撲していることがあります。これらは放置されがちです。当初、異常がなかった場合でも、2～3日の間は充分な注意が必要です。この間、症状の変化がわかりにくくなるので、お酒はもとより、睡眠薬、風邪薬などを控えて様子をみる必要があります。● その際周囲の人も注意して見守ることが重要です。内出血の危険があるからです。また、稀に、1～3ヶ月としばらくして、慢性硬膜下血腫（☞別項参照Q：368）をきたすことがあります。この場合の症状は、頭痛が起こることもありますが、むしろボケ症状が目立つことが多く老人性認知症と間違えられたり、あるいは半身の手足の麻痺などが起こって脳梗塞と間違えられたりすることもあ

ります。● 頭をひどく打った時には、脳振盪を起こすことがあります。脳振盪とは脳に大きな衝撃が加わったことによって、脳が一時的にその機能を失ったために出る症状で、意識がなくなったりするとか、あるいは健忘症といって頭を打った時点から、それより前の何時間かの間のことについての記憶がなくなってしまう（逆行性健忘症）ことがありえます。こういった脳振盪の症状は、ほとんどの場合、一時的なものであって、通常は後遺症を残すことなく治り、心配ないのが普通です。● しかし、脳に傷がついている場合（脳挫傷）も否定できず、一度はCT検査などで詳しく調べておくことが重要です。適宜専門医による検査が行われれば診断は困難ではありません。専門医による治療は進歩しており、通常は問題ありません。早期受診が肝要です。

【健診医からコメント】「頭を打った後で吐いたら怖い」は大切な言葉です。脳内の変化を示唆します。「中高年者」「お酒の好きな方」の男性は要注意です。自分で自覚していないこともしばしばです。その際は周囲の人が「最近変だ」と気づいてやらなければなりません（☞別項参照Q：263）。

Q：008：アトピー性皮膚炎ってどんな病気？
A：[担当科]：皮膚科　（口絵：Q：008参照）

【概要】かゆみの強い慢性の湿疹（皮膚表面の炎症）で、多くの場合、アトピー素因（生まれつき気管支喘息やアレルギー性鼻炎、結膜炎などを生じやすい体質）の人に生じやすいといわれます。主に小児期に発症し、成人では軽快することが多いのですが、成人になって再発したり、症状がひどくなったりすることもあります。良くなったり悪くなったりを繰り返しながら慢性的に続く病気です。● 症状はかゆみのある湿疹を特徴とする皮膚疾患で、多くの場合、皮膚が乾燥しやすい体質があります。乳幼児期特有の頻度の高い病気で、20歳以下のおよそ10人に1人がアトピー性皮膚炎であると推測されています。成人までにほとんど治るとされていますが、実際はそ

Ⅲ. Q&A

の年齢になっても治らなかったり、一度治っても再発したりする場合もあります。かさかさの皮膚（乾燥）で、赤く腫れたり（紅斑）、ぶつぶつの盛り上がり（丘疹）やみずぶくれ（水疱）などが出ます。◉ 原因ははっきりとはわかっていませんが、遺伝による体質に、環境などが強く関係して発病すると考えられ、それぞれにはアレルギーに関係するものと、それ以外のものがあるといわれます。◉ 体外から侵入する特定の異物（抗原：アレルゲン）を除こうと免疫反応が起こりますが、この免疫が異常に強く起こりアレルギー反応を起こすことが多いと考えられています。アレルギー以外のものでも繰り返し掻くことによる刺激、汗の刺激、乾燥、化学物質の刺激、ストレスなどの心理的な原因などもアトピー性皮膚炎の発病や悪化に関係しています。◉ 自分がどんなものに対してアレルギーを持っているかは、検査で調べることができます。アトピー素因をもった人に皮膚の炎症を起こさせる原因物質（アレルゲンを含む）がありますが、それらを見つけるために血液検査や皮膚検査などがあります。◉ 診断には、かゆみなどの自覚症状に加え、乾燥肌、丘疹（ぶつぶつ）、痒疹（かゆみのあるぶつぶつ）、紅斑などの皮膚所見が特徴となります。炎症をくり返すために、首などにはさざなみ状の色素沈着が起こります。この時期には掻くことが「くせ」になってしまう人が多く、悪循環します。◉ アトピー性皮膚炎の治療の目標は、症状を上手くコントロールし、日常生活に差し支えない状態を維持することです。適切な治療を続ければ、症状を上手にコントロールできるといわれます。治療のゴールは、アトピー性皮膚炎であることをあまり意識しないで日常生活を送ることができる、あるいは周囲の人からアトピー性皮膚炎であることがわからないくらいにまで症状が改善し、その状態を維持していくことといわれます。◉ 医師の指導に従いながら、気長に病気とつきあい、根気よく治療を続けることが大切です。症状を上手にコントロールし、日常生活に差し支えない状態を維持することが目標です。

【健診医からコメント】健診時にしばしばみられる疾患ですが、根気

強く治療を続けているかどうかで所見も違うようです。長期に続く病気であることを自覚することが大切です。自分の判断で薬をやめてしまってはけません。

Q：009： アナフィラキシーってどんな病気？
A：[担当科]：救急科、アレルギー科

【概要】アナフィラキシーとは急性の全身性かつ重い即時型(I型)のアレルギー反応の一つで、ほんの僅かなアレルゲン(原因物質)が生死にかかわるアナフィラキシー反応を引き起こすことがあります(アナフィラキシーショック)。アナフィラキシーは、アレルゲンの摂取、皮膚への接触、注射や時に吸入により惹起されます。● 2011年のアナフィラキシーショックによる死亡71例の原因としては薬物によるものが32例、ハチ毒関係16例、食物5例、詳細不明18例となっています。このように、薬剤で起こるものが多く、厚生労働省によりマニュアルがつくられており、患者さんやその家族の方に知っておいて頂きたい副作用の概要、初期症状、早期発見・早期対応のポイントができるだけわかりやすい言葉で記載されています。当然、医師もそのことを承知し、薬物の投与にあたっては注意し、また注意を喚起しなければなりません。しかしながら、極めて突然に起こることであり、不幸な結果になることがあります。● アナフィラキシーの症状は、遊離されたヒスタミン(外傷や毒素などで活性化されたアミンの一種)の作用で発赤・かゆみ・浮腫・痛みや呼吸困難を起こしたり、胃腸症状(腹痛、嘔吐、など)を引き起こしたりします。またヒスタミンは血管が拡張して血圧を低下させ、組織をむくませ、ショックを引き起こします。短時間で症状が現れるのが特徴です。薬物や蜂毒は直接体内に入るため、早く症状が出る傾向があります(☞別項参照Q：322)。これに対し、食べ物は胃や腸で消化され吸収されるまでに時間がかかるため、症状が出るまでにはやや長時間になることが多くなります。アナフィラキシーで心停止までの平均時間は、薬物で5分、蜂毒が15分、食物では30分といわれます(アナフィ

ラキシーがすべて心停止に至るわけではありません)。◉ アナフィラキシーの原因は食べ物がもっとも多く、続いて蜂などの昆虫、薬物となっています。食べ物としては鶏卵、牛乳、小麦、そば、ピーナッツなど、特定の食べ物を食べたときに起こります。子供から大人まで幅広い世代でみられます。また、食べただけでは症状が出ないのに、食べて4時間以内に運動が組み合わさると症状が誘発される特殊なタイプに、「食物依存性運動誘発アナフィラキシー」というのもあります。◉ 日本では、蜂刺されによるアナフィラキシーショックで年間20人ほどが亡くなっています。◉ 薬物では、原因となる薬物の多くはペニシリンなどの抗生物質、アスピリンなどの解熱鎮痛剤、抗てんかん薬の頻度が高く、また、検査に使われる造影剤、その他に、ワクチンや麻酔薬、輸血なども原因となりやすい傾向があります。◉ ラテックス(天然ゴム)に触れてアナフィラキシー反応が起こる場合もあります。また、ラテックスアレルギーがあると、バナナ、アボカド、キウイなどにもアレルギーを起こす「ラテックス・フルーツ症候群」が知られています。原因不明となる場合も少なくありません。◉ アレルゲンがなんであるかを問診して調べることがもっとも重要となります。検査では、血液中にアレルギー反応に関与する特異な抗体(対抗物質)があるかどうかをみます。この検査では食物、ダニ、昆虫、植物などについて幅広く調べることができます。◉ 医療の現場では、原因から発症までの時間や症状により、3段階の診断基準があります。アナフィラキシーショックは発症が非常に急激で、かつ気道の閉塞を伴います。それによる死亡は初期の1~2時間に起こり、多くは喉頭のむくみや不整脈による心停止などが原因です。したがって、治療の目的は呼吸と循環を緊急に改善することです。救急疾患として対応しなければなりません。◉ 医師、薬剤師等の医療関係者による薬物の副作用の早期発見・早期対応に役に立つように、ポイントになる初期症状や好発時期、医療関係者の対応等が示されています。アナフィラキシーとアナフィラキシーショックは同義語のように使われ、初期対応が大切になります。◉

予防が最も大切であり、薬物の投与時には、過去のアレルギー疾患歴や薬物に対する反応性などを十分知っておくことが重要です。アレルギー症状の既往歴があれば、その薬を再使用されないよう自己管理をしっかりすべきです。

【健診医からコメント】この病気は、一度おさまった症状が再び現れることもあるので、「おさまったから大丈夫」と安心はせず、すぐに病院で診断を受けることが大切です。また、薬物の投与時には、過去のアレルギー疾患歴や薬物に対する反応性などを自分でも十分知っておくことが重要です。少しでも過去にそうした過敏傾向が経験されていれば、薬物を使用するような場合には、自分からも申告しなければなりません。

Q:010: アニサキス症ってどんな病気？

A:[担当科]:寄生虫科、消化器内科

【概要】寄生虫によるアニサキス症は食中毒の一種です。イカ、サバ、ハマチ等を生食して感染します。長さ2〜3cmの幼虫がヒトの胃壁や腸壁にもぐり込んで症状を引き起こします。胃アニサキス症と腸アニサキス症があります。アニサキス症は比較的寒い時期に多く、冬の食中毒の一つとも考えられます。病気のかたちは一種のアレルギー反応であり、初回感染時は無症状で再感染により発症します。発疹及びじん麻疹（☞別項参照Q:192）等のアレルギー症状を示します。● 新鮮な海産魚類を食べて3〜4時間後に、突然、激しい腹痛、吐き気・嘔吐が襲います。半日以上から、長い時は1週間くらいたって腹痛に見舞われることもあり、この時は胃ではなく腸に虫が穿入していると考えられます。● 寄生部位(穿入部位)により、胃アニサキス症、腸アニサキス症、腸管外アニサキス症に分けられます。多くは消化管壁を貫通出来ませんが、貫通した場合には穿孔性腹膜炎や寄生虫性肉芽腫を発症することもあるといわれます。● 一番多い胃アニサキス症の症状は、食後数時間のうちに始まる激しい腹痛と嘔吐です。嘔吐に際しての吐物は胃液のみで、下痢は一切認め

られないことが一般的な食中毒と異なります。これはアニサキスの虫体が寄生のために胃壁や腸壁に穿入することによるアレルギー反応です。腸アニサキス症例としては腸重積症を起こすことがあります。腸管外アニサキス症では、膵アニサキス症、寄生虫性肉芽腫などがあります。◉ 幼虫はイカ類やサバ、アジ、イワシなどの内臓表面や筋肉内に寄生していてアニサキス症は幼虫移行症（幼虫のまま悪さをする）の一つです。◉ 胃アニサキス症であれば内視鏡で虫体を確認してつまみ出すことができますが、腸アニサキス症では虫を見つけるのは困難で、X線や超音波検査で小腸粘膜の腫れなどを調べます。◉ 治療は胃アニサキス症の場合、内視鏡で虫体をつまみ出した瞬間、嘘のように痛みが消えます。アニサキスは人体中では1週間程度で死んでしまうので、虫を摘出できなくても対症療法だけで治ります。発症時にはステロイド剤が有効です。

【健診医からコメント】健診時に胃アニサキス症経験者が散見されますが、イカ、アジなどの生食によるものが多いようです。冬場にこうした魚類を生食後に上記のような症状がでれば、消化器内科を受診します。

Q：011：アミラーゼが異常ってどんな病気？
A：[担当科]：消化器内科

【概要】アミラーゼは消化酵素の一つです。アミラーゼの測定は健診の検査の一つとしてよく行われます。アミラーゼはおもに膵臓と唾液腺から分泌されます。でんぷんなどの糖分を分解するはたらきがあり、この消化酵素を調べることで、膵炎や膵臓癌、膵管閉塞などの兆候（病気の兆し）をみたり、それらの経過を観察したりするための指標として用いられます。◉ 膵管閉塞が起こると、アミラーゼの流れが阻害されるため血中アミラーゼが上昇します。それが尿にも出てきます。血液と尿のアミラーゼを測定することで、それらの徴候を読み取ろうというのがこの検査の目的です。血清アミラーゼの基準値は60〜250IU/l、尿アミラーゼは100〜1,000IU/lです。◉ 急

性膵炎では激しい背部痛を起こしますが、この場合には、アミラーゼの値が平常の5〜10倍に上昇します。慢性膵炎でも悪化（急性憎悪）した場合は高くなります。ほかの可能性としては、膵嚢胞、膵癌、総胆管結石、急性耳下腺炎、などがあります。基準値以下の場合は、慢性膵炎、肝硬変、糖尿病、膵実質の荒廃、唾液腺摘出後などにみられます。◉ 疾患を追及するに当たっては、アミラーゼが膵臓から出ているものか（膵型アミラーゼ＝P型）、唾液腺から出ているもの（唾液腺型アミラーゼ＝S型）なのかまず区別します。◉ 膵疾患の検査としては、腹部超音波検査、腹部CT検査、膵管の造影、膵臓の血管造影などがあります。急性耳下腺炎や唾石症などでも血清アミラーゼは上昇しますが、頬の腫れや顎の痛みなどで診断がつきます。アミラーゼ異常の場合、同時に同様の消化酵素であるリパーゼやエラスターゼなど他の酵素の検査も行われます。

【健診医からコメント】健診ではしばしば血清アミラーゼの異常が指摘されますが、大量飲酒者であったり、腹痛や痩せを伴うようではぜひ精密検査を受けるべきです。多くは慢性膵炎です。また低値が続いても特に異常がみられないこともしばしばです。肝硬変や、高度の糖尿病でも低いことがあります。特に自覚症状がなくとも、健診で指示があれば一度は消化器内科を受診すべきです。多量常習飲酒者では、他の多くの疾患の薬物探索ともなり、節酒（断酒）しなければなりません。

Q:012: アルコール依存症ってどんな病気？
A：[担当科]：精神科

【概要】アルコール依存症は、ほかの薬物依存症と同じように「脳の病」であり「行動の病」といわれます。薬物依存症の主な症状は、何が何でもそれを探し求め、手に入れようとする行動（「強化された薬物探索・摂取行動」）と規定され、脳に行動がこびりつき、完全には治ることがないとさえいわれます。◉ 長期にわたり断酒をしても、再燃（再発）しやすい病気です。"アル中"（慢性アルコール中毒）と

同じ意味の言葉ではありません。アル中は社会的、道徳的、倫理的なレッテルを貼られた状態であり、医学用語としては使わないといわれます。ありふれた疾患であり、飲酒者の26人に1人がアルコール依存症ともいわれます。患者さんは、アルコールによって自らの身体を壊してしまうのを始め、家族に迷惑をかけたり、さまざまな事件や事故・問題を引き起こしたりします。治りきれない割合は78.1%と推定されており（WHO：2004）、またアルコールにより毎年250万人の死をまねいているとされます。◉ 主な症状は病的な飲酒行動です。ゆるやかに始まり、合間あいまに飲酒を繰り返し、摂取行動とアルコールを求める探索行動へと変化します。摂取行動は、飲んでは眠り、さめては飲むことを繰り返す病的飲酒パターンになります。徐々に高度になり、飲酒を妨害する人を責めたり脅したりするようになります。◉ 飲酒の反復のあと、飲酒中断や飲酒間隔の延長、飲酒量の減少で離脱症状（退薬症状）が現れます。そうすると不眠・悪夢・血圧上昇・頻脈・動悸・吐き気・嘔吐・頭痛・胃痛・発汗・寝汗などの自律神経症状、手指のふるえ（振戦）・筋肉が固くなったり、けいれん（痙攣：筋または筋群の無意識のうちに起こる発作性収縮）を起こしたり、幻視・幻聴などの精神症状が現れます。これは収まると、怒りっぽくなる・刺激に敏感になる・あせり（焦燥）・抑うつなどが現れ、俗にいう長引く禁断症状と呼ばれる状態が続きます。◉ 合併症状として、胃炎、膵石、肝炎、心筋症などの内科疾患、末梢神経炎、小脳変性症、ウェルニッケ・コルサコフ症候群（ビタミンB_1欠乏を起こすなどして脳症を起こす）、人格変容（前頭葉機能障害）、アルコール性痴呆（認知症）などをきたします。◉ 依存性薬物であるアルコールを含んだ嗜好品、すなわちアルコール飲料を繰り返し摂取すると、飲酒欲求がますます強くなります。これにより飲酒パターンが病的となっていきます。◉ 診断項目は下記のように6項目あります。過去1年間に1ヶ月間以上、もしくは1ヶ月間未満であれば繰り返して、以下の3項目以上がともに該当した場合に依存症と診断がつきます。①アルコールを摂取したいという強

い欲望あるいは強迫感(きょうはくかん)、②アルコールの摂取行動を抑制できない、③アルコールを減量ないし中止すると特徴的な離脱症候群(りだつしょうこうぐん)が出現し、その症状を軽くしようとアルコールに似たものを使用する、④だんだん飲酒量を増やすようになる、⑤使用量、使用時間が増えて、その効果からの回復に要する時間が延長する、⑥明らかに有害な結果が起きているにもかかわらず、いぜんとしてアルコールが止められない、となっています。● アルコール依存症者の予後10年の死亡率は30～40%と非常に高く、節酒を試みた患者さんと通常に飲酒した患者さんとでは死亡率に差がみられず、断酒(だんしゅ)することによってのみ生存率が高まるとされます。

【健診医からコメント】現在のところ、断酒以外の治療選択肢はありません。健診受診者には肝機能障害その他の異常を有しながら、毎年、指示に従わず、医療機関を受診せずに多量の飲酒を続けている方が時に見受けられますが、中には依存症になりかかっている方もあるように思われます。依存症の治療は困難で、徹底治療には国立病院機構、久里浜医療センターのようなところがあります。

Q:013: アルコール摂取量と寿命の関係って？

A:[担当科]:健康管理科、該当各科

【概要】お酒(アルコール)は、"百薬の長"といわれたり、一方ではお酒で"身を滅ぼした"ということもよく聞く話です。お酒と人間生活は古来、洋の東西を問わず密接な関係にありますが、それだけにお酒の長短をよく知っておくことが大切です。アルコールには豊富な効用もありますが、依存症という悲惨な精神病(☞別項参照Q:012)をもたらしたり、多種多様な病気を誘うことがあります(関連項参照)。● 飲酒による総死亡のリスクは次のようにいわれています。飲まない人を死亡率1.0とすると、時々少量飲む人では0.84、2日に1合程度の人は0.64、毎日1合程度では0.87、毎日2合程度では1.04、毎日4合程度では1.32と見積もられています。確かに酒をたしなむ程度の人にとっては百薬の長といわれるゆえんもわかりま

す。一方、アルコールは本来毒物なので、むしろ夕食どきにほどほどのお酒を飲みながらゆっくり過ごせるような「心身のゆとりを持っている人」が長生きするのではないかとの考えもあります。◉ アルコールと肝臓の関係を他で述べましたが(☞別項参照Q：027)、癌との関係はどうでしょう。食道癌(喉頭癌、咽頭癌)では高濃度アルコール飲料、喫煙、少量の飲酒でも赤くなりやすい人は特に要注意です。胃癌との関係ははっきりしないといわれます。大腸癌は摂取量に応じてリスクが高まります。◉ そのほかの疾患としては、膵炎は急性にせよ慢性にせよ、酒量に応じてリスクが高まります。脳血管障害による死亡でも摂取量に応じて高まりますが、虚血性心疾患(☞別項参照Q：097)ではむしろやや低下するようです。血圧は摂取量に応じて高まり、節酒の経過により低下してきます。飲酒量別に高尿酸血症(☞別項参照Q：125)の割合も飲酒量に応じて高まります。

【健診医からコメント】万葉の歌人、大伴旅人の「酒を讃めた」歌にあるように、その効用をかみしめられる飲み方ができれば幸いです。なお、ポリフェノールという物質が、活性酸素による、悪玉コレステロールの酸化を防ぎ、コレステロールにより、血管が細くなり血流を阻害するのを防止する事がわかってきており、ポリフェノールを多く含む赤ワインの少量飲酒は体に良いかもしれません。日に3〜4合飲む方の多くはメタボで、問題です。

Q：014：アルツハイマー病ってどんな病気？

A：[担当科]：神経内科、神経精神科

【概要】アルツハイマー病は認知機能低下、人格の変化を主な症状とする認知症の一種で、日本では、認知症のうちでも脳血管性認知症(☞別項参照Q：106)、レビー小体病と並んで最も多いタイプです。最初の症例報告例は、1901年にアルツハイマーによってなされました。発症年齢で65歳を境に早発型と晩期発症型(65歳以降)とに大別されます。進行性の認知症で、病気の実態を研究する病理学的脳

所見では広くひろがる脳萎縮(のういしゅく)があり、大脳皮質(だいのうひしつ)(大脳の表面に広がり、知覚(ちかく)、随意運動、思考、推理、記憶に関与)の神経細胞(しんけいさいぼう)の著明な脱落があります。◉ 記憶障害のほか、失語(しつご)、失行(しっこう)、失認(しつにん)など多数の認知障害がゆっくりと進行します。そのため身の回りのことができにくくなり、社会的、職業上の働きに支障をきたします。◉ 進行を遅らせる薬物治療がありますが、治癒させる方法はなく、高齢社会となり、その対応は国家的問題となっています。◉ 頭部のCTやMRI検査で記憶などに関係する大脳の海馬(かいば)(脳の中ほどにありタツノオトシゴ状で、新しい記憶を担当する)という部分や大脳皮質(上記:古い記憶を担当する)の萎縮がみられます。大脳の血流測定や特殊な検査法で診断されます。◉ 高血圧症(こうけつあつしょう)、糖尿病(とうにょうびょう)、喫煙(きつえん)、高脂血症(こうしけつしょう)などの生活習慣が本症の危険因子(きけんいんし)となるとされます。魚(EPA・DHAなどの脂肪酸(しぼうさん);☞別項参照Q:017)の摂取、野菜果物の摂取、赤ワイン(ポリフェノール)の摂取などが本症の発症を抑えることがわかっています。◉ 認知機能検査としては(年齢や年月日の質問から始まる)長谷川式認知症(はせがわしきにんちしょう)スケールがあります。画像検査としてCT、MRI、CT・MRIでは、脳血管性のものとの区別に有用であり、大脳の萎縮がみられるようになります。特に海馬(かいば)(記憶や空間学習能力に関係)は、他部位と比較して早期から萎縮が目立ちます。◉ 症状は進行する認知障害(記憶障害(きおくしょうがい)、見当識障害(けんとうしきしょうがい)など)であり、生活に支障が出てきます。重症度が増し、高度になると摂食や着替え、意思疎通などもできなくなり最終的には寝たきりになります。階段状に進行する脳血管性認知症と異なり、徐々に進行します。症状経過の途中で、被害妄想(ひがいもうそう)や幻覚(げんかく)(とくに幻視)が出現する場合もあります。暴言・暴力・徘徊(はいかい)・不潔行為(ふけつこうい)などの問題行動がみられることもあり、介護上大きな困難を伴います。◉ 残念ながら現在、アルツハイマー病の根本的な治療法はなく、症状の進行を遅らせる薬剤しかありません。しかし、新たな治療法の開発が盛んに行われていますので、今後、画期的な新薬の登場が期待されそうですが、なかなか難しいようです。◉ 認知症の発症には促進因子と防御因子があり

ます。促進因子には加齢、遺伝的な要因、生活習慣病、うつ病、頭部外傷などがいわれています。一方、防御因子として食事（魚を中心とした食事、適量のワイン、魚中心の地中海料理）、運動、知的活動（ダンス、チェス・碁・将棋、楽器の演奏、読書）、教育歴などがいわれています。

【健診医からコメント】当面、生活習慣病の予防が大切です。禁煙や適切な（できるだけ魚中心の）食生活が重要です。知的活動や適度の運動の継続も重要です。血縁に初老期認知症に罹患した方があればことに注意が必要です。お酒を飲むなら飲みすぎない程度の赤ワインがお勧めです。なお、認知症の発症にはアミロイドベータ（Aβ：老人斑と呼ばれるタンパク成分）の脳への蓄積が指摘されています。このAβに注目して、健診オプションで軽度認知障害（MCI）検査が行われるようになってきており、早期治療への道がある程度開かれつつあります。脳には血液脳関門といわれる仕組みがあり、物質の移動が制限され、脳へ直接治療薬を届けることはできませんが、そこを突破しようとする研究も行われています。

Q：015：安定狭心症ってどんな病気？
A：[担当科]：循環器科

【概要】狭心症全般については別に述べていますが（☞別項参照Q：095）、狭心症に対していろいろの呼び名が出ています。その中の「安定狭心症」および「不安定狭心症」とはどういうものかについて述べます。狭心症は(1)労作で増悪し、(2)安静で軽快する、(3)心窩部（みぞおち）の圧迫感、という三つの条件が特徴です。◉ 病気のかたちとして安定狭心症では動脈硬化が進んで血管が層状に内腔が狭くなっていくのに対し、不安定狭心症ではプラークが一気に破裂する危険をはらんでいるというものです。プラークといわれるものは動脈硬化層内に脂質（コレステロール）と遊走してきたマクロファージ（貪食細胞）がたくさん詰め込まれている内膜の斑状の扁平ないし隆起状の病変であり、このプラークが不安定になり

（炎症を起こして）、いつ破裂してもおかしくない状態となるものです。◉ 安定狭心症は胸部症状があるものの、1ヶ月以上「安定」しているもので、不安定狭心症は発症1ヶ月以内に症状は悪化していくというふうに分けられています。前述の3条件を満たす典型的な胸部症状があったとしても、それが1ヶ月以上にわたって決まった労作で同程度の症状が続いているようならば、その狭心症は「安定」していると捉えられます。この場合心電図上でも「安定」していることが裏付けられます。◉ 安定狭心症では、発作の起きる状況や強さ、持続時間などが似通っており、休んで心臓を落ち着かせると症状がなくなりますが、動脈硬化によって血管内腔が狭くなってはいても、プラークが崩れにくくなっていることが多く、急に心筋梗塞に移行する可能性は低いと考えられています。一方、不安定狭心症では発作の回数や強さが一定しておらず、時間経過とともに、症状の持続時間が長くなったりします。そして、プラークが崩れやすい状態になっていたり、血栓ができやすかったり、血管のけいれんが起きやすくなっていることがあります。このため、近い将来に心筋梗塞へ進行する可能性が高く、特に注意が必要です。◉ 上記の狭心症症状があれば循環器専門医を受診すべきです。狭心症が疑われれば、どういうタイプの狭心症であるか、様子を見てよいものか、急いで手を打っておかなければならないものかは、詳しく症状を聴くことで診断できます。それに応じて対処しておくことが大切となります。

【健診医からコメント】 狭心症の治療は大幅に進歩していますが、こうした病変に発展するいわゆる生活習慣病（とくに糖尿病、脂質異常症、高血圧）を回避する日常の注意こそ何より重要です。心臓を長持ちさせる意味で、まずそうした病気を防ぐことと、病気があればその治療を怠らないことです。いままで経験のない胸痛発作があった場合には即刻、循環器科を受診すべきです。発作が15分以上続く時、1日に何回も繰り返したりする場合は、心筋梗塞ということもあるので救急車対応が必要です。

Ⅲ．Q&A

Q:016: ＥＳＤ（イーエスディー）、ＥＭＲ（イーエムアール）ってどんな治療法？

Ａ：[担当科]：消化器内科

【概要】ＥＳＤは我が国で始まった消化管癌の内視鏡的な治療手技です。それまで胃や腸のきのこ状の早期癌に対して内視鏡観察下に、腫瘍の根元に金属ワイヤー（スネア）をかけて絞扼しながら、高周波電流を通電して腫瘍を焼き切る内視鏡的粘膜切除術（ＥＭＲ）が行われてきました。● しかし、腫瘍がきのこ状でない場合は手技に限界がありました。病変が平坦であるとか、より広範囲の病変を切除する方法として、粘膜下に薬液を注入して病変部をきのこ状に盛り上がらせて切除する方法が考案されました（1982）。それ以降、急速な勢いで癌粘膜を剥離・切除する方法として進歩し、確立したのが内視鏡的粘膜剥離術「ＥＳＤ」です。こんにちでは多くの早期の胃癌、大腸癌そして食道癌がこの方法で治療されています。食道癌と共存しやすい耳鼻科領域の咽頭癌などにも応用されます。● 適応となる治療対象には厳密な病理学的、臨床的約束があります。病変部を確認し、色素散布を行って病変部を鮮明にし、病変部より周辺に一定の間隔をとって、高周波器具を用いて切除範囲を点状に焼いて印をつけます（マーキング）。そのうえで目的とする病変の粘膜下層に局所注射して人工的に粘膜病変部を隆起させます。病変奥側から特殊なナイフで切開を開始し、粘膜下層を切除し病変を剥離させます。剥離した潰瘍面の血管・出血部位に対して十分な止血処置を施行していきます。● それほどの苦痛もなく、おなかを切らずに比較的短時間で終了し、短期入院で済みます。出血や穿孔の危険がないわけではありませんが、それほど問題にはなりません。もちろん熟練した技術は必要です。

【健診医からコメント】こんにち、数多くの消化管癌などがこの方法で治療されるようになっていますが、治療可能な早期の状態で発見することがまず肝要です。それにはがん検診で発見するのが最善です。

Q:017: EPA（イーピーエー）やDHA（ディーエッチエー）って健康にいいの？

A：[担当科]：糖尿病代謝科、循環器科、内科

【概要】EPAやDHAと呼ばれる物質があり注目されています。ところで脂質、炭水化物、蛋白質は3大栄養素といわれます。これに多量ミネラル、水が加わると多量栄養素といわれ、食事の大部分を占めます。食物として摂る脂肪の大部分が中性脂肪（トリグリセリド；TG）です。エネルギー源として使われる脂肪酸は、私たちの体内でTGとして蓄えられています。● 脂肪酸には飽和脂肪酸（バター、ラードなど常温で固体、多くは動物油）と不飽和脂肪酸（常温で液体、多くは植物油）があります。飽和脂肪酸とはその化学構造上、炭素原子が結び合う（炭素鎖）結び手が不飽和脂肪酸にみられる二つ（二重結合）や三つ（三重結合）といった、かたい結合がない脂肪酸のことです。この飽和脂肪酸を摂りすぎると、LDLコレステロール（悪玉）や中性脂肪を増やす（心疾患のリスクを高める）ことが報告されています（☞別項参照Q：145、236）。● 不飽和脂肪酸はその化学構造上つなぎ手（二重結合）が二つや三つ有するものです。一価（二重結合が一つ）の不飽和脂肪酸（なたね油など）は、HDLコレステロール（善玉）を増やす（心疾患のリスクを下げる）といわれています。摂取する飽和脂肪酸の一部を一価不飽和脂肪酸に置き換えると、LDLコレステロールを減らす（心疾患のリスクを下げる）ことも報告されています。多価不飽和脂肪酸（不飽和結合が二つ以上、体内で作れない青魚、大豆油など）は摂取する飽和脂肪酸の一部を多価不飽和脂肪酸に置き換えると、心疾患のリスクを下げることも報告されています。● DHA（ドコサヘキサエン酸）はEPA（エイコサペンタエン酸）と共にn-3系（あるいはω-3系）といわれる多価不飽和脂肪酸の一つで、体内で他の脂肪酸から合成できない必須脂肪酸といわれます。動脈硬化の予防、高脂血症の改善、血栓の抑制、高血圧の抑制、運動能力の向上、老人性痴呆症（認知症）の改善・予防、抗アレルギー、抗炎症作用、アトピーの改善などの効果があるとさ

れ、近年一般にも良く知られ、注目されています。● 青魚に多く含まれる必須栄養素ですが、w-3系脂肪酸には、EPA・DHA の他に、α リノレン酸、DPA（ドコサペンタエン酸）などがあります。魚を多く食する人種（カナダ北部、氷雪地帯に住むイヌイットのような）に心筋梗塞や動脈硬化など血管系の生活習慣病がほとんど見あたらないことから、魚に多く含まれる DHA・EPA の血液をサラサラにする作用が判明したといわれます。DHA・EPA は体内で合成できないため、食事から摂取しなければなりません。● DHA・EPA のほか不飽和脂肪酸はプロスタグランジン類（一群の生理活性物質）に代表されるオータコイド（ホルモンや神経伝達物質以外の生理活性物質）の生体内原料として特に重要です。● EPA は医学的には、抗血栓作用、血中脂質低下作用（コレステロール、中性脂肪）、血圧降下作用などが認められていますが、生理作用において DHA と明確な違いはなく、冠動脈疾患への有効性が報告されています。EPA のほうがその効果や作用について先に注目されたといわれます。● 主に魚（いわゆる青魚に多い）に含有されている脂であり、特にさば、まぐろ、さんま、いわしなどに多く含まれます。DHA と EPA との主な相違点は、脳や網膜において多価不飽和脂肪酸が局在する比率は DHA のほうが多いといわれ、中枢神経に作用すること、抗炎症作用が高いことなどがあげられています。● EPA や DHA は中性脂肪を低下させる治療薬としてすでに保険適用されています（エパデール、ロトリガなど）。これらは EPA 単独のものと、EPA と DHA の合剤となっていますが、EPA や DHA はほとんど作用に違いもなく、薬としても中性脂肪を下げる効果は同じなので、通常は厳密な使い分けが必要になることはないといわれます。● 我が国においては、医薬品として保険採用されているので、用法・用量等について消費者が過度に気を配る必要はありません。ただし、いわゆる健康食品については基本的に消費者個人の裁量に任されているため、個々の判断が必要とされます。品質や費用対効果の面において医薬品に遥かに劣ることが指摘されています。

【健診医からコメント】健診受診者には、サプリメントでいろいろ健康の素（もと）を摂取しているので安心と思っている方が結構います。実際、EPAやDHAのインフォメーションが氾濫しています。まず新鮮な毎日の魚類を含む食生活の工夫を第一に考えるべきです。中枢神経への作用など、作用機序がさらに解明されようとしており、今後の発展が期待されますが、DHA・EPAに俗にいう「血液サラサラ」効果があるとしても、適量摂取という考え方はやはり求められるべきといわれています。ω-6系であるEPA（リノール酸）の日本人の平均摂取量は1日13～15gに達しているといわれ、ω-3系のDHA（リノレン酸）との摂取バランスがこわれて過敏性が増加し、アレルギーが惹起されやすくなっているとの報告もあります。

Q:018: 胃潰瘍、十二指腸潰瘍ってどんな病気？
A：[担当科]：消化器内科

【概要】激減している病気です。胃酸の消化作用により潰瘍（かいよう）（消化管壁の欠損、ただれを作る）を形成するものを総称して消化性潰瘍と呼んでいます。消化性潰瘍の代表は、胃潰瘍（いかいよう）と十二指腸潰瘍（かいよう）です。胃潰瘍は、40歳以降の人に多くみられるのに対し、十二指腸潰瘍は10～20代の若年者に多くみられます。十二指腸潰瘍の患者さんは、胃液の酸が強い過酸症（かさんしょう）であることが圧倒的に多いのですが、胃潰瘍の患者さんは、胃酸の分泌は正常かやや少なめの場合がほとんどです。● 胃の粘膜に炎症が生じると、胃の粘膜は障害を受けて深くえぐり取られたものを"胃潰瘍"と呼んでおり、浅い変化しか生じなかったものを"びらん"と呼んでいます。胃潰瘍や十二指腸潰瘍はかつて、治癒までに2～3ヶ月と長くかかりましたが、こんにちでは多くは6～8週で治癒します。● 十二指腸潰瘍では、空腹時痛がよくみられ、とくに夜間にしばしば起こります。胃潰瘍では、食後30分から1時間たったあとの上腹部痛（じょうふくぶつう）がよくみられます。しかし、こうした上腹部痛は20～30%の患者さんではみられないことに注意する必要があります。とくに腰痛症や風邪などの薬に含まれること

のある非ステロイド性消炎鎮痛剤（NSAIDs：エヌセイズ）由来の潰瘍の場合は、上腹部痛が出にくいことがあります。潰瘍からの持続的な出血があると、吐血（胃酸と混じるためコーヒーの残りかす様のことが多い）または下血（タール便と呼ばれる黒っぽい便が多い）として症状が現れてきます。出血症状が現れた場合は、急を要することが多いので、救急病院を早急に受診しなければなりません。そのほか、胸やけ、吐き気、嘔吐などがみられることがあります。食欲は、吐き気が強い時を除けばむしろ低下しません。● 胃・十二指腸潰瘍の成因のうち、ピロリ菌（☞別項参照Q：339）に由来するものが十二指腸潰瘍で95％、胃潰瘍で70％前後とされています。ピロリ菌以外の成因として重要なのは、薬剤、とくにNSAIDsです。解熱、鎮痛剤であるアスピリンが最も有名ですが、日本ではアスピリン以外でも多数のNSAIDsが関節リウマチや風邪などの治療に使用されています。これらの薬剤は、胃酸から胃粘膜を守るうえで重要な役目をしているプロスタグランジンの合成を抑制する作用をもっています。そのため、エヌセイドを服薬すると、胃の防御機構が障害され潰瘍を形成します。● ピロリ菌とエヌセイドに対する対策が確立されると、胃・十二指腸潰瘍の治療および予防が飛躍的に進歩すると考えられます。● 胃・十二指腸潰瘍の診断に最も重要な検査は、バリウムによるX線造影検査と内視鏡検査です。X線造影検査はバリウムを服用後、体位をいろいろ変えながら撮影します。潰瘍部位にバリウムがたまるため、胃壁が崩れて窪みとなったニッシェと呼ばれる特有の粘膜欠損像を示します。内視鏡検査は胃・十二指腸潰瘍そのものを直接目で見て診断するものです。こんにち、X線検査及び内視鏡検査での診断は容易ですが、稀に潰瘍様で、悪性病変（癌）のこともありますので、内視鏡により組織の一部を生検して良悪性の判断をすることがあります。● 治療方法は長いながい歴史をたどりながら、こんにちでは大変進歩しており、昔は入院治療を要した疾患が、外来で治療されるようになりました。治療は、大きく三つの時代に分けられます。第1期は1980年以前で、治療は安静

を保つことと胃に負担をかけない食事をとることが基本であり、それに加えて薬剤療法が行われていましたが、当時の薬剤の効果は限定的で、治るまでに数ヶ月程度の日数を要しました。第2期は1982年、ヒスタミンH_2受容体拮抗薬の登場によって幕を開けます。この薬剤は、塩酸を分泌する胃粘膜の壁細胞のヒスタミンH_2受容体に作用して、胃酸の分泌を抑制できる画期的なものです。これにより腹痛などは1週以内に90%以上の患者さんで消失し、潰瘍も8週以内に80%以上の治癒率を示すようになりました。次いで1991年、プロトンポンプ阻害薬（PPI）という究極の酸分泌抑制薬が開発され、これにより酸をつくることを直接止めてしまうことができるようになり、胃・十二指腸潰瘍の90%以上が8週以内に治ることが明らかになってきました。第2期以降も、胃・十二指腸潰瘍が治癒したあと、何も治療をしなければ、1年以内に約70%が再発を起こし、そのため、潰瘍治癒後も、H_2ブロッカーや防御因子増強薬による維持療法が行われてきました。第3期となり、原因療法の時代に入りました。1983年、マーシャルとウォレンらにより発見されたピロリ菌（ヘリコバクター・ピロリ）が消化性潰瘍の成因として密接な関連があることがわかり、ピロリ菌を除菌することで維持療法なしでも1年後の胃潰瘍の再発率は10%、十二指腸潰瘍は5%と極めて低く抑えられることが日本でも明らかになりました。● 胃・十二指腸潰瘍のもう一つの原因である非ステロイド性消炎剤のエヌセイドの服用による胃・十二指腸潰瘍の治療については、エヌセイドの服用を中止することが原因療法になります。しかし、関節リウマチなどの患者さんでは薬剤を中止できないことが多く、そのため原因療法に準じる治療法として、エヌセイド投与によって減少する胃粘膜プロスタグランジンを補充する、プロスタグランジン誘導体（ミソプロストールなど）の投与が行われます。● 薬物療法、ピロリ菌の除菌等で消化性潰瘍の予後はすっかり良好なものになっていますが、放置すれば穿孔（孔があく）や大出血をきたすことも時にみられ、手放しで安心というわけではありません。

【健診医からコメント】健診では潰瘍は珍しくなり、あっても潰瘍瘢痕がほとんどですが、たまに活動性潰瘍が発見されます。その場合は早急に医師の診察を受けるべきです。健診とは別に、時に強い上腹部痛を伴う場合は胃・十二指腸潰瘍の穿孔（孔があく）が考えられますし、吐血や下血を伴えば潰瘍出血が考えられますので、救急外来を受診する必要があります。

Q:019: 胃がん検診ってどのようにするの？
A:[担当科]:消化器内科

【概要】胃癌は日本人が最も多くかかる癌です。男性はおよそ9人に1人、女性はおよそ18人に1人が、一生のうちに胃癌と診断されています。胃癌はかつて日本人の癌による死亡の第1位でしたが、近年は診断方法と治療方法が向上し、男性では肺癌に続き第2位、女性では乳癌、大腸癌、肺癌、膵癌に続き第5位となっています（2016、年齢調整死亡率）。こんにちでも、男女合わせて4万5,000人あまりの方が胃癌で亡くなっています（2016）。死亡率は減少傾向にあるものの、今なお胃癌対策は非常に重要で、そのためには早期発見、早期治療が肝要です。そのカギとなるのが胃がん検診です。◉ 胃がん検診はもっとも歴史が古く、昭和35年頃から方々で試験的に開始されていましたが、昭和41年（1966）老人保健法で国庫補助の対象として本格的に開始されました。いろいろの経過がありますが、胃がん検診では、空腹状態で胃を膨らませる発泡剤と、胃の粘膜が見えやすくなるようX線を反射するバリウムという造影剤を事前に飲み、胃にX線を当てながら7～8枚写真撮影をします。また、膨らんだ胃の粘膜にバリウムを付着させるために、身体を仰向けやうつ伏せ、左右に回転させるなどの指示が出されます。バリウムは時間と共に粘膜から剥がれ落ちてしまうため、撮影を行いながらバリウムを付着させる事（身体の回転）を繰り返します。内視鏡による検診では、内視鏡（直径5mm～10mm程度）を口または鼻から挿入し、食道、胃、十二指腸を直接観察、写真撮影をします。粘膜の微細な

変化も鮮明に見えることから、凹凸の少ない病変や出血なども確認する事ができます。内視鏡を挿入する際の痛みを軽減するための麻酔薬や、胃の動きを抑える薬などを利用することがあることから、薬剤アレルギーや持病がある方は注意が必要です。また、管がのどを通過する際に嘔吐反射が起きることがあり、苦痛を感じる方もいます。苦痛を軽減するために鎮静剤を利用する事もあります。

【健診医からコメント】胃癌死亡はかなり減ってはきていますが、まだまだ油断できません。しかし近年、早期発見で数多くの人が治癒しています。その多くは検診による早期発見のおかげです。健診の場では一定年齢以上の対象者には基本的な検査として胃検診が行われています。その多くはX線によるものです。原因となるピロリ菌を除菌しても、ことに萎縮性胃炎があるといわれている場合には1年に1回程度の胃がん検診は必要です。

Q:020: 胃癌ってどんな病気?
A:[担当科]: 消化器内科

【概要】胃癌(いがん)は胃粘膜上皮から発生した悪性腫瘍(あくせいしゅよう)です。中国、日本、韓国などアジアや南米に多い病気で、かつて日本では圧倒的な国民病でした。こんにち、罹患数、死亡数は減ってはきたもののなお高く、主要な死亡原因の一つです。かつては男女とも罹患、死亡第1位の疾患でしたが、こんにち、推定年齢調整罹患率では男性で第1位、女性では乳癌、大腸癌、肺癌に次いで第4位(2015)、年齢調整死亡率では男性は肺癌に次いで第2位、女性では乳癌、大腸癌、肺癌に次いで第4位です(2016)。● 食生活を含む社会環境の改善、原因対策(ピロリ菌)、胃がん検診制度による早期発見、そして世界一の早期胃癌検出および治療技術によるところが大きいと考えられます。自覚症状による胃癌の早期発見は困難です。早期癌の段階では無症状といってよく、がん検診が大切な所以です。進行してくると腹痛・上腹部不快感・吐気・嘔吐・胸焼け・食後の腹部膨満感(ふくぶぼうまんかん)・食欲減退などのほか体重減少や貧血がみられてきます。● 胃癌の発生過程でピ

ロリ菌による慢性萎縮性胃炎が関与していることがわかってきました。アジアでの無症状の成人を対象としたピロリ菌の除菌は、胃癌発症率および胃癌死亡率を有意に低下させることもわかってきました。塩分や塩蔵品の摂取がかなり以前から原因の一つとしてあげられてきましたが、ピロリ菌の影響が明らかにされてからは、以前ほどでないものの、塩分濃度の高い食事を日常的に摂取する人たちは、そうでない人たちに比べて胃癌になるリスクが高いことが統計的に示されています。食塩の過剰摂取は循環器疾患にもよくないので、減塩は重要です。たばこを吸う人は吸わない人に比べて2倍胃癌になりやすいともいわれています。日本酒1合相当以上の連日摂取もリスクを高めるといわれます。緑茶をよく飲むと女性では胃癌リスクが下がるともいわれます。胃がん検診を受けている人では、胃癌による死亡率が低いといわれます。野菜・果物は少量の摂取で胃癌の発生率を下げます。胃癌かどうかを決定するのは原則として胃から採取した組織の病理検査によります。● 画像検査が重要で、バリウムによる胃X線検査と内視鏡検査があります。悪性度の高いスキルス胃癌(粘膜の下を這うようにして広がる悪性度の高い胃癌)の発見には内視鏡よりX線検査が有効なことがあります。胃癌リスク検査としてピロリ菌とペプシノゲンを併用するABC検診(☞別項参照Q：033)があります。● 腫瘍マーカーとしては進行してくるとCEA、CA19-9等の上昇がみられますが早期の胃癌診断には適しません。● 治療には手術・放射線治療・化学療法の三つがありますが、一般には内視鏡的切除を含めて、外科的手術が行われます。内視鏡治療としては癌組織が元の胃粘膜に類似した分化型胃癌でリンパ節転移の無い早期胃癌と診断される病変に対し、EMR・ESD(☞別項参照Q：016)といった内視鏡治療が広く行われてきています。● 早期に発見され治療が行われれば予後の良い癌ですが、進行度が進めば、今なお予後は不良です。

【健診医からコメント】健診の場や、集団で行われる胃がん検診で発見される無症状の癌は大変予後がよく、ほとんどが治癒します。逆

にこうした検(健)診の場を利用して胃癌を予防することは大変重要となっています。ことにピロリ菌由来の萎縮性胃炎があるといわれている場合には、1年に1回程度の検診を是非受けるべきです。

Q:021: 1型糖尿病ってどんな病気?
A:[担当科]:内科、糖尿病科、糖尿病代謝科

【概要】糖尿病は1型と2型に分けられています。1型糖尿病は、比較的稀な疾患で糖尿病全体の3〜5%前後といわれます。膵臓から出るホルモンであるインスリンを産生するβ細胞が破壊して、ブドウ糖をエネルギーに変えるインスリンが欠乏して起こる糖尿病です。
● 多くはβ細胞に限って障害される自己免疫疾患(自分で自分の一部を敵とみなして攻撃する病気☞別項参照Q:175)です。自己免疫であることがはっきりしない場合もあり、膵島(β細胞集団)関連の自己抗体(攻撃側)であるGAD抗体(抗グルタミン酸脱炭酸酵素抗体)等があるかどうかにより、自己免疫性(1A型)と原因がはっきりしない特発性(1B型)とに区別されます。● 疾患のはじまり方、進み方により劇症、急性発症、緩徐進行の三つの型に分けられます。2型糖尿病(☞別項参照Q:283)とは異なり、生活習慣とは無関係であり、インスリンが機能しないため血糖値が上昇し、ブドウ糖や脂肪が処理できないためにケトン体(ブドウ糖が使えなくなって出てくる酸性の中間物質)が上昇し、血液が酸性に傾く危険なケトアシドーシスになります。経口血糖降下薬は無効で、かならず注射薬であるインスリンを常に携帯し、毎日注射しなければなりません。● 初期の自覚症状は喉の渇き、多飲・多尿、体重の減少などに過ぎませんが、進行すると急性の合併症である糖尿病性昏睡(危険な眠りに落ちる)を引き起こし、手当が遅れると死亡することもあります。そのため、早期発見が非常に重要な病気です。慢性期合併症としては心筋梗塞などの大血管障害や、糖尿病腎症・糖尿病網膜症・糖尿病神経障害(ニューロパチー)の三大合併症(☞別項参照Q:257、259、258)などがあげられます。また甲状腺疾患も合併しやす

いため、女性は特に注意が必要です。●血糖値などを測定するための血液検査や、長期の血糖の推移をみるHbA1c値（☞別項参照Q：355）を測定する検査や原因を調べる抗GAD抗体などで1型糖尿病かどうかを判断します。●治療はインスリン療法を中心に行われます。それに加えて長期的な血糖の管理により糖尿病の合併症の発生を防ぐことが重要になります。

【健診医からコメント】健診では糖尿病を有している方が数多くいますが、ほとんどが2型糖尿病です。稀に1型の場合もありますが、インスリン治療が必須であり、血糖が安定している時期、変動している時期等調整が難しいところもあり、治療はできるだけ糖尿病専門医にお願いすべきです。

Q:022: 一過性脳虚血発作ってどんな病気？

A:[担当科]:循環器科、神経内科

【概要】一過性脳虚血発作（TIA）というのは、通常脳の働きを担当する血管（脳血管還流領域＝左右頸動脈および左右椎骨脳底動脈領域）のうち片方の脳血管還流領域の脳に行く血液の流れが一時的に悪くなり、片まひ、失語、感覚障害、歩行障害などの運動麻痺、感覚障害が短時間起こる状態で、血液の流れが不十分になる（脳虚血）以外の原因が考えにくいものをいいます。脳梗塞の前触れとして重要です。●症状は2〜5分以内にはっきりしてきて、2〜15分間持続し、急速に元に戻ります。総頸動脈に連続する内頸動脈系（もう1本外頸動脈がある）では半身の運動麻痺、感覚鈍麻、失語症（言葉がいえない、理解できない）、片眼の視野障害などの症状がみられます。椎骨脳底動脈系ではめまい、構音障害、物が二重に見える複視、意識ははっきりしているのに下肢の力が抜け転んだりします。●心臓とは無関係の非心原性と、心房細動（☞別項参照Q：172）などの心原性（心臓内で血液の塊ができてそれが脳に飛ぶ）に分けられます。非心原性では、頸部動脈や脳内主幹動脈の粥腫斑（アテローム）に形成された血小板主体の血栓に由来する微小塞栓が原因と

なることが多いとされますが、血液のかたまり過ぎ（血液凝固異常）によるといわれます。動脈硬化が関係しており、危険因子としての高血圧の管理、禁煙、飲酒管理、糖尿病や脂質異常症の管理が重要です。● 診断には頸動脈の超音波ドップラー検査（血流の様子がわかる）が有用で、そのほか頭部精密検査や血液検査等が行われます。● 血液をサラサラにする血小板血栓を予防する薬物療法が中心となります。血液が固まりにくくする抗血小板薬であるアスピリンなどが用いられます。頸動脈の血管病変がひどく70％以上の狭窄がある場合は、手術が行われる場合もあります。

【健診医からコメント】健診の場で、TIA発作経験者にときに遭遇することがあります。なかには脳梗塞等の本格的疾患でなかったとして、やや安心している向きがありますが、禁煙・節酒（できるだけ禁酒）はもとより、多くは持病として併存する高血圧症や糖尿病、脂質異常症、心房細動等の管理を徹底する必要があります。生活習慣の是正など自己管理がまず基本です。

Q:023: 一酸化炭素中毒ってどんな病気？
A：[担当科]：救急科

【概要】炭火や練炭が燃えれば一酸化炭素（CO）が発生します。不完全燃焼であれば飛躍的に増えます。空気の出入りがよくないところではCOの濃度が上昇し、中毒になりやすくなります。我が国のCO中毒による死者は年間3〜4,000人といわれます。● はじめは頭痛ですが、めまい、吐き気、胸痛、呼吸困難がでてきます。● COは酸素（O_2）に代わって赤血球のヘモグロビンと強く結びつき、空気中の酸素が利用できなくなって死亡します。

【健診医からコメント】可能性のある危険な状況をまず作らないことです。仕方なく炭火などを利用するなど、COが発生する可能性のある状況では、換気を徹底することが重要です。車の排気ガスも、条件次第では危険です。COは無色・無臭であることに注意しなければなりません。中毒が疑われるときには緊急に救急医療が必要で

す。

Q:024: 一般健診ってどんな内容なの？
A:[担当科]：健康管理科

【概要】労働安全衛生法で決められた法定健康診断です。事業主が実施することが法律で義務づけられている健康診断が一般健康診断です（労働安全衛生規則第43～47条による）。主なものに雇入時の健康診断、定期健康診断、特定業務従事者の健康診断、海外派遣労働者の健康診断、給食従業員の検便・歯科医師による健康診断があります。◉ 企業で働く人が加入する「全国健康保険協会（協会けんぽ）」は年度内に一人1回に限り、健診費用の一部を負担して健康診査（健診）を行っています。主に生活習慣病の予防をはじめ疾患の早期発見・予防を目指して行われているものです。年齢性別で検査項目が規定されています。◉ 被保険者の受けられる健診については、①一般健診、②付加健診、③乳がん・子宮がん検診、④子宮頸がん検診（単独受診）、⑤肝炎ウイルス検査です。これとは別に、被扶養者（任意継続被保険者のご家族の方を含む）は特定健診（☞別項参照Q：264）を受けられます。◉ 一般健診は年1回の定期健診で、診察や尿、血液を採取しての検査、胸や胃のレントゲン検査など約30項目の全般的な検査を行います。対象者は、当該年度において35歳～74歳の方です。◉ 雇い入れ時の健康診断は次のようです（省略はできません：規則第43条）。1. 既往歴・喫煙歴・服薬歴・業務歴の調査、2. 自覚症状および他覚症状の有無の検査、3. 身長、体重、腹囲、視力、および聴力の検査（1,000Hz・30dB）（4,000Hz・30dB）、4. 胸部X線検査、5. 血圧の測定、6. 尿検査（尿中の糖および蛋白の有無の検査）、7. 貧血検査（赤血球数、血色素量）、8. 肝機能検査（AST、ALT、γ-GTP）、9. 血中脂質検査（LDLコレステロール、HDLコレステロール、中性脂肪）、10. 血糖検査（空腹時血糖値またはHbA1c）、11. 心電図検査、です。◉ 定期健康診断が義務付けられています（規則第44条）。1年以内ごとに1回、定期的に上記と同様の健康診断を

行わなければなりません。● そのほか、深夜業または労働安全衛生規則第13条第1項第2号に掲げる業務などの特定業務に従事する労働者に対しては、当該業務への配置替えの際および6ヶ月以内ごとに1回、定期的に、定期健康診断と同じ項目の健康診断を行わなければなりません。ただし、胸部エックス線検査については、1年以内ごとに1回、定期に行えば足りるとされています（なお、Hz；ヘルツは周波数で、1,000で低い音、4,000で高い音、dB；デシベルは聴力、正常は0〜25dB、数が増えれば難聴度が増す）。

【健診医からコメント】だいたい、以上のような健診を行えば、現在の健康状態がおよそ把握できます。これにより種々の段階に健康状態が判定されますが、その結果異常を指摘された場合には、さらなる精密検査等の指示が出ますので、その指示に従って、自らの健康管理を心がけることこそ最も必要です。

Q：025：胃ポリープ、胃腺腫、胃粘膜下腫瘍ってどんな病気？
A：[担当科]：消化器内科

1. 胃ポリープ：

【概要】胃ポリープは胃の上皮（一番内側の粘膜）由来のきのこ状の隆起性の病変です。一般には2種類あり、過形成ポリープと呼ばれるものと胃底腺ポリープの二つです（ほかに後述する腺腫性ポリープといわれるものなどがあります）。過形成ポリープはピロリ菌の感染により惹起される胃粘膜の慢性炎症によって起こる腺窩上皮（胃腺を含む上皮）の過形成（過剰な細胞分裂によって起こる組織の肥大）だったり、再生上皮だったりするものです。● 最近、腺窩上皮性ポリープはそう多くはみられなくなってきていますが、ピロリ菌感染率の高い中高年の男女ともにみられます。症状は全くありませんが、出血して貧血がみられることもあります。また、ときには幽門輪（胃と十二指腸の境界）を超えて十二指腸へめり込むものがあります。内視鏡的には発赤の強いドーム状の隆起であったり、茎を有してブランブランするものだったりします。稀に2cm以上のも

のは悪性化することがあり、こんにちでは出血予防の観点からもEMR（☞別項参照Q：016）で切除しておくべきです。原則的に良性ですが、あわせてピロリ菌の除菌をしておくべきです。◉ 胃底腺ポリープは中年女性に多く、多発傾向があり、通常ピロリ菌の感染がないきれいな胃粘膜の上部方向に発生しがちで、症状はなく処置の必要もありません。

【健診医からコメント】2種類のポリープはピロリ菌と関係しているか否かで全く別のものです。胃炎があり、ポリープもあるという場合は、ピロリ菌関連疾患であり、年1度の胃検診（健診）は是非必要ですし、胃底腺ポリープの場合は、胃癌検出を目的とした場合胃検診（健診）は隔年あるいはそれ以上でも良いと考えられます。

2．胃腺腫：

【概要】ピロリ菌の感染による胃粘膜の慢性炎症によって起こる腺窩上皮の過形成だったり、再生上皮だったりする隆起性病変です。胃粘膜より色がやや薄い、大きさは2cm以下の平べったい隆起で、症状はなく、検診（健診）などで偶然発見されます。経過で胃癌に進展することがあり、前がん病変として捉えられます。隆起の一部がただれていたりすればすでに悪性化していることがあります。大切なのは、同じ胃に早期胃癌が合併していたりすることもあるので、詳しく調べておくことが大切です。◉ 1年に1回は定期的な経過観察を行い、経過観察中に増大傾向を示すもの（2cm以上）や、肉眼的形態からがんの合併が疑われる場合は、診断的治療目的で内視鏡を用いて切除（☞別項参照Q：016）しておくことも考慮する必要があります。大きくなってがん化しても、ほとんどが粘膜内癌であるため、大きさにかかわらず生命の予後は良好です。

【健診医からコメント】この場合はピロリ菌関連疾患であり、年1回の検診（健診）は必要で、できれば腺腫の組織学的な検査を受けるとか（生検する）、場合によっては内視鏡的切除をしてしまうことが安心です。切除した場合でも、その後の胃検診（健診）は必要です。

3．粘膜下腫瘍

【概要】粘膜下腫瘍は文字通り胃粘膜より深い層（粘膜下層）に発生した非上皮性の腫瘍です。粘膜はなだらかに腫瘍を覆います。組織学的にはジスト（GIST）と呼ばれる間質組織の腫瘍（☞別項参照 Q：179）、平滑筋細胞由来の腫瘍、神経系の腫瘍などで、頻度の多いのは GIST です。本来症状はありませんが、腫瘍が大きくなって一部に壊死・潰瘍が起こって出血したりすることもあります。また大きくなればなるほど悪性度が増し、また潰瘍を伴えばその可能性がさらに増します。● 大きさはおよそ4cm以上では要注意です。現在は超音波内視鏡や、超音波下針生検（EUS-FNA）などで診断がかなりできるようになっています。一定の大きさでは積極的な確定診断を得て、原則手術療法が勧められます。

【健診医からコメント】粘膜下腫瘍は胃検診でよく検出されますが、症状もなく、小さいものは心配ないものがほとんどで、単に要経過観察と判定されるものが一般的です。しかし経過中増大する傾向があるとか、一定の大きさ、ことに4cm位もある場合にはぜひ精密検査が必要です。診断には消化器専門病院が勧められます。

Q：026：イレウスってどんな病気？

A：[担当科]：救急科、消化器内科、消化器外科

【概要】イレウスとは腸閉塞のことです。消化管が何らかの原因で詰まってしまい内容物が肛門の方へ流れなくなってしまう状態です。消化管が詰まってしまう場合としては腸管が機械的に塞がれてしまう状態（閉塞）、消化管の動きが弱くなって内容物を輸送できない状態（消化管機能不全）および消化管が麻痺してしまって腸管内容を輸送できない状態（消化管麻痺）などがあります。● ところで、消化管の中では毎日、唾液や胃液をはじめとする消化液が、1日6～9リットル程度も胃腸のなかに分泌されますが、これは小腸や大腸で吸収されて残りは便とともに排泄されます。したがって、イレウスを起こせば内容物のほかにこうした大量の水分が行き場を失うことになり、消化管の拡張、浮腫が進行することで、脱水症状を起こし

てきます。● 機械的腸閉塞は物理的に閉塞や狭窄がさまざまな原因で起きた場合で、これには腸管の血液の流れが障害されない腫瘍や術後の癒着、腸内の異物、などによるもの(「単純性イレウス」)と腸管が紐のようなもので締めあげられる(索状物による絞扼)とか、ヘルニアの嵌頓(腸がせまい隙間から飛び出し、出口で締めあげられて血が通わなくなる)とか、さらに腸重積(腸の一部が鞘に入り込むように重なり合って塞がる病気)あるいは捻転症(腸管がひっくり返ってねじれてしまって血液の流れが障害される)などで、時間経過とともに腸管が壊死に陥る危機も切迫します。● つまり閉塞部分で血流が遮断されるかどうかで病状が大きく変わります。このように血流が障害される「絞扼性イレウス」においては早急に手当しないと早晩生命にかかわります。いわば緊急事態です。● 突然、激しい腹痛と吐き気・嘔吐が起こります。おなかが張り(膨満)、ふくらみ(膨隆)、やせた人では腸の表面がむくむくと動くのがわかります。腹痛は消長(強くなったり弱くなったり)します。こうした急な強度の痛みは「急性腹症」といわれます(☞別項参照 Q:273)。吐物は、最初は胃液(白色から透明で酸っぱい)や胆汁(黄色で苦い)ですが、進行すると腸の奥(小腸や大腸)から逆流してきた腸の内容物となり、下痢便のような色合いで便のような臭いを伴うようになります。● 絞扼性イレウスでは特に重大で、早晩、全身症状がでてきます。電解質異常や感染症(腸管が壊死に陥るとたちまち炎症を起こす)の合併により、急速に重篤なショックに陥ることになります。●「急性腹症」とみられる急な強い腹痛を中心とする症状が起こった場合にはすみやかに救急対応が必要で、医療側は早急な診断ことにイレウスと考えられる場合には、それが単純性イレウスなのか、それとも絞扼性イレウスなのかを急いで判断しなければなりません。絞扼性イレウスが疑われ、またその疑いが解消できなければ、早めに手術に踏み切ります。

【健診医からコメント】イレウスとなると通常は自然に治ることはないので、強めの腹痛が出てきた場合には、早めに病院の外科(当初

は消化器内科でも可)を受診する必要があります。さらに、今までに経験したことのない強い腹痛が起こった場合には、がまんして様子をみるなどということは決してせず、夜間や休日であっても、救急車を要請すべきです。おなかの手術後の方は無茶な大食や消化に悪いもの(おもに動物性食品や加工食品)を食べたあとにイレウスを起こしがちです。体調がすぐれない時には食事内容を軟らかい消化のよいものにするなどの工夫はある程度の予防にはなります。

Q：027：飲酒と健康、どんな関係？
A：[担当科]：健康管理科

【概要】古来アルコール飲料(お酒)は人間生活と密接です。アルコールは"百薬の長"ともいわれます。お酒という嗜好品として人々の生活や人間関係の中に深く根ざしています。一方薬物としてみると、"諸悪の根源"ともなりえます。たばこと同様、未成年で過度の嗜好習癖ができると、一生涯大きなマイナスを背負うことになりがちです。したがって、個人差はありますが、アルコールのマイナス面もよく知っておくことが大切です。要は節度ある摂取習慣が重要原則となります。● アルコールによって引き起こされる疾患は数えきれません。＊脳では急性アルコール中毒、アルコール依存症、アルコール性痴呆(認知症)、自律神経失調症、＊食道では食道炎、食道癌、食道静脈瘤、＊心臓では心筋症、不整脈、＊胃ではマロリー・ワイス症候群、胃炎、胃潰瘍、＊肝臓では脂肪肝、肝炎、肝硬変、＊腸では下痢、吸収障害、大腸癌、＊代謝系では膵炎、糖尿病、＊性器では卵巣機能不全、インポテンツ、そのほか＊末梢神経障害、貧血といった疾患に関係します。

【健診医からコメント】健診の場では一般に、過度飲酒者は肥満や代謝系疾患保有者に圧倒的に多くみられ、百薬の長となるような少量飲酒の大切さを受診者に繰り返し説明することになります。適切な飲酒量はビール…中ビン1本(500ml)、日本酒…1合(180ml)、焼酎…0.6合(110ml)、ウイスキー…ダブル1杯(60ml)、ワイン…1/4本

(180ml)といわれます（☞別項参照Q：012、013）。

Q：028：インフルエンザってどんな病気？
A：[担当科]：感染症科、呼吸器科

【概要】インフルエンザウイルスによる急性の呼吸器感染症です。流行性感冒ともいわれます。世界中で、全年齢にみられる普遍的で最も頻度の高い重要な病気です。冬季に流行し、小児と高齢者で重症化しがちです。病気の様子はインフルエンザウイルスそのものによる影響、それに細菌による二次感染によって出てくる変化、さらにインフルエンザ感染によって引き起こされる個人のさまざまな免疫反応による影響の三つが重なってくるといわれます。重症化には二次感染や個人の免疫反応の仕方が深くかかわってくることから、まず炎症を早く収めることが大切です。◉ 感染して1～3日の潜伏期があり、突然の高熱、頭痛、全身倦怠感、関節痛、筋肉痛など全身症状が強く、高齢者では重篤化の心配もあり、感染は乳幼児を巻き込むなど大規模に拡大する心配があります。◉ 通常の感冒は鼻水、くしゃみ、咽頭痛などの症状等から区別がつきやすいですが、原因となるウイルスを明らかにすること（抗原検出）ではっきりします。その年の流行のウイルスの型に名前が付けられます。ウイルス検査（抗原検査）は10～15分くらいで結果が出ます。◉ こうした季節型のインフルエンザの流行（エピデミック＝地域流行）のほかに100年に数回程度の頻度で出現する新型ウイルスによる世界規模での大流行（パンデミック＝汎発流行）があります。◉ 健常者は多くは無治療で治癒します。抗インフルエンザ薬がいろいろでていますが、発症から原則48時間以内に投与することが必要です。◉ 予防が大切で、その年の流行に合わせて予防ワクチンが出てきます。現在、不活化インフルエンザワクチンの皮下接種が、主にリスクの高い人に対して、重い合併症を予防する目的で行われています。65歳以上の高齢者と、60歳以上の心肺疾患をもつ人が対象で、法律による接種が可能になっています。

【健診医からコメント】流行時のマスク、うがい、手洗いが大切です。予防接種はできる限り施行すべきです。自分を守ることのほか、職場内や集団の感染を防ぐことにもなります。心肺に持病を抱える人はぜひ予防接種を受けておくべきです。発症時には早めに医療機関を受診すべきです。抗ウイルス剤は2日以内に使用された場合は、死亡率が一番低くなっています。

Q:029: 植え込み型除細動器ってどんなもの?
A:[担当科]:循環器科、救急科

【概要】私たち人間の心臓は左右の心房と心室で4部屋があります。左右の心室は1日に約10万回も拍動しており、人生80年としますと、なんと30億回に達します。心臓が力強く収縮するためには、心臓の細胞が電気的に活動(興奮)する必要があります。興奮を指示する信号は、最初に心房の一部(洞、または洞結節)でつくられ、刺激伝導系と呼ばれる電線のようなシステムを通じて心房から心室へと伝えられます。この時、興奮の信号が流れる方向は必ず一方通行でなくてはなりません。● 脈が病的に遅くなる「徐脈」の主な原因は、興奮信号を発する機能が悪くなる場合(洞不全症候群)と、電気の通り(伝導)が悪くなる場合(伝導障害)に分けられます。伝導障害は多くの場合、心房と心室の連結部(房室結節)で生じ、それは房室ブロック(信号の途絶)と呼ばれています。● 徐脈に対する最も有効で確実な方法は、心臓の拍動を電気的に作り出すペースメーカーを取り付けることです(☞別項参照Q:168)。● 反対に、脈が病的に速くなる「頻脈」は多くの場合、心臓の中で興奮信号(電気)の流れがぐるぐる回転することで発生します。このような異常な回路が心房でなく心室にできてしまうと、心室頻拍、心室細動(☞別項参照Q:165)といった生命にかかわる頻脈となります。わが国では、このため年間約3万人の方が突然死しているといわれています。その原因の多くは予測不可能な心室頻拍、心室細動によるものと考えられており、こうした危険な頻脈の発作に対し、緊急蘇生を試みる

のが体外式除細動器（AED ☞別項参照Q：182）です。● 危険が避けにくい状態に陥っている場合には、永続的に作動する植え込み型除細動器（ICD）の装着が行われます。心室細動が臨床的に確認されている場合や器質的な心疾患に伴う持続性心室頻拍を有する場合が二次予防として適応となります。著明な心機能低下において心不全症状や非特異性心室頻拍があると一次予防としての適応となります。心室細動では除細動が1分遅れるごとに救命率が10％低下するといわれています。● AEDは即座に活用できるように、駅や空港ターミナルなどのほか、大きな施設には方々に置かれるようになっています。厚生労働省は2004年7月に、非医療従事者（一般市民）によるAEDの使用を認めています。AEDの使用方法は装置を使用し始めると、使用法の解説が音声で流れます。音声の指示通りに操作すれば難しいものではありません。

【健診医からコメント】こんにち、ペースメーカーを装着している人は珍しくありません。植え込み型除細動器を装着している方もたまに見受けられます。またAEDは多数の人々が集う場所では設置していることが多くなってきているので、そうした場所の管理者は定期的に職員とともに使用法を勉強しておくべきです。

Q：030： うっ血性心不全って、どんな病気？
A：[担当科]：循環器科、内科

【概要】うっ血性心不全は、心室が十分な量の血液を送り出すことができない場合で、心臓の部屋に影響を与える慢性的な不都合状態です。心臓の部屋は、心臓の上半分に左右の心房、下半分に左右の心室、計4室あります。心室は、全身の臓器や組織に血液を送り、心房は全身を回ってきた血液および肺で酸素をもらった血液を受け取ります。心室が十分な量の血液を送り出すことができない場合に、血液が心室に滞るうっ血性心不全が起こります。そうすると血液やその他の体液は、肺や腹部、また肝臓や下肢の内部に滞ります。● うっ血性左心不全は、左心室（体全体に血液を送り出す部屋）の収縮低下

で起こります。これが、最も一般的なタイプのうっ血性心不全です。これにより、肺に血液・体液が蓄積するため、呼吸困難になります。
● 動脈硬化が起こってくると高血圧になります。血液が血管に蓄積し、それにより下肢、腹部、およびその他の重要な臓器にむくみを引き起こします。● 直接心臓血管系に影響を与えるその他の健康状態がこうしたことを引き起こします。まず、高血圧があります。次に、冠動脈疾患があります。冠状動脈（心臓そのものに血液を供給する小動脈）に動脈硬化が起こると、狭くする原因となります。さらに心臓の弁（バルブ）の病気が関係することもあります。バルブが正しく開いたり閉じたりしない場合は、血液が逆戻りしたりして、心室は血液を送り出すためにより一生懸命に働かなければならなくなります。● うっ血性心不全の初期段階では、当初は自覚症状はありませんが、段階的に体の不調が出てきます。疲れを感じるとか、食習慣が変わったわけでもないのに、体に水が溜まって体重が増えてきます（浮腫）。最初に気づく症状は疲労、足首、足、脚の腫れ、体重増加、夜間尿の増加、不整脈、肺うっ血から起こる咳やゼーゼーする呼吸音などです。● 直ちに医師の診察を必要とする重篤な心臓の病的具合を示す症状としては、上半身全体に広がる胸痛、速い呼吸、青白い皮膚（肺内の酸素不足のため）、失神などです。● 診断には心電図や心臓がどのように動くかを調べるための心エコー検査などをします。● 治療には血圧を調整する薬やむくみをとる利尿剤などが使われます。● 冠動脈形成術（動脈狭窄・閉塞を開放する手立て）や心臓弁修復手術が考慮されます。糖尿病や高血圧症などのその他の治療すべき疾病があるかどうかで、予後は違ってきます。

【健診医からコメント】 医療の進歩で、健診の場では昔のように心不全の方を見かけることは大変稀になっています。逆に、年齢が進むにつれ、健診により血圧や血清脂質、心電図などの継続したチェックおよび管理が重要になっています。

Q:031: うつ病ってどんな病気?

A:[担当科]:精神科

【概要】強い憂うつ感(抑うつ気分、気が晴れない)が長く続く場合があります。このため、普段どおりの生活を送るのが難しくなったり、思い当たる原因がないのにそのような状態になったりするのが、うつ病です(大うつ病といわれたりします)。● うつ病の症状には精神症状と身体症状があります。また、これらの症状は時間とともに変化し、多くの場合は、朝が最も悪く、夕方にかけて回復していきます。● 憂うつで、理由もなく悲しい気持ちになり、何の希望もなく、今まで好きだったことや趣味をやる気になれない、テレビや新聞を見てもおもしろくない、性的な関心や欲求も低下する、といった症状が出ます。● 体の動きが遅くなる、口数が少なくなる、逆に、じっと座っていられず、イライラして足踏みしたり、落ち着きなく体を動かしたりします。● 決断力や判断力が低下し、反応が遅くなり、仕事の能率が落ち注意力も散漫になります。さらに自責感に駆られ、必要以上に自分を責め、生きていくのがつらい、死んだほうがましだ(希死念慮)といった状態に発展しかねません(☞別項参照:Q:178)。● 身体的には睡眠の異常(不眠または睡眠過多)、食欲の低下または増加、疲労・倦怠感、さらにホルモン系の異常をきたし、月経の不順、性欲の低下、勃起の障害などのほか、頭重や身体各所の痛みを訴えるようになります。● うつ病は、まだわからないことが多い病気です。脳の神経の情報を伝達する物質の量が減るなど脳の機能に異常が生じていると同時に、その人がもともともっているうつ病になりやすい体質と、ストレスや体の病気、環境の変化など、生活の中のさまざまな要因が重なって発病すると考えられています。ただ一つの原因のみで発病するのではないということです。● セロトニン、ノルアドレナリンといった生理活性物質の量が減ったり、精神活動を担っている脳の前頭葉を中心に、脳の血流や代謝が低下したりすることもわかってきています。● うつ病の治療の基本は、十分な休養によって心と体の疲れをとることと、薬によっ

て神経伝達物質の異常を改善することです。さらに、考え方などを見直す精神療法を組み合わせることもあります。通常、2ヶ月から半年くらいで症状が改善しますが服薬は続けることが必要です。治療の中には精神療法や電気けいれん療法などもあります。● うつ病は治療を始めればすぐに治療が終わるものではなく、階段をゆっくりと1段ずつ上るように改善していきます。そして、うつ病の8割ほどはほとんど以前の元気が回復している状態(「寛解(かんかい)」状態)を迎えることができるといわれています。

【健診医からコメント】生涯1度はうつ病になる人は15人に1人、通院中の患者さんは100万人、さらに受診していない人が4人に3人いるともいわれます。生真面目(きまじめ)・几帳面(きちょうめん)・仕事熱心・責任感が強い・気が弱い・人情深く、いつも他人に気を配る・相手の気持ちに敏感な人がなりやすいともいわれています。大切なことは、「最近おかしいな」と思ったら、早めに専門医に相談することです。うつ病は、きちんと医師の診察を受け適切な治療を受ければ、治すことが可能な病気です。(☞別項参照Q：213、214)

Q：032：運動機能検査ってどんな内容なの？

A：[担当科]：整形外科、健康管理科

【概要】いろいろの職場において、職場の要請に基づいて体力測定や運動機能検査(うんどうきのうけんさ)が行われる場合があります。ここでは中央労働災害防止協会(中災防)で定めている、運動機能検査値の新5段階評価についてみてみます。● 1988年に労働省(当時)から公示された「事業場における労働者の健康保持増進のための指針」の中で、健康測定の項目として必要に応じて行うこととされており、健康づくりを展開する事業場の中で広く実施されている検査の一つです。● 中災防では、この運動機能検査を実施している事業場の比較基準に役に立つため、「働く人の運動機能検査値の実態と5段階評価値について」を1995年に公表しています。雇用制度の改正による働く人の高年齢化から、従来60歳以下の評価値にとどまっていましたが、60歳以

上の基準値の公表を望む声が多く出てきました。◉ そこで、2004年以降の運動機能検査結果から、新たな5段階評価値が作成されています。5段階評価表は、この新評価値（省略）に改められています。
◉ 新評価値の対象は、2004年4月〜2009年3月までの5年間に中小企業の取り組みを支援する目的で実施された「THP（心と体の健康づくり）ステップアッププラン事業」のモデル事業場から、全国の労働者健康保持増進サービス機関を通じて提供された運動機能検査の結果を用いてあります。◉ 運動機能検査の項目は、握力（筋力）、上体おこし（筋持久力）、座位体前屈（柔軟性）、全身反応時間（敏しょう性）、閉眼片足立ち（平衡性）、（間接法による）最大酸素摂取量（全身持久性）の6項目です。それぞれの基準値が示されていますが、ここでは省略します。各項目の性、年齢別平均と標準偏差が示されています。◉ なお、本報告は、日本産業衛生学会職域身体活動研究会世話人との共同研究により、第85回日本産業衛生学会で発表されたものです（2015.3）。

【健診医からコメント】職場によって違いはありますが、健康管理には生活習慣の適正化とともに身体機能の自己管理が重要です。自分に合った適切なスポーツ、スクワット、ストレッチなどの簡単な運動が勧められます。あまり動いていない人には、「歩くだけでもいいですよ！」と、とにかく継続的に体を動かすことを勧めます。体は器械と同様、使わないと錆びついてしまいます。各自で年齢に合った運動機能を鍛錬・保持しなければなりません。

Q：033： ＡＢＣ（エービーシー）検診ってどんなの？
Ａ：［担当科］：消化器科

【概要】ＡＢＣ検診といわれるものがあります。胃がん検診を念頭に置いた胃癌のリスク検診のことで、胃がん検診そのものではありません。胃癌国日本は近年胃癌の罹患・死亡はかなり減ってきていますが、胃癌罹患率は男性で1位、女性では乳癌、大腸癌に次ぐ3位となっています（2014）。胃癌の早期発見・早期治療には検診が有効

です。一方で従来から行われている胃がん検診はX線検査にせよ内視鏡検査にせよ、検査自体が受診者にとって負担であり、受診しにくいところがあるためか、受診率は伸び悩んでいます。● ところで胃癌は、ピロリ菌の感染により胃粘膜が萎縮性胃炎に陥っているところに発生しやすいことがわかり、その程度を調べて検診受診の必要性のリスク判定をするのがABC検診です。● そこで、ピロリ菌に感染しているかどうか、さらにピロリ菌によってどの程度萎縮性胃炎が進んでいるかどうかをみます。この方法として、胃粘膜から分泌される消化液ペプシンのもととなるペプシノゲンを血液で測定する方法が考え出されました。● ピロリ菌が陽性/陰性（HP＋/－）、萎縮性胃炎の程度を反映するペプシノゲンが陽性/陰性（PG＋/－）をもとに、次の四つの組み合わせをA→Dとして、A：（－/－）、B：（＋/－）、C：（＋/＋）、D：（－/＋）とし、CとDをCとして、略してABC検診といわれるものです。● 胃癌になりやすいかどうかは、いろいろの研究がありますが、Aは年率0％、Bは年率0.1％、Cは年率0.2％、Dは年率1.25％というものがあります。そしてA群では定期的に消化器検診を受けることが勧められ、BC群では胃内視鏡検査やピロリ菌の除菌が勧められ、D群はピロリ菌が住めないほど胃の粘膜が弱っていて、胃癌などの病気になる危険度が特に高い状態で、消化器専門医の受診が勧められます。● リスク検診は胃がん検診対象者の絞り込みに有用で、血液検査でわかるので負担が少なくて済みます。ピロリ菌に感染していた場合、除菌することにより、胃癌の発生を抑制することもできます（発がん可能性が1/3程度に減るといわれます）。低リスクと診断されても完全に胃癌のリスクがなくなるわけではありません。

【健診医からコメント】約50年前から、わが国では胃がん検診が行われてきました。かつて胃癌による死亡は群を抜いて第一でしたが、罹患・死亡ともに減ってきています。こんにちでも、健診の場で主にX線による胃検査が行われています。内視鏡検診も増えていますがマンパワーが足りません。ABC検診は受診者の絞り込み（層別化）

に有用ですが、Aと判定されたものでも一部ピロリ菌感染者が少なからず紛れ込むなど問題もあります。消化器担当医の指示に従うことが望まれます。

Q:034: HBV（エッチビーブイ）、HCV（エッチシーブイ）キャリアってどんな病気？

A：[担当科]：消化器内科、肝臓内科

【概要】HBV、HCVキャリアとは保菌者（無症状で伝染病の病原体を保有している状態）のことです。HBVキャリアはB型肝炎ウイルス（HBV）保菌者、HCVキャリアはC型肝炎ウイルス（HCV）保菌者のことです。ともに肝炎を起こす病原体です。保菌していて、かつ肝機能異常の場合が症候性キャリア、肝機能正常の場合は無症候性キャリアに分けられます。症候性キャリアは、肝炎ウイルスの持続感染により、慢性肝炎や肝硬変へと進展するものです。無症候性キャリアは全く肝炎を起こしていない場合と、肝炎の時期を経た後に肝機能が正常化する場合とがあります。この場合は肝病変が進展している場合があり、注意が必要です。● HBVキャリアの自然経過は、母子感染（垂直感染：母親から子供へ）の約9割が無症候性キャリアとなりますが、約1割は慢性肝炎に移行して増悪、寛解を繰り返しながら長期間を経て肝硬変に向かいます。しかし、なかには急激に悪化することもあります。また、HBVキャリアでは肝炎マーカー（ASTやALT）が正常なのに若年者で肝癌を発生する場合もあります。● HCVキャリアの自然経過は、母子感染は1割くらいで、他は人から人へと感染（水平感染）したもので、感染者の30％くらいは自然治癒し、70％は慢性肝炎へと移行し、やはり肝硬変になる心配があります（☞別項参照Q：057）。

【健診医からコメント】こんにち、健診の場で肝炎ウイルスのチェックが行われる場合もありますし、肝機能異常のなかに、ウイルスマーカー陽性者もいることがあります。肝炎が持続すれば（☞別項参照Q：137、336）、将来、高い確率で肝硬変、そして肝癌へと進展する

可能性があり、少なくともキャリアの方は肝臓専門医に経過観察ないし治療を受けるべきです。こんにち、経口的抗ウイルス剤により、C型肝炎はほとんど治癒が可能になっていますし、B型肝炎も高率に治療できるようになっています。なお、キャリアではアルコール摂取によって肝病変が悪化するので、原則として禁酒すべきです。

Q:035: NSAID（エヌセイド）潰瘍ってどんな病気？
A:[担当科]:消化器内科

【概要】胃・十二指腸潰瘍の項で述べてありますが（☞別項参照Q:018）、その成因のうち、ピロリ菌に由来するものが十二指腸潰瘍で95％、胃潰瘍で70％前後とされています。ピロリ菌以外の成因として重要なのは、薬剤、とくに非ステロイド性消炎鎮痛薬（NSAID）です。◉ NSAIDとしては、解熱、鎮痛剤であるアスピリンが最も有名ですが、日本ではアスピリン以外にも多数のNSAIDが関節リウマチや風邪などの治療に使用されています。これらの薬剤は、胃酸から胃粘膜を守るうえで重要な役目をしている生理活性物質であるプロスタグランジンの合成を抑制する作用をもっています。そのため、NSAIDを服薬すると、胃の防御機構が障害され潰瘍を形成することがあります。胃以外にも、十二指腸、小腸、さらに直腸病変なども知られています。◉ NSAID潰瘍は、同薬の長期服用者のみならず、早期に発症することもあります。出血性潰瘍発症の相対リスクは、出血の7日以内でのNSAID内服の既往の方が、8日以前での内服歴と比べて明らかに高く（1週間以内に起こりやすい）、また内服期間が90日未満の方が91日以上の長期に比べて相対リスクが高いといわれています。◉ NSAID潰瘍を含む消化管障害では無症候性の場合が多いといわれています。自覚症状なしに吐血などで救急搬送される方もいます。また原因不明の慢性貧血、低アルブミン血症であった方で、小腸に病変がみられたともいわれています。◉ NSAIDを4週間以上服用者の96％には防御因子増強薬などの胃薬が投与されていたにもかかわらず胃粘膜傷害の発症が63％との報

告もあり、単なる防御系薬剤だけの併用では必ずしも消化管障害の発症を予防するとは限りません。● 治療は、攻撃因子の酸を強力に抑制するプロトンポンプ阻害薬（PPI）、防御因子を高めるプロスタグランディン（PG）製剤、酸抑制のH_2受容体拮抗薬などを適宜併用します。再発予防のためにも有効です。

【健診医からコメント】ことに高齢者（65歳以上）で、梗塞等の予防として抗凝固系薬剤がよく投与されますが、消化性潰瘍の既往、抗凝固薬・抗血小板薬（血液をサラサラにする薬）の併用や出血性潰瘍の既往は危険因子です。また、こんにち、薬剤によってはリスクのある方には予防投与が認められています。

Q:036: MRSA（エムアールエスエー）感染症ってどんな病気？
A：[担当科]：感染症科

【概要】MRSAは抗生物質であるメチシリンが効かなくなった耐性黄色ブドウ球菌の頭文字をとったものです。MRSA感染症が報告されてから50年も経過していますが、こんにちでもMRSAは院内感染の代表的な病原体であり、健常人にも感染を起こすこともあります。●（耐性を獲得していない）黄色ブドウ球菌は非常にありふれた菌で、私たちの髪の毛や皮膚、鼻の粘膜、口腔内、傷口などによく付着しています。しかし、この菌は基本的に弱毒菌のため、私たちの抵抗力がしっかりあれば、特に重症化することはありません。● MRSAはこの黄色ブドウ球菌の仲間で、性質は黄色ブドウ球菌と同様ですが、耐性遺伝子を持っており、抗生物質（菌を殺す薬）が効きにくくなっています。その為、治療が思うように進まず、患者さんの抵抗力だけが頼りになる場合が多いのです。● 重症化すると、敗血症、髄膜炎、心内膜炎、骨髄炎などに陥って死亡する事も少なくありません。抵抗力が低下した場合や大手術の後などにMRSAに感染すると、さまざまな病気を起こしやすく、治療しにくいため、MRSAは大変恐れられていますが、家庭や施設で生活している方々に、重症化しやすい状態の方は少ないため、MRSAのために実害が

起きるということは通常考えにくいといわれます。● MRSAをもった人に撒き散らされた菌で汚染された床などが汚染源となり、それに触れたり、空中に舞い上がった菌を吸い込んだりして人に移り、その人の手指を介して、次々と広がる可能性があります。● 家庭や施設で、MRSAが広く蔓延するのはもちろん好ましいことではありません。また、MRSA以外にもさまざまな病原体が存在しますから、蔓延するのを防ぐ努力はいつでも必要です。うがい、手洗い、をきちんと行うことが、簡単で効果的な方法です。80%エタノール含有速乾性手指消毒剤による手指消毒が有効です。

【健診医からコメント】健診の場では直接関係はありませんが、だれにとっても知っておく必要があります。それはどんな感染予防にも、日常の感染予防の知識が大切だということです。さいわい、通常はヒトに備わった免疫力、自己防衛力であまり問題になりませんが、病院などで弱った人に接するときなど、自分が感染源になってしまうことも考えなければなりません。ことに感染症の流行しがちな時期にはうがい、手洗い、マスクの使用などが勧められます。うがい、手洗いなどは日常の習慣づけが大切です。

Q:037: 炎症性腸疾患ってどんな病気？
A:[担当科]:消化器内科、消化管内科

[はじめに：炎症性の腸疾患にはいろいろありますが、通常は潰瘍性大腸炎（UC）とクローン病（CD）の二つを炎症性腸疾患と呼んでいます。ともに指定難病とされており、近年患者さん数の増加が著明です。ともに栄養管理を含めた長期の管理が必要な疾患です。]

1. 潰瘍性大腸炎

【概要】潰瘍性大腸炎は慢性に経過する疾患で、その成り立ちが不明な（非特異的な）炎症性腸疾患です。大腸粘膜が炎症を起こして、ただれ（びらん）や潰瘍をつくります。20～30代の若年成人に多く発症しますが、50～60代の人にもみられます。いったんよくなったように見えても、数ヶ月から数年後に悪化することがあります。●

もともと欧米人に多く日本人には少ないと考えられていましたが、近年、日本でも急速に患者さん数が増えています。● 血便、粘血便、下痢、腹痛が主症状で、反復性です。ひどくなると体重減少や貧血、発熱がみられます。● はっきりした特有の所見がないため、クローン病、感染性腸炎(かんせんせいちょうえん)、薬剤性腸炎(やくざいせいちょうえん)などの類似疾患を除外することで診断されます。炎症は大腸粘膜に限局し、直腸から奥の方(口側)へと連続して広がるのが特徴です。● 侵される範囲により直腸炎型(ちょくちょうえんがた)、左側結腸型(さそくけっちょうがた)、全大腸型(ぜんだいちょうがた)に分けられます。また、臨床的には初発型、再燃寛解型(さいねんかんかいがた)、慢性持続型、急激に激烈に発症する劇症型(げきしょうがた)に分けられます。● 治りにくく、長い経過の炎症が持続すると(10年以上)、大腸癌になる可能性があります。● 根本的な治療はいまだありません。長く落ち着かせること(寛解維持(かんかいいじ))が治療目標です。食事は活動期には脂質の過剰摂取や刺激物を避けます。治療によって改善しても数ヶ月から数年後に再び悪化し、それを繰り返す場合(再燃緩解型(さいねんかんかいがた))や、症状がだらだらとずっと続く場合(慢性持続型(まんせいじぞくがた))などのタイプに区分されます。● 大腸粘膜に対する異常な免疫反応が起こり、これが自分の大腸粘膜を攻撃します。遺伝的素因や食生活、腸内細菌叢の変化が複雑に絡み合っており、すべてが明らかになっているわけではありません。肉体的、精神的ストレスも誘因と考えられています。● 診断には大腸内視鏡検査(だいちょうないしきょうけんさ)が必要です。注腸造影検査でも、大腸の炎症や変形の広がりを知ることができます。血液検査では、炎症反応の程度をみたり、貧血や栄養不良が生じていないかなどを調べたりします。● 多くの患者さんは栄養管理を含めた適切な治療で通常の社会生活が可能ですが、重症度により治療法が異なります。比較的軽症の場合は、薬剤(サラゾピリン、ペンタサ)の内服、ステロイド薬の内服を行います。ほかにこれらの薬剤を肛門から腸の中に注入して使用する場合もあります。重症の場合は入院して各種の治療(中心静脈栄養(ちゅうしんじょうみゃくえいよう)や白血球除去療法(はっけっきゅうじょきょりょうほう)など)が必要です。改善せず激しい症状が続く時や、たびたび悪化して社会生活にさしつかえるような時には、大腸を摘出する手術が必要になりま

す。● 近年、難治性の場合、特効的な生物学的製剤であるインフリキシマブといわれる薬剤（レミケード：抗ＴＮＦ α抗体製剤）も使われることがあります。

【健診医からコメント】健診受診者にも時々同病と思われる方がおりますし、すでに治療中の方もいます。申請すると医療費の補助が受けられます（指定難病扱い）。治療は長期に及ぶので、自助努力、自己管理が大切です。血便や粘血便がみられれば放置しないようにしなければなりません。大腸がん予防にもなります。指定難病の中では患者さんは一番多く18万人が罹患しているといわれます。こんにち、潰瘍面を修復すべく、iPS細胞による再生医療を目指している研究者もいます。

2. クローン病

【概要】若年発症の多い原因不明の難治性の消化管の炎症性疾患です。小腸、大腸、肛門を中心とする消化管に炎症を起こし、ただれや潰瘍を生じる慢性の疾患です。全消化管に病変が起こりえます。症状は、腹痛、下痢、下血、体重減少、発熱などです。20代に最も多く発症しますが、ほかの年代にもみられます。● 欧米に多く、日本では比較的少ない疾患ですが、食生活の欧米化のためか患者さん数が増えています。食物中の物質や微生物が抗原となって異常反応を引き起こすことが、原因の一つと考えられています。症状はしばしば間欠的であり、診断が難しいことも少なくありません。● 潰瘍性大腸炎が粘膜中心の障害に対し、クローンでは消化管に全層性に潰瘍を生じ、狭窄や瘻孔（トンネルを作る）、膿瘍、肛門部では痔瘻（肛門周囲膿瘍：トンネルを作り膿が出てきます）を生ずることがあります。血便はあまりはっきりしないこともあり、下痢や下血が軽度の場合、なかなか診断がつかないことがあります。口腔粘膜にアフタ（痛みのある小円形のただれ）や小潰瘍がみられたりします。● また消化管以外の症状として、関節炎、皮膚症状（別項で述べてある結節性紅斑、下肢などに膿を持ったただれ状の壊疽性膿皮症など）、眼症状（ぶどう膜炎など☞別項参照Q：350）を合併すること

あります。◉ 診断には小腸・大腸内視鏡検査、小腸造影検査、上部消化管内視鏡検査などを行い、病変は非連続性であり、正常粘膜のなかに潰瘍やただれがとびとびにみられます。また、縦走潰瘍(消化管の縦方向に沿ってできる細長い潰瘍)が特徴的で、組織を顕微鏡で見ると結核でみられるチーズ状とは違った肉の塊様物(非乾酪性類上皮細胞肉芽腫)といわれる特殊な構造がみられます。◉ 血液検査では炎症反応上昇や貧血、低栄養状態がみられます。最も病変が生じやすいのは回盲部(小腸と大腸のつながるところ)付近です。病変が小腸のみにある小腸型、大腸のみにある大腸型、両方にある小腸大腸型に分類されます。腸管狭窄のため、何度か手術したため、小腸が短くなってしまう短腸症候群をきたすこともあります。◉ クローン病では腫瘍壊死因子と呼ばれるTNFα(ティーエヌエフアルファ；腫瘍壊死因子といわれ、本来、感染や腫瘍などを抑制しようと働くもの)が過剰に作られ、炎症を起こしてしまう事がわかってきました。そこで、その現象に対抗する「抗体」に目を付け、もしTNFαに対する抗体を作って投与すれば人体に悪影響を及ぼしているTNFαの働きを抑え、クローン病のような病気がよくなるのではないかとの考えから開発されたのが特効的な治療薬である抗TNFα抗体製剤(レミケード)です。この薬剤は、病気の理屈が類似する関節リウマチや皮膚病の乾癬(図Qe：126)にも特効的です。◉ 現在のところ高価である抗TNFα抗体を治療の第一選択としない場合、内科的治療としては、薬物療法として、5-アミノサリチル酸製剤(サラゾピリン、ペンタサ)、ステロイド薬、さらに免疫調節薬を使用します。食べ物が原因の一つとして考えられているため、栄養療法も重要です。いずれにしろ、手術をしなければならない状態にならないようにコントロールすることが重要で、治療や管理は早くから専門医にお願いしなければなりません。

【健診医からコメント】健診の場では潰瘍性大腸炎に比べればさらに稀ですが時にみられる疾患です。欧米諸国の発症率は日本の10倍といわれています。明確な原因はわかっていませんが、日本も食

生活の欧米化につれて本疾患が増加しており（罹患数約4万人、2015）、生活習慣が関連していることも想定されます。毎日の食生活習慣を日本人に合ったものにするのが重要と考えられます。

Q:038: 円錐切除ってどんな治療？
A:[担当科]:産婦人科

【概要】子宮頸癌（扁平上皮癌）は、子宮の入り口部分（膣の奥の突き当たり部分）にできる癌です。子宮頸癌罹患数は年間約1万人とされ、年間3,000人程度の方が亡くなっています。ことに20歳台後半から40歳台前半で急上昇しています。発癌の原因は、性行為で感染する高リスク型のヒトパピローマウイルス（HPV）の持続感染によります（10%強はウイルスと無関係の腺癌）。日本女性ではHPV16および18型が全体では約60%、20～40歳台では70～80%といわれています。● 子宮頸がん検診（☞別項参照Q:140）では頸部から細胞をとって診断する（細胞診）ため、早期で見つかるものが少なくなく、上皮内癌（病期でⅠa1期かⅠa2期といわれる早い時期のもの；早期癌）では、手術治療に当たって、子宮口の病巣だけを円錐状にくりぬく（円錐切除）方法がとられます。手術後も妊娠・出産ができます（妊孕性可能）。我々の行う子宮頸がん検診では、例えば平成27年度の頸がん検診では、以前上皮内癌といわれ、現在は前癌病変といわれているステージと判定された例（CIN3といわれます）を含め、およそ65%が円錐切除で治療完了となっています。また、全体の5年実測生存率は95.5%と良好です。● この手術の目的は病変部を含めて子宮頸部を円錐状に切除することにより、診断を確定することと同時に、どの程度の治療が必要であるのかを明らかにすることにあります。子宮頸部レーザー円錐切除術後の病理検査の結果、病変の取り残しがなければ追加の治療は通常は不要です。ただし、術後も外来で経過をみる必要はあります。手術検体の病理診断によっては追加治療が必要となることもあります。● 子宮頸癌予防ワクチンが出ており、3回の接種が必要です。法に基づく標準的

な接種は、中学1年生となる年度に行います。臨床試験では、HPV16と18による感染・前がん病変予防効果は100%とされています。現在、ワクチンの副反応が問題になっており、なお検討中です(2018)。

【健診医からコメント】子宮頸がん検診、ワクチンともに有効な予防方法ですが、ワクチンは16、18型以外の高リスク型HPVが原因となる子宮頸癌では予防できないため、子宮頸がん検診も受診する必要があります。子宮頸がん検診発見癌の予後は良好で、ぜひ検診受診が勧められます。

Q:039: 塩分摂り過ぎはなぜ悪いの？
A:[担当科]:循環器科、その他の該当科

【概要】かつて国民の死因の筆頭であった感染症である結核が、戦後激減して、脳卒中が第1位となりましたが、各地のたゆまぬ減塩運動が功を奏して死亡率は低下し、やがて1982年には増加著しいがんに1位の座を明け渡し、さらに1985年頃には心臓病に替わり第3位となり、2010年頃には肺炎に替わり脳卒中は第4位となっています。
◉塩分の摂り過ぎはよくないことが知られていますが、今でも外食などは塩分が多くなっています。日本人の成人に勧められている1日の塩分摂取の目標値は、18歳以上男性で9g未満、18歳以上女性で7.5g未満とされていました(2010)が、調査では6〜7割の方がそれ以上の塩分を摂り過ぎているといわれます。2015年版の「日本人の食事摂取基準策定検討会」(厚生労働省)では、さらに男性では8グラム/日未満に女性では6グラム/日未満になっています。◉塩は塩化ナトリウム(NaCl)です。摂り過ぎると、まずのどが渇き、血圧が上がります。さらにむくみが出てきます。塩分の摂り過ぎが原因といわれている病気はまず高血圧症があげられます。塩分の過剰摂取が続くと、ナトリウムを排出しようとして高血圧になると考えられています。さらに腎臓に負担がかかり濾過機能が衰えてきて、それを補うため自律神経が腎臓を通る血液量を増やし血圧が高くな

り、腎臓疾患の原因になる可能性があります。また、ナトリウムは、カリウムと一緒に細胞間を移動する事で電気刺激を細胞に伝え、筋肉の伸縮を行います。塩分過剰な状態が続くと心臓の刺激伝導に異常が起こり、心臓の鼓動が不規則（不整脈）になる可能性があり、ひどい状態になると、心疾患を引き起こします。◉ 塩分が多い食事をしてしまったときは、カリウムを多く含んだ果物などを摂ると緩和されます。それは体内の塩分を水分と一緒に尿として体外に排出してくれるからです。果物としては、干し柿、トマトジュース、焼き芋、干しあんず、柿やバナナなどがよいとされます。カリウムの働きはそのほかにナトリウムによる血圧上昇を抑制したり、腎臓における老廃物の排泄を促してくれたりします。

【健診医からコメント】なかなか薄味にすることには抵抗があるようです。しかし、薄味に慣れることが大切です。ナトリウムはほかにもいろいろな食品に入っているので、食塩としては薄ければ薄いほど良いようです。血圧降下作用は減塩だけではっきりしています。熱中症予防などでの水分補給には、適当量の塩分（電解質）は必要ですが、循環器疾患や腎疾患の予防のためにも減塩は極めて重要です。

Q：040：黄体機能不全ってどんな病気？
A：[担当科]：産婦人科

【概要】無月経に関係してきます。無月経とは「周期的な月経がはじまるべき年齢層の女性において、月経がない状態」をいいます。黄体とは、卵巣で卵胞が排卵したあとに変化してつくられる器官（一時的なホルモンを分泌）です。主にプロゲステロン（黄体ホルモン）を分泌し、受精卵の子宮内膜への着床や妊娠の維持に重要な役割を果たします。黄体機能不全とは、黄体からのホルモン分泌が不十分になったり黄体の存続そのものが短縮したりする状態を指し、不妊症の原因にもなります。◉ 黄体期が短縮することで月経周期が全体として短縮したり、黄体期、すなわち予測される月経がはじまる前約2週間に異常出血を起こしたりします。黄体期に自覚しやすい

症状（乳房が張る、体が熱いなど）が起こりにくいこともよくみられます。● 卵巣機能は、間脳視床下部－下垂体－卵巣系という性機能をつかさどる脳の中枢によって調節されています。視床下部、下垂体の機能異常があると、黄体機能不全となることがあります。また、中枢に異常がなくても卵巣自体の異常のために卵胞から黄体への移行が不完全になることもあります。● こうした機能異常がなぜ起こるかについては、明確なことはわかっていません。糖尿病などの全身性の病気や喫煙などの嗜好品、精神的ストレスによって卵巣機能不全となり、黄体機能不全の症状を示すこともあります。● 基礎体温を測ると、正常排卵周期では13～14日間続く高温期が短縮しているのがわかります。また、高温期の体温が安定せず、高温期であるにもかかわらず一時的に体温が低下したり、低温期から高温期への移行がはっきりしなかったりすることもあります。黄体期での血中プロゲステロン値の測定や子宮内膜の組織検査で判断できます。● 黄体機能不全の原因となっている因子に対する治療が主となります。同時に、全身性の病気がある場合は、その治療が先決です。中枢機能の不整のために排卵が正しく起こらない状態と考えられる場合には、積極的な排卵誘発療法が行われます。これに、黄体期での黄体ホルモンなどの補充を行うこともあります。これらは妊娠を望む人に行われる治療であり、妊娠を希望しない人には必ずしも必要ではありません。● おかしいと思ったら、基礎体温を測り、妊娠の希望がある場合は当然、専門医の診察を受けるべきです。

【健診医からコメント】こんにち、不妊で悩む人も少なくありません。原因はいろいろあるので、専門医に相談すべきです。生理を含め自分の状態、調子はどうかを常に気を付けてみることが大切です。普通でないと思ったら専門医に相談することです。

Q:041: おしっこが近い、どうして？
A:[担当科]:泌尿器科

【概要】膀胱が尿をためておけなくなった状態（蓄尿障害）と尿が多くなる（多尿）場合とがあります。頻尿（排尿の回数が多い）の愁訴は加齢とともに増加します。昼間の頻尿（昼間頻尿）と夜間の頻尿（夜間頻尿）とに分けて考えられます。昼間頻尿は1日8回以上の排尿と定義されています。しかし、8回以下の排尿回数でも、自身で排尿回数が多いと感じる場合には頻尿といえます。夜間頻尿とは排尿のため1回以上起きなければならない愁訴で、通常2回以上が治療の対象となります。● 原因としては機能的膀胱容量の減少（1回の排尿量がおよそ200ml以下）と多尿がありますが、両者合併することもあります。機能的膀胱容量の減少をきたす疾患は多彩ですが、代表的なものは過活動膀胱（☞別項参照Q:045）です。● 多尿は24時間尿量が3ℓ以上と定義されています。夜間多尿は、24時間尿量に対する夜間尿量の比で表され、高齢者では0.33以上、（若年者では0.20以上）と定義されています。● ほかに神経疾患、循環器疾患、腎疾患、糖尿病などの基礎疾患のほか尿路感染症、腫瘍、心因性などさまざまな病気があるので、そうしたものを区別することが必要になります。● また夜間頻尿には、睡眠障害（☞別項参照：Q:306）や睡眠時無呼吸症候群（☞別項参照Q:138）、水分・アルコール・カフェイン摂取などの生活習慣が関係してきます。● 尿検査や、腹部超音波検査で基礎疾患（尿路感染症、尿路結石、膀胱腫瘍など）を除外する必要があります。どれだけ膀胱に残っているかの残尿の把握（排尿後の膀胱超音波検査）、男性では前立腺肥大症（☞別項参照Q:212）の有無の検査、さらに実際の排尿の時間、その量、尿漏れの有無、その他の関連事項を記録した排尿日誌で機能性膀胱容量と多尿の有無がわかります。治療は原因によって変わってきます。

【健診医からコメント】頻尿で悩む人は多いですが、まず日常の飲食、生活習慣の見直しが大切です。原因が思いあたらない場合には、泌尿器科専門医を早期に受診することです。排尿日誌をつけて専門医

に診てもらうことが重要です。膀胱癌の重要な症状は血尿ですが、稀に膀胱刺激症状として頻尿がみられることがあります。

Q:042: おしっこが突然出ない、どうして？
A:[担当科]:救急科、泌尿器科、腎臓内科、循環器科

[はじめに：おしっこが出ない。これは大変なことです。救急医療として扱わなければなません。まずは泌尿器科専門医を受診することです。おしっこが出ないということには二つのことがあります。一つはおしっこが溜まっているのに出せなくなった場合（尿閉）、もう一つは、おしっこがつくられなくなってしまった場合（無尿）です。]

1. 尿閉

【概要】膀胱以下の下部尿路の閉塞により、膀胱にたまった尿を排尿できない状態です。下腹部の膨隆と強い尿意が出てきます。そうなるまでにも排尿困難があることが多いですが、飲酒や副交感神経を抑制する腹痛薬である抗コリン薬などを服用することにより発症したりします。前立腺肥大症（☞別項参照Q:212）などで、残尿が著しく多い場合は慢性尿閉となり、尿が気づかないまま溢れ出てしまうことがあります（尿漏れ）。膀胱の神経に障害があって、尿が出なくなる神経因性膀胱（☞別項参照Q:163）というのもあります。
● 原因のほとんどは前立腺肥大症です。肥大した前立腺が膀胱の出口を塞いでしまうのです。それと神経因性膀胱では直腸癌や子宮癌の手術の後に神経に障害をきたして発症することがあります。
● 腹部超音波検査により、膀胱の尿の貯留の具合を確認します。慢性的な尿閉では腎臓の一時尿をためておく腎盂が拡張して水腎症（☞別項参照Q:195）を伴います。指による直腸の触診で進行した前立腺癌（☞別項参照Q:211）の有無を診断します（腺癌とは臓器腺組織に発生したものです）。● まず導尿により尿閉の解除を行います。1週間ほど導尿カテーテル（やわらかい導管）を設置することがあります。そのうえで原因治療が行われます。

【健診医からコメント】健診の場では、男性で50歳過ぎると、尿の勢いがなくなるといった尿にまつわる愁訴の方が増えてきます。圧倒的に前立腺肥大症に関連します。前立腺癌も増えているので、症状があれば早めに泌尿器科専門医を受診しておくべきです。

2. 無尿

【概要】1日の排尿が100ml以下に減少した状態をいいます。腎臓で尿が産生されない状態です。膀胱に尿の貯留もありません。1日尿量で100ml以下を無尿といいます。この状態は大変重大で、早急な対処が必要になります。ショックなどの循環不全（腎血流中の水分不足）が原因となってもたらされる腎臓以前に問題がある場合（腎前性）、尿をつくる尿細管が急にダメになった（急性壊死）場合（腎実質性）、腎盂、尿管の下部尿路閉塞による水腎症（☞別項参照Q：195）による場合（腎後性）のいずれかの原因によります。● いずれの原因にしろ急性腎不全（☞別項参照Q：087）に発展します。症状は通常一方の腎臓がすでに廃絶しているか、機能不全の状態で起こります。急性腎不全は重篤な全身異常であり、直接生命に関係してきます。泌尿器科専門医で、早急に原因を究明しなければなりません。その結果で治療方針が決定されます。

【健診医からコメント】一刻も早く無尿の原因を把握して、それに適した治療を開始しないと手遅れになります。前立腺が原因のような尿閉では、ある期間愁訴が徐々に強まりますが、無尿の場合は一刻を争います。このような状態になる前に腎臓の機能低下の症状や所見が出てきますので、急にこのようなことになることはありません。

Q：043：おしっこに血が混じる、どうして？

A：[担当科]：救急科、泌尿器科、腎臓内科

【概要】血尿はその程度において、肉眼的に血尿とわかる場合（顕出血）と健診などで顕微鏡的血尿（チャンス血尿＝潜血陽性）といわれる場合とがあります。肉眼的血尿には、尿路の痛みや刺激など症状がある場合（症候性）と、症状のない場合（無症候性）とがあります。

● 顕出血で無症候性の場合は僅かですが腎癌や尿路上皮癌（膀胱癌、上部尿路の腎盂癌や尿管癌）が隠れていることがあります。尿路上皮癌の危険因子として、40歳以上の男性、喫煙、有害物質への曝露、泌尿器科疾患の既往、排尿刺激症状（排尿時の痛みや残尿感）、尿路感染の既往などが重要になります。顕出血で25歳以上であれば大部分は泌尿器疾患によるものなので、必ず専門医による原因調査が必要といわれます。病気に関係する症候性の場合には、尿路結石や膀胱結石のことがあります。● 精密検査の結果異常なしであっても、血尿が消失しない限り、泌尿器科的疾患を除外はできないので、1年に1回ないしそれ以上の経過観察が勧められます。● 顕出血の場合は当座の止血処置ののち、診断により専門家で治療が行われます。健診の腹部エコー検査などでときに見つかる小さな腎癌では、腫瘍のみを摘除する腎保存手術も行われます。● 健診における潜血については別項を参照されたい（☞別項参照：Q：108）。なお、顕微鏡的血尿では緊急性は少ないのが普通です。出血所見のほか、尿に蛋白や膿が一緒にでているかどうかも参考になります。

【健診医からコメント】健診の場で肉眼的にわかる顕出血が指摘されることはほとんどありません。もし顕出血があり、症状を伴ういわゆる症候性の場合は放置されることは少ないと考えられますが、無症候性の場合でも決して放置してはいけません。一方、潜血陽性と判断される場合は比較的に多く、その程度（2＋以上）により、精密検査が必要と判断される場合も少なくありません。潜血陽性が毎年繰り返されても多く放置されがちですが、少なくとも1度はまず泌尿器科を受診すべきです。

Q：044： 悪心、嘔吐はどうして？
A：[担当科]：消化管内科、耳鼻咽喉科、心療内科
【概要】悪心（吐き気）と嘔吐（吐く）はしばしばつきものです。多くの人が経験する胃内容物の排出現象です。悪心は主観的な感覚で、嘔吐は腹壁筋や横隔膜の収縮により消化管内容物が口から圧出され

る現象です。嘔吐はいろいろの刺激が脳の嘔吐中枢に伝えられ、腸管、腹壁筋の神経・筋反射によって惹起されますが、腸管内外の状態、薬物や毒物によっても生じます。脳内の変化（脳圧亢進）で、突然嘔吐だけが起こることも稀にあります。● 腹腔内の原因としては、消化管閉塞、腸管感染症（感染性腸炎、食中毒）、腹腔の炎症（胆嚢炎、膵炎、虫垂炎）、腸管運動機能障害（胃食道逆流症、機能性ディスペプシア☞別項参照Q：099、078）などがあります。腸管外の原因としては、心筋梗塞、頭蓋内疾患（出血、悪性腫瘍）、耳鼻科領域の内耳疾患（メニエール病、乗り物酔い）、精神疾患（うつ、神経性食欲不振症）などがあります。● 神経性食欲不振症とは一種の精神病とみられるもので、若い女性に多く、治療困難な病気です。この場合の嘔吐は特殊で、大食ののちに吐くようになりますが、自己誘発性嘔吐といわれ、無理に吐くといった病気のかたちです。当初内科を受診することがありますが、心療内科や精神科にもお願いしなければなりません。● 薬物・代謝性（体内での物質の変化）の原因として、がん化学療法、抗菌薬・不整脈薬・血糖降下薬、尿毒症、糖尿病で血中にケトン体が増加して血液が酸性に傾くケトアシドーシス、妊娠、飲酒などで起こります（☞それぞれ関連項参照）。● 予後は原因により大きく異なり、それに応じた対応が必要となりますが、当面、吐出物による誤嚥性肺炎に注意しなければなりません。

【健診医からコメント】 日常の悪心・嘔吐は、たいてい原因がはっきりしており、思い当たる原因が除かれれば回復します。原因不明で悪心が続くようなときにはまず消化器内科を、めまいを伴えば耳鼻科を受診すべきです。突然の嘔吐は重大な脳内変化（脳圧亢進）のことがあり、注意が必要です。

Q：045：過活動膀胱ってどんな病気？
A：[担当科]：泌尿器科

【概要】 過活動膀胱（OAB）とは、頻尿で、尿が我慢できなかったり（尿意切迫感）、さらに尿がつい漏れてしまったりといった尿失禁症

状に対する比較的新しい診断名です。OABは尿意切迫感を中心とした症状の集まりということになります。● OABの患者さんは、日本で約800万人余りにのぼると推定されており、その頻度は加齢とともに増加し、70歳以上では3割以上の方がこの病気にかかっていると考えられています。しかし、実際に治療を受けている人はその1/10と推測されてもいます。● 尿意切迫感は通常は頻尿を伴います。通常の尿回数は1日8回と定義されているので、それ以上の回数となります。OABの半数強にどうしても尿が漏れてしまう（切迫性尿失禁）状況が認められます。● 病因としては脳血管障害、脊髄疾患などの神経因性や前立腺肥大症（男性）、加齢、骨盤底の筋肉類が弱くなる（ことに女性）などの非神経性のものがあります。しかし原因がわからないものもあるといわれます。● OABがどの程度のものであるかをみるには"過活動膀胱症状スコア"というものがあり、これを用いて重症度判定を行います。尿意切迫感（急に尿がしたくなる）が週1回以上であることが必須条件ですが、3点以上であればOABと診断されます。尿意切迫感が3点以上となるのは、夜寝てから朝までに尿意が3回以上、日中急な尿意が1回以上、そのために尿漏れしてしまうことが1日1回以上となっています。● 診断は主に自覚症状に基づいて行われますが、排尿時刻、排尿量などを記録（排尿日誌）しておくと医師は症状の把握が容易になります。いろいろの疾患との鑑別が必要になるので、専門医を受診すべきです。● 治療としては主に薬物療法が行われます（抗コリン薬、平滑筋弛緩薬など）。薬物療法では副作用（のどが渇く、尿が出にくくなる、便秘、目がちらちらする、など）が出ることがあるので、我慢しないで主治医に申し出なければなりません。

【健診医からコメント】 生命の危険性はありませんが、生活の質（QOL）を著しく低下させますので、きわめて一般的でかつ重要な健康問題です。

Q：046：過換気症候群ってどんな病気？

A：[担当科]：救急科、心療内科

【概要】過呼吸症候群ともいわれ、精神的要素が加わったものです。急に呼吸が激しくなり、苦悶状になる疾患で、救急医療の対象となります。若年者や女性で精神的ストレスを受けやすい人によくみられます。男女比は1対2といわれています。頻度が高く、また不定愁訴（つかみどころのない症状）として軽く考えられる傾向がありますが、器質的な病変（臓器に異常をきたす状況）はないかどうか、精神的なケアの必要性はないかどうかなどの注意が必要な疾患です。● 過換気症候群の背景因子には精神障害やストレスが多く存在します。発作性の過換気によって動脈血の炭酸ガス濃度（p-CO_2）の低下や呼吸性の血液のアルカリ化（アルカローシス）が起こっていろいろの症状が出てきます。また心理的な背景因子がある場合が想定されます。● 突然、呼吸が激しくなり、呼吸困難感、空気飢餓感（しきりに空気がほしい）などを認めます。循環器系では動悸、胸痛、胸部絞扼感（締め付けられる感じ）を認め、心電図変化が認められることもあります。消化器系では口渇、悪心・嘔吐、頭痛、めまい、四肢のしびれ、筋肉のこわばりなどをきたします。● 精神的な不安のほか人工呼吸器による補助換気中の換気過剰、原因が不明な中枢神経異常、サリチル酸などの薬剤の中毒などが原因としてあげられることもありますが、日常生活での発症では、精神的な不安や心因性反応（ヒステリーなど☞別項参照Q：329）の場合がほとんどです。● 発作が起こった緊急時には、意識的に呼吸を遅くするように説得しますが、なかなかうまくいかず、血液のアルカリ化を緩和するため、小さめの紙袋を口に当てて反復呼吸させたりしますが、不安を強めたり低酸素血症をもたらすことなどの理由から最近では行われない方向にあり、抗不安薬の投与を行う場合もあります。● 精神的な不安や肉体的過労が症状の出現と関連することが多いため、安静、休息とし、必要に応じ抗不安薬の内服が行われます。発作を繰り返す場合、専門家により、安定期に心理療法、行動療法（認知行動療

法；精神療法の一つ)を行うとよいといわれます。

【健診医からコメント】通常の職場で急に発症することがあります。職場でのメンタルケアがまず必要です。2015年12月からストレスチェックが義務付けられています（☞別項参照：Q：197）。

Q：047：拡張型心筋症ってどんな病気？
A：[担当科]：循環器科

【概要】心臓の中は四つの部屋から出来ています。自身の右上の部屋が右心房で、全身から戻ってきた血液が入る部屋です。次に、血液はその下の右心室へ向い、そこから押し出され、左右の肺に向います。肺で二酸化炭素(酸素の燃えカス)を捨て、肺から酸素を取り込むと、自身の左側の左心房へ向かいます。ここは肺から来た血液が入る部屋です。そして左心室に送られます。左心室は一番強い力を持つポンプです。血液はここから全身へ押し出されて生命を維持します。● 心臓は電気的な刺激に従ってリズムよく、理想的な順序で動き、血液を目的にかなうように送り出しています。その働きを担当するものが刺激伝導系です。洞房結節(心活動の開始点；スターター)というところで発生した心拍のリズムをあたかも電線(神経)のように心臓全体の心筋に伝え、有効な拍動を行わせるための構造になっています。洞房結節は、右心房付近にあるペースメーカーの役目をする部分です。● 心筋症については別に述べてありますが(☞別項参照Q：162)、拡張型心筋症は、心筋の細胞の性質が変わって、とくに心室の壁が薄く伸び、心臓内部の空間が大きくなる病気です。左の心室または左右の心室の拡大と収縮不良の状態と定義されています。ことに血液を全身に送り出す左心室の壁が伸びて血液をうまく送り出せなくなり、循環血液が滞ってしまい、うっ血性心不全(☞別項参照Q：030)を起こします。血液が滞るのがうっ血です。指定難病です。● 拡張型心筋症の性別発症率は男女比が26対1で男性に断然多くなっています。本疾患の5年生存率は76%といわれ、不整脈や血が固まって血管に詰まってしまう血栓塞栓症を

起こす突然死(ぽっくり病)の発生も稀ではありません。根治は不可能で、現状では自覚症状および予後の改善につながる診断・治療が中心になっています。● 最初は自覚症状がありませんが、病状が進んでうっ血性心不全になると、夜間の発作性呼吸困難や全身にむくみが出たり肝臓がはれたりしてきます。やがて危険な不整脈が起こると突然死する場合もあります。● 原因ははっきりわかっていません。ウイルス感染、遺伝子異常、免疫系の異常、酒の飲みすぎ、妊娠などが関係しているらしいことがわかっています。● 診断の基本は心不全の重症度と、その原因となる心室拡大と左心室の収縮能低下の程度を評価することにあります。いろいろな検査がありますが、心臓超音波検査は拡張型心筋症の診断および経過観察に欠かせない検査法です。慢性心不全の状態を血液検査でチェックできる脳性利尿ペプチド(BNP)は、心不全の重症度をよく反映します。心房性ナトリウム利尿ペプチド(ANP)といわれるホルモンも生体の体液バランスならびに血圧調整に関与しており、検査されることがあります。

【健診医からコメント】健診受診者のなかにときに本症の方がいます。循環器科専門医の指示のもと治療に専念しなければなりません。原因と思われることがあればそれを排除しなければなりません。

Q:048: かぜ症候群ってどんな病気?

A:[担当科]:呼吸器科、内科

【概要】かぜ症候群(風邪、感冒、上気道炎)は、あらゆる年齢層に発症し、健常人でさえ大半の人が罹患するごく普通の疾患です。空気中に浮遊しているウイルスなどの病原体が、気道内に入って気道粘膜に付着し、侵入と増殖することから始まるとされています。発症するかどうかは、環境の要因や感染した人の要因によって決定されます。● 発症すると、上気道(鼻、咽頭、喉頭)の急性炎症のみでなく、最近は下気道(気管、気管支、肺)にまで広がって急性炎症をきたすこともある疾患を総称していわれます。● 原因微生物は、80

～90％がウイルスといわれています。ウイルスとしては、ライノウイルス（30～50％）、コロナウイルス（10～15％）、RSウイルス（5％）、の頻度が高く、ほかに200種類以上のウイルスが原因となりえます。インフルエンザ（☞別項参照Q：028）も広い意味ではかぜ症候群に該当しますが、高熱、全身症状の強さ、感染性の強さなどから流行性感冒（りゅうこうせいかんぼう）として区別されます。◉ 発症すると鼻水、鼻閉、咽頭痛、咳、微熱、頭痛、倦怠感などの臨床症状を示します。中心は急性の上気道感染症であり、抗菌剤は無効です。◉ ウイルス性のかぜ症候群であれば、安静、水分・栄養補給により、自然に治癒します。抗菌薬も一般的には不要なことが多く、解熱剤も適宜に使用する程度でよいとされています。安静、加湿、保温、水分補給など対症療法が基本です。多くは1週間以内に治癒します。◉ 3日以上の高熱、膿性痰（のうせいたん）、膿性鼻汁（のうせいびじゅう）、扁桃腺腫大（へんとうせんしゅだい）など2次感染が疑われる場合、また高齢者、慢性疾患（糖尿病など）では抗菌剤を併用します。

【健診医からコメント】マスク、手洗いを励行します。慢性疾患、特に免疫不全、糖尿病などがある場合には軽くみないで、かかりつけの内科医院を受診すべきです。予防には普段からのうがい、手洗いの励行、流行時にはマスク着用が重要です。

Q：049：肩がこる、どうして？

A：[担当科]：整形外科

【概要】肩こりは健診においても実に多くの方々が訴える代表的な症状です。平成22年の国民生活基礎調査によれば女性が訴える症状の第1位、男性では第2位となっています。肩こりなど、首筋から肩・腕にかけての異常を主訴とする諸症状を示す疾患の集まりを頸肩腕症候群（けいけんわんしょうこうぐん）（☞別項参照Q：101）といいます。◉ 原因がはっきりしない本態性といわれるもの、さまざまな身体疾患が原因となる症候性といわれるもの、頸椎と肩関節の具合に問題のある整形外科疾患に関連したもの、さらに社会的要因と関連した心身症（しんしんしょう）（☞別項参照Q：167）によるものなどさまざまです。◉ 症状としては、肩こり、

頭痛、上肢の痛みやしびれ、冷感、めまいなどさらに首・肩・腕の筋肉痛などがあげられます。● 特定の疾患に関連しない症候性の肩こりが圧倒的に多く、予防が重要となります。それには＊同じ姿勢を長く続けない。＊蒸しタオルなどで肩を温めて筋肉の血行を良くし疲労をとる。＊適度な運動や体操をする。＊入浴し身体を温め、リラックスする、などの自らの努力も必要です。● 日本では「肩こり」という名称により「肩」を指す表現が用いられていますが、これは日本独特のもので同症状を諸外国では首や背中の疾患として示している事が多いといわれます。また頸肩腕症候群の初期症状である場合もあります。● 頑固なこりのほかに、運動痛、強いしびれ、手指の麻痺感などを伴えば専門的な検査が必要になります。

【健診医からコメント】健診の場でも肩こりを訴える方は大変多くいますが、たいていは一日中パソコンの仕事をしているとか、忙しく介護をしているといった方が圧倒的です。上記のような予防を試み、心身リラックスできるよう努めるべきです。また頑固な複数の症状を伴うような場合は、我慢しないで専門医を受診すべきです。

Q:050: カテーテル・アブレーションってどんな方法？
A:[担当科]:循環器科

【概要】心臓にはいろいろの病気がありますが、脈が乱れる不整脈もその一つです。不整脈の中には時には命にかかわるものもあります。心房細動のように心臓内で血液の塊(かたまり)ができ、それが脳に飛んで脳梗塞を起こしたり、心室細動のように心室が頻回に動く（けいれんする）だけで血液を送り出せなくなって、即刻死につながるものなどがあります。● そのため、心配な不整脈では血液が固まらないようにする薬だとか、不整脈を整えようとする薬など、継続治療が必要になります。● カテーテル・アブレーションとは、皮膚表面から針を刺し、血管経由の（経皮的）カテーテル心筋焼灼術(しんきんしょうしゃくじゅつ)と呼ばれ、経静脈性ないし経動脈性に電極カテーテルを心臓内に挿入し、高周波通電(こうしゅうはつうでん)により不整脈を引き起こす異常な心臓内の局所を焼灼(しょうしゃく)して正

常なリズムを取り戻す方法です。● 適応となる不整脈は、上記心房細動のほか副伝導路症候群（WPW）、発作性上室性頻拍、心房頻拍、心室性期外収縮、心室頻拍など（☞それぞれの該当項参照）、多数の不整脈を治療することができます。● 適応例は、有症状性・薬剤抵抗性・発作性あるいは持続性心房細動などです。● 成功率はかなり高いものです。発作性上室性頻拍・通常型心房粗動では90〜98%、心臓に不整脈以外の異常のない患者さんに発生する心室頻拍、心室性期外収縮、心房頻拍では80〜95%といわれます。● 本法は有効性が高く、侵襲性も低く、精神的苦痛・薬物治療・通院などから解放されるなど、有用性および臨床的意義が高い治療法です。

【健診医からコメント】ときに本法を施行した方が受診します。経過は良いようです。不整脈で苦労されている方、あるいは健診で治療や経過観察を要する不整脈を指摘されれば、専門医を受診して診断のうえ適切な治療方法を選択すべきです。

Q:051: 過敏性腸症候群ってどんな病気？
A：[担当科]：消化内科

【概要】腸における機能障害です。腸の検査（癌や潰瘍等の除外診断）や血液検査で明らかな異常が認められないにもかかわらず腹痛や腹部の不快感を伴って、便秘や下痢が長く続く病気です。我が国では一般人口の約15%に認められる頻度の高い病気で、年齢は二峰性で、若年成人と50〜60歳台に多いといわれます。男女比は1対1.6で、やや女性に多くみられます。● 同類の疾患で、胃・十二指腸を主体とする機能障害は機能性ディスペプシア（☞別項参照Q:078）と呼ばれます。● 生命にかかわる病気ではありませんが、生活の質（QOL）を低下させ、仕事の障害にもなります。● 病気のかたちは、便通異常をきたす腸管の不自然な動き、特に腸管平滑筋がけいれん性に縮み、知覚が過敏になります。そのため慢性の便通異常（便の性状と回数の変化）、腹部症状を生じます。不安やストレスが病状を助長させるといわれています。● 血管の緊張を調節する生理活

性物質であるセロトニンや下垂体から分泌される副腎皮質刺激ホルモン（ACTH）放出ホルモン（CRH）が伝達物質として関与していると考えられています。● うつや不安など精神症状を伴うことがあり、腹痛は左下腹部に最も多くみられますが、部位が不定なものも少なくありません。● 便の性状から、下痢型、便秘型、混合型、分類不能型にわけられます。● 食事療法としては炭水化物、脂質、コーヒー、香辛料を控え目にすることです。欧米では低フォドマップ（FODMAP）ダイエット（腸で発酵しやすい、オリゴ糖、二糖類、単糖類、ポリオールを控えた食事）で、ことに肥満型の場合に有効といわれます。また、ストレス軽減の運動療法、薬物療法のほか心身医学的治療も行われることがあります。

【健診医からコメント】健診受診者にも多数認められる疾患です。体質にも関係し、長い経過となります。日常生活に支障がない場合は自己療法で十分ですが、通勤や通学、外出などの日常生活に影響が出ている場合は病院を受診すべきです。とくに、50歳以上で初めて発症した場合や、発熱、3kg以上の体重減少、直腸出血等があれば、即刻精密検査が必要です。別な病気の可能性があります。いろいろな薬物が出ていますが、やはり個人の病状に合わせて処方してもらうのが良いでしょう。

Q：052：花粉症ってどんな病気？

A：[担当科]：アレルギー科、眼科、耳鼻咽喉科

【概要】アレルゲン（アレルギーの元＝花粉、ダニなど）が気道から吸入されて起こるI型（即時型）アレルギー反応が関係します。くしゃみ、鼻水（水性鼻漏：はなみず）、鼻づまり（鼻閉）を3主徴とする疾患を、鼻アレルギーあるいはアレルギー性鼻炎と呼んでいます。また、目のかゆみ、目やに、結膜充血などを合併します。たいへん多くの人がこれで悩んでいます。症状が起こりやすい時期により通年性（年中）と季節性に分けられます。● 季節性の大部分は花粉が原因であり、花粉症と呼ばれています。スギ花粉症は今でこそ認知度

が高いですが、昭和30年代終わりころに発見された比較的新しい疾患です。その後、花粉症患者さんは増え続ける一方です。● 花粉症は目・鼻アレルギーだけなく、全身に影響を及ぼす疾患と考えるべきです。ダニをアレルゲンとする通年性アレルギー性鼻炎では、しばしば気管支喘息が合併しますが、花粉症などの季節性アレルギー性鼻炎では、その頻度は比較的低いとされています。また、通年性の喘息を合併している人ではスギ飛散時期に喘息が悪化するのが通常といわれます。● わが国ではスギ花粉症が最も多く、重症者も多く、早く治療を開始することが大切です。花粉飛散期間中は症状が軽快しても治療を中止すると重症化するので継続治療を要します。時に真菌（かび）の胞子などが関係します。原因はスギだけではありません。たとえば、スギ花粉が1～4月、ヒノキ花粉が5～6月、カモガヤ花粉が6～8月、ブタクサ花粉が8～9月、ヨモギ花粉が8～9月といった具合です。● 治療としては通常は抗ヒスタミン薬などの抗アレルギー薬を用います。特別な方法として免疫療法（アレルゲン免疫療法ないし減感作療法）というのがあります。病気の原因となる物質を少ない量から徐々に増やして（舌下投与や注射）、病気に対して対抗力をつけようというものです。この療法で病気がよくなったり、軽くなったりする方が数十～80％程度みられるといわれます。

【健診医からコメント】健診受診者の中によく見かける疾患です。治療は早めに始めるのが効果的です。症状により、耳鼻咽喉科ないし眼科を受診すべきです。市販薬だけで自己流の治療はよくありません。また喘息患者さんの7割から8割がアレルギー性鼻炎を合併しているといわれます。抗ヒスタミン薬を自分で服用ないし購入されることがよくあります。とくに運転をしなければならない人は、薬を処方してもらう際には医師に必ず申告すべきです。また自分でもこうした薬を服用していると、気づかないまま集中力や判断力、作業効率が低下する可能性のあることを知っておく必要があります。立ち振る舞いの低下（インペアードパフォーマンス）といわれ

問題になることがあります。

Q:053: 加齢黄斑変性症ってどんな病気？
A:[担当科]:眼科

【概要】加齢黄斑変性症は加齢により網膜の中心部である黄斑に障害が生じ、見ようとするところが見えにくくなる病気です。黄斑はものを見るのに一番大切なところで、カメラのフィルムに相当し、網膜の中心にある直径1.5mm〜2mm程度の小さな部分をいいます。黄斑の中心は中心窩と呼ばれ、丁度見ているところの像がここに結ばれます（高精細な中心視野）。外からの光が瞳（瞳孔）、レンズ（水晶体）や目の中央部（硝子体）を通り、網膜に当たり光を感じます。網膜で光が電気信号に変換され脳に伝えられ「見える」のです。◉ 欧米では成人の失明原因の第1位であり、珍しくない病気です。日本では比較的少ないと考えられていましたが、高齢化や生活の欧米化により近年著しく増加しているといわれ、失明原因の第4位となっています。50歳以上の人の約1％にみられ、高齢になるほど多くみられます。◉ 加齢黄斑変性の前駆病変（そのままにしておくと本当の病気になる変化）といわれるものがあります。軟性ドルーゼン（黄白色病巣が多発）という網膜の下にたまる老廃物、すなわち「あか」の様なものと網膜の最も深い場所にある細胞の色素の異常（「しみ」の様なもの）が認められることがあります。◉ すぐ視力に関係するわけではありませんが、これらが認められたときには、禁煙、食生活の改善（青魚や野菜の摂取）、光線曝露の予防が勧められています。同時にこの病気の研究班（AREDS）が推奨しているサプリメント（DHA、EPAなど；☞別項参照Q：017）の摂取をすすめ、発症を予防することが大切とされています。◉ 網膜の腫れや網膜の下に液体が溜まると網膜がゆがみ、像がゆがみます（変視症）。黄斑部は障害されますが、周辺部は障害されていませんので、中心部はゆがんで見えますが、周辺部は正しく見えます。さらに黄斑部の網膜が障害されると、真ん中が見えなくなり（中心暗点）、視力が低下し

ます。さらに症状が進んでくると色がわからなくなってきます(色覚異常)。◉ ものがゆがんで見えたり、中心が暗く見えたりするなど加齢黄斑変性が疑われる症状なので、早期に眼科を受診しなければなりません。◉ 初期治療で十分に治療を行うのみならず、長期にわたって維持期の治療を継続することが視力低下の予防のために必要です。◉ 50歳を過ぎたら症状がなくても前駆病変の有無を調べるために、健診等で眼底検査を受けるべきです。◉ 加齢黄斑変性あるいはその前駆病変を指摘されたら、禁煙を厳守と、緑黄色野菜を十分摂るようにし、治療の面では近年、光線力学的療法(レザー光で新生血管を焼く)と抗血管新生薬(抗VEGF抗体)療法の二つの治療法をさまざまに組み合わせた新しい治療が行われるようになりました。

【健診医からコメント】健診では多くの人が眼底検査を受けます。視覚に異常がないのに、これで「軟性ドルーゼン」のほか眼底出血(糖尿病など)や視神経乳頭陥凹(緑内障の疑い)など多くの失明に発展しかねない変化が指摘されます。眼科受診を指示されますが視力に変化がないということで、なかなか受診しないでいる人もいます。これは大変なことです。通常、両眼でものを見ているので、一方の目に異常があっても気づかないでいることもあります。こんにち、加齢黄斑変性症の治療に iPS 細胞移植手術の治験が開始されました(2017)。isp 細胞(万能細胞:induced pluripotent stem cell の一種)は、山中伸弥博士の創成・命名です。

Q:054: 肝炎ウイルスってどの程度心配なの?
A:[担当科]:消化器内科、肝臓内科
【概要】肝炎ウイルスは人間の歴史以前からあるといわれます。ヒトに関係のある肝炎ウイルスはAからEまでの5種類です。そのうち我が国で問題となるのはA、B、CおよびE型の四つです。このほかにも肝炎ウイルスとして数種類のウイルスが名づけられたことがありますが、ヒトには無関係であることがわかっています。◉

ウイルスはウイルス遺伝子を含む核("芯"のようなもので「コア」ともいわれます)から構成されています。そして核が衣("外殻"あるいは「エンベロープ」ともいいます)に包まれているものと、裸のまま(裸核)の二種類があります。● ウイルスの遺伝子にも2種類あって、一つは人体で全ての遺伝子情報を担っているDNA(デオキシリボ核酸:多くの生物において遺伝情報に関与する生体物質)であり、もう一つはRNAです。RNAはDNAの遺伝子情報からタンパク質が合成される仲介をしています。● DNAは主に核の中で情報の蓄積・保存を、RNAはその情報の一時的な処理を担い、DNAと比べて、必要に応じて盛んに合成・分解されます。DNAとRNAの化学構造の違いは何といってもRNAはDNAに比べて不安定であるということです。● A型とE型の肝炎ウイルスは、飲料水と食物を介して経口感染します。感染期間が短く、6ヶ月をこえることはありませんので、持続感染は起こりません。そのために急性肝炎だけで、慢性肝炎は起こしません。E型肝炎ウイルスはインドなどの「風土病」と考えられてきましたが、日本にも少しはあるようです。● 一方、B型(DNAウイルス)とC型(RNAウイルス)の肝炎ウイルスは、血液(体液)によって感染します(☞別項参照Q:034)。両方のウイルスとも持続感染を起こします。● A型とB型の肝炎ウイルス感染を予防できるワクチン(感染の予防薬)が開発され普及しています。E型肝炎ウイルスとC型肝炎ウイルス感染を予防できるワクチンは、まだありません。A型肝炎はかつて、予防策がなく大はやりし、50歳以上の日本人は、ほとんど全員に感染した経験があり、血液の中にウイルスに対抗する抗体(HAV抗体:感染した経験のしるし)をもっています。今後、一日も早くC型、E型肝炎の予防ワクチンが開発されることが切望されます。

【健診医からコメント】A型肝炎は現在、あまり問題になりませんが、B、C型肝炎は肝硬変、そして肝癌へと進展する可能性があります(☞別項参照Q:137、336)。肝炎の治療はこんにち、格段に進歩しているものの、感染していながら、放置されている場合も少なくな

く、大きな問題です。B、C型肝炎ウイルスとは今後とも長く付き合わなければなりません。なかでもB、C型肝炎ウイルス保菌者（☞別項参照Q：034）は専門医の指示に従いながら慎重な治療や経過観察が必要です。

Q：055：肝炎マーカー検査と健康管理はどんな関係？
A：[担当科]：消化器内科、肝胆膵科

【概要】別項で述べてある通り（☞別項参照Q：034）、肝炎ウイルスの存在が疑われた場合、いろいろ対処しなければならないことがあります。まずHBs抗原（B型ウイルスの存在のしるし）およびHCV抗体（C型ウイルスへの対抗物質の存在のしるし）をきちんと調べます。いろいろのウイルスの中で、現在、我が国で問題となる肝炎ウイルスはB型（HBV）とC型（HCV）です。この両ウイルスによる肝炎は長期に持続する傾向があり、手当のいかんでは、慢性肝炎→肝硬変→肝癌へと進む恐れがあることがわかっています。他の肝炎ウイルスは、当面問題になることはありません。◉ 問題のB型ウイルス保菌者はB型肝炎はどういうものであるか（☞別項参照Q：336）、同様にC型ウイルスの保菌者（HCV抗体陽性）はC型肝炎がどういうものであるかをよく知って（☞別項参照Q：137）、自らも慎重に対応することが大切です。

【健診医からコメント】肝炎ウイルス検査は健診でよく行われます。肝炎として治療中の方もいれば、キャリア（保菌者）の方もいます。いずれにしろ、キャリアといわれたら、自らもリスクとなるので禁酒、肥満予防や解消に努めなければなりません。B型でもC型でも肝炎ウイルスキャリアの肝生検組織を調べてみると、程度の差はあるものの、多くの場合肝臓に慢性の炎症（慢性肝炎）が認められます。肝炎ウイルスキャリアは、炎症の程度（活動度）や肝臓の線維化の程度（病期）により、＊定期的に検査を行い、経過をみることから始めてよい人と、＊直ちに積極的な治療を始める必要がある人とに分けられます。治療や経過観察については、いろいろ難しい点もあり、

肝臓専門医の診療を受けることが望まれます。「肝炎治療ガイドライン」が出ており、担当医は適切に指導してくれます。

Q:056: 肝機能検査ってどんな内容なの？
A:[担当科]:消化器内科、健康管理科

【概要】健診においては血液による肝機能検査は基本的な検査の一つですが、一般に行われる検査とその意義は次の通りです。

● 肝細胞の障害の程度をみる項目：肝臓がどの程度障害されているかをみる検査です。AST（GOT）、ALT（GPT）は肝細胞で、γ-GTPは胆管（ほかに膵臓、肝臓など）でつくられる酵素で、いずれも「トランスアミナーゼ」と呼ばれます。肝臓でアミノ酸の代謝にかかわります。肝細胞が破壊されると血液中に放出されるため、その量によって肝細胞の破壊程度、肝機能の障害程度を調べることができます。心筋や骨格筋、赤血球中などにも多く含まれているASTと比べて、ALTは主に肝臓中に存在しているため、肝細胞の障害の程度を調べるのに適しています。肝臓および胆道系疾患のスクリーニング（選別検査、ふるい分け）としてよく用いられます。またγ-GTPはアルコールに敏感に反応し、肝障害を起こしていなくても、普段からよくお酒を飲む人では数値が上昇します。また最近では、アルコールに関係なく生じた非アルコール性脂肪肝炎（NASH ☞ 別項参照 Q:328）でも、γ-GTP値が上昇します。

● 肝細胞のはたらきをみる項目：総蛋白（TP）、アルブミン、アルブミン/グロブリン比（A/G比）、中性脂肪（TG）、総コレステロール（TC）、コリンエステラーゼ（ChE）、乳酸脱水素酵素（LDH）、アンモニア、プロトロンビン時間（PT）、活性化部分トロンボプラスチン時間（APTT）があります。（☞ V項検査値の読み方参照）

● 肝細胞、または胆汁の流れに障害がないかどうかをみる項目：総ビリルビン、アルカリフォスファターゼ（ALP）、ロイシンアミノペプチダーゼ（LAP）があります。

● 肝臓が線維化していないかをみる項目：血清膠質反応（ZTT・

TTT)、γ-グロブリン（免疫グロブリン）、血小板数、線維化マーカー（ヒアルロン酸、Ⅳ型コラーゲンなど）。

● ウイルスマーカー検査項目：肝臓を傷害するウイルスの項目です。B型およびC型肝炎のウイルスマーカー、A型・D型・E型肝炎のウイルスマーカーとあります。B、Cについて述べます。

＊ B型マーカー：抗原（HBV由来）
・HBs抗原：ウイルスの外側にあり、増殖の際粒子として血液中に出てくる＝HBVに感染している
・HBc抗原：ウイルスの内側にある抗原＝日常検査には取り入れられていない
・HBe抗原：ウイルスの内側にあり、過剰増殖の際、可溶性タンパクとして血液中に出てくる＝HBVが活発に増殖している状態で感染力が強い

＊ B型マーカー：抗体（体内で作られる）
・HBs抗体：過去にHBVに感染したが治癒しており、HBVに対する免疫ができている。
・HBc抗体：IgM-HBc抗体；最近HBVに感染、あるいは慢性肝炎の増悪
　　　　　：IgG-HBc抗体；高値ならHBVキャリア状態、低値なら過去の感染
・HBe抗体：HBVの増殖が落ち着いている状態で感染力が弱い

＊ C型マーカー：抗体（体内で作られる）、抗原はHCV由来
・HCV抗体：陽性かつ高値であれば現在感染しており、治療が選択される
・HCV RNA：C型肝炎ウイルス核酸定量検査です。HCV抗体の値が中等度か低い場合に核酸増幅検査が行われます。陽性であれば治療の方向に導き、陰性であれば現在感染していないと判断されます。

● 腫瘍マーカー検査項目：癌細胞があると血液中に増える特殊なタンパク質があるかどうかの項目です。その存在によって癌の可能性

を探ることができます。アルファ・フェトプロテイン（AFP）、PIVKA-Ⅱ（ピブカツー）、AFP-L3分画（エーエフピーエルスリー）などです。

【健診医からコメント】通常はAST（GOT）、ALT（GPT）、γ-GTPの検査を糸口に高値を示せばさらに詳しい検査が勧められます。必要により画像検査が広く行われます。

Q:057: 肝硬変ってどんな病気?
A:[担当科]:消化器内科、肝胆膵科

【概要】肝硬変は種々の原因による慢性肝炎の終末像で、ほとんどもとには戻らない病気です。その経過は種々の原因によって肝臓全体にわたって肝細胞が死滅したり（壊死）再生したりを繰り返し、そうしたところに強く線維分が増生した結果、本来の肝臓の小単位である小葉といわれる基本の構造と血管系が破壊されてしまい、そこに小葉に似かよった線維分の塊（偽小葉）状の再生結節が形成され、肝臓が小さく、かつ硬く縮んでしまう病気です。● そうすると肝機能が低下し、肝臓が硬くなるため腸の方から栄養を集めて肝臓に向かう門脈の流れが阻まれて圧力が高くなり門脈圧亢進という状態になります（☞別項参照Q:383）。門脈と大循環系（左心室をポンプとした体循環のこと）との間にバイパス（短絡；シャント）を作って血液は肝臓以外の通路を通るようになります。そうすると食道静脈瘤をきたしたりします（☞別項参照Q:154）。したがって、肝硬変は肝臓だけの病気にとどまらず、全身性の病気となってしまいます。● 肝硬変の原因はたくさんあります。①ウイルス性、②アルコール性、③胆汁うっ滞性、④自己免疫性、⑤栄養・代謝障害性、などほかにもいくつかあります。なかでもC型肝炎（☞別項参照Q:137）やB型肝炎（☞別項参照Q:336）そしてアルコール（☞別項参照Q:027）が主な原因となります。肝硬変はやがて肝癌へ進む可能性が高い病気ですが、近年、こうしたウイルスやアルコール由来の肝硬変だけでなく、ナッシュ（NASH）といわれる非アルコール性脂

肪肝炎からの肝硬変そして肝癌の道筋が注目されています（☞別項参照Q：328）。● 原因別の頻度としてはC型肝炎由来のものが最も多く6割以上を占め、次いでB型肝炎、アルコール由来のものがそれぞれ約十数％を占めます。● 症状としては腹部膨満感、吐き気（悪心）、嘔吐、腹痛など、消化器症状を主とする全身症状を訴えることが多くなります。さらに重症になると、黄疸、腹水、吐血、眠ってしまう肝性昏睡（肝性脳症）などをきたします。また、肝硬変の皮膚所見としては、黄疸のほかに、くも状血管腫、女性化乳房、手掌紅斑（手のひらの母指球、小指球が赤くなる）、皮膚の色素沈着、出血傾向、皮下出血、太鼓ばち状指（指先が大きくなってくる）などが認められます。● 診断には、肝細胞の機能障害を反映したアルブミン、コリンエステラーゼの低下、血を固める力（凝固因子：プロトロンビン時間、ヘパプラスチン）、門脈圧亢進に伴う血小板数の減少などに注目します。● 治療には過労を避け、禁酒し、バランスのよい食事をとり、規則正しい生活をするようにしなければなりません。常に肝臓専門医にお願いして生活指導を受けます。自覚症状と肝機能障害が強くなったり、あるいは黄疸、浮腫・腹水、意識障害などが現れたりするようでは入院治療が必要になります。● 進んだ慢性肝炎と肝硬変は前癌病変であり、肝細胞癌の超高危険群といえます。肝硬変の治療は、その病気のかたちがほぼ平常に過ごせるか（代償性）、無理な状態（非代償性）かによって予測される合併症に早期に対応していくことが重要です。

【健診医からコメント】 C型肝硬変のうち、腹水、肝性脳症および門脈圧亢進などの既往がない代償性肝硬変では、抗ウイルス治療にはインターフェロン（IFN-αおよびIFN-β）が適応となります。また、代償性・非代償性B型肝硬変では、抗ウイルス剤である核酸アナログ製剤（エンテカビル、ラミブジン、アデホビル）が適応となります。いずれも治療は専門的であり、治療そのものが新しく変わってきており、肝臓専門医に治療をお願いしなければなりません。そして肝癌発生を注意深く観察していかなければなりません。早く見

つければいろいろの手立てがあります（☞別項参照Q：062）。また2004年以来、肝移植対象疾患の保険適応が拡大され、B型およびC型肝硬変や肝癌に対する肝移植が行われるようになっていますが、大部分は生体部分肝移植です。

Q：058：間質性肺炎ってどんな病気？
A：[担当科]：呼吸器科

【概要】通常、肺炎といえば空気を取り入れガス交換を行う無数の小部屋（肺胞）のなかに起こる炎症です。細菌性肺炎を代表する肺胞空内肺炎（くうないはいえん）です。ところが、間質性肺炎はさまざまな原因で肺胞の間をうめている間質組織（かんしつそしき）に変化の来る病気をまとめて呼んでいる一種の肺炎です。両者は時期により相互に移行を示すこともあります。
● 原因は必ずしも明らかなものばかりではありませんが、粉じん、ほこりやカビ、ペットの体毛などをくりかえし吸い込んだことによるアレルギー性のもの、抗がん剤や消炎鎮痛剤などの薬物（薬剤性肺炎（やくざいせいはいえん））、そのほか放射線や膠原病の一部でみられるものなどがあります。● 肺の線維化により肺コンプライアンス（肺の柔らかさ）の低下、いわば「肺が硬くなる」状態で、肺の支持組織（間質）が炎症を起こして肥厚することで、肺の膨張・収縮が妨げられます。そうすると肺活量が低下し、空気の交換速度も遅くなります。間質組織の肥厚により毛細血管と肺胞が引き離されるため、血管と肺胞の間でのガス交換（拡散）効率が低下し、特に酸素の拡散が強く妨げられるようになります。● そのような病気のかたちから、呼吸困難（こきゅうこんなん）や呼吸不全（きゅうふぜん）（常に息苦しい）が主な症状となってきます。また、肺が持続的に刺激されて咳がみられ、多くはからせき（乾性咳嗽（かんせいがいそう））となります。肺線維症（はいせんいしょう）（☞別項参照Q：266）（線維化して肺が固くなる）に進行すると咳などによって肺が破れて呼吸困難や呼吸不全となり、それを引きがねとして心不全を起こし、やがて死に至ることもあります。● 指定難病である特発性間質性肺炎（とくはつせいかんしつせいはいえん）といわれるものがあり、その原因は不明です。これに含まれる疾患の多くはその位置づけが必

ずしも明確にはなっていないといわれます。特発性肺線維症は慢性的に肺の線維化が進行する病気です。中高年以降に労作時呼吸困難や乾いた咳（からせき）で発症し、ゆっくり進行します。症状が現れたあと、平均4〜5年で呼吸不全が現れたり、死亡に至る頻度が高くなります。風邪、肺炎などの感染症を契機に、急性に発熱、呼吸困難の悪化をきたし、数日から1ヶ月程度の短期間に悪化することもあります。◉ また肺癌を合併することも知られていて、発生率は10〜30％に達します。本症に合併する肺癌は男性の喫煙者に多く、扁平上皮癌、小細胞癌が高率で発生部位は肺の下の方（下葉）に多く、さらに複数病変の発生が多い傾向にあります。また、特発性間質性肺炎を診断するには、粉じんの吸入、ペットの飼育、薬剤の服用歴、筋肉痛・関節痛など膠原病の症状などの有無に注意しながら鑑別診断が行われます。◉ 特発性間質性肺炎は原因不明であり、さらに現在のところ、特効薬はありません。病気の進行をできるだけ遅くするようにし、症状をできるだけ少なくする治療（対症療法）が中心になります。肺移植が行われることもあります。◉ 治療はステロイドホルモンや免疫抑制剤といったものが使われますが、治療を行っても予後のよくない疾患です。死因は呼吸不全、肺性心、肺癌（☞別項参照Ｑ：314）が主なものです。肺性心というのは、肺疾患が原因で肺動脈末梢の抵抗が増大して肺高血圧になる、右室不全状態をいいます（☞別項参照Ｑ：030）。

【健診医からコメント】びまん性間質性肺炎といわれるものには多くの疾患が含まれ、胸部Ｘ線検査だけで診断できないことが多いので、本症が疑われる場合は、呼吸器内科専門医を受診する必要があります。生活面では、カビや小鳥の飼育、とくに感染症に注意が必要です。なお本症の場合、ステロイド治療が行われることがあり、感染症、胃潰瘍、糖尿病などを合併することもあり注意が必要です。

Q:059:関節痛ってどんな時起こるの？
A:[担当科]:整形外科

[はじめに:「ロコモティブシンドローム（運動器症候群）」（「ロコモ」と略）という新しい概念が出ています（☞別項参照Q:399）。入院治療が必要となる運動器障害は50歳以降に多発しているといわれます。日本整形外科学会では、運動器の障害による移動機能の低下した状態を表す新しい言葉として「ロコモ」を提唱しています。「ロコモ」にまつわる重要かつきわめて頻度の高い症状として関節痛があります。なかでも、膝と肩が代表的です。]

1. 膝関節痛
【概要】まず膝関節の痛みがあります。膝関節周辺の病気としては多数ありますが、主なものとしては「変形性膝関節症」があります（☞別項参照Q:356）。男女比は1:4で女性に多くみられ、高齢者になるほど罹患率は高くなります。主な症状は膝の痛みと関節に水がたまることです。初期には立ち上がり、歩きはじめなど動作の開始時のみに痛み、休めば痛みがとれますが、正座や階段の昇降が困難となり（中期）、末期になると、安静時にも痛みがとれず、変形が目立ち、膝がピンと伸びず歩行が困難になります。● 原因は関節軟骨の老化によることが多く、肥満や素因（遺伝子）も関与しています。また骨折、靱帯や半月板（膝関節の半月状の軟骨性クッション）損傷などの外傷、化膿性関節炎などの感染の後遺症として発症することがあります。加齢によるものでは、関節軟骨が年齢とともに弾力性を失い、使い過ぎによりすり減り、関節が変形します。● 問診、触診やX線（レントゲン）検査、MRI検査などで診断します。● 予防が大切です。太ももの前の筋肉（大腿四頭筋）を鍛える、正座をさける、肥満であれば減量する、膝をクーラーなどで冷やさず、温めて血行を良くする、洋式トイレを使用する、などの注意があげられています。

2. 五十肩－肩関節周囲炎
【概要】肩関節が痛み、関節の動きが悪くなります（運動制限）。動

かす時に痛みがありますが、だからといってあまり動かさないでいると肩の動きが悪くなってしまいます。髪を整えたり、服を着替えたりすることが不自由になることがあります。夜中にズキズキ痛み、ときに眠れないほどになることもあります。● 中年以降、特に50歳台に多くみられ、その病気のかたちは多彩です（☞別項参照Q：133）。関節を構成する骨、軟骨、靱帯や腱などが老化して肩関節の周囲組織に炎症が起きることが主な原因と考えられています。肩関節の動きをよくする袋（肩峰下滑液包）や関節を包む袋（関節包）が癒着するとさらに動きが悪くなります（拘縮または凍結肩）。● 圧痛の部位や動きの状態などをみて診断します。肩関節に起こる痛みには、いわゆる五十肩である肩関節の関節包や滑液包（肩峰下滑液包を含む）の炎症のほかに、上腕二頭筋長頭腱炎、石灰沈着性腱板炎、肩腱板断裂などがあります。これらは、X線撮影、関節造影検査、MRI、超音波検査などで区別します。● 自然に治ることもありますが、放置すると日常生活が不自由になるばかりでなく、関節が癒着して動かなくなることもあります。痛みが強い急性期には、三角巾・アームスリング（腕吊り）などで安静を計り、消炎鎮痛剤の内服、注射などが有効です。急性期を過ぎたら、温熱療法（ホットパック、入浴など）や運動療法（拘縮予防や筋肉の強化）などのリハビリを行います。これらの方法で改善しない場合は、手術が勧められることもあります。

【健診医からコメント】 関節痛が生じたとき、手当の仕方では後々まで不都合を残すこともありますので、まずは整形外科を受診すべきです。『歳をとったから…』とあきらめてはいけません。自分で「ロコモ」に関して気付くためのツールとして「ロコチェック（ロコモーションチェック）」と、ロコモ対策としての運動「ロコトレ（ロコモーショントレーニング）」のパンフレットが作成されています。また関節痛に効果があると称される多種類のサプリメントの類がありますが、専門医の指導に従って利用すべきです。いわゆる五十肩の疼痛部のホットパック（使い捨てカイロなど）は有効なようです。

Q:060: 関節リウマチってどんな病気？

A:[担当科]：膠原病科、リウマチ科、整形外科

【概要】関節は外側を関節包につつまれ、内側はつるつるした薄い滑膜でできています。関節リウマチは関節の滑膜組織が障害される慢性全身性炎症性疾患です。現在、「リウマチ」という言葉は、広い意味で「リウマチ性疾患」を指している場合と、狭い意味で「関節リウマチ」を指している場合とに使われています。「リウマチ性疾患」というのは、関節、筋肉、骨、靭帯などの運動器に痛みとこわばりを起こす疾患で、これには変形性関節症、膠原病などたくさんの病気があります。● ここでいう「関節リウマチ」の病的な状態は抗原特異的な免疫応答（抗原抗体反応）といわれる仕組みでいろいろの炎症細胞が関節の滑膜に集まり慢性炎症と滑膜増殖を起こすものです。● 主な症状は、朝の四肢のこわばりと関節の痛み（関節痛）・腫れ（関節炎）です。発熱、全身倦怠感、体重減少、食欲不振といった全身症状を伴うこともあります。朝のこわばりは、朝起きた時、何となく手の指が硬くて曲げにくい、手の指がはれぼったい感じがするという症状で、同じような症状が足の指や四肢全体にみられることもあります。● 病気にかかるのは主に女性で、男性の約5倍で、30～50代で最も多く発症します。関節炎は、指の付け根とその次にある関節によく起こり、一番先端の関節にはあまりみられません。逆に、一番先端の関節だけに痛みや腫れがある場合は、ほとんどが変形性関節症（ヘバーデン結節）です。● 残念ながらまだ原因不明というのが現状ですが、この病気にかかりやすい遺伝的な素質があって、ウイルスなどの感染などが引き金となって発症すると考えられています。また、生活習慣では、喫煙が関節リウマチの発症や症状の悪化に関係しているともいわれます。● 骨・軟骨破壊が進むと関節の変形や硬直が起こり、関節機能の低下、日常生活動作（ADL）が障害され、生命予後の悪化が起きます。● 発病当初から積極的治療が必要であり、早期診断を念頭に、学会では治療開始の目安が決められています。目安は、①朝のこわばりが1時間以上続く。

②三つ以上の関節がはれる。③手首や指の関節（指先から数えて2番目または3番目の関節）がはれる。④左右対称性に関節がはれる。⑤Ｘ線検査で手指にリウマチ変化がある。⑥リウマトイド結節（皮下結節；一種のこぶでいろいろの場所にできる）がある。⑦血液検査でリウマトイド因子が陽性である。（①〜④の項目は6週間以上続くことが条件）とされています。● 治療は進歩しており、新しい薬物（生物製剤；ＴＮＦ阻害剤といわれるレミケード、エンブレルなど；高価であり、使用にあたって厳格なスクリーニング検査があります）は非常に強力で、患者さんの70〜80％に効果があるといわれています。

【健診医からコメント】上記のような朝のこわばりや両方の指の痛み（関節痛）・はれに気づいたら、なるべく早く専門医に相談すべきです。喫煙者は禁煙すべきです。我慢して関節に変化が来てしまうと治りにくくなりますし、動作に支障をきたします。

Q：061：感染性腸炎ってどんな病気？
Ａ：[担当科]：消化器科、消化管内科

【概要】急性腸炎の一つです。この中に入るものとして薬剤性腸炎（☞別項参照Q：385）もあります。一般には細菌、ウイルス、寄生虫などの病原体が腸に感染してさまざまな消化器症状を引き起こす病気です。多くは食品や飲料水をとおして経口的に病原体が体に入りますが、一部はペットやヒトからの感染もあります。食品や飲料水を媒介とする感染はしばしば集団発生がみられ（家庭でも起こります）、その場合食中毒といいます。● 一般的な症状としては、発熱を伴った下痢、腹痛、吐き気・嘔吐が多く、時には血便をきたします。ウイルス性では、吐き気や嘔吐症状が強いのが特徴で、発熱はあっても38℃以下の微熱のことが多く、また血便は現れません。● 感染性腸炎は自然治癒傾向があるため、症状は長く続かないことが多いのですが、稀ですが一部の寄生虫疾患では下痢が長期間続く場合があります。● 病原体として、細菌ではサルモネラ、カンピロバク

ター、腸炎ビブリオ、病原性大腸菌などがよく知られています。ウイルスで多いのは、成人ではノロウイルス、小児ではロタウイルスです。寄生虫としては、国内では稀ですが赤痢アメーバ、ランブル鞭毛虫などがあります。● 感染源としては、カンピロバクターでは鶏肉(けいにく)が圧倒的に多く、サルモネラでは鶏卵(けいらん)によるものが最多です。ノロウイルスは、近年では冬期の食中毒の原因として最も多い病原体で、生牡蠣(なまがき)からの感染がみられます。● 感染性腸炎の最終的な診断は便の培養によります。ウイルス性腸炎の確定診断は、便中の特異抗原(とくいこうげん)ウイルス遺伝子の検出によります。血便を伴う症例や下痢が長く続く場合を除いて、内視鏡検査(ないしきょうけんさ)は必要ありません。● 全身状態の改善を図る対症療法と症状が重かったり、感染に弱くなっていたりする場合は抗菌薬療法が行われます。下痢、嘔吐、発熱のため脱水状態となるので、その程度に応じて経口あるいは経静脈的に水分、電解質、ブドウ糖を補給します。通常、無理な下痢止めはしません。刺激が少なく消化のよいものであれば食事はとってかまいません。

【健診医からコメント】健診の場でも時々みられます。日常の食生活の注意(加熱調理など)と手洗い等の励行が大切です。周囲に同症状の方がいないかどうか注意が必要です。自然治癒力が強い疾患ですので、脱水に注意して様子をみることもありますが、症状が強かったり、血便があったりすれば、食中毒が疑われるので、即刻消化器医を受診すべきです。なお、ウエルシュ菌は食品加熱後も芽胞(がほう)(耐久性の強い特殊な細胞構造)として残存し、冷やしたまま長く放置しても復活するので、喫食時には再加熱が必要といわれます。

Q:062: 肝臓癌ってどんな病気?

A:[担当科]:消化器内科、肝臓内科

【概要】肝臓癌には肝臓の細胞そのものからでる肝細胞癌(かんさいぼうがん)と胆管からでる胆管細胞癌(たんかんさいぼうがん)があり、肝細胞癌が90%を占め、通常は肝癌といえば肝細胞癌を指します。さらに肝臓癌には肝臓に原発した癌(原(げん)

発性肝癌）と他の臓器の癌が肝臓に転移した続発性肝癌（転移性肝癌）があります。原発性肝癌はがん死亡率の第5位で、約3万人が亡くなっています（2014年男女合計）。● 肝炎マーカーの項で述べてありますが（☞別項参照Q：055）、HBs抗原陽性肝癌が15％、HCV抗体陽性肝癌が68％、残る17％はウイルスマーカー陰性（非B非C）肝癌であるといわれています。肝癌で死亡する人はわずかに減少傾向にあります。肝炎ウイルス対策が効を奏してきているものと思われます。● 肝細胞癌は他臓器の癌と異なり、基礎疾患として慢性の肝臓病のあることが多く、長期に"肝細胞の破壊・再生を繰り返すこと"が肝癌の大きな原因と推定されています。● 腹部超音波、X線CT、MRIなどの検査で発見される直径5cm以内の肝癌であれば、通常は無症状です。直径が5〜10cmの肝がんになると、腹部が張った感じや腹痛などの症状を起こすこともあります。● 肝癌が大きくなるに伴って、肝機能が低下することが多く、もともとある"肝硬変が悪化した症状"として、黄疸や腹水の増加などの症状が出ることもあります。小型であっても、肝癌が破裂しておなかの中に大出血を起こして、一気に生命が危険な状態に陥ることもあります。● 多くの方がB型またはC型肝炎ウイルスに感染しており、一部の患者さんは大酒家（日本酒換算5合、10年）です。このような"肝硬変を起こしうる原因"は、同時に"肝細胞癌を起こしうる遠因"となっています。● 診断は腫瘍マーカーの測定（血液検査）と画像診断によって行われます。腫瘍マーカーとしてはアルファ胎児性蛋白（AFP；アルフェヘトプロテン）、ピブカ・ツー（PIVKA-Ⅱ）があり特異性の高い検査ですが、3cm以内の小型肝癌では陽性になりにくいです。直径2〜3cmの小型肝癌のうちに発見するためには、腹部超音波、CT、MRI検査などが必須です。● 直径2cm以下の肝癌のなかには、腫瘍の性格がおとなしい高分化型肝癌では確定診断が困難なことがあり、細い針で生検して診断します（FNA）。● 治療には多数の方法があります。外科的肝切除、エタノール局注療法、ラジオ波凝固療法、癌に栄養を与えている動脈を抗がん剤が添加

された塞栓物質で塞いでしまう肝動脈化学塞栓療法などがあります。分子標的薬も使用されることがあります。● 肝癌治療の手順（アルゴリズム）が示されています。医療機関は腫瘍の大きさや数、肝予備能などを慎重に勘案し、その中から患者さんに至適と思われる治療法を選択します。さまざまな治療法を柔軟に組み合わせて行うこと（集学的治療）で、肝癌患者さんの生活の質（QOL）を保ち、長期の生存につながるようにと計らいます。

【健診医からコメント】肝癌に特有な症状、サインはほとんどありません。急速に悪化する腹部膨満感（張り感）では、急激に増大しつつある肝細胞癌の可能性があります。また、強い腹痛は肝癌の腹腔内破裂（出血）の可能性があり、緊急医療を要します。また健診の場で日常的にみられる肥満と肝機能障害のなかには、非アルコール性脂肪肝炎（ナッシュ；NASH）のように（☞別項参照Q：328）、肝癌につながる病気のかたちもあり、こうした生活習慣病につながる肝癌が増えつつあることに留意しなければなりません。

Q：063：肝膿瘍ってどんな病気？
A：[担当科]：消化器内科、肝臓内科

【概要】肝膿瘍は肝臓の外から原因となる細菌や原虫などが肝組織内に進入・増殖し、肝臓内に限局性に炎症を起こして、うみが貯留した袋（膿瘍）を形成する病気です。病原体により、細菌性（化膿性）、アメーバ性に分けられますが、原虫であるアメーバ性のものはわが国では大変稀であり、発展途上国などとの関連でみられることがありますが、ここでは細菌性について述べます。● 細菌の侵入経路により、胆管経由の場合（経胆道性）、経肝動脈性、経門脈性、外傷性、胆のう炎や膵臓炎などからの直達性があり、肝臓内に膿瘍を形成します。外傷性、直達性では単発の大きい膿瘍を作ることがあり、それ以外の場合は多発性の傾向がります。それぞれで、発症の仕方、病気の形、治療の方法が異なる場合があります。また、近年、肝臓や胆道の病気を治療したあとや、抗がん剤治療後に発症する肝膿瘍

がみられています。● 発熱、全身倦怠感、上腹部痛、右季肋部痛などの炎症症状と、黄疸（白目や皮膚が黄色くなる）など、肝膿瘍の症状が現れます。● 細菌性肝膿瘍の原因としては、①総胆管結石、膵臓や胆道系悪性腫瘍に伴い、腸内細菌を含んだままの胆汁が肝臓のほうに逆流して起こった胆管炎に引き続き発症する場合、②虫垂炎、大腸憩室炎、炎症性の腸疾患（クローン病や潰瘍性大腸炎）、進行した大腸癌に続発する場合、③細菌が門脈（腸から肝臓に向かう静脈）を経て肝内に行き着く場合、④急性胆のう炎の肝臓への直接的波及の場合、⑤外傷による肝損傷部に感染を起こし生じる場合、などさまざまです。● 血液検査では、白血球の増加、CRP（炎症反応）の高値、胆道系酵素（ALP；アルカリホスファターゼなど）の上昇などが認められます。● 超音波検査（エコー）、CT、MRIなどで、膿瘍の存在、大きさ、数、周囲臓器への影響などを調べます。● 早期に診断し治療を開始しなければ、菌が全身を回る敗血症、細菌性ショック、血液が血管内で固まってしまう恐ろしい「播種性血管内凝固症候群（☞別項参照Q：320）」に進展し、致命的になることがあります。● 肝膿瘍を疑ったら、医師はただちに抗生剤による治療を開始します。体外にうみを出す（排膿）ために肝臓内に管を刺してドレナージ（膿の抜き取り）を行います。同時にできる限りの原因療法を行います。もしアメーバ性肝膿瘍であれば、メトロニダゾール（フラジール）という原虫駆除剤を投与します。

【健診医からコメント】そう多い病気ではありませんが、主に肝胆道系の病気の既往がある方は、上腹部痛を伴う急性の発熱があった場合は、早急に消化器内科を受診すべきです。肝胆道系の治療を受けたことがある場合は、担当医から肝膿瘍を合併する可能性が説明されていると思われますので、その指示に従いましょう。

Q：064：汗疱、あせも、わきが、多汗症ってどんな病気？
A：[担当科]：皮膚科（口絵：Q：064参照）
[はじめに：汗にまつわる4疾患について述べます。汗とは、哺乳類

が皮膚の汗腺から分泌する液体です。およそ99％が水ですが、さまざまな溶解固形物（主に塩化物）も含みます。汗を分泌することを発汗(はっかん)といいます。人間においては、汗にはいろいろの効果が想定されていますが、汗は主として体温調節の手段です。好都合な仕組みですが、時には悩みの原因にもなります。］

1. 汗疱

【概要】汗疱(かんぽう)は異汗性湿疹(いかんせいしっしん)ともいわれます。手指、足趾に小水疱が多発する病気です。原因は明らかではありませんが、夏期に汗の多い人にみられることが多いことから、汗が間接的に影響を及ぼしていると考えられています。また、食べ物や歯科金属中の金属に対するアレルギーが原因になっている場合もあります。● 水泡(すいほう)は手のひら、手指、足の裏などに、両側性で内容が透明な小さな水疱が急に多数出現し、とくに指の側面によくみられます。小さな水疱はくっつき合って大豆大にまでなることもあり、通常かゆみはありませんが、時には周囲に紅斑を伴い、強いかゆみや軽い痛みがあります。数週間でカサカサになって剥げ落ち(は)（落屑化(らくせつか)）ますが、また繰り返します。● 水虫の可能性やカビの一種である白癬があっても類似のことがあり、鑑別が必要なことがあります。● 小さな水疱が現れてかゆみがある時には、ステロイド外用薬が有効です。

【健診医からコメント】初夏のころ手のひらや指に小さな水疱が多発して、かゆみがなく、数週間で軽くなってしまう場合は、なるべく水仕事をひかえて様子をみてもいいでしょう。かゆみが強い場合や、年間を通じて症状がみられる場合には、皮膚科を受診します。

2. あせも

【概要】あせも（汗疹(かんしん)）は汗を多量にかいたあとに現れます。夏期に多く、小児に発症しやすい疾患です。発熱性疾患の患者さんや高温の環境で作業に従事している人が発症することもあります。多量に汗をかいたあとに、汗管(かんかん)（汗の出る管）が詰まって発症します。水晶様汗疹(しょうようかんしん)、紅色汗疹(こうしょくかんしん)、深在性汗疹(しんざいせいかんしん)の三つの型があります。● 水晶様汗疹では皮膚表面の角層で汗管が塞がって発症します。直径1〜

3mm程度の小さな水疱が多発し、かゆみや痛みなどの自覚症状はありません。紅色汗疹では表皮の下側の有棘層というところで汗管が塞がって起こります。赤い丘疹が多発し、軽いかゆみやチクチクした軽い痛みを伴っていることがあります。深在性汗疹では表皮と皮下組織の間の真皮内で汗管が塞がって起こり、痒みやむくみを伴います。熱帯地方や高温の環境で長時間作業に従事している人のように、繰り返し高温にさらされると現れます。● 汗疹が広範囲にあると体温調節能力が低下しているので、熱中症に注意する必要があるといわれます。また汗疹に細菌感染が加わると膿疱性汗疹になります。膿疱性汗疹から伝染性膿痂疹（とびひ）や汗腺膿瘍になることもあります。● 水晶様汗疹（小さな水ぶくれ）は特別な治療を行わなくても自然に治ります。紅色汗疹にはステロイドクリームを塗ります。深在性汗疹がある場合は、高温を避け涼しい環境で生活して、自然に治るのを待ちます。

【健診医からコメント】小児に発症した時は部屋の温度が高すぎないか、厚着をさせていないかどうかに注意し、発症を予防します。水晶様汗疹、軽症の紅色汗疹は自然に治ります。かゆみや赤みが強い時、はれがある時は細菌感染が加わっている可能性があるので、皮膚科医の診察を受ける必要があります。

3. わきが

【概要】思春期になると、腋の下からの汗が刺激のある独特なにおいを発するようになります。においが強い場合を腋臭症（わきが）といいます。腋窩など限られた部位にある汗腺の一種であるアポクリン腺から分泌された汗が表皮細菌により分解され、特有の臭気が生じるものです。● アポクリン汗腺は腋の下、乳暈（乳首の回り）、外陰部などにあります。アポクリン汗腺は性ホルモンの影響を受けているので、思春期になると分泌が活発になります。アポクリン汗腺から分泌される汗は蛋白成分を多く含んでいます。腋臭症の体質は遺伝します。● 制汗剤（汗止め）による外用治療（ぬり薬）が行われます。制汗剤としては塩化ベンザルコニウム液や塩化アルミニウム

液が用いられます。においが強い場合は、手術で腋の下のアポクリン汗腺を取り除く治療もあります。

【健診医からコメント】腋の下を清潔に保つことが大切です。汗をかいた後はシャワーや入浴で汗をよく洗い流し、清潔な下着にこまめに取り替えます。腋毛があると汗が付着して細菌が繁殖しやすくなるので、脱毛は効果があります。

4. 多汗症

【概要】汗は体温調節を行っています。必要以上に汗が出て皮膚の表面が汗で濡れてしまう状態を多汗症といいます。日常性および社会生活において不都合になるばかりでなく、心理的または精神的苦痛ともなります。● 通常、手掌や足底、わきの下（腋窩）の局所多汗症が多いですが、全身に広がっている全身性多汗症と、体の一部で発汗が増えている限局性多汗症があります。● 原因になる病気があって生じる続発性多汗症と、とくに病気がなく健康な人に発生する原発性多汗症があります。全身性多汗症では感染症、内分泌・代謝性疾患、膠原病、悪性腫瘍、中枢神経疾患などが原因になっていることがあり原因究明が必要になります。● 多汗症の治療法には外用薬治療、微弱電流を流した水道水に、患部である手を20分程度つけるだけの水道水イオントフォレーシスというものがあります。またもっと積極的に、ボツリヌス毒素皮内注射治療や交感神経遮断治療などがあります。程度が強い場合は専門医の指導に従います。

【健診医からコメント】手のひらの多汗症は思春期に現れやすく、成長とともに軽くなります。全身性多汗症では他の疾患が原因となっていることがあり、また日常生活に支障をきたすような多汗症では皮膚科専門医の指導を受けるべきです。

Q：065：眼圧が高い、どういうこと？
A：[担当科]：眼科

【概要】眼球の中には水が溜まっています。眼房水といい、目の中の前房と後房という部分を満たしています。血管のない角膜、水晶

体および硝子体に、あたかも血液のように栄養を与えています。カメラのレンズ役の水晶体を支える毛様体および絞りの働きをする虹彩の血管から染み出てくるリンパ液で、その大部分は毛様体静脈へ、一部は硝子体管を通って目の外へ流出します。◉ 血管のない目の中で、血液に代わって、この房水が一定の圧力で目の各臓器に栄養を与えています。この房水圧（眼圧）が高まると視神経を圧迫して傷害することになり、緑内障（あおそこひ）という病気をもたらします。◉ 緑内障は視野が欠ける疾患で、我が国における失明原因の第1位です。40歳以上の日本人における緑内障有病率は、5.0％、20人に1人の割合です（☞別項参照Q：397）。緑内障があるのにもかかわらず、気づかないでいる人が大勢いることが判明しています。早期発見・早期治療によって失明という危険性を少しでも減らすことが大切です。◉ 目の中を循環する上記の房水の圧力である眼圧は、正常では10〜20mmHg、日本人の平均眼圧は14.5mmHgです。眼圧が上昇すると視神経が障害されやすくなり、緑内障になるリスクが高まりますので、この圧力を早期にチェックすることが重要になります。◉ 緑内障の検査は基本的には定期的に生涯にわたって続けていく必要があります。眼圧検査、眼底検査、視野検査などが行われますがことに視野検査は重要です。

【健診医からコメント】健診の場で眼圧亢進を指摘されても数年にわたって放置されている場合があります。緑内障の視力障害は不可逆なので、健診で指摘されたら、ぜひ専門医を受診すべきです。

Q：066：眼精疲労ってどんな病気？
A：[担当科]：眼科、内科

【概要】デスクワークなど眼を持続的に使うと、眼の疲労感、眼の重圧を感じます。目だけでなく全身にも疲労、頭痛、肩こり、吐き気などが起こることがありますが、これを一般的に眼精疲労といいます。◉ 眼精疲労の原因は実にさまざまありますが、大きく四つあります。①目に原因があるもの：遠視、近視、乱視などの屈折異常、さ

らに斜視（両眼で同時に見えない状態）や斜位（両眼視できても、片眼を手で隠すなどすると眼の位置がずれる状態）が最も多く、②全身に原因があるもの：高血圧、低血圧、糖尿病、バセドウ病、貧血、自律神経失調症、月経異常などの疾患、③精神的なもの：職場での不適合、心身症、神経症、④環境的：紫外線や赤外線、過度の照明などの光刺激、さらに近年のＶＤＴ（画像情報端末）作業によるVDT症候群（☞別項参照Q：348）があります。● VDT症候群といわれるものは、パソコンなどVDT操作作業による諸症状です。VDT作業中は瞬きが極端に減り、涙の不足などが原因で目の表面に傷や障害が生じるドライアイになりやすくなり眼精疲労につながります。●最初は眼が重い感じがしますが、眼が痛くなり、ジンジンし、かすんできたり、まぶしくなったり、眼が赤くなったり、涙が出たりします。全身的には頭痛、肩こり、吐き気などが起こります。● 眼精疲労の的確な治療はその原因によってまったく異なるので、原因追及が最も重要となります。症状の度合いにもよりますが、自覚症状を診察医に詳しく述べ、治療に協力することが大切になります。

【健診医からコメント】眼精疲労の原因が前記の精神的なもの、環境的なものと予想がついた時は、自分でそれをまず排除する努力が必要です。そのうえで、まず眼科医、必要に応じて内科医の診察を受けることが勧められます。

Q：067：眼底検査ってどうするの？
Ａ：[担当科]：眼科

【概要】眼底は血管の状態を直接観察できる唯一の場所です。眼の病気だけではなく、血管の状態から動脈硬化や糖尿病なども発見できる重要な検査です。健康診断の眼底検査では、眼底カメラを使ってその像を眼科専門医が判定する場合が通常です。● 医師は主に視神経、網膜、毛細血管の3種類を診ます。視神経の色と大きさ、網膜の反射状況、血管の詰まりなどを分析します。● 例えば、視神経（乳頭部といわれるところ）にへこみがあると緑内障の可能性があり

ますし、毛細血管に詰まりがあると糖尿病のリスクが高まります。
◉ 具体的な検査項目には、主に動脈硬化性変化などをみるキースワグナー度、動脈硬化性変化、高血圧性変化、糖尿病性変化の4種類があります。結果は各項目ともの0度からⅣ度までに分類し、正常や異常の値を健康診断結果に記載します。眼底検査の基準値は0度であれば正常です。◉ 眼底検査の結果で疑える病気や所見としては＊体調による一時的な異常値、＊白内障、＊黄斑部疾患（黄斑部変性や中心性脈絡網膜症など）、＊網膜疾患（網膜色素変性症や網膜剥離など）、＊高血圧、＊動脈硬化、＊糖尿病、＊腎臓疾患（腎硬化症や腎不全など）、＊脳疾患（脳出血や脳梗塞など）、＊心疾患（狭心症や心筋梗塞など）などです。◉ また病的所見としては、白内障、眼底出血、眼底白斑、黄斑変性、網脈絡膜萎縮、網膜色素変性症、網膜血管硬化症、ドルーゼ（老化現象の一つ：黄斑変性の前駆症）、視神経乳頭陥凹、緑内障などが診断されます（☞それぞれの該当項目参照）。

【健診医からコメント】眼底検査は目だけでなく、全身の状態を映す鏡ともいえるので、その変化が指摘された場合には、放置しないで眼科専門医ないしその指示で内科等の受診が必要です。眼の異常はいつも失明の可能性という危険をはらんでいます。

Q：068：眼底出血ってどんな病気？
A：[担当科]：眼科

【概要】眼球の一番奥の部分（網膜）で出血してしまう眼の心配な病気の一つです。自分自身では見ることができないため、なかなか早期発見できないケースも多いようです。眼底は最終的にものを見る網膜部分です。その部分には動脈や静脈などたくさんの毛細血管が流れていますが、糖尿病など生活習慣病で血管が弱くなったりして、何らかの原因で眼底部分の血管から出血してしまう病気です。◉ 眼底出血を引き起こす原因は病気のほかに、眼にモノがぶつかったり（外傷性）、硝子体や眼底を傷つけて出血させてしまうこともあり

ます。● 大半は高血圧や高血糖、血管系疾患、生活習慣病など全身疾患によって引き起こされる網膜細動脈瘤破裂（細動脈にできたこぶ［瘤］が破れる）、増殖糖尿病網膜症（細い血管が詰まって起こる）が多いとされています。糖尿病網膜症は緑内障に次いで失明原因の第2位です。● 眼底出血が起きると、急速に視力が低下します。目を見ただけでは変化がないので、当初は自覚症状がないのが眼底出血の特徴です。● 早期発見できれば完治する可能性もありますが、早期発見できずに治療が遅れてしまうと、失明のリスクが高くなります。● 眼底出血が進行すると、視力の低下とともに眼圧が高くなってしまいます。眼圧が高くなると、緑内障を発症してしまいます。また、出血した場所の視野が欠けてくるので、その段階で目の異常に気づく人も多いようです。● 眼底出血と診断されると、まずは出血を止める治療が行われます。レーザーを使って毛細血管を焼灼し出血を止めることができます。しかし、欠けてしまった視野を取り戻したり視力を回復したりするには、自然治癒に頼るしかありません。糖尿病や高血圧の患者さんでは、医師の指示で定期的に眼底検査が勧められます。

【健診医からコメント】 健診では主として行われる眼底カメラにより眼底検査でも大変多くのことがわかります。糖尿病や高血圧などの疾患を抱えている人は特に、是非、年に1回は眼底を見ることが勧められます。これにより大切な目自体の病気のほかに、全身の生活習慣病などの現状を知ることができます。

Q：069：がんの化学療法はどんな治療なの？
A：［担当科］：腫瘍内科、化学療法科

【概要】 がん治療では手術・放射線治療・薬物治療をがんの3大治療法といいます。薬物を用いる化学療法とは、ある種の化学物質のもつ毒作用を利用して病気を治そうとする治療法の一つです。通常は単に化学療法といえば抗がん剤治療を指します。● 投与された抗がん剤は、血流にのって全身にゆきわたり、手術や放射線では及ば

ない血液のがんや、固形がんが転移して全身に散らばった場合などに、最適な治療手段となります。◉ 実際には、あらゆるがんの治療に用いられていますが、最初から全身的に発病する白血病や悪性リンパ腫などに対しては、最善の治療法の一つです。また、外科療法や放射線療法の前後に、がんが全身に転移している可能性がある場合などにも使用されます。◉ 骨髄移植や末梢血幹細胞移植といった治療技術を併用することで、白血病などの血液のがん、進行した乳癌、卵巣癌などに抗がん剤を大量（必要量）投与することで良好な成績をあげています。これは抗がん剤のもつ副作用で、骨髄が血液をつくる力がなくなってしまうほど強力に治療し、同時にがん細胞を皆無（ゼロにしてしまう）にしてしまうというものです。治療後に併用する移植技術で副作用は帳消しにしようとするものです。◉ 抗がん剤は多くの場合、大量にかつ長時間作用させるほど、がん細胞を殺す効果が高くなりますが、正常細胞も同じように影響を受けるため、副作用が起きます。そこで、正常な細胞になるべく害を与えず、がん細胞だけを殺す力をもつ抗がん剤の研究がなされ、現在では、治療効果の高い抗がん剤がいくつも開発されています。◉ がんの化学療法の最終目標は、がんの治癒ですが、治癒が不可能なときは患者さんの延命が目的になります。同時に、がんに伴う痛みや呼吸困難を和らげるなど、いろいろな症状を改善します。抗がん剤の副作用は通常、薬剤を中止することで、すべて可逆性です。◉ こんにち、がんの薬物療法は上記の化学薬剤による治療のほか、分子標的治療が盛んになっており、種々の標的薬が開発され、成果を上げています。これはがん細胞に出てくる（発現）標的分子を集中的に攻撃するもので、従来の抗がん剤よりも副作用が少なく、効果が高いとされていますが、標的となる分子が発現しないタイプのがんでは効果がありません。治療不可能であった進行メラノーマ（☞別項参照Q：003）や治療困難な進行した肺の小細胞癌、腎細胞癌、ホジキンリンパ腫（☞それぞれの該当項参照）などに高い効果を発揮している新しい薬剤ニボルマブ（オプジーボ）などが出ています。

◉ この薬剤は、がんの第4の治療法といえる免疫療法薬です。免疫療法には二本柱があり、免疫細胞による攻撃力の強化と、がんによってブレーキがかかった免疫の回復が焦点です。多くの研究を経て近年、ニボルマブはそのブレーキを外す薬剤（抗PD-1：本庶佑博士発見）として登場し、免疫細胞の攻撃力を回復させ、免疫機序を存分に働かせようとするものです。この類の薬剤は研究途上にあり、どのがんにも有効というわけではなく、約3割程度の患者さんに延命効果があるといわれます。

【健診医からコメント】化学療法に関しては否定的な特異な意見もあります。しかし、以前は治らなかったがんが治癒することがあるのも現実であり、適応があれば専門医の意見を取り入れながら、そして要すればセカンドオピニオンも参考にしながら柔軟な判断が必要です。こんにち、新しい薬が開発されてきています。がん治療はあきらめないことです。

Q：070： がんの原因は？
A：[担当科]：がん対策

【概要】がんの原因はわからないことが少なくありませんが、一つにはいわゆる生活習慣病に原因が求められるものもあります。古くにはがんの原因として、喫煙35%、食物30%、合わせてこうした生活習慣で65%になるといわれます（1981、R.ドール）。またハーバード大学の別な研究（1996）でも、食物とたばこで60%になります。欧米人と日本人ではいろいろな点で違いがあります。◉ 日本においてもがんの原因が研究されています。2005年に日本で発生した部位別のがんのPAF（人口寄与割合＝人口寄与危険度割合：疫学における指標の一つ）を推計したものです（国立がん研究センターがん予防・検診研究センター）。これによれば、がん発生の要因別PAFとしては男女総合で感染性要因が20.6%、喫煙（能動）が19.5%、飲酒が6.3%となっています。また、がん死の要因別PAFとしては喫煙（能動）が23.2%、感染性要因が21.7%、飲酒が6.2%となっています。◉

この研究に含まれるリスク要因としては、＊喫煙（能動）が喫煙歴なしに対して関連付けられるがんとしては、口腔と咽頭、食道、胃、結腸直腸、肝臓、膵臓、喉頭、肺、子宮頸部、卵巣、膀胱、腎臓、骨髄性白血病となっています。＊受動喫煙は曝露（周囲の喫煙にさらされた）なしに対して関連付けられるがんとしては、肺（非喫煙者）、＊飲酒はアルコール摂取なしに対して関連付けられるがんとしては、口腔と咽頭、食道、結腸直腸、肝臓、女性の乳房、＊過体重と肥満はBMI（肥満度）が25以下に対して関連付けられるがんとしては、結腸、膵臓、閉経後乳房、子宮内膜、腎臓、＊運動不足は1日平均運動レベル3メッツ（身体活動の量を表す単位で、普通歩行が3メッツ相当）に対して関連付けられるがんとしては、結腸、乳房、子宮内膜とされています。◉野菜不足は最低摂取グループより高いものに対して関連付けられるがんとしては、食道、胃、＊果物不足は最低摂取グループより高いものに対して関連付けられるがんとしては、食道、胃、肺、＊塩分摂取は1日6g以下に対して関連付けられるがんとしては、胃となっています。◉同様、感染症としては、＊ピロリ菌は感染なしに対して関連付けられるがんとしては、胃（非噴門部）、胃MALT（モルト）リンパ腫、＊C型肝炎ウイルス（HCV）およびB型肝炎ウイルス（HBV）は感染なしに対して関連付けられるがんとしては、ともに肝臓、＊ヒトパピローマウイルス（HPV）は感染なしに対して、関連付けられるがんとしては、口腔、中咽頭、肛門、陰茎、外陰部、膣、子宮頸部、＊Ⅰ型ヒトT細胞白血病ウイルス（HTLV-Ⅰ）は感染なしに対して関連付けられるがんとしては、成人T細胞リンパ腫/白血病（ATL）、＊エプスタイン・バー・ウイルス（EBV）は感染なしに対して関連付けられるがんとしては、鼻咽頭、バーキットリンパ腫、ホジキンリンパ腫などです。◉外因性ホルモン使用は使用なしに対して関連付けられるがんとしては、女性の乳房といった結果です。

【健診医からコメント】（この項では"癌"でなく、原文通り一般用語で"がん"として記載しました。）以上のようにがんの原因は日常

生活の中に深く根差しています。日常生活のあり方を改善するだけで、目にはなかなか見えませんが、がんのリスクをかなり遠ざけることができます。また、日本の研究では、欧米に比べて食事要因が低いことが知られましたが、日本人の食生活も欧米化している現在、油断はできません。少なくとも禁煙は励行されるべきですし、別項で述べる飲酒も適度であるべきです。なお、本書中の悪性腫瘍の項目それぞれの原因についての記載を参考にしてください。

Q:071: がんの骨転移ってどんな病気？

A:[担当科]:腫瘍内科

【概要】骨の内部には血管の豊富な骨髄があり、血液細胞を作っています。血管に富む構造のために、ここに体のほかの部分のがん、たとえば肺癌や乳癌、前立腺癌などが血管を通って移動してきて、がん病巣を形成します。これを骨転移（続発性骨腫瘍）といいます。骨の内部の血管構造が悪性腫瘍の転移形成に好ましい条件をそろえているため、転移が起こりやすいと考えられています。● 転移性腫瘍で続発性骨腫瘍の占める割合は高く、約1/3を占めます。骨転移しやすい癌腫は上記の肺、乳、前立腺のほか腎や肝臓、子宮などが多いことが知られています。● 転移腫瘍は自ら増殖するため破骨細胞といわれる細胞によって転移部の骨を破壊し、一方、癌腫のなかには骨を作り出す骨芽細胞を刺激するものもあり、転移部に一致して新しく骨形成がみられ、骨硬化像が確認されるようになります。そうなると骨折しやすくなります。● 症状はまず痛みです。脊椎に転移すると椎間板ヘルニアの際の疼痛のような痛みが出てきます。● がんの骨転移を疑ってX線や核医学検査を行って診断することができます。核医学的検査とはアイソトープ検査ともいわれ、転移巣に取り込まれて短時間放射線を放出する物質を注入し、それを画像検索するものです。この検査で時々、原発のがん病巣が検査でも見つからないくらい小さいのに、骨転移病巣が大きくなって見つかることがあります。● 全身病であり、原則的には治療は放射線

や薬物に頼ることになります。疼痛が激しい場合がしばしばあり、病巣部に放射線を外部から当てる治療(外部照射)が行われます。ストロンチウム89(^{89}Sr)という放射線を出す薬剤を注射して、患部に集めて局所的に治療する方法(内部照射)などもあります。

【健診医からコメント】(この項でも病理学の立場での"癌"と一般用語としての"がん"の用語両方を使っています。)すでにがんの病気で治療を行っている場合には、骨部の疼痛などが出現すれば、まず主治医に報告します。それががんの転移となればただちに骨軟部腫瘍の専門医の治療が必要となります。骨転移の治療は、この10年間で大きく進歩し、長期生存も可能になりつつあるといわれています。

Q:072: がんの予防とはどうするの？
A:[担当科]:健康管理科、腫瘍内科

[はじめに：がんは1982年に国民死因の第1位になってから一貫して死亡数は増加し続けています。現在、わが国では生涯2人に1人ががんにかかります。そして3人に1人ががんで亡くなります。実際には、人口の高齢化が影響していることから、年齢調整をすれば死亡率は男女とも僅かずつ減少はしていますが、主要死因であることには変わりありません。国は平成19年、がん対策基本法を施行、がん対策に力を注いでいます。がん対策の基本はがんの予防です。がんにならないようにすることが、がんの1次予防です。しかし、その方策はある程度はあるものの、多くのがんでは確度の高い予防は困難です。「がんの予防」という場合、"がんで死ぬようなことがないように"と言い換えられます。がんの予防対策には、生活習慣の改善、発がんリスクの回避、そして自身の免疫力の増強を図るといったような、がんにならないようにする「1次予防」と、残念ながらがんに罹ってしまったとしても、がんを早期に発見・治療して、それで命を失うことがないようにしようとする「2次予防」があります。従来、主にこの二本立てでがん予防対策が続けられてきました。

がんはいったん治したつもりでも「再発」することがあり、また一方、最初のがんを治し切れても、その場合の治療が影響して後年、別ながんを発生することがあります。さらに、がんが当初から一定以上に進行していて、なかなか治し切れない場合も少なくありません。こうした場合、初期治療が完了した後に再発しないようにとする手立てと、加えて、がんに罹患しても近年の医学の進歩で、本来は治癒困難ないくつかのがんが、救命が可能な場合が広がってきていることから、"本来治りにくいものを治してしまおう"とするといったことが「3次予防」といえましょう。ここでは1〜3次予防に分けて述べるとともに、3次予防においては自助努力がとくに重要であることから、「1次予防的3次予防」といったことを提案・強調したいと思います。なお、1次予防の方策については、それぞれのがんの項で述べますが、喫煙と感染性因子が日本では最大のがんリスク要因となっています。なお、がんの原因（☞別項参照Q：070）を参照されたい。]

1．1次予防

【概要】多くのがんは生活習慣病の一部です。日常の健康増進対策、生活習慣の改善、生活環境の改善、感染症対策（胃癌、肝癌、子宮頸癌など）などがあげられます。まず環境、生活習慣、心の持ち方を見直すことによって、がんの予防がかなり可能であると考えられます。がんを含むすべての病において、「予防」に勝る治療はありません。
● きれいな水、空気、大地、素晴らしい自然環境、人々が楽しく集う社会環境、家族が和やかに暮らす家庭環境は健康の大切な条件です。● 規則正しい生活と習慣は病気予防の前提条件となります。日に3度のバランスの良い食習慣、腹八分目は大切です。● 運動不足は、がんをはじめ多くの病につながります。自分自身に無理のない適度な運動を続けて行うことが勧められます。● たばこは最も大きな発がん因子の一つです。特に若い人の喫煙は禁物です。飲酒も適度であることが必要です。● 適度の休養を取り、ストレスをためないことも大切です。短時間でも、仕事の手を休め、気分転換す

ることも必要です。

【健診医からコメント】健診の場では、喫煙者には喫煙がどんなに害になるかのパンフレットを渡し、『本数を減らした分、もし禁煙できればなおさら、生涯を通しての大儲けとなりますよ！禁煙外来もありますし！』と声をかけています。

2．2次予防：

【概要】早期発見・早期治療につきます。それには検診に頼るしかありません（☞別項参照Q：胃がん019、子宮がん140；大腸がん228、乳がん287、肺がん313）。自覚症状のない時点で検診することが大切です。現在、がん検診は健康増進法（平成14年法律第103号）に基づく健康増進事業として市町村が実施しています。◉ 40歳以上の男女住民に対して胃がん検診、肺がん検診、大腸がん検診が毎年、40歳以上の女性の乳がん検診および20歳以上の女性に対して子宮頸がん検診が隔年で進められてきました。平成28年度から、胃がん検診はX線によるものが毎年、内視鏡によるものが隔年で進められるようになりました。◉ 方法についてはそれぞれの項で詳述しますが、がん検診ががん予防に有効に働くためには、一定の受診率を確保できること、そして1次検診後の要精密検査指定者はもれなく検査を受けることが何より重要です。そして精密検査が必要となった場合には100％の受診率が理想です。

【健診医からコメント】健診の場でも一般検診に合わせて該当者にがん検診が行われます。まったく自覚症状のない人達から、住民検診ほどではありませんが、少なからずがんが発見されます。そして受診継続者のほとんどは発見された場合には早期がんです。健診が有効に働いていることがわかります。

3．3次予防

【概要】かつて白血病は手術するわけにはいかず、したがって治療はお手上げという時代があったのですが、薬で治療する化学療法では、白血病の約半分は治る時代です。そしてその可能性も広がってきています。『がんとは戦わなければなりません』。◉ 3次予防の考え方

としてはいろいろあると思われますが、次のことがあげられます。①当面のがんを克服したとしても、がんの既往がない人に比べれば別な臓器にも別ながんが発生する「重複がん」になる可能性が高く、こうした2番目のがん(第2がん)、3番目のがん…の予防にも心がける。②複数で発生する「多発がん」のことがあり、1年以上過ぎてから新たながんが発生する場合は「異時性多発がん」といわれ、膀胱・肝臓・大腸・胃各癌などにありがちです。予防対策としては慎重な経過観察とか、たとえば胃癌の治療後であれば、原因であるピロリ菌を除菌しておくとか、同様、肝癌では初発の癌治療後、インターフェロン(IFN)治療などでウイルス対策を施し、多発癌の抑制を図ります。③最初のがんを治療した後、そのときの治療法(放射線や抗がん剤)が後に影響して、別ながんを発症することもあり、こうした「二次がん」に注意が必要です。④当面のがん治療後に、再発や転移を可能な限り防ごうとする生活習慣の改善が必要です。⑤全体として体の免疫力を高めようとする方策も考えるべきで④、⑤を著者は1次予防的3次予防と呼んでいます。

【健診医からコメント】ヒトはがんにはよく罹ります。2次、3次予防をとおして、がんは必ずしも「死に至る病」ではなく、よく治ることも確かな時代です。一方で、職場との関連では、がんと診断されたのち、勤務者の34％が依願退職、ないし解雇させられているといわれます。その原因は、関係者に対しての「患者さん支援のための情報の不足」だといわれています。がん患者さんの就労支援がもっともっと行われるべきです。国のがん対策基本法もそれを支援するところです。また、3次予防として①～⑤がありますが、大切なのは自助努力です。

Q:073: 期外収縮って？
A:[担当科]: 循環器科

【概要】心臓の解剖学的仕組みを別項で述べましたが(☞別項参照 Q:047)、心臓は洞房結節のペースメーカーにより、自動で規則的

に律動しています。また心臓の活動を画像として捉える心電図についても別に述べてあります（☞別項参照Q：170）。この際、基本の調律に混入して、予想されたタイミングより早期に出現する異所性興奮を期外収縮と呼びます。発生する部位により心房性期外収縮と心室性期外収縮に大別されます。◉ 自動能（心筋細胞などは、自ら興奮し刺激を生み出す能力がある）、撃発活動（誘発活動＝心臓がオフそしてオンで活動するとき、勝手に小さなオンが生じて活動する＝自動能ではない）、リエントリー（期外収縮が引き金で電気的興奮が高速でぐるぐる旋回してしまう）のいずれも原因となるといわれます。心房性期外収縮は上室性期外収縮として一括されます。洞調律のQRSと同じような波であることが原則です。心室性期外収縮はP波の先行なしに、幅の広いQRSが早期に現れるもので、心室性期外収縮と診断されます。◉ 健常心でも左右の流出路（血液が押し出されるところ）に起源をもつ心室性期外収縮が頻発することがあります。流出路に起源をもつ心室性期外収縮の多くは予後に関与せず、高血圧性心筋肥大も心室性期外収縮の基本変化（基質：誘因）になるといわれます。◉ 原因としては自律神経の異常によって起こることが多いようですが、原因がはっきりしないこともあります。病的な心臓だけでなく健常な人にも生じます。アルコールの飲みすぎや、睡眠不足、疲労、ストレスなどが誘因になります。◉ 自動能が多い、加齢に伴う心筋変性、陳旧性心筋梗塞、拡張型心筋症、高血圧性心筋肥大も心室性期外収縮の基質（誘因）になるといわれます。◉ 単発の期外収縮自体を治療する必要はありませんが、症状が強い時にはまず抗不安薬が投与されます。それでも症状がある場合には抗不整脈薬を使うこともあります。一般には、心臓の自動能亢進で期外収縮が起こりやすいので、自動能を抑える薬剤が投与されます。

【健診医からコメント】健診の場ではよくみられる所見です。通常は経過をみるだけで、次の健診まで様子をみますが、期外収縮が頻発する場合は循環器専門医の検査・診断を求めます。期外収縮自体の予後は良好です。しかし、期外収縮が引き金になって致死的な頻

拍が生じることがあり、このような場合の期外収縮は治療が必要となります。高周波カテーテル・アブレーション（☞別項参照Q：050）で期外収縮の出どころ（起源）を焼灼することがあります。

Q：074： 気管支喘息ってどんな病気？
A：[担当科]：呼吸器科

【概要】慢性的な炎症が気道に起こり、気道の過敏性が高まり、空気の通り道の気管や気管支が急につまって、咳や痰が出てくるようになり、呼吸のたびにゼーゼー、ヒューヒューという音が聞こえます（喘鳴）。● はっきりした原因は現時点でもわかっていませんが、気道の粘膜には、好酸球、Tリンパ球、肥満細胞を中心とした炎症細胞が集まって気道に炎症が起こります。● 気道に慢性の炎症があると、さまざまな刺激に対して気道の筋肉（気管支平滑筋）が過敏に反応して収縮し、呼吸困難、喘鳴、咳などの症状が現れます。しばしば起きて座らなければ呼吸ができなくなります（起座呼吸）。場合によっては、生命にかかわることもありえます。● 喘息は、アトピー型と非アトピー型に分類されます。アトピーとは、ダニなどの空気中の環境抗原（要因物質）に対して、対抗するアレルギー抗体（免疫グロブリン）を産生する遺伝的な素因と考えられます。● 喘息を悪化させる要因として、激しい運動、ウイルス感染、飲酒、ストレスがあげられます。激しい運動や飲酒は、肥満細胞から化学伝達物質を放出させやすくし、気道が狭くなったりします。● 発作性の呼吸困難や喘鳴、咳が、とくに夜間から明け方に出現するか否かで診断されます。気道過敏性や気道可逆性（元に戻る）、アトピーの存在、痰のなかの好酸球（アレルギー反応の時に出てくる白血球の一種）の存在は、喘息診断の補助になります。● 治療は吸入ステロイド薬が中心となっています。子供の時に発症した喘息は、しばしば成長に伴い自然に治ります。一方、小児喘息を成人までもち越したり、成人になってから新たに発症したりした喘息は、長期に続くことも知られています。

【健診医からコメント】健診の場で、聴診でわかるような症状に出くわすことは現在ほとんどありません。健診のＸ線写真でも喘息は写真に現れません。しかし、この病気で治療を継続している受診者は少なくありません。日常生活での注意点として、ほこりを避ける、ペットを飼うのをやめる、室温の変化や換気に注意する、市販の風邪薬に注意することなどが大切です。

Q：075：気管支肺炎ってどんな病気？
A：[担当科]：呼吸器科、感染症科

【概要】肺の小葉という小さな単位に限局して起こる肺炎です。肺は右肺が大きく上・中・下三つの部分（上中下肺葉）に、左肺は上・下二つの部分（上・下肺葉）に分かれています。気管支肺炎は、肺炎のかたちの一つで、葉単位で起こる大葉性肺炎に対して区別する呼び方です。肺の最小単位である肺細葉は一つの呼吸細気管支とそれに対応する少数の肺胞（空気から酸素を取り炭酸ガスを放出する小部屋：空気嚢）を合わせたもので、この肺細葉が集まり、それが終末細気管支、細気管支と合流していったものが肺小葉と呼ばれます。気管支肺炎は炎症の範囲が細気管支と肺胞を含む小葉に限局しているものをいいます。小葉性肺炎あるいは巣状肺炎ともいわれます。
● 発熱、痰が多い湿った咳、息切れ、胸の痛み、速い呼吸、発汗、悪寒、頭痛などがみられます。● 通常、風邪やインフルエンザに感染後、発症する市中肺炎（☞別項参照Q：312）が多く、次いで、入院施設内で発症する院内肺炎が増加しているといわれます。気管支肺炎のリスク要因としては65歳以上（あるいは小児）であること、喘息、または慢性閉塞性肺疾患（COPD）（☞別項参照Q：136）などの肺疾患にかかっている、心臓病や糖尿病などの慢性疾患を持っている、喫煙、多量の飲酒、栄養不良などがあげられています。● 治療には主として抗菌薬が使用されます。外来通院での抗菌薬点滴静脈注射療法および内服の併用を原則とし、重症例は入院治療となります。

【健診医からコメント】健診の場で見つかるのは多くは慢性の呼吸

器疾患で、本疾患は稀です。咳、発熱等の呼吸器症状があれば近医を受診します。気管支肺炎といわれたらまず安静を保ち休みます。温かい飲物を十分に飲み、部屋は乾燥しないように加湿器の利用が勧められます。症状が重い場合は主治医の指示に従い、入院することを考えます。もちろん、喫煙を避け、飲酒も慎みます。

Q:076: 寄生蠕虫と原虫疾患って？
A:[担当科]:消化器科、感染症科

[はじめに：寄生蠕虫の蠕虫というのはミミズのように長い虫のことで、おなかに寄生します。これには、ヒト回虫（かいちゅう）、ヒト蟯虫（ぎょうちゅう）、アニサキス（☞別項参照Q:010）など多数があります。原虫とは単細胞の寄生虫で、赤痢（せきり）アメーバ、マラリアなど、やはり多数があります。これらはこんにち、日本では殆どなじみがなくなっているので、ここでは回虫症についてだけ述べます。回虫症は自然食ブームで、時々取り上げられることがあるからです。]

【概要】回虫はヒトを固有宿主とし、世界中に分布し、発展途上国を中心に約14億人が感染しているといわれます。日本でも年齢や性別、住んでいる場所に関係なく感染することがあります。日本における回虫感染率は第2次世界大戦後60%にも達していましたが、人糞肥料（じんぷんひりょう）から化学肥料への転換など衛生環境の改善により激減しました。

● 感染は、食べ物といっしょに回虫の卵を飲み込んで起こります。卵は小腸で孵化（ふか）し、出てきた幼虫は腸の粘膜にもぐり込んで、血液やリンパ液の流れに乗って肝臓、そして肺にたどり着きます。そこから気管をさかのぼって今度は小腸におりてきて、そこで成熟し、回虫症（かいちゅうしょう）となります。● 成虫は長さが20〜30cm、太さが0.5cmほどで、メスのほうが大きくなります。寿命は1〜2年です。● 腸の中に住み、腹痛や下痢などの腸炎症状を起こす病気です。少数寄生であっても胆管や膵管へ紛れ込んで、胆管炎（たんかんえん）や膵炎（すいえん）を起こして急性腹症（きゅうせいふくしょう）（☞別項参照Q:273）として開腹手術に至ることがあります。● 近年の回虫症例の感染原因としては、自然食ブームに伴う、家庭菜園あるい

は有機農法や減農薬農法で作った野菜の摂取に起因する例が多いといわれます。● 治療は駆虫薬(コンバントリン)の内服で治ります。

【健診医からコメント】回虫卵は便とともに排出されても、すぐには感染能力がありません。卵は暖かく湿った環境で2～4週間かけて、感染可能なまでに成熟します。ヒトからヒトへ直接伝染することはないので、排泄物の処理などに気を使う必要はありません。もし本症に罹患したら、同居の家族も内科を受診し、血液や便を検査して感染の有無を確かめることが必要です。

Q:077: 喫煙(たばこ)の害って？
A:[担当科]:呼吸器科、関連多数科

【概要】世界人口の早死の原因としてWHOでもたばこが指摘されています。たばこの害は実に大きいのです。関連する疾患や不都合は数え切れません。国として、たばこによる損失が膨大であることが推算されています。以下に大まかにたばこの害を列挙します。● まず、循環器関係です。心筋梗塞、脳卒中、突然死、末梢血管障害といった心血管疾患の発生率を高めることがわかっています。● 次いで癌があります。肺癌(吸わない人の4.5倍)、喉頭癌(32.5倍)、口腔・咽頭の癌(3.0倍)、膀胱癌(1.6倍)、食道癌(2.2倍)、胃癌(1.4倍)、膵癌(1.6倍)、肝癌(3.1倍)などといわれています。● 癌以外の肺疾患として慢性気管支炎や肺気腫を含む慢性閉塞性肺疾患(☞別項参照Q:136)があります。喫煙本数が多ければ多いほど、歳とともに息切れするようになり、しまいは酸素ボンベです。● 喫煙は食道や胃、膵臓、肝臓等の消化器にも悪影響を及ぼし、歯周病や虫歯の素地にもなります。● 他人のたばこの煙を吸い込むことを受動喫煙といいます。受動喫煙は、成人の慢性呼吸器疾患に罹患するリスクを25％(10～43％)、小児の急性呼吸器疾患に罹患するリスクを50～100％も増加し、肺癌のリスクも高まるといわれます。母親の喫煙により、乳幼児突然死症候群(SID)のリスクが倍増するといわれ、その因果関係にほとんど疑う余地はなく、母親や父親のたばこ

の煙は乳児に深刻な害をもたらすとされています。周囲への影響が甚大であることがわかります。◉ 喫煙は自然流産のリスクを高めるといわれていますし、喫煙している母親からは未熟児や低出生体重児が生まれる危険が高くなります。たばこを吸う女性は吸わない女性に比べ、閉経が早くなる傾向にあり、顔色も悪く、小じわも増えるといわれています。◉ 日本医師会は禁煙推進に関する日本医師会宣言を出し、いろいろの角度から禁煙を推進しています。

【健診医からコメント】健診の場でも喫煙者はまだまだ少なくありません。若い女性の喫煙者も稀ではありません。たばこ（ニコチン）は毒です。致死量は大人でたばこ1〜3本（ニコチンとして30〜60mg）、乳幼児で0.5〜1本（ニコチンとして10〜20mg）とされています。子供が間違ってしゃぶったりしたら大変です。たばこ中毒の最も重要なことはたばこの誤飲防止です。家庭内からたばこをなくすことが一番ですが、少なくとも子供が手の届かないところに保管すべきです。健診をしながらわたしは喫煙者に、たばこの害を繰り返し話しています。ことに出産可能性のあるご婦人には特に強調されます。なお、「新型たばこ」と称されるいくつかの煙の出ないたばこがありますが、喫煙の害は正確に測定されてはいないものの、呼吸器学会も循環器学会も推奨はしていません。

Q:078: 機能性ディスペプシアってどんな病気？

A：[担当科]：消化内科、消化管科

【概要】心窩部（胃部）を中心とした上腹部不快感などの症状に対し、検査で胃・十二指腸潰瘍や胃癌などが確認されないと、多くの場合、慢性胃炎と診断されてきました。しかしその実態は明確でなく、そのため、慢性胃炎は掴みどころのない病名で、その中身がわかりにくいところがありました。◉ さらに慢性胃炎（☞別項参照Q：367）は、組織学的慢性胃炎、内視鏡的慢性胃炎、症候学的（性）胃炎、それらが重複したものなどさまざまな捉え方がされてきました。外国では潰瘍を伴わないディスペプシア（NUD）などといわれてきまし

た。ディスペプシアとは消化不良と捉えるのではなく、上腹部不定愁訴と考えられます。今まで慢性胃炎といわれるほか、胃下垂、胃アトニー、胃けいれん、神経性胃炎、胃神経症、さらに外国の考えを参考にNUDといったものがこの「機能性ディスペプシア（FD）」に相当すると考えられています（機能性疾患）。● したがって、FDの診断には胃内視鏡、少なくとも胃X線検査で胃癌や胃潰瘍などの器質的疾患を除外したものでなければなりません。● 食後の胃もたれ感、あまり食べられない、胃が痛い、あるいは胃のあたりが灼けるように感じる、といった症状が一般的です。「みぞおちのあたりがはる」、「重苦しい」、「ムッとする」など、さまざまな言葉で表現されます。● 胃の動きが悪くなっている、胃の伸縮性（柔らかさ）が低下している、胃酸の刺激を受けやすくなっている、ピロリ菌による炎症が影響している、ストレスが病気のかたち（病態）と深く関連している、また不安をベースにしている、といったことが多く、脳が敏感に感じやすくなっている、などが考えられています。● 診断は上記の検査や腹部超音波検査などで器質的疾患が否定されたものです。しかし、50歳以下で、危険兆候（体重減少、再発性の嘔吐、出血徴候、嚥下困難など）のない場合は必ずしも内視鏡は必須とはされないようです。● 薬物治療が治療法の中心となります。本症に適応とする薬剤も出ています（アコチアミド：アコファイド）。また漢方薬（六君子湯）の有効性も知られています。

【健診医からコメント】 このような症状を持っている方は健診の受診者にも比較的多くみられます。生命に影響を与える病気ではありませんが、日常生活にはかなりの影響が出てくることがあります。市販の薬剤で対応している方々も少なくありませんが、医療機関での適切な検査と対応があれば、症状はずっと楽になると思われます。

Q：079：急性胃粘膜病変ってどんな病気？
A：[担当科]：救急科、消化器内科
【概要】 急性胃炎あるいは急性胃潰瘍は、外因性あるいは内因性の要

因により惹起された胃粘膜の急性炎症性疾患であり、急性胃粘膜病変（AGML）と総称されています。突発する上腹部症状（上腹部痛、悪心・嘔吐、吐血・下血）で発症します。◉ 上部消化管内視鏡検査で、胃粘膜に広範囲あるいは多発性に高度の発赤や浮腫・びらん・浅い潰瘍・出血など多彩な変化が観察されます。◉ 一般に男性に多いといわれており、ストレス（精神的・肉体的）、薬物（非ステロイド性消炎鎮痛薬＝NSAIDs、腐食性化学物質など）、循環器疾患で用いられることのある血液凝固阻止薬剤（低用量アスピリンなど）、感染（ピロリ菌、アニサキス）、食事（アルコールや香辛料など）、医原性（放射線照射、肝動脈塞栓療法、内視鏡検査など）などが成因となります。◉ 原因の約16〜46％が薬剤であり、NSAIDsがそのうちの40〜60％を占めるといわれます。◉ 治療は誘因の除去と安静が基本となります。NSAIDsや低用量アスピリンが原因の急性潰瘍の再発抑制には強力な胃酸抑制薬であるPPIが有効です。◉ 全身状態と出血状況を把握し、状況次第では絶食とし、必要に応じて輸液や輸血を行い、出血に対しては内視鏡治療や薬物療法を行います。

【健診医からコメント】腹痛や出血の程度が軽ければ、絶食して心身の安静に努めます。頭痛薬などの非ステロイド性解熱鎮痛薬（NSAIDs）を服用していれば、ただちに中止します。他の疾患でNSAIDsを服用する場合はあらかじめ主治医から注意と予防薬が出るはずですが、自分でも気を付けることが大切です。また、便の性状や色に注意します。黒くなったら出血の可能性があります。なお成人にピロリ菌が感染した場合、急性胃炎ないし急性胃粘膜病変を起こすものと著者は想像しています。ちなみにピロリ菌発見者のマーシャル博士は自己感染実験で急性胃炎を発症しています。

Q：080：急性肝炎ってどんな病気？
A：[担当科]：消化器内科、肝臓内科

【概要】急性肝炎は種々の原因により生じる急性の肝障害で、肝機能異常の持続が6ヶ月以内のものをいいます。主な原因は肝炎ウイル

スですが、薬物、他のウイルスでも急性肝障害を生じることがあります。また自己免疫性肝炎(☞別項参照Q:176)が急性肝炎様の発症をすることもあります。● 肝炎ウイルスにはA、B、C、D、E型の5種類が確認されており、A型とE型は経口感染、B、C、D型は経血液感染で輸血や汚染血液が付着した針によって感染します。感染から症状が発現するまでの潜伏期間は2~8週間といわれています。● 前駆症状としては発熱、咽頭痛、頭痛などの感冒様症状で始まり、黄疸、褐色尿、全身倦怠感、嘔気・嘔吐、腹痛、その他関節痛や発疹が出ることもあります。病初期はしばしば感冒と診断され感冒薬を処方されている例が少なくありません。肝障害が生じていることを示す特異的症状は黄疸です。通常は、眼球の白目部分が黄染し、次いで皮膚の黄染が出現する数日前からウーロン茶のような褐色尿が観察されます。肝予備能を鋭敏に反映する検査は凝固異常(血が固まる能力の異常)を調べるヘパプラスチンテストは急性肝炎の重症度を把握するうえで重要・不可欠です。● 黄疸がみられる場合は原則入院のうえ安静とします。強い全身倦怠感や食欲不振、悪心・嘔吐などの消化器症状が持続し、やはり凝固異常を調べるプロトロンビン時間(%)が低下する場合には際立って重症となる(劇症化)可能性があり、すみやかに専門医療施設に紹介となります。● 急性肝炎は一般的には経過が良好な疾患ですが、約1~2%の患者さんは劇症化し、一度劇症化すると高率に死に至る可能性が高くなります。● 肝炎ウイルスのうちD型は日本では極めて稀と考えられています。E型肝炎も一部流行したことがありますが、全体としては問題になることはありません。● 1995年以後のわが国の急性肝炎の起因ウイルス別発症頻度は、A型、B型、非ABC型は、それぞれ約30%、C型が約10%で推移しています。● 20歳台から50歳台成人のB型急性肝炎の感染経路として、セックス、性交渉は重要な感染経路とされています。● 治療はなるべく肝疾患専門医にお願いすべきです。安静、食事療法等でB型急性肝炎の90%以上が抗ウイルス療法を含む薬物療法なしに対抗物質であるHBs抗

体ができて治癒します。● 予防としては、渡航する前などには、A型肝炎ウイルスワクチン（HAワクチン）の投与が推奨されます。B型肝炎の感染予防法には、免疫グロブリン（HBIG：B型肝炎予防免疫グロブリン）による予防とHBワクチンによる予防の二つがあります。B型肝炎感染リスクの高い方（HBVキャリアと同居する家族、医療従事者、警察官、消防士など）では、一度はHBワクチンを投与しHBs抗体の陽性化を確認することが大切です。

【健診医からコメント】健診の場では急性肝炎症状の方に遭遇することは稀ですが、検査でGOT（AST）やGPT（ALT）といった肝炎を示す検査値が著増している場合が散見されます。急性肝炎とみられ専門医に紹介しますが、たいていは予後良好です。全国に肝炎診療ネットワークが完備されており、専門医に診療をお願いするのが早道です。

Q:081: 急性期脳梗塞ってどんな病気？
A:[担当科]: 神経内科、救急科

【概要】日本人の死因第4位の脳卒中は脳梗塞、脳出血、くも膜下出血の三つを合わせたものです。頻度はそれぞれ約75％、15〜20％、5〜10％といわれます。脳卒中で悩む患者さんの3/4が脳梗塞であることがわかります。● 脳梗塞とは脳動脈の閉塞や狭窄により脳組織に虚血（酸素が届かなくなる）が生じた状態のことです。したがって、短時間で脳が部分的に死んでしまうことになります。脳梗塞の病型としては、ラクナ梗塞、アテローム血栓性脳梗塞、心原性脳塞栓に大別されます。● ラクナ梗塞は脳梗塞の半数近くを占め、日本人では一番多いタイプです。脳の細い動脈が高血圧で痛めつけられながらも破れずに長期間を過ぎると、だんだん詰まって、脳の深い部分に小さな梗塞ができます。● 首や脳の表面を通る比較的大きな血管の動脈硬化が原因となるのが、アテローム血栓性脳梗塞で、ライフスタイルの欧米化と関係が深く増加中です。● 心原性脳塞栓は、心臓あるいは頸動脈などの太い血管にできた血栓（血の塊）が、

ある日突然、血液の流れに乗って脳に運ばれ、脳の血管を詰まらせてしまうものです。比較的大きい病巣ができるため、症状が強いことが多く、生命の危険もあります。血栓ができやすい心臓の病気には、心房細動（☞別項参照Q：172）、リウマチ性心臓弁膜症（溶連菌感染で弁膜が炎症を起こす）、心筋梗塞（☞別項参照Q：086）、心筋症（☞別項参照Q：162）などがあります。● 症状としては梗塞の大きさ、程度にもよりますが、意識障害、片麻痺（片方の手足の麻痺、時には片側の手あるいは足だけ動かなくなる単麻痺、さらに四肢麻痺もあります）、片側の手足や顔面の感覚障害、言語障害、失語症（考えても言葉が出てこなかったり、相手の言うことが聞こえても理解できない状態）などがあります。ほかにも健忘症、同名性半盲（両眼とも視野の半分だけが見えなくなる状態）、複視（物が二重に見える）、ふらつき、嚥下障害などさまざまです。● 一般症状とMRI像やCTで梗塞病変が診断されます。● 詰まってしまった塞栓や血栓をティーピーエー（t-PA）という薬で溶かしたり、また梗塞の中心部や周辺部に生じて脳組織を障害するフリーラジカル（活性酸素）という有害物質を除去する薬も開発されています。予後は、治療が早ければ早いほど良好となりますし、命を救うことにもなります。● 高血圧、糖尿病、高脂血症、心房細動、喫煙、大量の飲酒、無症候性脳梗塞は危険因子となります。このうち、高血圧の管理、少量飲酒、禁煙、心房細動に対する抗凝固薬（ダビガトランやリバロキサバンなど）は明らかな予防効果があるといわれています。また、血圧は140/90未満とすることが推奨されています。

【健診医からコメント】脳梗塞は別項でも取り上げていますが（☞別項参照Q：308）、急な始まりのサインを見逃さないようにしなければなりません。いずれにしても本人や家族が何かおかしいと感じたら1分でも早く専門の医師のいる病院に駆け込むことです。治療結果が大きく違う場合が少なくないためです。また、普段から脳卒中らしかったらこの病院、心臓発作らしかったらあの病院、などと考えておくことが必要です。また日常のいわゆる生活習慣病予防に努

めることが基本的に大切です。

Q:082: 急性・亜急性甲状腺炎ってどんな病気？
A:[担当科]:内分泌科、甲状腺科、耳鼻咽喉科、外科

[はじめに：炎症性疾患は通常、「急性」と「慢性」、場合によりその中間的な「亜急性」という言葉がつかわれ、その取り決めもはっきりしていることが普通です。首の全面、下方に蝶が羽を開いて止まったような形の甲状腺の炎症の場合、同様の用語が使われますが、それぞれの定義ははっきりしていないようです。通常は亜急性甲状腺炎が取り上げられることが多く、慢性としては橋本病（☞別項参照Q:374）があります。ここでは亜急性と急性（化膿性）甲状腺炎を取り上げます。]

Ⅰ．亜急性甲状腺炎
【概要】亜急性甲状腺炎は急性と慢性の中間的なもので、全経過が2〜4ヶ月くらい続く甲状腺の急性の炎症です。ウイルスの甲状腺への感染によるものと考えられていますが、中年女性に好発し、20歳以下の発症はきわめて稀であることから、本当にウイルス感染によるものかどうか判断に迷うともいわれ、明確にされていません。
◉ 自発痛を伴う硬い甲状腺腫（甲状腺が腫れる）を認めますが、その部の皮膚の発赤はありません。甲状腺の部位に痛みを感じ、はじめは、風邪のような症状があり、2〜3週間してから急に発症します。甲状腺部も痛みますが、主に首の痛みで、耳や後頭部まで痛くなるので耳鼻科や神経内科、歯科などを受診することがあるといわれます。高熱も出ます（40℃程度）。◉ 炎症により甲状腺組織が破壊され、甲状腺中毒症をきたします。甲状腺ホルモンが血液内にもれだす（漏出）ことで、動悸、息切れ、多汗、体重減少、手指のふるえなどの甲状腺中毒症状が認められます。甲状腺中毒症は3〜4ヶ月くらいで自然に回復しますが、稀に長期に甲状腺ホルモンであるチラーヂンＳが必要になる例があるといわれます。◉ 初期は白血球増多、CRP陽性、赤沈著明亢進し、甲状腺ホルモン（FT3、FT4）が軽度か

ら中等度上昇し、甲状腺刺激ホルモン (TSH) が抑制されます。治療は安静が重要であり、スポーツなどは内服治療が終了するまで禁止となります。疼痛が軽症の場合は非ステロイド性消炎剤 (NSAIDs) や疼痛がやや強い場合はステロイドホルモン (プレドニン) を使用します。

【健診医からコメント】健診の場でたまにみられることがあります。本症と診断され、治療が行われれば予後はよいようです。甲状腺をはじめ首の周りに腫瘤や疼痛があれば、早急に精査を要する疾患も少なくないので、専門医に早めに診てもらうことです。

II．急性 (化膿性) 甲状腺炎

【概要】食道入口部の両側に三角状の窪んだ部分 (梨状窩) があり、その三角先端に穴 (瘻孔) が開いている先天性の病気で、そこに細菌が感染します。感染症状は、瘻孔から離れた甲状腺の部分に起こり、ここは食べ物の通り道であり、急性の甲状腺炎を繰り返し起こすようになる病気で、疼痛は左頸部に多くみられます。● 症状は甲状腺部の疼痛のほか、発熱、のどの痛み (咽頭痛) とともに、頸部の左右どちらか片側 (甲状腺の部位) が腫れます。炎症が進むと局所の皮膚に発赤を認めるようになります。瘻孔に気づかずに放置していると、何回も甲状腺の部分が腫れます。● 小児期に発症することが多いですが、成人になってから発症する例もあります。血液検査で炎症性変化 (白血球増多、CRP 陽性) がみられ、超音波検査にて診断できます。造影検査で瘻孔も確認できます。● 治療は炎症に対して抗生物質を使い、根本的には頸部の皮膚を切開し、甲状腺の炎症を起こした部分から梨状窩の瘻孔までを切除摘出します。甲状腺中毒症状がある場合にはその治療も行われます。

【健診医からコメント】健診の場で遭遇することはありませんが、成人にみられることもあるといわれます。前項と同様、頸部はいろいろの病気の兆候が現れやすい部位でもあり、自身でも日常頸部の変化に注目しておくことが大切です。

Q:083: 急性呼吸促迫症候群ってどんな病気？

A：[担当科]：呼吸器科、集中治療科

【概要】急性呼吸促迫症候群（ARDS）は短期のうちに強い呼吸困難をきたす病気のかたちです。敗血症（☞別項参照Q：315）や肺炎（☞別項参照Q：312）など、さまざまな原因に続いて起こる急性の重症な肺の損傷です。肺のガス交換を担当する肺胞腔（空気を入れる微小な小部屋）とその間を埋める間質に水分と細胞浸潤がみられ、血液中に酸素を取り込むこと（酸素化）ができにくくなる状態です。その本体は、血管の内側を覆う内皮細胞が損なわれて血管の隙間が大きくなって血液成分が沁みだす透過性が進み、その結果もたらされる急性で、極めて予後が悪い状態です。◉ 原因としてはショック、とくに敗血症性ショックがその代表です。重症肺炎、多発外傷、急性膵炎、術後、輸血などに続いて急速に発症する合併症です。◉ 腎不全、心不全、肝不全を合併することが多く、ある刺激に対して生体が示す過度の全身的炎症から多臓器不全（いくつもの臓器が同時にダメになる）が引き起こされます。◉ 呼吸不全のため頻呼吸、呼吸困難、チアノーゼ（血液の酸素欠乏で皮膚が青紫色になる）、頻脈などがみられます。◉ 胸部X線像で両側の肺に急速に浸潤影（肺胞内への細胞成分や液体成分の貯留によって起こる）が認められ、通常の酸素投与では低酸素血症は改善しません。救命は困難でしたが、近年、肺の保護的人工呼吸管理法（肺の過膨張による正常肺の障害を避け、肺を保護する目的で行う）が行われるようになり、生存率が改善しているといわれます。

【健診医からコメント】健診の場とは直接関係ありません。感染症をきっかけとしてもたらされる敗血症などの重篤な疾患の経過中に合併する治療困難な肺障害です。生体が示す過度の全身的炎症反応で、全身の臓器が機能不全に陥る危険があり、集中治療が必須です。疾患治療は早め早めに手を打つことの重要性を示す病気のかたちでもあります。感染症の適切な早期治療が重要です。

Q:084: 急性骨髄性白血病ってどんな病気？
A：[担当科]：血液内科

【概要】骨髄系（血液を作る骨髄由来）の若い細胞の遺伝子に異常が生じ、いわゆる「がん化」して起こる病気です。どうして遺伝子に異常が生じるかはよくわかっていません。通常、急性骨髄性白血病は骨髄の中で発生します。白血病の細胞が骨髄中で増えると、正常の造血幹細胞（いろいろの血液細胞に分かれていく基となる細胞）が減少するため、血液の3系統の細胞（白血球、赤血球、血小板）を造る機能（造血）が障害されます。本症の早期には、造血障害のために好中球（感染に対抗する）、赤血球（酸素を運ぶ）、血小板（出血を止める）の減少が生じます。● 好中球が少なくなると感染症（肺炎などの細菌による病気）が起こりやすくなります。赤血球が少なくなると貧血の症状（動悸、息切れ、めまい）が、血小板が減ると出血（ひどくなると自然出血）が起こります。さらに白血病細胞が増えると、骨髄から白血病細胞が漏れ出て、全身のさまざまな臓器に入り込み、その臓器を障害します。また発熱や全身倦怠などの症状もよく現れます。● 本症の3大死因は、感染症、出血、臓器障害（腫瘍そのものによる障害）といわれています。● 血液を作っている骨髄から血液を採取して調べたり（骨髄穿刺）、併存疾患がないかどうかも急いで調べます。● 治療は化学療法になります（☞別項参照Q：069）。抗がん剤を使います。また、感染症対策も同時に行います。

【健診医からコメント】10万人に2～3人の罹患で、全年齢層にみられます。かつては代表的な致命的疾患でしたが、長い間の治療法の研究で、化学療法は目覚ましい進歩を遂げており、治癒することも珍しくありません。治療は専門医によらなければなりません。ちょっとした皮下出血など、僅かでも出血傾向があり、おまけにだるい、熱などがあれば、即刻受診です。様子を見ていてはいけません。心配のない類似の症状もありますが、まずは受診してみることです。健診では血液検査で時に慢性骨髄性白血病やその他の血液疾患もチェックされます。専門医による精査指示に従うのが安全です。

Q:085: 急性心不全ってどんな病気？
A:[担当科]:循環器科

【概要】心臓のポンプ機能が急速に低下して、全身の血液の流れが滞る状態（うっ血）です。左の心室（全身に血液を送り出す）の拡張期最後の圧力が高まって、肺から血液を吸い上げる力が低下することで、酸素交換をする肺胞のなかに液体が滲み出て（肺うっ血）、酸素交換が悪くなることから呼吸困難になります。また、全身に血液を送り出す力が低下するので、口唇や皮膚が紫色になるチアノーゼが起こります。● 原因は、急性心筋梗塞などの虚血性心疾患です。ほかには高血圧性心疾患、先天性心疾患、などがあります。突然に発症することが多いのですが、すでに慢性に続いている心不全が急速に悪化して急性心不全になることがあり、その場合は慢性心不全の急性増悪と呼ばれます。● 激しい呼吸困難で始まり、同時に咳と泡のような痰がでます。咳き込みゼーゼーと喘息様になります（心臓喘息）。痰には血がにじむため、時にピンク色になります。仰向けに寝ていられなくなり、呼吸困難は上半身を起こした姿勢（起坐呼吸）で楽になります。唇が紫色になり、手足は冷たく、全身に冷や汗をかきます。脈が速くなり、動悸を訴えることがあります。このような状態が急速に出現し、悪化していくことが急性心不全の特徴です。● 胸部X線検査、心電図、心エコー（超音波）、血液検査などで診断されます。● 慢性心不全が急性増悪するきっかけとしては、風邪などの感染症、不整脈、肉体的・精神的なストレス、過剰な飲水・飲食、薬をのみ忘れ、不適切な薬の使い方などです。甲状腺機能亢進症、貧血、妊娠などが誘因になることもしばしばあります。● まず、半座位をとり、少しでも楽になるようにし、早急な救急処置が必要です。救急処置としては酸素吸入、利尿薬、血管拡張薬、強心薬などで手当てされます。

【健診医からコメント】健診の場では慢性心不全の方が時に訪れますが、自覚して対処しているようです。もし上記のような症状が出たら、一刻も早くかかりつけ医や専門医のいる救急病院に入院する

ことです。呼吸の状態が悪い場合は、救急車による搬送を依頼します。退院後は、再発予防のために食塩と水分の過剰摂取や飲酒は避け、過食に気をつけます。さらに、休養と睡眠を十分にとります。すでに慢性心不全を有している方は、日常の生活習慣の調整を守り、服薬など主治医の指示に従わなければなりません。

Q：086：急性心筋梗塞ってどんな病気？
A：[担当科]：循環器科、救急科

【概要】頻度も高く、重大な疾患です。国民死因の第2位である心疾患の代表的疾患です。心筋梗塞を疑わせるような強い胸痛があれば、寸時を争ってすぐ救急車の手配です。そういう場面に立ち会った場合は、周囲の人が気を利かせて手配しなければなりません。● 急いで心電図、心臓超音波検査（エコー）、血液生化学検査等が行われます。これらの検査は簡便で最も有用な検査であり、エコーでは心筋の壁運動低下を検出することにより診断します。特別な血液検査がいくつかあります。トロポニン（TnT）は迅速検査キットが出ており、発症2〜4時間以内の超急速診断ができます。そのほか特異的な検査として、心臓型脂肪酸結合蛋白（H-FABP）やクレアチニンキナーゼ（CK-MB）などがあります。● 患者さんの意識が消失し脈拍を触れない際には躊躇せず心臓マッサージを行うことが必要です。機能的な心停止に陥った際には3分から5分以内に処置をしないとほとんど助かりません（社会復帰は困難）。そのため救急隊の到着を待たず直ちに心臓マッサージなどを開始する必要があります（☞別項参照Q：169）。● 発症すると致死率は20％と非常に高く、そのほとんどは急性期に生じる不整脈を合併した例です。発症後48時間以内の致死率が特に高いため、それを乗り切れば救命できる確率も高くなるといわれます。● 治療は進歩しており、薬剤による再灌流療法（詰まった血栓を溶かして再開通させる）とか血管を経由して管（カテーテル）を挿入して閉塞部分を開通させる経皮的冠動脈形成術（PTCA）などを行います。

【健診医からコメント】健診の場ではこの疾患の予備軍ともいえる方々がたくさんいます。生活習慣の不適切、すでにある習慣病の放置、特に糖尿病、高血圧、高脂血症(ことに高LDL血症)、喫煙への無関心がたいへん気になるところです。事例として朝にトイレで急死した頑丈そうであるがメタボの42歳の男性で、一般には通常測定しないレムナント(リポタンパク分解の残りかす)が著増していました。ケースにより、レムナント測定の重要性が痛感されます。いざというときはすぐ救急連絡ですが、心停止と見たら救急隊の到着を待たず直ちに心臓マッサージなどを開始します。

Q:087: 急性腎不全ってどんな病気?

A:[担当科]:腎臓内科、泌尿器科

【概要】従来、急性腎不全(ARF)といわれてきましたが、近年は急性腎障害(AKI)といわれます。それは治療の観点から、腎臓が機能不全となるもっと前の状態から対策を考えようということです。何らかの原因により腎機能が急激(数時間から数週間)に低下し、その結果、高クレアチニン血症、高窒素血症(血中尿素窒素の高値)、体液中の水・電解質異常などが起こり、体の内部環境の維持ができなくなった状態です。クレアチニン(Cr)は主に筋肉で作られ、糸球体で濾過されて尿中に出るので、腎臓のろ過機能が低下すれば血中に増えることになります。尿素は蛋白質の終末代謝産物であり、同様に腎臓から排泄されるので、これらの血中の濃度はよく腎機能を反映します。● 原因は、障害された部位によって腎臓に行く前に問題のある腎前性、腎臓そのものが異常になる腎性、尿路など腎臓の下部に支障が生じる腎後性に分けられます。それぞれが占める割合は腎前性55〜60%、腎性35〜40%、腎後性5%以下といわれていますが、時間の経過とともにこれらの原因が組み合わさって、病気のかたちがより複雑になります。● 腎前性は尿の原料である血液の腎臓への供給不足、腎性は腎臓自身の病気、薬物、その他の病気の代謝産物による閉塞、腎後性は尿の経路(尿管、膀胱、尿道など)が閉塞し

たために発症するものです。◉ 老廃物が蓄積してくると、疲労を感じるようになり、集中力の低下、食欲不振、吐き気、全身のかゆみなどが起きてきます。心拍数の増加(頻脈)やめまいが起こることもあります。◉ 尿が少なくなる乏尿性(400ml/日以下)とそれほどでない場合とがあります。顔と手のむくみが最初の症状となる場合があります。◉ 原因排除の治療が行われますが、進行した急性腎不全には血液浄化療法(透析；人工腎臓)が必要となります。尿毒性物質や余分な水分を除去し、不足の電解質などを補います。

【健診医からコメント】長期に腎臓専門医の管理が望ましい疾患です。当初、原則的には入院治療も必要です。健診の場では慢性腎臓病(CKD)で小康を得ている方々や、健診のたびにクレアチニンや尿素窒素が上昇してきてチェックされる方々がいます。専門家へ紹介となることがしばしばあります。

Q：088：急性膵炎ってどんな病気？

A：[担当科]：消化器内科、肝胆膵科、集中治療科

【概要】膵臓は、食べ物を消化・分解するいろいろな酵素を産生しています。急性膵炎は、いろいろな原因で膵酵素が本来の場所以外で活発になって自分の膵臓が消化されてしまい、膵臓やその他の大事な臓器に炎症と障害を引き起こす怖い病気です。年間の発症患者数は約3万5,000人でそのうち重症膵炎は約5,000人と推定されます。発症頻度は男性が女性の2倍で、男性は50代、女性は70代にピークがみられます。◉ 原因として最も多いのはアルコール(37%)で、次に胆石(24%)と原因不明の特発性(23%)が続きます。検査がきっかけとなったり、血中中性脂肪が高すぎてなったりします。◉ 多い症状は上腹部痛です。痛みの場所はみぞおちから左上腹部で、しばしば背部にも広がります。軽度から激痛のこともあります。痛みは何の前触れもなく起こることもありますが、食事後、とくに油分の多い食事をしたあとや、アルコールを多く飲んだあとに起こることも少なくありません。腹痛のほか、吐き気、嘔吐、腹部膨満感、食欲

不振、発熱などです。● 一部の方は次第に症状が悪化して、意識障害やショック状態（蒼白、血圧低下など）を起こすこともあります（重症化）。● 腹部は、疼痛のみられる場所を中心に押されると痛みが強く（圧痛）、また押されておなかが硬くなる（筋性防御）こともあります。● 腹部症状・所見に加えて、血液や尿中の膵酵素の上昇、CT検査などで膵やその周辺の異常所見がみられます。● 治療の基本は、絶飲絶食による膵臓の安静と、水分不足になることから、初期の十分な点滴（輸液）が必要です。食事や飲水は、間接的に膵臓を刺激して膵酵素の分泌を促し、膵炎を悪化させるので、急性期には厳密な絶飲絶食が必要です。また、多量の輸液が必要になります。● 重症例では播種性血管内凝固症候群（☞別項参照 Q：320）や多臓器不全（MOF）を極力予防しなければなりません。最重症例では致命率は25％以上となります。

【健診医からコメント】急性膵炎は、日常しばしばみられる一般的な病気ですが、診断が遅れることもあります。重症膵炎ではとくに生命にかかわることがあるので、上腹部から左側にかけて強い腹痛や背部痛が突然起こった時には、消化器科を受診すべきです。重症の場合は高度の専門的な治療が必要になるので、集中治療が必要になります。アルコールが原因の場合は、節酒あるいは禁酒が重要ですし、胆石が原因の場合は、再発防止に胆嚢摘出術などの治療を考慮しなければなりません。

Q：089：急性腸炎ってどんな病気？

A：[担当科]：消化器内科

［はじめに：急性腸炎には、類似の症状を示すウイルスや細菌の感染で起こる「感染性腸炎」と、薬剤で発症する「薬剤性腸炎」があります。原因により対応が違います。］

1. 感染性腸炎

【概要】突然の嘔吐や下痢を伴う病気で、一過性のものをいいます。主に経口的に消化管に侵入した病原体によって発症する下痢、腹痛

を主訴とする疾患群です。一般に、嘔吐は胃炎、下痢は腸炎の症状です。通常はウイルス性感染性腸炎の頻度が細菌性感染性腸炎より多くみられます。特に食事との因果関係が明瞭な場合、食中毒が疑われ、その際には医師は疑いのみであっても食品衛生法により最寄りの保健所に届出を行うことになっています。● 細菌性の場合は、嘔吐や下痢のほか、重症化すると下痢便に血液が混入し、あるいは膿性の下痢便、発熱、腹痛などを伴い、ショック症状（血圧低下、意識障害など）を起こすことがあります。ウイルス性の場合は、水様性の下痢便が特徴です。● 細菌性が疑われた場合は、薬剤耐性菌（特定の薬が効かない）のことがあるので、細菌培養と薬剤感受性テスト（有効な抗生剤を選択するため）を行います。出血性大腸菌では、便から直接検査できるようになっています。ウイルスの場合は、免疫学的手法によって抗原検出が行われます。● 治療法は、ウイルス・細菌・原虫などを明らかにして、適応薬剤で治療できます。感染性腸炎では、脱水症の治療が大切です。また強い下痢止めはよくないとされます。

【健診医からコメント】通常、夏の下痢症は細菌性（毒素を含む）が多く、冬の下痢症はウイルス性が多くみられます。しかし、近年の食材のグローバル化および冷凍保存などで、このことは必ずしもあてはまらないといわれます。

2. 薬剤性腸炎

【概要】薬剤による直接的な腸管粘膜傷害と、菌交代現象が関連した間接的な腸炎の発症機序が推定されています。薬剤としては抗がん剤、抗菌薬、非ステロイド性抗炎症薬（NSAIDs）が原因となる場合が多いといわれます。菌交代現象というのは、薬剤投与をきっかけに、生体において正常菌叢の減少などにより通常では存在しないか、あるいは少数しか存在しない菌が異常に増殖し、正常菌叢が乱れて症状を起こす現象です。● 腹痛、下痢、腸出血、発熱など多彩な症状を示します。NSAIDsによる腸管狭窄では、通過障害をきたし、腸閉塞症状が出現することもあります。

【健診医からコメント】日常、いろいろの疾患でいろいろの薬が投与されることがあります。薬剤にはどうしても多少のいわゆる副作用（薬物有害反応）がつきものです。広く重宝されて使用されている西洋薬でも漢方薬でも副作用はあります。そのことを知っておくことが重要です。

Q:090: 急性腸管虚血ってどんな病気？
A:[担当科]:消化器内科、腹部外科、救急科

[はじめに：腸管に栄養を与えている腸管膜動脈が急に血流障害を起こし、腸管の機能が失われかねない病気のかたちがあります。これにはこの動脈に明らかな閉塞等はないのに、腸管血流が阻害されて起こる「虚血性大腸炎」と主要血管が詰まってしまう「腸間膜動脈閉塞症」の二つがあります。それぞれ病気のかたちや対応が異なります。]

1. 虚血性大腸炎

【概要】大腸の血流障害によって大腸粘膜に炎症や潰瘍を形成し、突然の腹痛と下痢・下血をきたす疾患です。● 原因として、動脈硬化や血栓、塞栓などの血管側の因子と慢性便秘や浣腸などによる腸管内圧上昇（腸管側の因子）があげられます。高齢者や糖尿病、高脂血症などの動脈硬化をきたす基礎疾患を有する方に発症しやすいといわれています。● 診断には大腸内視鏡検査が重要であり、粘膜の発赤、びらん、潰瘍など血液が十分供給されなかったとき（虚血）に特徴的な所見を認めます。また、注腸バリウム検査では腸管のむくみのために出現する、腸管壁が親指で押しつけたような窪み（母指圧痕像）が認められます。● 基本的には入院のうえ、絶食として腸管の安静を保ち、十分な点滴（補液）、抗菌薬の投与と全身状態を良好に保ち、腹痛に対しては痛み止めを投与するだけで、数日の経過で症状が消失します。ただし、なかには炎症のため腸が狭くなったりすれば手術が必要になることもあります。

【健診医からコメント】健診の場で遭遇することはありませんが、腹

痛と下痢・下血を認めれば重要な病気も含まれ、なかに本症のような場合を考えなければなりません。

2. 腸間膜動脈閉塞症

【概要】この場合は症状がもっと強く、一般には手術が必要となり、診断・処置が遅れると生命の危険が増大する重篤な疾患です。冠動脈疾患、心不全、心臓弁膜症、心房細動など（血管を塞ぐ可能性がありそうな病気）、今までに危険因子または素因となる疾患を有する50歳以上の患者さんに多くみられます。● 閉塞部位は、通常でも周囲臓器からの圧迫等で条件の良くない上腸間膜動脈に好発します。● 突然の激しい腹痛で発症し、腸管麻痺によるイレウス（腸閉塞）を呈します。発症初期には強い腹痛のわりには腹膜刺激症状（腹膜炎の症状；おなかを軽く押して、手を放すときに一段と強い痛みが起こる）などの腹部所見に乏しく、腸管壊死の進行とともに腹膜刺激症状がはっきりしてきます。● いったん腸梗塞（血管が詰まって血流が途絶える）が起こると死亡率が有意に上昇するため、早期診断は特に重要です。この場合、諸検査よりも豊かな診断経験に基づいた早期の総合的な臨床診断が重要となります。● 明らかな腹膜炎の徴候を認める患者さんには、直ちに診断的および治療的開腹術を行うべきとされます。あるいは急いで血管の状況を調べる選択的腸間膜動脈造影を行うべきともいわれています。これは診断とともに、治療にも役立ち、診断手技の第1選択とされています。● 試験開腹時に診断が下された場合、治療選択肢は外科的塞栓摘除術（塞いでいる血栓を取り除く）、血行再建術、切除術等そのいずれかで予後に関係します。● 腸梗塞が起こる前に診断および治療を行えば、死亡率は低いですが、腸梗塞（腸管が半ば死んでしまった状態）が起こった後に行えば、死亡率は70〜90％に達するといわれます。

【健診医からコメント】上記同様、健診の場で直接遭遇することはありませんが、珍しいとはいえ、生活習慣病等で予備軍ともいえる方々が少なからずいます。50歳以上の方で重度の腹痛を突然発症した

場合には、本症も検討する必要があり、救急対応となります。

Q:091: 急性腹膜炎ってどんな病気？
A:[担当科]:消化管内科、消化器外科

【概要】もともと腹腔内（腹部の内腔）は無菌状態です。腹腔内臓器を包み込んでいる腹膜に細菌感染や物理的・化学的刺激によって炎症が起こるものを腹膜炎といい、急性と慢性に分かれ、通常は急性です。急性腹膜炎には、腹膜全体に炎症が広がる急性汎発性腹膜炎と腹膜の一部に膿瘍（膿のたまり）を形成する限局性腹膜炎があります。とくに急性汎発性腹膜炎では生命にかかわる重症の状態に陥る可能性があり、緊急な医学的処置が必要となります。● さまざまな消化器疾患の合併症として起こります。その原因には、細菌因子と化学因子があげられます。細菌因子として最も頻度の高いのは急性虫垂炎（俗にもうちょう）です。ほかに急性膵炎などの腹腔外の臓器の炎症が腹膜へ波及することによって生じます。● 化学因子では、外傷、消化管疾患や腸間膜の虚血（血の行き渡りが悪くなる）による消化管穿孔（穴があく）が原因となって起こる胃液、胆汁などの腹膜への漏出（漏れだす）があげられます。外傷には・交通外傷があり、消化管疾患では、胃癌などの悪性腫瘍に続発します。急性胆嚢炎に胆嚢穿孔（胆嚢に穴があく）が加わった場合や重症の急性膵炎では、胆汁・膵液の化学的刺激と細菌感染が重なり、重症の状態になることが多くみられます。● 腹部を圧迫されると、痛みが強く、おなかが板のように硬くなります（板状硬）。こうした所見に加え、血液検査や画像検査が有用で、血液では炎症の際に起こる変化（CRP値増強、白血球増加など）がみられ、腹部単純X線、腹部超音波、腹部CTなどで原因が明らかにされます。● 限局性腹膜炎の場合には、補液、抗生剤の投与により抗生剤を用いて保存的に治療することで治ることもありますが、基本的には早期の緊急手術を必要とすることがほとんどです。● 慢性腹膜炎はほとんどが結核ですが、こんにちでは稀です。

【健診医からコメント】急性腹膜炎は、原因となる疾患にもよりますが、早期に治療すれば予後は良好です。夜間であっても、緊急に治療を受けるべきです。また、先に述べたような急性腹膜炎の原因となる疾患をあらかじめ治療しておくべきです。

Q：092： 急性リンパ性白血病ってどんな病気？
A：［担当科］：血液内科

【概要】血液がんの一つです。急性リンパ性白血病は子供と60歳以降の人に多くみられる疾患ですが、成人における急性リンパ性白血病の発症率は白血病の15〜20％を占めます。（血液として成熟する前の役に立たない）幼若なリンパ球が腫瘍性に増殖し、こうした白血病細胞はいろいろの臓器へ浸潤し、一方で骨髄での正常の血液細胞がつくられるのを邪魔します。● 急性リンパ性白血病の発症にかかわる原因として、被ばく者（原爆）での発症率が高いこと、電離放射線（放射線）やベンゼンの曝露が関連することが報告されています。またほかの癌で化学療法や放射線療法を受けた後に発症することも稀にありますが、ほとんどの場合、明らかな原因は不明です。
● 無症状であることはほとんどなく、多くの場合診断がつくまでに症状が数週間持続しています。症状が出てくるほとんどのきっかけは、骨髄で正常の血液が作れないことによるものか、白血病細胞そのものが体内でふえることによるものです。それにより感染を起こし、発熱や、貧血による全身倦怠感、ふらつき、動悸、労作時息切れなどとして認められます。また患者さんの1/3では血小板が減少して鼻血、歯肉出血、皮膚の紫斑や点状出血がみられます。さらにリンパ節、肝臓、脾臓が腫れることがあります。● いろいろの検査が行われますが、欠かせない検査は骨髄の検査です。骨髄は血液製造工場です。骨髄穿刺（多くは腸骨に穴をあけ骨髄液を吸いとる）して、白血病細胞の種類、その割合などを調べ、どの程度の白血病かがおよそわかります。● 次いで白血病細胞から遺伝情報の担いてである染色体の異常を調べます。特殊かつ特徴的なフィラデルフィア

染色体(遺伝子)があるかどうか、その割合などを調べます。この遺伝子によって作られる異常なタンパクが、白血病細胞を無秩序に作りだす原動力となっています。通常、慢性骨髄性白血病患者さんの95％以上に、成人の急性リンパ性白血病の25～40％に認められ、これが見つかった場合は治療にも関係し、イマチニブという薬剤を併用する理由にもなったりします。● 検査により白血病の種類分けが行われ、治療にも利用されます。いったん診断がつけば速やかに治療が開始されます。抗がん剤を全身投与する化学療法が第一選択になります。● 最初、適切と思われ薬剤による治療が始まります。これを寛解導入療法といいます。寛解というのは、骨髄中に存在する白血病細胞が全体の5％以下に抑え込まれた状態です。地固め(基礎をしっかり固める)療法、さらに維持療法となります。

【健診医からコメント】どの白血病も塊を作る癌(固形癌)と同様遺伝子の病気です。しかしいわゆる遺伝病ではなく、したがって親から子にうつるというものではありません。また固形癌は早いうちですとすっかり手術で取り去ってしまうと治癒します。ところが体全体にばらまかれている白血病はそういうことはできないので、病気を抑え込むことができた場合は治癒とはいわず"寛解"という言葉を使います。つまり長く経過を見ていかないといけない面倒なところもある病気です。しかし、以前と異なり、今では薬剤が相当に進歩しており、この寛解状態が長く保てるようになっています。

Q：093：胸郭出口症候群ってどんな病気？
A：[担当科]：整形外科

【概要】脊髄神経から発して腕や手指に行く末梢神経の束が、腕や手指に行く鎖骨下動・静脈血管とともに出口(首と胸の間の通路)で圧迫されて起こる病気です。鎖骨周辺で神経や血管を圧迫する原因がいくつかあり、これらをまとめて胸郭出口症候群と呼びます。引っ張られて起こる場合(牽引型)はなで肩の女性に多く、圧迫型は筋肉質の男性に多くみられます。● 首や肩・腕を電車のつり革につ

Ⅲ．Q＆A

かまる時のような特定の位置にもっていくとか、首を反対側に傾けてさらに後ろへ反らす運動をする時などに、腕や手指にしびれやだるさ、痛みなどが現れます。◉ 神経が圧迫されるとしびれや痛みが現れ、動脈が圧迫されると腕や手指の色が蒼白になり、静脈が圧迫されると腕や手指が暗青紫色になります。進行すると、このような動作がまったくできなくなります。◉ 診断は症状や病歴から推測できますが、誘発テストで確認されます。鎖骨の上のくぼみを指で圧迫して痛みやしびれを誘発するテスト、首を後ろに反らせると手首で動脈の脈拍が触れなくなるテストなどです。さらにMRI血管造影なども行われます。◉ 症状を悪化させる動作を禁止し、消炎鎮痛薬を内服します。重症例では手術が行われることもあります。

【健診医からコメント】首や肩を特定の姿勢にすることでしびれや痛み、手指の色の変化が現れたら、整形外科を受診すべきです。類似の症状を示す他の疾患もあるので、我慢しないで受診すべきです。

Q：094：狭窄性腱鞘炎ってどんな病気？
A：[担当科]：整形外科

【概要】狭窄性腱鞘炎はドケルバン病ともいわれます（1895年にスイスの外科医、フリッツ・ド・ケルバンが報告）。親指（母指）を広げると手首（手関節）の母指側の部分に腱が張って皮下に2本の線が浮かび上がります。ドケルバン病はその母指側の線である短母指伸筋腱と長母指外転筋が手首の背側にある手背第一コンパートメント（親指を伸ばすのにかかわる腱の区画）を通るところに生じる腱鞘炎です。腱鞘炎そのものは、腱の周囲を覆う腱の通り道であるサヤ（腱鞘）の炎症です。◉ 手首の母指側にある腱鞘とそこを通過する腱に炎症が起こった状態で、腱鞘の部分で腱の動きがスムーズでなくなり、手首の母指側が痛み、腫れます。母指を広げたり、動かしたりするとこの場所に強い痛みが走ります。◉ 母指と一緒に手首を小指側に曲げると痛みがいっそう強くなることで診断します（フィンケルシュタインテスト変法）。また、手関節を内向きに最大

屈曲位で母指伸展あるいは外転（外向きに動かす）で疼痛が増強する（野末・岩原徴候）ことも診断に役立つとされます。● 原因の多くは手や指の使いすぎとスポーツといわれます。また、ばね指と同じく、女性に多く発症します。妊娠・出産期や更年期の女性の場合、ホルモンバランスの変化が原因で起こると考えられています。病気のかたちとしては、親指の使いすぎによる負荷のために炎症が生じ、腱鞘が厚くなったり、腱の表面が痛んだりして、それがさらに刺激となって炎症が悪化すると考えられています。同じ理屈で起こる病気に"ばね指"があります。これは指の腱がスムーズに動かなくなり、指の屈伸に際し、ギックン・ギックンと跳ね返りが起こる病気です（☞別項参照Q：325）。● 治療は局所の安静（添木固定など：シーネ固定）を試みます。投薬、腱鞘内ステロイド注射などの保存的療法を行います。再発することも少なくありません。注射療法が有効でなく改善しないときや再発を繰り返す場合は、腱鞘の鞘を開く手術（腱鞘切開）を行います。

【健診医からコメント】健診の場での訴えは稀ですが、こうした症状があれば、整形外科を受診します。最近、スマホやパソコンの長時間の使用が原因で、腱鞘炎になる人が増えているといわれます（スマホ腱鞘炎）。同じ動作を繰り返しやり過ぎると、手の腱や腱鞘に負担がたまり、腱鞘炎を起こす可能性があります。本症によらず、同じ動作を継続的に頻回に繰り返すのはよくありません。また、手首から親指にはめるサポーターがいろいろあるようです。

Q：095：狭心症ってどんな病気？
A：[担当科]：循環器科

【概要】心臓の筋肉を潤す動脈（心臓を取り巻くようにはしる冠動脈）に十分な血液が流れなくなり、急に胸の痛みや圧迫感などの症状を起こす病気です。発作の起こり方、原因などによりいろいろの形に分けられます。一般的には、「労作（性）狭心症」に対する「安静狭心症」、「器質型狭心症」に対する「異型狭心症」さらに「安定狭

心症」に対する「不安定狭心症」というように分けられます（☞別項参照Q：015、340）。● 心筋を栄養する血管の内腔が狭くなることにより、心筋に十分な血流・酸素が送り込めない時に胸の痛みが起こります（狭心症発作）。血管狭窄の原因の大多数は、糖尿病、脂質異常症（高脂血症）、高血圧症などに引き続いて起こります。そのほか、血管が痙攣しても血管狭窄の原因となります。● よくある発作の症状としては、胸の骨（胸骨）の奥が痛い、胸がしめつけられるようだ、あるいは押さえつけられる、さらに胸が焼けつくような感じ、などがあります。大多数は胸部の症状として現れますが、胃のあたりや背中の痛み、のどの痛み、左肩から腕にかけてのしびれや痛みとして感じることもあります。●「労作性狭心症」は歩行、階段昇降などの身体的な労作、精神的な興奮・ストレスが誘因となります。そうした誘因がなくなると、多くは数分、長くとも15分以内で症状が改善します。「安静狭心症」は労作・ストレスに関係なく起こる狭心症です。後述の異型狭心症、不安定狭心症がこれに属します。●「異型狭心症」は冠動脈のけいれんによって起こる狭心症です。労作とは関係なく、夜間、明け方に発作が多いことが特徴です。●「安定狭心症」は発作の起こり方が一定している狭心症で、労作性狭心症の大部分がこれに属します。●「不安定狭心症」は狭心症の症状が、軽労作または安静時に起こった場合、最近1ヶ月の間に症状が新しく始まるか起こりやすくなり、毎日のようにまたは1日何回も発作を繰り返す場合、また、冠動脈を広げる薬剤であるニトログリセリン（ニトロ製剤）が効きにくくなった場合の狭心症です。安定型狭心症と比べ、冠動脈に高度な狭窄病変を認めることが多く、心筋梗塞へと進展する可能性の高い状態です。● 診断には心電図、さらに運動をしてみてどう変化するかを見る運動負荷心電図、そして24時間記録するホルター心電図などが行われます。● 治療は血液をサラサラにする薬（抗凝固剤）、糖尿病や高血圧が併存していればその治療も並行して行われます。さらに、カテーテル（管）を体外から（手術せず血管経由で）用いて、狭くなった部分を広げたり、

その部にステント(血管の内側から広げるために用いる網状の筒)といわれる効果が継続する拡張装具をはめ込んだりします。経皮的冠動脈形成術(PCIあるいはPTCA)といわれます。さらに周辺の動脈を利用して冠動脈に繋ぐバイパス手術(大動脈と冠動脈を繋ぐなどいろいろあります)などの外科的治療が行われることもあります。

【健診医からコメント】糖尿病、脂質異常症(高脂血症)、高血圧など原因となりうる疾患があれば、心臓を保護する意味でも、まずその徹底した治療が大切です。いままで経験のない不安を伴うような強い胸痛発作があった場合には即刻、循環器科を受診すべきです。発作が5分以上続く時、1日に何回も発作を繰り返したり、冷汗を伴うような強い痛みを感じた時は心筋梗塞ということもあるので救急車対応が必要です。胸痛が30分にも及ぶようではむしろ心筋梗塞です。

Q:096: 強迫性障害ってどんな病気?
A:[担当科]:精神科

【概要】自分の意志に反して繰り返ししつこく湧き起こる「強迫観念」と、それを打ち消すため、あるいは軽くしようとして反復して行われる「強迫行為」を特徴とする疾患です。強迫症状を主症状とする神経症の一つの型です。こうした強迫性障害といわれるものは、不合理な行為や思考を自分の意に反して反復してしまう精神疾患の一種です。鍵を締めたかどうかが気になり何度も確認に戻ったり、汚れが気になり何度も手を洗ったりするなどが典型的な症状です。
◉ 生涯有病率は2〜3%といわれ、男女差はありませんが、男性の発症は青年期に多く女性はそれよりも少し遅れる傾向があるようです。社会性が障害されるため、適切な治療が行われないとその後の人生に深刻な影響を与える可能性があります。◉ 原因とされる心因(心理的・環境的原因)よりも、大脳の深部に存在する大脳基底核、情動や意欲などに関連する(大脳)辺縁系と呼ばれる部分、脳内の特定部位の障害や、セロトニンやドーパミンといわれる脳内神経

伝達物質による神経系の機能異常が推定されています。● 症状としてよくみられるのは、たとえば「誤って他人を傷つけたり殺してしまったりしないか」などの強迫観念や、「便、尿、ばい菌などで汚染されたのではないか」などの不潔恐怖を伴った強迫観念、そのため人に近づけない、物に触れないなどの回避行動、触ったあとに何度も手を洗う強迫行為（洗浄強迫）などです。● さらに絶えず疑惑が生じてきて何度も確かめないと気がすまない（確認強迫）といった症状があります。● 治療には薬物療法と精神療法があります。専門医の診療が必要となります。

【健診医からコメント】症状に気づいたら精神科を受診することです。うつ病や統合失調症（☞ともに別項参照：Q：031、213、254）などの可能性もあるので、専門的な診断や検査が必要です。なんでそんなに気にするのか理解できないところがありますが、そのこと自体が病気であり、理解してあげなければなりません。

Q：097： 虚血性心疾患ってどんな病気？

A：[担当科]：循環器科

【概要】心臓を取り巻いて心筋を潤している冠状動脈の血流が障害されることによって起こる病気です。欧米に多い病気でしたが、わが国でも狭心症および心筋梗塞などの虚血性心疾患が近年増加しています。● 狭心症（☞別項参照Q：095）の一つである労作性狭心症は、歩行などの労作により前胸部痛、前胸部不快感などが誘発され、安静あるいは冠動脈を広げる薬剤（ニトログリセリン）を舌下に含むことで軽快するのが特徴です。突然の胸痛で発症する心筋梗塞（☞別項参照Q：086）は死亡率の高い疾患ですが、高齢者では典型的な症状を伴う方は2/3といわれ、若い方に比べて発症から医療機関受診までの時間が長引き、治療の遅れにつながってしまうことが心配されています。● 狭心症の場合、症状、心電図などから診断され、次に冠動脈造影検査（心臓カテーテル検査）を行うことが検討されます。急性心筋梗塞では突然、強い胸部痛を訴えて発症しますが、

発症後できるだけ早く治療をはじめることが必要で、少なくとも6時間以内が目標とされています。●この間に、冠動脈の血流を再開させる再灌流療法(さいかんりゅうりょうほう)(詰まったところを再開通させる)を行うと一部の心筋を梗塞壊死(こうそくえし)(梗塞を起こして心臓がダメになること)から救い、患者さんの心機能を保持し、生命の危険(死亡率)を改善しうるのです。このため、15分を超えて続く胸痛発作がある時には、ただちに救急医療機関を受診することが大切です。●狭心症の治療は、内科的薬物治療、外科的冠動脈バイパス手術、そしてカテーテルによる冠動脈インターベンション治療(風船による冠動脈拡張術、ステント留置術など)の3種類の治療法から、一つあるいは複数を組み合わせて行われます。心筋梗塞の場合は、とりあえず一般的治療を行ったうえで心臓集中治療ユニット(CCU)において本格治療が行われます。冠動脈血栓溶解療法(かんどうみゃくけっせんようかいりょうほう)、緊急冠動脈インターベンション治療(2〜3mm程度の太さの管を用いて行われる血管内治療)などで、冠動脈を造影しながら行われ、たえず不整脈の監視と治療、その他合併症予防が同時に行われます。

【健診医からコメント】日ごろ糖尿病、高血圧、脂質異常症を有している方は、きちんと管理し、禁煙することが極めて重要になります。特に疾患を有しない方でも、適正な体重、禁煙、食塩制限は基本的に重要です。高齢者がCCUなどに入院すると、CCU症候群と呼ばれる意識障害(せん妄状態)をきたすことがしばしばあります。医療側としてはそれに対する配慮も必要になります。

Q:098: 筋肉痛ってどんなときに起きるの?
A:[担当科]:神経内科、内科

【概要】筋肉痛には、筋疲労によるものと、筋損傷によるものがあります。筋肉を強く使った後、筋肉痛を感ずることがあります。痛みは筋の運動に際しすぐ始まるわけではなく、運動後何時間かあとに始まって、約2日後に最も強く感じます(遅発性筋肉痛)。この筋肉痛はなぜ起きるかは明らかではありません。原因については諸説が

Ⅲ．Q&A

あります。● 筋肉痛を感じている時、「筋肉は損傷の修復中である」と考えられています。傷ついた筋肉細胞からはタンパク質が失われ、リンパ液と白血球が修復のために集まってきます。やがて筋細胞は補修され、新しい細胞も生まれ、これらの細胞が「収縮タンパク質」で満たされます。この一連の反応のうち一部、または全部が、筋肉痛にかかわっていると考えられています。● 筋肉痛の主原因となる運動は、筋肉が収縮方向とは逆方向に引きのばされながら力を発揮（伸張性収縮）する運動とされます。筋肉を収縮させながら力を発揮（短縮性収縮）する運動ではほとんど筋肉痛が生じないといわれます。● たいていの筋肉痛は、筋肉の成長、修復、回復に伴うものです。したがって、これは良いことが起きている印と考えられています。● 筋肉に急に強い収縮力がはたらいた時、自分の筋力に耐えきれなくなって筋組織が断裂することがあります。「ブチッ」っと音がして即座に痛みます。この病気のかたちを筋断裂といいますが、一般には肉離れと呼ばれています。この場合は単なる筋肉痛と違い、明らかな外傷であり、内出血を伴います。● 筋肉痛の緩和のために試みられることの多いほとんどの方法は、普通は効果がないといわれます。時間がたてば自然治癒します。肉離れの場合も原則的には保存療法が一般的ですが、筋断裂の程度にもよりますが、治癒に数週間かかることもあります。スポーツに復帰するときなどは主治医によく相談すべきです。ほかにも筋肉痛をきたすいくつかの原因があります。

【健診医からコメント】筋肉は普段運動していない人ほど傷つきやすいといわれます。運動程度によりますが筋肉痛自体は筋肉の発達にも必要なことと考えられ、前向きに捉えることができるのではないかと思われます。ほかに筋運動と関係なく筋痛をきたすものとしてこむら返りやリウマチ性多発筋痛症（☞別項参照Q：244、396）などがあります。

Q:099: 逆流性食道炎ってどんな病気？
A:[担当科]:消化器内科

【概要】胃液など胃内容が胃から食道に逆流して起こる病的な状態を胃食道逆流症（ガード；GERD）といいます。胃液だけでなく、時に胆汁酸や膵液を含んだ十二指腸内容が逆流することもあります。GERDのなかにはいろいろの病的な状態が含まれ、胸やけなどを症状とする逆流性食道炎をはじめ、食道潰瘍、もともと扁平上皮でできている食道粘膜が炎症の結果円柱上皮に変わってしまうバレット食道などがあります。◉ 逆流した胃の内容には胃酸のほかペプシンなど消化液、さらに胃切除後などでは胆汁酸や膵液が含まれます。その作用で、食道には粘膜のただれや潰瘍ができます。日本での有病率は10％程度といわれ、頻度の高い疾患です。◉ 食道と胃の境（食道下端）には下部食道括約筋（LES）があって、必要に応じて、生理的に閉まる仕組みがあり、胃の内容が逆流するのを防止しています。◉ LESは通常閉じていますが、嚥下運動の際やげっぷをする時には緩んで開大します。その他、何でもない時でもLESがゆるむ（弛緩する）ことがあり、座位や立位でいる時にLESの弛緩が比較的長く持続します。これが頻回に起こるのがGERDの主因とされています。体質的な特徴もあり、多くは胃の一部が食道の方向へ滑り出ている滑脱ヘルニア、食道裂孔ヘルニアを伴います。◉ 主な症状は胸やけです。そのほか、胸痛、つかえ感などがあります。時には食物がのどまで逆流して眠られなかったり、のどの痛みや慢性の咳が現れたりすることもあります。食道炎が高じて食道潰瘍になると、食道に潰瘍性の引きつれができて食道が狭くなり、食物の嚥下が困難になることもあります。潰瘍の場合は出血や粘膜に穴の開く穿孔といった合併症もありえます。◉ 上部消化管内視鏡検査で診断は容易です。内視鏡で種々の程度の発赤・びらん・潰瘍が観察されます。逆流性食道炎の症状がありながら、内視鏡的にびらんが確認されない非びらん性胃食道逆流症（NERD；ナード）といわれる状態のことがあります。◉ 治療は強力な胃酸分泌抑制剤で

あるH₂受容体拮抗薬あるいはさらに強力なプロトンポンプ阻害薬（PPI）が出現して治療は非常に楽になりました。こんにちさらに強力なPPI（ボノプラザン）も出現しています。それでも、内科的治療で効果がない場合は外科的治療が行われることもありますが、現在ではごく稀です。

【健診医からコメント】健診の場でも本症治療中の方がたくさんいます。昔はその治療に大変苦労した疾患の一つですが、こんにちではかかりつけ医に相談して薬を処方してもらい、様子をみることで多くは解決します。なかなか治りにくい場合は消化器内科専門医を受診すべきです。薬は長期に及ぶ傾向にあるので、薬以前に、肥満による腹圧の上昇予防・改善、油ものやチョコレートなど逆流しやすい食生活習慣の是正が基本となります。食道炎の結果として発症することのあるバレット食道は腺癌の素地になることがあり、経過観察が必要です。

Q：100： くも膜下出血ってどんな病気？

A：[担当科]：脳神経外科

【概要】脳は外側から硬膜、くも膜、軟膜の3枚の膜でおおわれています。くも膜の下（内側、軟膜とのすき間）には脳脊髄液という液体があります。ここを走行する脳表面の動静脈のうち、その動脈が一部にこぶ（瘤）ができて弱くなり、破れて出血する重篤な疾患です。40歳前後など働き盛りの人に起こり、50歳台以降では男性より女性に多くみられます。総死亡率は約50％に達します。●このこぶがふくれて破裂するのが脳動脈瘤破裂ですが、頭部外傷によるものもあります。同じ家系内に起こることがあるので、親戚でくも膜下出血を起こした人や未破裂脳動脈瘤（☞別項参照Q：375）を有する場合は要注意です。● 頭全体、時に前頭部、後頭部などに頭痛が起こります。頭痛の特徴は、いままで経験したことのないほど強い頭痛で、突然起こり、それが続くことです。同時に吐き気、嘔吐、頸の後ろ（うなじ）が凝る、などのいわゆる髄膜刺激症状（脳・脊髄を包

み込む膜が炎症などで刺激されて起こる諸症状)です。◉ 出血の量が多い時には、すぐに意識がなくなります。とくに重症の場合には病院にたどり着く前に亡くなる人もいます。◉ 破裂する脳動脈瘤の場所によっては、脳のなかに血腫（血の塊）をつくり、半身の麻痺（片麻痺）が起こることもあります。くも膜下出血は、初めはたとえ軽くてもすぐに再出血を起こしやすく、さらに重体になります。◉ くも膜下出血の発症後2週間以内には、脳の動脈が細くなる脳血管れん縮（不都合に収縮すること）という状況が起きることがあります。このため脳の血流が減り、片麻痺などの神経症状を起こします。再破裂と脳血管れん縮は、予後を左右する重要な因子です。担当医は慎重に見守ります。

【健診医からコメント】突然発症して持続する、今までに経験したことがないような頭痛が起こったら、ただちに脳神経外科の専門医のいる病院を受診すべきです（救急搬送のことも）。軽い頭痛であってもあまり経験したことがなかったような場合にも、念のため受診すべきです。また本症は家族的にみられる場合もあり、未破裂脳動脈瘤が確認されている場合には、予防的治療が勧められます。

Q：101：頸肩腕症候群ってどんな病気？
A：[担当科]：整形外科

【概要】頸肩腕症候群は、首筋から肩・腕にかけての異常を主訴とする整形外科的症候群の一つで、肩腕症候群、頸腕症候群などともいわれます。広くは、首（頸部）から肩・腕・背部などにかけての痛み・異常感覚（しびれ感など）を訴える全ての病気を含みますが（☞別項参照Q：243）、この中で、変形性頸椎症、頸椎椎間板ヘルニア、胸郭出口症候群（☞別項参照Q：093）などを除外した、検査などで原因がはっきりしないものを広い意味でこう呼んでいます。◉ 狭義の頸肩腕症候群はデスクワークやストレスを原因とする場合が多くみられ、現在はパソコン症候群と呼ばれる一連の症状もこのなかに入ります。若年層から起こり、男性より女性のほうがかかりやすいと

されています。● 首筋、肩、上背部、腕にかけての凝りや痛み、しびれなどで、感覚障害や運動障害を伴うこともあります。眼の痛みや疲れを伴いがちです。また、頭痛・めまい・耳鳴りなどの一般症状をはじめ、集中困難・思考減退・情緒不安定・抑うつ症状、睡眠障害等の精神症状、レイノー現象、冷え、倦怠感、胃腸症状など多岐にわたります。● 治療としては、基本的には対症療法で、薬物療法のほか精神的要因が強い場合は抗不安薬なども試みられます。またマッサージなどの理学療法、温熱療法、けん引療法などもあります。さらに、五十肩、腰痛、外傷性頸部症候群などとともに健康保険で鍼灸(しんきゅう)治療が受けられる疾患の一つにもなっています。

【健診医からコメント】健診の場では肩こりをはじめとした症状を訴える方がたいへん多くみられます。中には頭痛や目の不調も同時に訴える方もいます。女性に多いですが、数時間以上も連続してパソコンと向き合っている方がほとんどです。事業所としても1時間おきにでも短時間のストレッチや背伸び休憩でも設定すると、仕事の能率が上がるのではないかと思われます。また、心因性(しんいんせい)(心のストレスが原因となっている)、社会心理的要因(気の持ちようや環境の状況)が内在すればその解決が先決です。

Q:102: 頸椎捻挫(むち打ち損傷)ってどんな病気?
A:[担当科]:整形外科

【概要】追突(ついとつ)事故(じこ)で起こりやすい、頸椎の靭帯・椎間板(ついかんばん)・関節包(かんせつほう)(関節囊(のう)ともいわれ、骨膜のつづきで関節腔を包んでいる)や頸部の筋・筋膜に大きすぎる負担がかかって起こる病気です。むち打ち損傷ともいわれ、首がむち(鞭(むち))のようにしなることによる頸椎の関節の損傷です。こんにち、日常的に起こる交通損傷です。● 追突の場合は、追突されると、からだは進行方向に移動する反面、首が「く」の字型にしなり、頭は後ろにそる格好になります(過伸展(かしんてん))。つぎに反動で、頭は前方に振られ、首は逆「く」の字になります(過屈曲(かくっきょく))。この過伸展、過屈曲で首が損傷されます。正面衝突の場合は、からだ、首、

頭の動きが追突とはまったく逆になり、頸椎の損傷は起こりにくいものです。● 症状としては、頸部痛や頸椎が動ける範囲の可動域障害だけでなく、頭痛、肩痛、上肢の痛みやしびれ、難聴、めまい、耳鳴り、吐き気、嚥下困難などの多彩な症状を呈することがあります。● 症状を感じるか感じないかは人によって違います。頸椎捻挫を起こす事故にあっても、なんら苦痛となる症状を感じない人もいます。● 頸椎捻挫は、その症状のちがいから、①捻挫型(生理範囲を超えて動きを強制されたことで起こる損傷)、②神経根型(左右片側の痛みやしびれなど知覚神経)、③脊髄型(神経幹－手足のしびれなど)、および④バレ・リーウー型(交感神経－めまい、耳鳴りなど)の四つのタイプに分けられています。①は寝違いや肩こりに似た症状を示すタイプで、頸椎捻挫の70〜80％がこのタイプです。②は首の痛みや上肢、腕の知覚異常をおもな症状とし、損傷も頸椎型よりも大きいと考えられます。③は下肢、脚のしびれ感や知覚異常など、首よりも下肢の症状が目立つタイプです。④は後部頸交感神経症候群ともいわれ、後頭部やうなじの痛みとともに、めまい、耳鳴り、疲れ目、顔・腕・のどの知覚異常、声がれ、飲み込みにくい、胸が締めつけられるような感じなどをきたします。● 治療は、①はまず、首の安静を保つことがたいせつです。安静のために首にカラーを巻く、首の負担を除くには、横向きに寝て、首にかかる負担をまくら(枕)に逃がすようにします。②は2〜3週間は、横に寝て首の安静を保つことが必要です。ただし、洗面、食事、入浴などは自由に行ってかまわないといわれます。③は②の神経根型と同様に治療をします。④も②および③と同様です。● 医師の立場からは、受傷日〜3週間は頸部愁訴のみであれば、一般的に経過良好であるため、生活や就労に制限を設けずに通常の生活をし、頸部カラーは積極的には勧めず、消炎鎮痛薬などは使用すべきとしています。さらに3週〜3ヶ月たてば、ストレッチなどの体操療法に加え、電気・温熱などの理学療法、神経ブロックなどを組み合わせて行うのがよいといわれます。3ヶ月以上の慢性期になれば、日常生活の充実や運動療法など

に加え、ストレスを軽くするための診療が行われるといわれます。
【健診医からコメント】こんにちでは比較的よくある外傷性疾患ですが、事故というきっかけがあり、精神的にも大きな負担を抱えることになります。自らも前向きに治療生活を送るようにしなければなりません。

Q:103: 頸動脈エコー検査ってどんなもの？
A:[担当科]: 循環器科、神経内科、（脳外科）
【概要】頸動脈エコー検査は、比較的体表に近い頸動脈を観察できることから、簡便で視覚的に動脈硬化の診断が出来る便利な検査法であり、全身の動脈硬化の程度を評価できますし、被曝や苦痛の心配もありません。近年多く利用されるようになっており、脳血管疾患に対する評価にも用いられます。動脈硬化を起こすと血管壁（内膜；第1層、中膜；第2層、外膜；第3層の三つの層からなる）が厚くなったり硬くなったりしているのが読み取れます。● 内膜・中膜複合体の厚み（IMT）がどの程度になっているか、また内膜にプラーク（動脈硬化層の盛り上がり）といわれる粥状硬化巣があるかどうかなどを読み取ります。● この検査の適応疾患としては脳血管疾患、頸部血管疾患、高血圧・代謝性疾患（高血圧・糖尿病・高脂血症）、他の動脈硬化性疾患、さらに自覚症状（めまい・ふらつきなど）の精査など広範囲に及びます。● まず、動脈硬化有無の観察として3層ある血管壁のうち、第1層と第2層を内中膜複合体（IMT）と呼び、その厚さを計ります。その厚さは通常1mm未満です。1mmを超えると動脈硬化が示唆されます。IMTは加齢と共に肥厚します。高血圧、脂質異常症、糖尿病、肥満などはIMT肥厚を加速させる危険因子です。● 次いで血管のつまり具合を観察します。頸動脈の血管腔は、総頸動脈の幅（血管径）は通常5〜9mmです。動脈硬化があると、血管がつまったり、狭小化したりします。エコーで観察し、その状況で治療方針などが検討されます。● さらに、プラークの観察をします。1mmを超える限局性の壁隆起をプラークと呼び、プラークの破綻

が脳梗塞などを引き起こす可能性があります。エコーではプラークの大きさ、形状、表面、内部の状態（硬さ）などを観察し、治療方針などが検討されます。

【健診医からコメント】頸動脈の動脈硬化性病変を評価することにより心血管イベント（心筋梗塞などの病気）の発症を予測することができることが国際的にも認められています。この検査は無侵襲性で、手軽に動脈硬化を推定することが可能な大変優れた検査法といえます。また、頸動脈エコーは、高血圧や糖尿病、高脂血症など動脈硬化を引き起こす可能性のある疾患においての長期的な経過観察にも有用とされています。健診の場では、この検査で一定以上の変化があれば、場合によりMRA（MR脳血管造影）などの詳しい検査を神経内科や脳外科に依頼することにしています。

Q：104：血圧が高い（本態性高血圧症）、どうしたらいい？
A：[担当科]：循環器科

【概要】血管内の血液がもつ圧力のことを血圧といいます。一般には動脈の血圧のことで、心臓の収縮期と拡張期の血圧をいい、それぞれ収縮期血圧（または最高血圧）、拡張期血圧（または最低血圧）と呼びます。単位は通常は水銀柱ミリメートル（mmHg）を使用します。健康維持には適切な血圧を保たなければなりません。年齢にもよりますが、適切とされる血圧より高い場合を高血圧症、低い場合を低血圧症といいます。◉ 高血圧はいろいろの原因でもたらされますが、原因を特定できない高血圧を本態性高血圧症と呼び、約90％がこれに該当します。本態性高血圧のなかでも、高齢者では加齢により動脈自体が柔軟性を失って血圧が高くなる場合を高齢者収縮期高血圧と呼びます。腎臓疾患などで高血圧になる場合を二次性高血圧症（☞別項参照Q：285）といいます。◉ 高血圧があると脳卒中はじめいろいろの病気の原因になることもあり、従来から、適切と思われる血圧が示されています。高血圧治療ガイドライン（2014改訂版）では、高い血圧を下げる降圧目標は、若年・中年患者さんでは

140/90mmHg 未満で、以前よりは引き上げられています。前期高齢者（65〜74歳）の降圧目標は据えおかれましたが、後期高齢者（75歳〜）では150/90mmHg 未満に引き上げられ、できるのであれば140/90mmHg 未満を目指すとされています。● 本態性高血圧に特徴的な症状はありませんが、頭痛、頭重感、肩こり、倦怠感などを訴えることがあります。しかし、このような症状を訴えて医療機関を受診して高血圧と診断されることは少なく、無症状ながら健診や他の疾患で受診して偶然発見されることが多くみられます。また、高血圧緊急症（☞別項参照Q：118）を除いて、血圧値と訴える症状に直接の関連は認められません。高血圧緊急症とは、すぐに降圧治療を開始しなければ致命的となりうる病気の状態です。● 通常、本態性高血圧と呼ばれますが、原因不明ということであり、その発症には遺伝因子と環境因子が関係すると考えられています。単一の遺伝子のみで発症するものではなく、食塩の摂りすぎ、アルコールの飲みすぎ、肥満、ストレスなどの環境因子が相互に関連し合って血圧上昇にはたらいています。● 最高血圧で140mmHg 以上、あるいは最低血圧で90mmHg 以上（WHO）、または降圧薬を服用している人が高血圧と定義されます。さらに、二次性高血圧（☞別項参照Q：285）が否定されると本態性高血圧と診断されます。● 次に高血圧があると家族歴などを含め詳しい問診の上、変化をきたしやすい心臓や血管の障害の程度、心血管病の合併の有無やその障害程度などが検査されます。多岐に及ぶ検査がありますが、必要に応じて順次進められます。さらに血圧を高めるような内在する病気（二次性高血圧）がないかどうかも調べます。● 本態性高血圧を治療することで心筋梗塞や脳卒中などの病気の予防になります。治療の基本はまず生活習慣の改善です。1日6g 未満の食塩制限、野菜、果物の積極的摂取およびコレステロール・飽和脂肪酸（動物脂肪など）の摂取制限、適正体重の維持（BMIを25以下に減量）、運動療法（継続的で比較的弱い力が筋肉にかかり続ける有酸素運動を毎日30分以上行うことを目標）、アルコール制限（節酒）、禁煙が有効です。● 医師の

指導のもと、薬物療法を考慮することが基本です。

【健診医からコメント】健診の場では高血圧の方は日常的にみられます。健診の場（ないし病院）でとりわけ高血圧になるいわゆる"白衣高血圧（ホワイトコート症候群）"があるので、ゆったりした状態で何度か測定します。健診などで、高血圧症を指摘されたら、できるだけ循環器科の専門医に相談する必要があります。さらに、必要に応じて高血圧専門医（高血圧学会により認定）に相談するのが適切です。高血圧の良好なコントロールが1年以上続くと、降圧薬の用量や数を減らせる可能性があります。このような場合も自己判断するのではなく、日常診てもらっている医師に相談することが重要です。もちろん、自らは生活習慣の是正に努めなければなりません。また家庭での血圧測定は必須ですが、上記ガイドライン2014改訂版でも、血圧測定に関しては、家庭血圧のほうが予後予測能は高く、"家庭血圧を診察室血圧より優先する"とされています。

Q:105: 血圧の正しい測り方は？

A：[担当科]：循環器科

【概要】血圧に関連する疾患は多く、しかも重要です。血圧を問題にするにはまず、血圧の正しい測り方を知っておく必要があります。
◉ 人間の血圧は、時間や環境によって容易に変動します。したがって、きちんとした手順や環境を整えて、定期的に測定する必要があります。◉ 食事、飲酒、喫煙、運動、入浴、仕事など、状況によって数値は変動します。血圧管理の第1歩は、正しい血圧測定から始まります。◉ 血圧を正確に測るためには、以下のポイントが重要です。
＊信頼できる血圧計を選択する、＊上腕部にカフ（バンド）を巻くタイプのものがお勧めです。＊病院などで使用されることの多い聴診器を使うもの（コロトコフ法）でなく、デジタルでわかる（オシロメトリック法）ものが便利です。＊まずリラックスします、測定前1時間位の間には、食事・入浴・運動は避けるようにします。＊必ず座って測定します。その際「心臓の高さにある上腕の血圧を座って計測

した値」が基準です。＊ほぼ同じ時刻に測る、といったことが大切です。◉ 診察室血圧と家庭血圧では異なります。病院と家庭の数値では、10〜30mmHg もの差があることがあります。診察室で測定した血圧は「診察室血圧」または「随時血圧」と呼ばれ、家庭で測る「家庭血圧」に比べると、収縮期血圧で20〜30mmHg、拡張期血圧で10mmHg も高くなる場合もあります。◉ 診察室血圧が140/90mmHg以上で高血圧、家庭血圧が135/85mmHg 未満で高血圧でない場合、「白衣高血圧」と呼ばれます。◉ 家庭血圧が高血圧で、診察室血圧が高血圧でない場合、「仮面高血圧」または「逆白衣高血圧」と呼ばれます。白衣高血圧は積極的に治療せず、経過をみる場合が多いですが、仮面高血圧を仕事などを控えめにしてどうなるか、リラックスしてどうなるかなどを試し、実態を知ることが大切です。いつも高めとなれば心血管の病気になるリスクが高いので、治療が必要な場合もあります。◉ 家庭血圧のメリットは、自分の自然な血圧を示してくれること、毎日測定できることです。

【健診医からコメント】血圧測定は健康管理の要ともいえます。普段の自分の血圧を知っておくことが大変重要です。そしていつもの家庭血圧が何より信頼できます。

Q：106：血管性認知症ってどんな病気？
A：[担当科]：神経内科

【概要】認知症が大きな社会問題となっています。本症は脳卒中（脳血管障害）によって認知症が現われるものをいいます。最近では脳血管障害による軽度認知障害から認知症までを含めて血管性認知症といいます。◉ 認知症のうち半分がアルツハイマー病（☞別項参照Q：014）で、1/3が脳血管性認知症、実際にないものが見えたり（幻視）、手足がふるえたりするレビー小体型認知症が10％余りです。◉ 多くは、脳の太い血管（皮質性＝脳の外側の薄い層で知覚、思考、記憶等に関係）や細い血管（皮質下性＝脳の中心の部分）が詰まり（梗塞）、酸素が運ばれなくなり、神経細胞（ニューロン）やそこから

出る神経線維が壊れて認知症になります。さらに、記憶に関係する部分に脳卒中が起きてなる場合や脳の血液の流れが悪くなって（低灌流型）、認知症になる場合もあります。● アルツハイマー病とよく似た症状が現れますが、アルツハイマー病は徐々に悪くなるのに対し、本症では階段状に悪くなるとか、症状の動揺があります。また、記憶障害より運動障害や感情障害が目立ちます。● 認知症の中心的な症状（中核症状）と行動・心理症状に対する薬物治療が行われます。さらに脳血管障害の再発予防、危険因子の調整が必要となります。高血圧、糖尿病、脂質異常症などの疾患があればその治療・予防が大切です。

【健診医からコメント】健診の場でも脳卒中経験者が時々受診されます。多くは治療継続中ですが、危険因子を取り除いて認知症にならないように心がけることが大切です。脳血管性認知症の人でも危険因子を除くことにより、認知症の悪化を防ぐことができます。脳血管性認知症の人は無気力・悲観的で、抑うつ傾向があるため、個々の人に適した対応が必要であり、周囲の人が支えることで、孤独感、不安感、抑うつを解消してあげることが大切といわれています。

Q：107： 血痰ってどんなもの？

A：[担当科]： 呼吸器科

【概要】血痰は痰に血が混じる状態です。昔は結核が心配されましたが、こんにちではそれに代わって肺癌が心配されるようになっています。気道から真っ赤な血液を喀出（多くは咳を伴って出血してくる）してくる場合は喀血（かつて90％は結核でした）といわれ、血痰と区別されます。● 原因となる疾患はいろいろあり、急性気管支炎、肺癌（中心性肺癌；肺門近くに出来た癌）、結核、肺炎、気管支拡張症、気管支喘息、花粉症、風邪（インフルエンザ）、副鼻腔炎などがあげられていますが、40％が風邪など、いわゆる上気道炎が原因といわれています。● 血痰の起こり方で疾患の特徴があります。風邪など体調がすぐれない状態で何度も咳をしているような状況の

ところに血痰があれば気管支炎が考えられます。また、どこにも悪いところがないと思っているのに、咳や痰が出るという人が意外に多くいます。この症状は、喫煙者には多いですが、長期にわたって高頻度に血痰が出るときは肺癌の疑いがあります。◉ いずれにしろ"血痰"は重要なサインです。早期に治療が急がれる疾患の発見のためにも専門医を受診すべきです。

【健診医からコメント】血痰を繰り返す場合には、すぐに呼吸器科を受診しましょう。できれば、紙ではなくて、ガラスの容器などに痰をとって、医師にみせるようにすると、診断の助けになります。

Q:108: 血尿ってどんなもの？
A:[担当科]:泌尿器科、腎臓内科、内科

【概要】血尿は尿に血液が混じることです。尿中の赤血球数が20個/μl 以上、尿沈渣5個/HPF（400倍視野）以上が血尿と定義されています（血尿診断ガイドライン2013）。赤褐色など色調変化があり顕微鏡的尿沈渣で赤血球が含まれれば肉眼的に確認できる血尿とされますが、この場合は1l の尿中に1ml 以上の血液が入っているとみられます。出血であることが目に見える肉眼的血尿と、健診などで指摘される顕微鏡的血尿（潜血）とがあります。◉ 血尿が発見される頻度は年齢とともに増え、男性に比較して女性に多くみられます。血尿は肉眼的血尿にせよ、顕微鏡的血尿にせよ大変重要なサインです。血尿を契機にいろいろの病気が見つかることがあるからです。たとえば膀胱癌の85％は肉眼的血尿を契機として発見されているといわれます。◉ 健診における潜血陽性率は、大学生で4～5％、40代では男6％、女10％、60代では男11％、女24％、80代以上では男17％、女29％といわれています（女性は月経血による疑陽性がかなり含まれていると思われます）。◉ 原因としては悪性腫瘍や結石、膀胱炎などの炎症、腎臓の内科的な病気のこともあります。結石では腰痛などの症状を、膀胱炎では何度もトイレに行きたくなる頻尿がみられます。顕微鏡的血尿を起こす主な病気は、腎臓の糸球体

になんからの原因があることがあります。この場合、同時に蛋白が混じっているかが重要なサインになります。◉ 血尿が悪性腫瘍(癌)のサインのことがあります。中年以降では尿路の癌(腎癌、腎盂癌、尿管癌、膀胱癌など)の可能性があります。◉ 血尿がある場合は専門医(泌尿器科、腎臓内科など)で調べてもらうことが大切ですが、出血の原因がなかなかわからないこともあります(特発性腎出血)。

【健診医からコメント】採尿法としては、早朝の第一尿採取、前日夜にはアスコルビン酸(ビタミンC)を多く含む食品の摂取は控えることが推奨されています。健診での採尿方法は、細菌の混入を少なくするため中間尿といい、出始めの尿を捨てて、25～50ml程度採尿します。なお、自分でわかる血尿(肉眼的血尿)については別項(☞別項参照：Q：043)を参照されたい。この場合は即刻専門科へ受診します。健診などでの潜血尿では一定以上の場合は精密検査が必要と判定されます。その場合も、一度は専門科を受診すべきです。

Q：109：血便ってどうして出るの？
A：[担当科]：消化器内科、肛門科

【概要】血液の混じった便が肛門から排出される状態を「下血」といい、その色調の違いから黒色の場合を「タール便」と、鮮血に近い場合を「血便」といいます。下血は口腔から肛門まですべての消化管からの出血が原因となりえます。◉ 胃や小腸など肛門から遠い部位からの出血では、出血した血液が胃液による変化や腸内細菌により分解をうけるためタール(コールタール)のように黒色に変色します(タール便)。一方、肛門から距離的に近い部位、つまり結腸から肛門までの出血では、そのまま排出されるため、鮮紅色の血便となります。◉ 原因にはいろいろあり、痔核、裂肛(肛門の外傷です。肛門痛や違和感を伴い、排便時出血)、大腸ポリープ、早期大腸癌(少量のため気付かないことも)、進行結腸癌、直腸癌(排便習慣の変化、スッキリしないしぶり腹状態のことも)、潰瘍性大腸炎(慢性、粘液

混入、下痢傾向)、虚血性大腸炎、そのほか大腸憩室症、出血性大腸炎、偽膜性腸炎など多様な疾患があります(☞それぞれ関連項参照)。● 出血の様子で診断が推定でき、検査が選ばれます。黒いタール便の場合は、下血であり、食道・胃・十二指腸などからの出血が考えられるため、まず上部消化管内視鏡検査が選ばれます。肛門に近い場所からの鮮出血が考えられれば直腸指診(直腸に指を入れて内部を探るもの)は欠かせません。直腸癌の半分はこれで手指に触れることができるといわれます。下部の出血が疑われる場合には、下部消化管内視鏡検査が行われます。腸管内容を排除してきれいにしなくとも、緊急に内視鏡検査ができることが多く、腸管を内視鏡で洗浄しながら、ある程度の検査ができます。● 上・下部内視鏡検査で出血源不明のことがあります。こんにちでは小腸カプセル内視鏡や特殊な小腸内視鏡(ダブルバルーン内視鏡など)が多くを解決してくれます。● 出血に対しては、多くの場合、内視鏡的に直接止血ができます。そのあと、疾患に応じた根本治療と全身に対する治療が行われます。● 重篤な(重い)基礎疾患を有する高齢者中心に時としてみられる急性出血性直腸潰瘍があります。この場合は大量出血のことがあり、輸血をはじめとした救急処置が必要となり、緊急対応となります。

【健診医からコメント】一定以上の下血があれば、即刻、消化器専門医を受診すべきです。多くの疾患があり、早期に診断し、処置しておくことが必要です。急性、大量出血の場合は救急医療が必要です。救急車等で救急病院に搬送します。黒色便は多くは出血の証拠であることを知っておくことが重要です。

Q:110: 健康食品ってどんなもの？
A:[担当科]:健康管理科
【概要】健康の保持増進に役立つものであるとして、その機能が宣伝され販売・利用される、健康食品として他の食品とは区別されて呼称される一群の食品があります。学術的な認識とは関係なく社会的

な認識において、これら健康食品の一部は行政による機能の認定を受け「保健機能食品(ほけんきのうしょくひん)」と呼ばれています。それ以外では効果の確認及び保証はなされていません。● 業界団体である日本健康・栄養食品協会(旧)は厚生省の指導により規格基準を設定し、1986年より「健康補助食品」の認定マーク（JHFAマーク）を発行しています。● 2013年12月にはアメリカのジョンズ・ホプキンス大学の教授をはじめとする医師らが医学誌上にビタミンやミネラルなどのサプリメントは健康効果がなく、十分な栄養を取っている人にはむしろ害になる可能性があるという研究結果を発表しています。● 日本の法律(医薬品医療機器等法及び食品衛生法)では、口に入る物は「食品」か「薬」のどちらかであり、「健康食品」というカテゴリー（区分）は存在しないとなっています。健康食品は法律上、あくまでも「食品」として扱われます。● 1991年に保健機能食品制度が定められ、国の定めた規格や基準を満たす食品については保健機能を表示することができるようになっています。保健機能食品には、科学的根拠を提出し表示の許可を得た「特定保健用食品（トクホ）」と、特定の栄養素を含み基準を満たしていれば表示が可能となる「栄養機能食品」があります。そして、健康食品から保健機能食品を除いたものを、「いわゆる健康食品」と表現しています。● 医薬品、食品ともに厚生労働省の医薬食品局(ただし、食品は、局内部組織の食品安全部)が監督しています。● ことに脂溶性のビタミンでは過剰症が問題になることもあります。例えばビタミンA過剰症では皮膚乾燥、無気力、眼球乾燥など、ビタミンD過剰症では高カルシウム血症、腎障害(多尿)、石灰沈着、ビタミンE過剰症では、頭痛、疲労、吐き気などといわれます。

【健診医からコメント】いわゆる健康食品、栄養食品あるいはサプリメントといったものが盛んに広告されていますが、通常のバランスの取れた食事をしていれば健康体の維持には支障ないとされています。すべて食品として扱われていますが、摂取すればするほどよいというものではありません。過剰という危惧(きぐ)すべき場合もあります。

Q：111：月経困難症ってどんな病気？
A：[担当科]：婦人科

【概要】月経困難症とは、月経に随伴して起こる病的なさまざまな症状です。日常生活に支障が生じるほどのもの、治療が必要なほどのものを月経困難症といいます。● 月経時に下腹部痛、腰痛などの疼痛を訴え、仕事や学業などの社会生活が困難になることもあります。頻度の高い順に、下腹痛、腰痛、腹部膨満感、悪心、頭痛、疲労・脱力感、食欲不振、いらいら、憂うつなどであるといわれます。● 器質的な異常を伴わない機能性月経困難症（原発性月経困難症）と器質的疾患を伴う器質性月経困難症（続発性月経困難症）に分けられます。機能性月経困難症の原因としては、月経時に子宮内膜でつくられるプロスタグランジン（生理活性物質）の産生過剰などが考えられています。プロスタグランジンは全身の平滑筋を収縮させて頭痛、嘔吐や子宮の疼痛を引き起こします。器質性月経困難症は、子宮腺筋症（子宮内膜が子宮の筋肉の中にできる病気）などによるものが多いといわれます。● 疼痛症状の程度を評価する方法があり、痛みを5段階に分け、0：痛みは、ほとんどない、1：痛みはあるが、日常生活は普通に行える、2：痛みのために、日常生活に差し支えることがある。鎮痛薬（痛み止めの薬）をのめば、仕事や学校を休むことはほとんどない、3：痛みのために、日常生活に支障をきたしている。鎮痛薬をのんでも仕事などを休むことが多い、4：痛みのために動くのもつらく、一日中横になっている、のなかから選ぶようになっています。● 最近の日本の調査では、月経がある女性のうち、0から4までの頻度はおのおの、約22、46、27、4.2％といわれています。鎮痛薬を必要とするものが全体の約1/3程度であることがわかります。● 検査としては、内診、直腸診、超音波断層法などにより器質的疾患の有無を調べます。子宮内膜症（☞別項参照Q：144）、子宮腺筋症、子宮筋腫（☞別項参照Q：141）の診断にはMRIが有用といわれています。● 器質的疾患が原因の場合は、その疾患の治療を行います。機能性月経困難症では、軽度であれば鎮痛薬の投与による

経過観察が多いようです。器質的な場合は手術をすることもあります。

【健診医からコメント】月経困難症は若年女性にはかなりの頻度でみられますが、年齢とともに、また、出産回数とともに減少します。市販の鎮痛薬で対処できる程度のものであれば様子をみてもよいと思われますが、痛みの程度が強い場合や、年齢が高いにもかかわらず月経困難が現れた場合は、産婦人科への受診が望まれます。

Q:112: げっぷ、胸やけ、胃もたれ、どうして？
A:[担当科]:消化器内科

[はじめに：げっぷ、胸やけ、もたれ感を生じる疾患は多岐にわたります。食道、胃などの消化管における機能性疾患や悪性腫瘍などの器質的疾患だけでなく、循環器疾患や精神疾患などでも生じることがあります。そのため、上部消化管内視鏡検査などの画像診断で器質的疾患や他の疾患を除外することが重要となります。]

1. げっぷ

【概要】通常でも炭酸飲料やビールを飲んだ後には"げっぷ"がよく出ます。こうしたげっぷは誰にでもよくある生理現象です。一般には口から飲み込んだ空気がいわゆるげっぷになって出てくるものです。満腹になるまで急いで食事を摂る際、一緒に空気も飲み込むことがあります。● 胃腸の調子が悪くてげっぷが出ることがあります。腸の調子が悪く腸内の悪玉菌が多くなると食べ物のカス（食物繊維）の腐敗が進み、胃腸にガスが発生してげっぷやおならが増えやすくなります。● 空気嚥下症（呑気症）といわれる疾患があります。多くは精神的な要因によって、唾液とともに空気を飲み込む量が増え、げっぷや腹部膨満感が現れるようになった状態です。頻度は多くありませんが、治療は難しいことがあります。

【健診医からコメント】多くの国で人前でのげっぷはエチケット違反となるようです。少々の「げっぷ」は人間生活上あまり問題にはなりません。上記の呑気症の原因と思われる点で、自分でも察しが

付く習癖があれば是正すべきです。げっぷそのものには体質的（精神的）要素がうかがわれることが多いようです。

2. 胸やけ

【概要】前胸部から胸骨裏面（むなぼねの後ろ）にかけて焼けるような感じがします。胃液や胆汁が食道を逆流して食道粘膜を刺激するためです。多くは胃食道逆流症（逆流性食道炎）で認められます（GERD ☞ 別項参照Q：099）。◉ 基礎に食道と胃のつながり付近に機能異常があり、胃の一部が食道方向へと滑り出していたり（ヘルニア）、胃液の過剰分泌があったり、胃切除後であったりします。◉ 生活習慣も関係しがちで、暴飲・暴食、喫煙、高脂肪食やチョコレートなどの摂取が関係します。起こりやすさには、多くは個人差があります。◉ 食道の内視鏡検査で食道下端が赤くなっていたり、ただれができていたりすることがよくみられます。しかし、変化を指摘できないこともあります（NERD）。◉ 食道下端の括約筋を強めて逆流を抑える薬剤とか、胃酸の出方をすっかり抑えてしまう薬剤（プロトンポンプ阻害薬：PPI）が治療薬として有効です。◉ 逆流性食道炎が長期に持続すると、バレット食道といわれる粘膜変化が起こり、稀に食道癌（この場合は腺癌、通常は扁平上皮癌）を併発することがあります。

【健診医からコメント】健診受診者には胸やけを訴える方が大変多くいます。受診時行われることの多い胃透視検査で食道裂孔ヘルニアを有する方が多くみられますが、ヘルニアがあっても、胸やけを訴えない方もいます。またおなかが立派（腹囲が大きい）で腹圧が高そうな方も胸やけしやすいようです。この点でも太りすぎないようにすることも大切です。また。薬はよく効きやすいですが、食生活の改善などで胸やけが軽快し、薬を休んでも支障ないようなときは、無理に服用しなくてもよいでしょう。

3. 胃もたれ

【概要】"胃もたれ"は何らかの原因で胃の運動機能が低下したり、胃酸が出にくくなったりすることで食べたものがきちんと消化され

ず、胃の中に停滞してしまうことで起こります。● 脂っこいものや刺激の強いものの食べ過ぎ、暴飲暴食、早食いなどをすると、胃に大きな負担がかかるので、一時的に胃の運動機能が低下し、胃もたれが起こりやすくなります。加齢や運動不足などによって、胃の働きが低下すると、食べたものを消化するのに時間がかかり、胃の中に長く留まってしまうので、胃もたれが起こりやすくなります。● 胃の働きをコントロールしているのは「自律神経」です。自律神経には、交感神経と副交感神経があり、それぞれが相互に作用してバランスよく働くことで、体のあらゆる機能を調整しています。しかし、過度なストレスがかかると交感神経だけが活発になってしまい、自律神経のバランスが崩れ、胃もたれが起こりやすくなります。こうした症状は近年「機能性ディスペプシア」と呼ばれています（☞別項参照Q:078）。その場合、上部消化管内視鏡で胃に器質的な疾患（潰瘍や癌など）がないことを確認しなければなりません。まだはっきりされていない部分もありますが、ストレスや不規則な生活、ピロリ菌の感染、胃酸の刺激などの関与が考えられています。胃もたれが一時的なものではなく、慢性的に続いている場合は、胃に炎症や潰瘍、癌ができている可能性もあるので、病院を受診しましょう。
【健診医からコメント】胃部（心窩部）にはっきりしない症状が続くときは、消化器内科を受診すべきです。検査を受けたうえで異常がなく、症状が持続する場合は、機能性ディスペプシアが考えられます。こんにち専用の薬剤も出ています（アコチアミド）。

Q:113: 抗凝固・血栓溶解療法ってどんなもの？
A:[担当科]: 救急科、循環器科
【概要】脳梗塞や心筋梗塞をはじめ、大事な血管に血液が詰まることで重大な病気を発症します。そうした病気を予防するために血液が固まりにくくする治療があります（抗凝固療法）。また、血液が詰まってしまった重篤な状態（梗塞）を詰まった血栓を溶かして血流を回復させようという治療があります（血栓溶解療法）。● 梗塞と

は、他の血管から血流の助けをもらえない、かけがえのない終動脈（毛細血管と直接つながる動脈）が支配していた領域で血液不足（虚血）が起こり、ついには酸欠状態で組織が死んでしまう（壊死）状態です。● 脳梗塞（☞別項参照Q：081）、心筋梗塞（☞別項参照Q：086）はじめ、血管が詰まってしまう病気はいずれも重大な病気ですが、他には肺塞栓症といった病気があります（☞別項参照Q：316）。● 血液が固まる原因にはいろいろあります。それは①血が固まる力が強くなった状態（凝血能亢進）、②動脈硬化をはじめとした血管壁の障害、③血流の乱れや停滞をきたす心房細動などによる血栓形成です。● 血液が固まりにくくする薬があります。俗に血液サラサラにする薬です。誰にでも血液が固まる仕組みが備わっていますが、その仕組みの大事な部分に血液成分の一つである血小板が大きな働きをします。その血小板の働きを抑える薬があります（抗血小板薬）。また風邪などで、よく熱さましに使われるアスピリンといった薬があります。これらも血液をサラサラにし、梗塞の予防に使われます。● いったん固まってしまった血栓を溶かそうとする薬もあります。しかし、血栓ができてしまうと時間とともに強く固まって、時間がたつと溶かせなくなります。特に脳梗塞で力を発揮しますが、梗塞を起こしてから4.5時間以内なら血栓を溶かしてくれる薬としてウロキナーゼ型プラスミノゲン・アクチベーター（u-PA）と組織型プラスミノゲン・アクチベーター（t-PA）といった薬があります。● 突然発症した胸痛、呼吸困難、麻痺、失語などは血栓症を疑わせる症候です。こうしたことがあれば即刻、救急車で専門施設に急行しなければなりません（脳梗塞発症から4.5時間以内、早ければ早いほどよい）。● 抗凝固・血栓溶解療法は重篤な出血イベント（発症事例）を増加させるので、メリットがリスクを上回るかどうか天秤にかけ、慎重に検討されます。患者さん、家族との合意も大切です。

【健診医からコメント】こんにち、健診受診者に、抗凝固療法を行っている方はたくさんいます。多くは脳梗塞や心筋梗塞の予防、ある

いは再梗塞を予防しています。上記の突然発症した胸痛、呼吸困難、麻痺、失語などのサインがあれば即刻、救急車対応です。時間が問題です。一刻を争います。

Q:114: 口腔癌、咽頭癌、喉頭癌ってどんな病気？
A:[担当科]：口腔外科、耳鼻咽喉科、頭頸部外科

[はじめに：頻度は多くはありませんが口の中（口腔）、のどの奥（咽頭）、声に関係する場所（喉頭）にも癌はでます（頭頸部癌）。頻度は癌全体の約2％程度です。毎日の食事に関係したり、声を出す部位なので、症状の点でなかなか姿が見えない深部の癌とは少々違います。それなのに見つかったときは結構進行していることも少なくないという厄介な癌でもあります。口腔の癌、口腔真正面奥の中咽頭癌、その上部の上咽頭癌、下部の下咽頭癌、そして咽頭の前の声を出す部分の喉頭癌があります。咽頭から胃までの経路が食道です。]

1. 口腔癌
【概要】口腔癌は、舌、口腔底、上・下歯肉、頬粘膜、硬口蓋に発生する癌の総称です。口腔内の違和感、疼痛、出血などを主訴とすることが多いようです。時には20歳台の若年発症も認められるので油断できません。● 舌癌（☞別項参照Q：208）、舌と歯ぐきの間にできる口腔底癌、歯肉癌、頬粘膜癌、上あごにできる硬口蓋癌などがあります。● 口腔内の不衛生、たばこ、アルコールなどが危険因子としてあげられています。● 多くは口腔内の痛みです。口腔底ではアフタ性口内炎と間違えられることが多く、歯肉癌ではむし歯による痛みと間違えられて抜歯されることがあります。初期にはしみたり、違和感もありますが、進行すると痛みが著しくなり、潰瘍や腫瘤を形成します。また、あごの周囲や歯肉がはれてきたりします。粘膜が部分的に赤くなり、痛みを感じたり食べ物がしみたりする時には初期の癌であることがあります。● 部位により異なりますが、放射線治療や手術治療が行われます。早期に見つかれば完全に治ることも期待できます。

【健診医からコメント】一般にもよくある症状ですが、口腔内の違和感、疼痛、出血などがあり、続くようであれば歯科ないし口腔外科を受診すべきです。癌は早期診断早期治療が原則です。

2. 中咽頭癌

【概要】中咽頭癌は咽頭側壁、舌根、咽頭後壁、軟口蓋にできる癌の総称です。中咽頭癌は頭頸部癌に含まれます。同じく頭頸部癌に上咽頭癌、下咽頭癌、喉頭癌も含まれますが、それぞれ治療方法が異なります。中咽頭癌では扁平上皮癌が最も高頻度です。◉ 舌癌と同様、口腔内の不衛生、たばこ、アルコールなどが危険因子としてあげられています。しかし従来型の喫煙、飲酒によるものは減少傾向にあり、近年ヒト乳頭腫ウイルス（HPV）による癌が増加しつつあります。HPVはいろいろの種類がありますが、子宮頸癌はじめ性感染症でもあります。◉ 初期症状は、食物をのみ込むときの違和感、しみる感じなどです。やがてのどの痛みやのみ込みにくさ、しゃべりにくさなどが少しずつ強くなり、さらに進行すると耐えられない痛み、出血、開口障害、嚥下障害、呼吸困難など生命に危険を及ぼす症状が出現します。◉ 舌根癌を早期発見するために、食べ物をのみ込む時に違和感やしみる感じがある場合には、早めに耳鼻咽喉科もしくは頭頸科を受診してのどの奥を診てもらうことが大切です。◉ 治療は放射線単独でも根治が可能であるともいわれますが、進行度により、同時化学療法の併用が行われます。

【健診医からコメント】歯の周囲の痛みがあり、歯科治療をしても痛みが消えない時は、耳鼻咽喉科を受診して口腔内の診察を受けるべきです。

3. 上咽頭癌

【概要】上咽頭癌は東南アジア、特に中国南部に多い癌です。本邦は欧米とともに低発生地帯に属しています。年齢は40～60歳台に多いですが、10歳台の若年者にも少なからず発生します。◉ ヘルペス属のエプスタイン・バー・ウイルス（EBV）との関連が指摘されているほか、飲酒もリスクファクターとなっています。◉ 部位的特徴

もあり、鼻づまりと鼻出血があったり、耳の詰まったような感じや片側性の難聴、動眼神経が障害されると物が二重に見えたりします。
◉ 上咽頭に癌が発生しても、症状に乏しく上咽頭は音なしの場所（silent area）ともいわれたりします。◉ 上咽頭の観察には軟性内視鏡が用いられます。◉ 組織学的には扁平上皮癌で、放射線治療が標準治療となっています。

【健診医からコメント】なかなか診断しにくい場所です。もしも鼻汁に血が混じったりする症状が続いたりすれば、なるべく早く耳鼻咽喉科を受診すべきです。

4．下咽頭癌

【概要】比較的早い段階から頸部リンパ節に転移をきたすため、約70％の症例が初診時すでに進行癌であるといわれます。◉ 症状は咽頭違和感や持続する咽頭痛、嚥下時痛、嚥下困難、嗄声・血痰・呼吸苦などが主です。◉ 診断には内視鏡による観察と生検が必須です。通常の喉頭内視鏡での観察が困難なため、上部消化管用内視鏡を使い診断します。◉ 喫煙や飲酒が発症の危険因子として知られており、患者さんの約90％は50歳台以上の男性です。食道癌や口腔癌など、他の喫煙・飲酒関連癌の重複も多く認められスクリーニング検査は欠かせません。◉ 早期癌で発見されると、（癌）粘膜剥離術（ESD）で負担なく切除できます（☞別項参照Q：016）。

【健診医からコメント】喫煙・飲酒関連癌といわれるように、ある種の癌は生活習慣病です。たばこは癌の大きな原因です。特に食道癌と密接な関連があります。食道癌が見つかったら下咽頭癌の存在を疑い、下咽頭癌では逆に食道癌を疑うべきです。

5．喉頭癌

【概要】喫煙との因果関係が明らかになっています。また、飲酒歴や胃食道逆流症（☞別項参照Q：099）の影響も指摘されています。喉頭癌と同時に胃食道逆流症の治療を行う必要のある場合があります。◉ 癌が声帯に発生した場合は、声がれ（嗄声）で発症し、比較的早期に発見されることもあります。それ以外では必ずしも声の症状

を呈してきません。時に無症状のまま腫瘍が増大し、気道狭窄、嚥下困難などの症状で発見される場合もあります。癌の浸潤によって声帯運動障害や胸腔内で迷走神経（脳神経の一つ）から分枝した神経である反回神経麻痺が起こって声がかれます。● 耳鼻科では内視鏡で病変そのものや反回神経麻痺（声帯の開閉が異常になる）の有無などを診断、場合により癌を発見しやすい狭帯域内視鏡（NBI）を使用します。● 扁平上皮癌で放射線感受性が高く、周囲への浸潤がない小さな癌では、かなりの確率で治ります。術後に食道発声や人工喉頭により会話ができるようになります（無喉頭のリハビリテーション）。

【健診医からコメント】この癌も喫煙と深い関係があります。早く見つかれば治る可能性も大きいです。風邪などとは関係なく、愛煙家でしゃがれ声（嗄声）が1ヶ月続く場合には、必ず耳鼻咽喉科を受診すべきです。呼吸が苦しい、喘鳴（ゼーゼーした呼吸音）があるといった場合はなおさら早めに診察を受けてください。

Q：115：口腔乾燥症ってどんな病気？
A：[担当科]：歯科、口腔外科

【概要】唾液分泌の減少などによる口腔乾燥状態を表す症状名であり、その原因は多岐にわたります。そのため、専門科の判断が重要になります。● 唾液を分泌する唾液腺には耳下腺、顎下腺、舌下腺の3大唾液腺と、唇、頬、口蓋、臼歯、舌の粘膜に散在する小唾液腺があり、耳下腺は漿液性の唾液を、顎下腺も主に漿液性の唾液を、舌下腺は主に粘液性の唾液を分泌し、安静時には、70％は顎下腺から、23％は耳下腺から、5％は舌下腺から分泌されるといわれます。● 自己免疫疾患であるシェーグレン症候群の口腔症状としてよく知られていますが、本症の多くは、薬剤の副作用、糖尿病や更年期障害、腎不全、口腔周囲の筋力の低下、加齢、ストレスなど複合的な要因で発症するといわれます。薬剤の場合は主なものとして利尿剤、抗コリン剤、抗ヒスタミン剤などがあげられています。● 症状とし

ては、水分の少ない食品が飲み込みにくいなどの嚥下障害、味覚障害、口のなかがねばねばする、唇・舌・口のなかの粘膜の乾燥や夜間の乾燥感といった症状が現れます。う蝕(むし歯)の多発、舌苔の肥厚、口内炎や口臭が生じます。● 安静時唾液分泌量(基準値1.5ml/15分)、刺激時唾液分泌量(基準値10ml/10分)、サクソンテスト(ガーゼを噛んで唾液分泌量を測る：基準値2g/2分)を測定し、分泌量が基準値以下の場合は口腔乾燥症と診断します。● 原因によって治療法は多少異なってきますが、シェーグレン症候群では唾液分泌を促進する薬が使用されます。原因除去が困難なものや治療期間中で症状が改善するまでは、保湿剤入り洗口液、保湿ジェル、人工唾液などによる口腔内湿潤・乾燥症状の改善、リップクリームによる口唇の保湿などの対症療法が行われます。

【健診医からコメント】シェーグレン症候群では唾液分泌を促進する薬が保険でも認められています。唾液の減少は口腔内の自浄作用が不良となり、う歯、歯周病、口腔カンジダ症が発生しやすく悪化しやすい状態になりやすいので、口腔を清浄に保つことが大切です。

Q：116： 口腔ケアと喫食ってどんなこと？
A：[担当科]：歯科、口腔外科、など

【概要】医療では命をつなぐためにきちんと食べる「摂食」については強調されますが、食事を楽しんでおいしく食べる「喫食」については従来、多くは触れられません。心身で生きている人間にとっては、喫茶、喫食も大変重要です。● ところで、喫食を邪魔する口腔の不調や疾患があります。常に体のためにも喫食を妨げる口腔の不具合や疾患などの喫食障害を予防したり治療したりすることが大切です。● 口腔のトラブルとしてはまず、①歯の問題があります。「8020運動」というのがあります。80歳になっても20本の歯を守り残しましょうという趣旨です。さらに歯の障害は全身病にもつながります。②あごや顔面の不調があります。③体全体の調子が強く関係します。④家庭不和、職場ストレスなどの心の問題も大きいといわれます。

⑤食事の環境があります。家族や仲間で楽しく食べたいものです。
⑥食事がおいしいものであることも基本的に大切です。好き嫌いはあるとしてもバランスの良いおいしい献立が大切です。◉ 歯をはじめ、口腔の不調は気づき次第、早め早めに歯科なり、口腔外科なり、時には内科に相談すべきです。摂食を妨げる多くの不調や疾患がありますから、早めに専門に相談することです。◉ 何よりもまず、手近に自分でできるのが歯の管理です。子供時代からの習慣が大事ですが、何歳になっても日に2度や3度、少なくとも就寝前の歯磨きは欠かさないようにすることが大切です。体質であまり歯磨きをしないで済む人もいますが、それは例外と捉えるべきです。◉ 口腔の調子を良好に保つことで、喫食でき、それがまた健康、好調な口腔の維持にもつながります。

【健診医からコメント】健診の際、口腔の状況も必ず診ますが、無傷のきれいな歯をしている方は受診者の2割前後です。複数回の歯磨きを心掛けている方が大部分です。そういう方には『歯は宝ですよ、あなたは宝もちですよ。歯が丈夫だと、しないで済む病気が幾つもあるよ！』と話します。ちなみに、心臓弁膜症の手術など、大切な全身病の手術の前には、歯周病など、必ず歯の治療を先行して行います（☞別項参照Q：146）。

Q：117：高血圧性心疾患ってどんな病気？

A：[担当科]：循環器科

【概要】高血圧は日本人では最も頻度の高い生活習慣病の一つで、動脈硬化症の重要な危険因子です。ほとんどが原因不明とされる本態性高血圧症（☞別項参照Q：104）です。高血圧がもとで、脳卒中、心筋梗塞、心不全、腎不全などに至り死亡します。高血圧が原因で心臓に障害の起きた状態を高血圧性心疾患といいます。◉ 血圧はわずかずつ高くなっていくこともあり、自覚症状が乏しく放置されがちで、健診等で発見される例が多くなっています。◉ 診断に欠かせないのは正確な血圧の評価です。血圧はよく変動します。健診ない

し医療機関での測定はしばしば真の血圧でない場合があります。したがって家庭で測る"いつもの血圧"(家庭血圧)が重要になります。
● 動脈の中の血圧は、心臓の収縮、拡張に応じて上がったり下がったりします。収縮期血圧(最高)140mmHg以上、あるいは拡張期血圧(最低)が90mmHg以上であれば、高血圧と診断されます。平成24年国民健康栄養調査の結果で、最高血圧の平均値は、男性134.6mmHg、女性127.3mmHgであり、最高血圧が140mmHg以上の人の割合は、男性35.7%、女性25.5%といわれます。● 高血圧があると、心臓は絶えず強い圧力をかけて血液を送り出さなくてはならず、筋肉が厚くなって心肥大を起こします。さらに高血圧が続くと徐々に心臓は疲弊し、その結果、心臓のポンプ機能が低下し、心不全(☞別項参照Q:171)を起こすようになります。● 高血圧性心疾患には、高血圧という一つの原因のもと、いろいろの疾患があります。なかでも心不全、心筋の肥厚および冠状動脈疾患などことに心配されるものがあります。● 予防には、①塩分制限が重要です。食塩制限は、1日に6g以下が目標です。高血圧の予防にカリウムとカルシウムをバランス良く摂ることが大切で、それには野菜や果物の摂取が重要です。②適正体重の維持に努めます。③肥満を是正することで血圧は降下します。また、肥満改善は心臓への負担軽減にもつながります。BMI(体格指数)は25以下にします。④長期にわたって頻回にアルコールを摂取する人はアルコール制限が必要です。ことに悪いのは⑤喫煙です。禁煙に努めなければなりません。そのほかストレスなども血圧に影響すると考えられます。

【健診医からコメント】高血圧(症)は頻度が高く、自覚症状も少ないこともあり、健診などで指摘されても、ついつい軽視されてしまう傾向があります。高血圧症と思われる方が受診した場合には、『まず家で朝夕同じころの時間に血圧を測ってみてください』といいます。そして、『計測値を記帳しておき、少なくとも何度か最高血圧が150mmHg前後になるようであれば、近所の内科の先生に診てもらってください』、さらに『倒れる血圧でなくても、長い間には心臓

を疲れさせてしまうので！』といいます。『薬が必要といわれれば、薬を始めましょう。病気の苦労を思えば、薬は安いものだともいわれていますよ！』とも話しています。

Q：118：高血圧性脳症ってどんな病気？
A：[担当科]：神経内科、循環器科

【概要】高血圧（☞別項参照Q：104）はもっともありふれた、しかし重要な生活習慣病の代表的な疾患の一つで、動脈硬化症の重要な危険因子であり、高ずれば脳卒中、心筋梗塞、心不全、腎不全に至り死亡する可能性があることを念頭におかなければなりません。● 脳の血管には、血圧の上昇・下降に対して血管を収縮・拡張させて血管抵抗を増大・減少させ、脳の血流を一定に保とうとするはたらきがあります。これを脳血管の自動調節能といいます。しかしその調節能の範囲を超えて血圧が著しく上昇すると、脳血流は異常に増え、脳の毛細血管内から血管外へ血漿成分がしみ出して脳にむくみを起こし、頭蓋内圧（脳圧）が亢進します。このような現象を高血圧性脳症といい、拡張期血圧（低い方の血圧）が130mHgとなる悪性高血圧（高血圧緊急症）（☞別項参照Q：104）や子癇（妊娠時の異常な高血圧で痙攣などをきたす）などの際にみられます。● 血圧に関しては、高血圧緊急症に用いられる収縮期血圧が180mmHg以上、拡張期血圧が110mmHg以上という（JNC7-レポート：米国）定義が広く受け入れられているともいわれますが、わが国では拡張期血圧が120〜130mmHg以上に上昇とするものが多いようです。● 発症が急激であればあるほど自覚症状は重く、後頭部痛が特徴的です。頭痛、悪心、嘔吐が前駆症状となり、意識障害（傾眠・昏睡）、けいれん、視覚障害（目がかすむ霧視、両眼の同じ側が見えなくなる同名性半盲、ないものが見える幻視）などの症状がみられます。● 1時間以内に血圧を下げる処置が必要といわれています。降圧がすみやかに得られ、用量を調節しやすく、また効果が確実な静脈内投与の降圧薬で治療します。脳のむくみに対する抗脳浮腫薬や、けいれんがある場合に

は抗けいれん薬が必要です。

【健診医からコメント】常に高血圧で治療中でも、自分の血圧の状態をよく知っておくことがまず重要です。何かの拍子に上記のような症状が出かねません。その際はすかさず主治医や神経内科の専門医の診察を受けることが必要です。症状が強ければ救急車対応です。

Q：119： 高血圧の腎病変（腎硬化症）ってどんな病気？
A：[担当科]：腎臓内科、循環器科

【概要】高血圧により、細動脈を中心とした動脈硬化をきたし、腎臓の血流が乏しくなる疾患です。良性腎硬化症もしくは高血圧性腎硬化症とも呼ばれます。高血圧が長く続くと、腎臓の尿を作り出している糸球体へ血液を送る細動脈に圧力がかかるため、血管内の細胞がそれに反応して増殖し、血管の内腔が狭くなります（細動脈硬化）。● 腎臓のなかの血液の流れが悪くなると、徐々に糸球体は硬化し（荒廃し）、腎機能が低下して老廃物のろ過ができにくくなり、慢性腎不全に至ります。こうなると同時に腎臓以外の動脈硬化も進行しているため、生命にかかわる心筋梗塞や脳卒中などの危険性が高まります。● 困ったことに、はじめは多くの場合ほとんど症状がなく、尿検査では軽度の蛋白尿を認めたり、認めないこともあります。血尿も認めません。眼底検査では、高血圧ならびに動脈硬化の程度がある程度判定できます。ひどい場合、著しい血圧上昇に進行性の腎機能障害を伴い、眼底検査で、網膜出血、乳頭浮腫（眼底の乳頭のむくみ）をきたします（悪性腎硬化症）。乳頭浮腫というのは視力を担当する視神経が脳から眼球に入り込む領域で、この部が脳の圧力が高くなった（脳圧亢進）ためにむくみを生じることです。● 腎機能検査として血液検査でクレアチニンを測定することが勧められます。クレアチニンは筋肉へのエネルギーの供給源であるクレアチン酸の代謝産物で、糸球体で濾過された後、殆ど再吸収されず速やかに尿中に排出されます。排泄能が落ちてくるとクレアチニンの上昇がみられ、腎機能の異常をうかがうことができます。また、

推定糸球体濾過値(eGFR：年齢・性・クレアチニン値で計算します)が60未満の場合は、腎硬化症による慢性腎臓病である可能性があります。詳しい診断には腎生検が必要となります。◉ 結論的には適切に血圧を調整することが大切です。そのために生活習慣の改善や適切な降圧薬の治療が必要となります。

【健診医からコメント】健診の基本的検査で腎機能をチェックするクレアチニンが測定されます。はじめは自覚症状に変化がないことが多いので、この検査が重要となります。クレアチニン値の異常があれば精密検査の指示が出ますが、放置される場合が少なくありません。自覚症状がなくとも、腎臓内科などを受診すべきです。

Q：120：膠原病ってどんな病気？
A：[担当科]：膠原病科、関連各科

【概要】膠原病とは結合組織(諸種の器官の中に分布し、組織を相互に結合・支持する役目をしている組織)の一つである膠原線維が自己免疫現象によりフィブリノイド変性(ガラス様になる)してしまう疾患の集まりで、診断も治療も難儀ないろいろの病気群で、中には指定難病のものが少なくありません。膠原病は従来からいわれているもののほかに、類似の疾患群もあり、合わせて20種程度を数えます。◉ いずれも臨床上重要な疾患が含まれますが、本書では以下のような代表的な疾患について、項を設けて概説しています。すなわち、古来ことに女性を悩ませてきた関節リウマチ(☞別項参照 Q：060)、やはり比較的若い女性に多い全身性エリテマトーデス(SLE；☞別項参照 Q：209)、皮膚が固くなり内臓疾患も伴う全身性強皮症、皮膚変化と筋炎を伴う皮膚筋炎(DM)、主に血管に炎症が起こる血管炎症候群、目が乾燥して関節リウマチを伴うシェーグレン症候群、血栓症と関連する抗リン脂質抗体症候群、皮膚粘膜に急性炎症を起こすベーチェット病(☞別項参照 Q：357)などでいずれも指定難病であり、不快な四肢の筋肉痛を伴うリウマチ性多発筋痛症(☞別項参照 Q：396)、等です。◉ 膠原病は多くの器官に合併病変

をもたらし、治療が必要となりますが、副腎皮質ホルモン（ステロイド）が著効を示したり、近年は分子標的薬（炎症性疾患で炎症にかかわる分子を特異的に抑えたりする薬剤）の進歩で、治療はだいぶ進歩しています。

【健診医からコメント】膠原病に含まれる疾患は多数あり、健診の場で時々みられます。いくつかの疾患について、それぞれの症状を該当する項で個別に示してありますが、そうした変わった症状が続く場合には、まず、近隣の内科医を受診すべきです。状況により、専門医を紹介してくれます。

Q：121：甲状腺機能亢進症ってどんな病気？
A：[担当科]：内科、内分泌・代謝科

【概要】甲状腺ホルモンが多量に分泌され、その影響で全身の代謝（体外から素材を取り入れて力とする働き）が高まる病気です。しばしば甲状腺機能亢進症とバセドウ病は同じ意味に使われていますが、厳密には異なります。バセドウ病以外にも数種の病気で甲状腺ホルモンが過剰になりますが、ここでは中心的なバセドウ病について述べます。● 甲状腺の機能を調節しているのは脳の下垂体前葉から出る甲状腺刺激ホルモン（TSH）です。このTSHの情報を受け取る受容体（レセプター）に対するTSHレセプター抗体（TRAb；受容体を抑制するのではなく刺激し続ける物質）ができることが病気の原因です。そのため甲状腺が無制限に刺激され、甲状腺ホルモンが過剰につくられて機能亢進症が起こります。TRAbができる原因はよくわかっていませんが、遺伝的素因が関係しているようです。● 甲状腺ホルモンが過剰になると全身の代謝が亢進するので、食欲が出てよく食べるのに体重が減り（高齢になると体重減少だけ）、暑がりになり、全身に汗をかくようになります。精神的には興奮して活発になるわりにまとまりがなく、疲れやすくなり、動悸を1日中感じるようになります。手がふるえて字が書きにくくなり、ひどくなると足や全身がふるえるようになります。イライラして怒りっぽくな

り、排便の回数が増えます。大きさに違いはありますが、ほとんどの症例で軟らかくびまん性に(まんべんなく)盛り上がる甲状腺腫が認められます。眼球が突出するのは実際には5人に1人くらいです。
◉ 甲状腺ホルモン(遊離サイロキシン:FT4)と甲状腺刺激ホルモン(TSH)を測定することで、診断できます。◉ 抗甲状腺薬による治療、手術、アイソトープ治療の3種類がありますが、通常、抗甲状腺薬治療をまず行います。薬剤はしばしば白血球の減少(副作用)を起こすことがあり、その際は他の治療法を考えます。◉「甲状腺クリーゼ」といわれる病気のかたちがあります。クリーゼというのは危機的な状態に陥ることをいいます。つまり、甲状腺機能亢進症をうまくコントロールできず、さまざまな重症の臓器障害が起こる指定難病です。集学的治療が必要で致死率が約10%の危険な状態といわれます。学会の診断基準では意識障害などの中枢神経症状や発熱(38℃以上)、頻拍(130回/分以上)、心不全、消化器症状などにより診断されるといわれます。

【健診医からコメント】健診の場でもしばしばこの疾患が発見されます。脈が多い、手がふるえるなどで容易にチェックされることがあります。本人が気づいていないこともありますが、こうした症状があれば近隣の内科、あるいは内分泌・代謝科のある病院で精査のうえ治療してもらいます。甲状腺疾患にはいろいろのかたちがあり、場合によりクリーゼを起こすようなことも否定できず、当初より専門医を受診すべきです。

Q:122 甲状腺機能低下症ってどんな病気?
A:[担当科]:内分泌・代謝科

【概要】甲状腺機能低下症とは、体内で甲状腺ホルモンの作用が不十分なために引き起こされる病気で、身体全体の活動性が低下します。圧倒的に女性に多く(男女比は1対10以上)、40歳以後の女性では軽症なものも含めると全体の5%にみられます。成人の高度の甲状腺機能低下症は粘液水腫(指圧痕を残さないむくみ)と呼ばれます。

小児にみられる先天性のものはクレチン病とも呼ばれます。● 甲状腺そのものが損なわれ、甲状腺ホルモン分泌不全によるものを原発性甲状腺機能低下症といいます。甲状腺を調整している甲状腺刺激ホルモン（TSH）の分泌が低下するために起こるものを続発性機能低下症と呼びます。● 原発性機能低下症の原因としては、甲状腺の術後、アイソトープ（放射性同位元素）治療後などの甲状腺ホルモン合成障害などもありますが、圧倒的に多いのは橋本病（☞別項参照Q：374）です。ただし、甲状腺は予備能力が非常に高い臓器で正常な細胞が10分の1残っていればホルモンの分泌は低下しません。したがって橋本病でも多くの場合は甲状腺腫があるだけで、甲状腺機能低下症の症状はなかなか出ません。● 甲状腺ホルモンは、全身の代謝を維持するのに重要なホルモンです。このホルモンが低下すると活動性が鈍くなり、昼夜を問わず眠く、全身の倦怠感が強くなります。また、体温が低くなり、皮膚が乾燥して、夏でも汗をかかなくなります。寒がり、易疲労感、嗄声（声がかれる）、言葉のもつれ、動作緩慢、眼瞼浮腫、便秘、体重増加、眠気、記憶力低下、月経異常などの症状がみられ、皮膚は乾燥し粗糙で、眉毛の外1/3が脱落し、口唇や舌が厚く腫れぼったい顔になります。下腿に圧痕を残さない浮腫（粘液水腫）を認めます。● 診断は症状と採血して甲状腺ホルモン（遊離サイロキシン：FT4）と甲状腺刺激ホルモン（TSH）を測定すると比較的簡単にわかります。● 治療は簡単で、どのような原因でも甲状腺ホルモンの投与を行います。甲状腺ホルモンとしてサイロキシン（チラーヂンS）の錠剤が使われます。

【健診医からコメント】ことに女性の場合、上記症状のどれかがあり、自分で甲状腺機能低下症の可能性があると思ったら、かかりつけ医あるいは内分泌・代謝科のある病院でFT4とTSHを測定してもらうと簡単に病気かどうかがわかります。

Q:123: 甲状腺腫瘍ってどんな病気？

A：[担当科]：外科、内分泌外科

【概要】甲状腺腫瘍には良性の腫瘍と癌とがあります。良性腫瘍のほとんどは濾胞腺腫です。甲状腺癌には病理学的な特徴から乳頭癌、濾胞癌、未分化癌、髄様癌があり、そのほかに悪性リンパ腫のことがあります。● 乳頭癌は甲状腺癌のなかで最も多い癌です。非常にゆっくりと増殖する癌で、頸部のリンパ節に転移しやすいという性質があるにもかかわらず、命にかかわることの少ない予後のよい癌です。リンパ節への転移から乳頭癌に気づくこともあります。● 濾胞癌も予後は比較的よい癌ですが、これは血流に乗って肺や骨に転移しやすいという性質をもっています。● 一方、未分化癌（低分化癌）の予後は非常に悪く、1～1.5年で95％は死亡しますが、甲状腺癌のなかでは稀な癌です。未分化癌とは組織のうえで元の組織に似つかわないたちの悪い癌です（低分化癌）。● 髄様癌はC細胞（ホルモンのカルシトニンを分泌する）といわれるものから発生する癌で、頻度は1.5％と稀な癌です。骨の代謝に関係するカルシトニンというホルモンを分泌します。同一家系内の多くの人が髄様癌になることがあり、遺伝子に異常のあることがわかっています。原因はいずれもわかっていません。● 治療は手術が基本です。未分化癌では手術や放射線治療、抗がん剤などを組み合わせた集学的治療が行われますが、まだ確実な治療法はありません。

【健診医からコメント】首のはれが甲状腺に関係するかどうかは一般の医師でもわかるので、まずかかりつけ医に診てもらって、甲状腺腫瘍とわかったら、甲状腺を専門にする外科医の診察を受けなければなりません。健診や風邪などで医師にかかった時に偶然に指摘されることがほとんどです。

Q:124: 口内炎ってどんな病気？

A：[担当科]：口腔内科、内科、口腔外科等

【概要】一つの病気ではなく、口のなかの粘膜に生じる炎症疾患を総

称したものです。局所的な要因で発症するほか、全身疾患の部分症状として現れることも少なくありません。例えばカンジダ（真菌：かび）やヘルペスウイルス感染による口内炎など原因が明らかな場合は、カンジダ性口内炎やヘルペス性口内炎といいます。◉ 慢性再発性アフタといわれるものがあります。よくみられる疾患です。口腔粘膜に1cm以下の浅い円形潰瘍（アフタ：ただれ）が繰り返しできるもので、ひりひり痛みます。一般の人が口内炎というのは、この慢性再発性アフタのことを指している場合が多いようです。◉ 原因は不明ですが、ウイルス、細菌、食物、薬剤によるアレルギー反応、鉄、亜鉛、ビタミン B_{12}、葉酸などの欠乏、内分泌異常、精神的ストレス、疲労、外傷などが考えられています。◉ アフタは、白っぽい浅くて平らな潰瘍で、何もしなくても痛く、また何かに触れると強く痛みます（接触痛）。唇や頬の裏側、舌の横や下面、頬と歯ぐきの間にでき、突然発症し、通常、1週間から長くても2週間におよび、引きつり傷を残さずにきれいに治ります。◉ アフタが多発する場合は、ウイルス性口内炎であることがあります。この場合は、多数のアフタが口内の広い範囲に発生し、周囲の粘膜が赤くなり、発熱、食欲不振、全身倦怠感などの感冒様症状が出現します。◉ ほかに局所的要因として、合わない入れ歯類（不良補綴物）や放射線治療などの物理的な因子、酒・たばこや薬剤などの化学的な因子、細菌やウイルスなどの生物学的因子があります。◉ 全身的なものとしては、貧血（ビタミンB_{12}欠乏；ハンター舌炎）、肝疾患、免疫疾患や、抗がん剤その他の薬剤の副作用があります。口腔粘膜炎は、抗がん剤、放射線照射などの治療に関係して起きる口のなかの粘膜の炎症を指し、「口内炎」とは区別されます。◉ 原因が特定できないものも多く、誘因として疲労、体力の低下、免疫異常、ビタミン欠乏、精神的ストレス、遺伝的要因、口腔清掃不良などがあげられています。◉ 口角炎は口角部が切れたりただれたりする疾患で、カンジダ菌やビタミンB群の欠乏が原因で起こります。◉ 口内炎と皮膚にいろいろの水泡を作る天疱瘡と呼ばれる指定難病があります。これは死亡する

こ␣とも稀でない注意すべき病気です。この場合はすぐ皮膚科受診が必要です。● また近年はあまりみられなくなっていますが、萎縮性舌炎といわれるものがあります。舌乳頭（舌にあるぽこぽこ）の萎縮を特徴とし（舌のザラザラがなくなってツルツルになる）、鉄欠乏性貧血、悪性貧血、ビタミンB群欠乏症などの全身疾患の部分症状としてみられます。● 治療は原因より異なりますが、治りにくい口内炎はいろいろの病気が基礎にある場合があるので、早めに口腔内科等の専門医を受診することが必要です。

【健診医からコメント】重要な全身病を含めていろいろの病気があり、口腔内科を窓口に、本来の病気に従い専門の科を受診しなければなりません。

Q：125： 高尿酸血症ってどんな病気？

A：[担当科]：代謝科、内科

【概要】あらゆる細胞に遺伝子が入っていますが、その遺伝子をつくっている核酸という物質のなかに含まれるプリン体（☞別項参照Q：352）の分解産物が尿酸です。体のなかでつくられた尿酸のうち、約80％は腎臓から尿のなかに排泄されますが、この排泄量が少なかったり、体のなかで尿酸がつくられすぎて排泄が間に合わなかったり、あるいはその両方が起こると血液中に尿酸が増えてきます。血液中の尿酸が正常値を超えて高くなった状態が高尿酸血症です。● 高尿酸血症があると、生活習慣病のリスクを高めることが知られています。あるいは生活習慣病といわれるほかの疾患とともに高尿酸血症が併存しがちです。尿酸の基準値は男女とも7.0mg/dlとされていますが、女性は7.0以下でも生活習慣病のリスクが高まるといわれます。したがって、隠れているかもしれない疾患の検索と、生活習慣の改善が必要といわれます。わが国の成人男性における高尿酸血症の頻度は30歳以降では30％に達し、しかも増加中といわれます。● 高尿酸血症によってもたらされる病的状態としてはまず、痛風関節炎・痛風結節があります（☞別項参照Q：242）。高尿酸血

症が長く続くほど、高度であるほど痛風結節はできやすくなります。アルコール摂取量は痛風発症リスクを量に比例して高めます。肉類・砂糖入りドリンクの摂取量の多い集団、BMIの高い集団で痛風の発症が高くなります。逆に日常的に運動を行う集団では痛風になりにくいといわれます。● 次いで腎障害があります（☞別項参照Q：241）。慢性腎臓病（CKD）の発症や進展と関係し、腎不全の危険因子となります。● 次いで尿路結石があります。本症により尿路結石が増加する傾向があります。また尿酸排泄促進薬は尿酸結石の形成を促進させるといわれます。● こんにち問題のメタボリックシンドロームとの関連が指摘されます。ここで見られる各種疾患を合併することから、むしろメタボリックシンドロームに該当するとみられます。● そのほか、高血圧・心疾患の発症に独立した予測因子として捉えられています。さらに悪性腫瘍による死亡との間に関連があるという疫学調査（病気の実態を統計学的に調べる）もあります。

【健診医からコメント】以上のように、高尿酸血症を痛風とだけ関連付けた生体変化と捉えるのではなく、生活習慣病の一端として扱う必要性があります。つまり、もっと重大なこととしてみなければなりません。健診受診者の中には痛風発作を経験すると、治療や生活習慣を真剣に考えてくれる方が多いですが、通常は何の症状もないことから、放置しがちです。約8割の人が脂質異常症、糖尿病や心疾患、脳血管障害などの生活習慣病を合併しているともいわれ、痛風発作をこれらの疾患の危険信号と捉えることが重要です。高尿酸血症を指摘されたら、生活習慣の見直し、適切な食生活、適度な運動を心がけることがぜひ必要です。なお、コーヒー摂取量が多い（当然限度はあると思われますが）、適度な運動を日常的に行う集団では痛風になりにくいといわれます。

Q：126：更年期障害ってどんな病気？

A：[担当科]：婦人科

【概要】性成熟期から生殖不能期への移行期（45～55歳）にあたる閉

経の前後5年間を更年期といいます。この期間に現れる多種多様な症状のなかで、臓器の病気（器質的変化）に起因しない症状を更年期症状とよび、これらの症状のなかで日常生活に支障をきたす病気の様子を更年期障害と呼びます。● 卵巣機能（主に女性ホルモン：エストロゲン分泌）の低下であり、これに加齢に伴う身体的変化、精神・心理的な要因、社会環境的な環境因子などが複合的に影響することにより、症状が発現すると考えられています。● 主症状としては①血管運動症状であるほてり（ホットフラッシュ：閉経女性の40〜80％に認められ数年続くことも）、発汗異常・動悸などですが、そのほかに②精神神経症状（イライラ、抑うつ、不眠）、③運動器症状（肩こり、腰痛、関節痛）、④泌尿生殖器症状（膣乾燥感、性交痛、頻尿）、などがあります。これらの症状が単独または重複して出現します。● 症状と好発年齢の類似性から甲状腺機能障害（亢進・低下）、うつ病、悪性疾患（癌など）などを注意しなければなりません。● 更年期障害の疑いがある時は、専門医の診察を受け、まず血液ホルモン検査をすることが勧められます。老化した卵巣を活発にしようとして脳下垂体から大量に分泌される性腺刺激ホルモンの値が高いことが確認されます。● 治療に関しては更年期障害の程度は、本人の性格、精神状態、周囲の環境などから影響を受けます。まずは、生活習慣・生活環境の改善を図るのが基本です。自律神経性更年期障害は、ホルモン補充療法により約1ヶ月で症状の改善をみるといわれています。自律神経症状（☞別項参照Q：183、184）とは体を活動的に向かわせる交感神経と体を休める方向に働く副交感神経の調和がとれない状況で起こります。更年期症状に似ているところがあります。● ホルモン補充療法は更年期障害の主流の治療法とみられています。ホルモン補充療法（HRT）というのは、エストロゲンの急激な低下に対して、必要最低限のホルモンを補充する治療法のことです。エストロゲンを飲み薬や貼り薬により補充します。補充療法に関してはきちんと医師の指導のもとに行う必要があります。

【健診医からコメント】平均5年以上ホルモン補充療法を行っている

女性では、行っていない人に比べて乳癌の発症リスクが1.3～1.4倍高くなるといわれます。定期的な子宮がん・乳がん検診を受けつつ、医師の指導の下で数年間をめどに行うのは問題ないと考えられています。

Q：127： 高年初産婦はどんなことが大事？
A：[担当科]：産婦人科

【概要】こんにち、女性も仕事を持つ時代であり、その結果、今や30歳台の初産は珍しくなくなっています。しかし、35歳を過ぎてからの初産は、高齢出産（高年初産）といわれ、34歳以下の人の出産とは区別されています。これは、35歳を過ぎると、統計から見ていろいろなトラブルが起こる危険が高くなるからです。●妊娠糖尿病（妊娠で発症）では、妊娠中はインスリン抵抗性が増大するにつれ、糖尿病合併妊娠（もともと糖尿病）では病状の悪化や妊娠を契機に発症する妊娠糖尿病の頻度も高齢妊婦では増加するといわれています。●妊娠高血圧症候群といわれる状態があります。高齢妊娠では妊娠高血圧症候群の合併率は高く、子癇発作といわれる痙攣、意識消失発作では、頭蓋内出血などの脳血管障害との鑑別が重要となります。子宮内胎児発育遅延も合併することが多く、より厳重な胎児発育の管理を要するといわれます。●分娩管理にも問題があります。陣痛の低下や軟産道強靭（硬い）などの要因により、分娩時間の遷延が起こりやすく、緊急帝王切開、陣痛促進剤の使用、機械的分娩の頻度も増加するといわれます。また、妊産婦死亡率も高齢になるほど高くなり、原因の第1位は出血による死亡であることから、分娩時の出血の管理は重要であるといわれます。●高年初産などハイリスクの妊婦さんにも即座に対応できる設備が整えられている施設の拡充が必要ですし、そういう行き届いた病院もあるようです。

【健診医からコメント】わが国の少子化と密接に関係するものです。出産や育児を優先して考えられること、また精神的にゆとりを持つ

て落ちついた環境で子育てできることが、母子双方に大きなメリットになるはずです。婦人を取り巻く環境がどう変わればいいのか、みんなで真剣に考える必要がありそうです。

Q：128： 呼吸機能（肺機能）検査ってどんなもの？
A：[担当科]：呼吸器科

【概要】肺の呼吸機能を調べる検査です。健診ではよく利用されます。肺機能検査は、肺への空気の出入りに関する機能を調べる検査で、呼吸計（スパイロメーター）による呼吸曲線（スパイログラム）によって測定します。◉ スパイロメーターによる測定はまず、鼻をノーズクリップ（鼻腔ふさぎ）で止め、呼吸管を接続したマウスピース（口あて管）を口にくわえ、静かな呼吸を数回繰り返した後、一度大きく息を吐き（最大呼気）、次に大きく息を吸い（最大吸気）、さらに大きく息を吐きます（肺活量）。これを2～3回繰り返します。◉ 次に、努力性肺活量、1秒量を測定します。まず、静かな呼吸を2～3回繰り返したのち、大きく息を吸い、一気に強い息を全部吐きます（努力性肺活量）。呼吸量はグラフに現れ、1秒間の呼吸量を測り（1秒量）、呼気率を計算します（1秒率）。検査は10分くらいで終了し、苦痛は全くありません。◉「1回換気量」は安静にしてふつうに呼吸したときの吸った息（吸気）と吐いた息（呼気）の量です。「肺活量」は肺に入る空気の容量で、思い切り息を吸って思い切り吐きだしたときの息の量です。「努力性肺活量」は胸いっぱいに息を吸い込み、最大の速さで一気に吐き出したときの空気の量です。「％肺活量」は性別、年齢、身長から予測された予測肺活量に対する、その人の実際の肺活量（努力性肺活量）の割合を示します。予測肺活量の80％以上が基準値とされています。「1秒量」は努力性肺活量のうち、最初の1秒間に吐きだした息の量です。「1秒率」は1秒量が努力性肺活量に占める割合で70％以上が基準値とされています。◉ こうした検査で、肺年齢や呼吸器の病気の有無とその重症度がわかります。まず、％肺活量が低い場合は、肺がかたくなったり呼吸筋が弱

くなったりして肺の空気を入れる容量が少なくなっている可能性があります。基準値より低い場合は、間質性肺炎(☞別項参照Q：058)、サルコイドーシス、肺線維症などが考えられます。● 1秒率が低い場合は、気道が狭くなって息が吐きにくくなっている可能性があります。基準値以下の場合は、COPD（慢性閉塞性肺疾患：☞別項参照Q：136)、気管支喘息(☞別項参照Q：074)、などの可能性があります。

【健診医からコメント】呼吸が順調にできるかどうかは日常活動に大きく関係します。閉塞性障害（％肺活量、80以下、1秒率69％以下）がみられたら、喫煙など気道の閉塞を促進するものは本気で中止すべきです。健診で検査の結果、肺機能が一定の基準値より低下した場合は精密検査が必要になりますが、かりに精密検査でCOPDなど病気がわかったとしても、元に戻らなくなっている場合が少なくありません。そうなる前の注意が大変重要です。元凶の最たるものはたばこです。

Q：129：骨髄異形成症候群ってどんな病気？
A：[担当科]：血液内科

【概要】骨髄異形成症候群（MDS）は慢性的な血球減少（ヘモグロビン濃度10g/dl未満、好中球数1,800/μl未満、血小板数10万/μl未満）をきたし骨髄中の細胞に形態異常（異形成）が生じる疾患です。血液を作る元となる造血幹細胞に異常が起こった造血器腫瘍で、造血がうまくいかなくなるとともに、急性骨髄性白血病(☞別項参照Q：084)への進展の心配がある疾患です。高齢者に多く、有病率は10万人あたり約3人程度といわれています。● 造血幹細胞の遺伝子に異常が起こる原因はよくわかっていません。放射線照射や抗がん剤の投与を受けた患者さんに、二次的にMDSが起こることがあります。全体の約50％に染色体異常があり、がん遺伝子やがん抑制遺伝子の異常が証明される例もあります。● 一つあるいは複数の血球減少のため、息切れ・動悸・倦怠感などの貧血症状、発熱、出血傾向など

がみられます。これらは何年も変わらないこともあれば、数ヶ月で進行することもあります。状況により蛋白同化ステロイド薬(ホルモン)や免疫抑制療法などの治療が行われます。高リスクMDSでは、化学療法(抗白血病薬投与)などが行われます。

【健診医からコメント】MDSといってもその病気のかたちはさまざまです。すべてが白血病に移行するわけではないので、病気と長く付き合っていくという姿勢も大切です。芽球(もっとも幼若な血液細胞)割合と血小板数が少ないタイプのMDSのなかには、一見前白血病状態のようにみえても、免疫抑制療法によって完治する「MDSもどき」(実体は再生不良性貧血)が含まれています。診断治療は血液専門医に依頼しなければなりません。

Q:130: 骨粗鬆症ってどんな病気?
A:[担当科]:整形外科、内科、婦人科

【概要】高齢社会になり、骨粗鬆症の患者さんは年々増加し、今では1,000万人を突破しているといわれています。骨量(骨塩量:骨全体に含まれるミネラルの量、カルシウムやリンの量)の減少と骨組織の微細構造の異常の結果、骨がもろく弱くなって(脆弱性)、骨折が生じやすくなる病気です。◉ 正常な骨では、骨吸収と骨形成(骨の作り替わり)のバランスが保たれ、骨量は維持されていますが、骨粗鬆症では、骨吸収(破骨吸収)が骨形成を上回るため骨量が減少します。◉ 原発性と続発性の骨粗鬆症があります。閉経などの性腺機能低下により骨吸収が亢進し、加齢により骨形成が低下します。65歳以上の高齢者にみられる老人性骨粗鬆症があり、これらが全体の約90%を占めています。◉ こうした病的な状態の合併症として、円盤積み木状に重なっている背骨である椎体圧迫骨折や太ももの骨の付け根の首の部分である大腿頸部骨折を生じると、患者さんの日常生活動作を著しく低下させ、さらには生命予後にもかかわってきます。また、骨折に伴って疼痛や変形が出現します。◉ 骨の現状を知るには骨密度測定があります。原発性骨粗鬆症の診断基準(2012

年度改定版)に基づいて診断されます。これによると若年成人(20〜44歳)平均値の70％未満が骨粗鬆症、70〜80％を骨量減少、80％以上を正常としています。● 骨折予防が治療の目的となります。食事、運動や日光浴を含めた日常生活の改善と薬物療法が中心となります。食生活では乳製品を中心としたバランスのよい食事を摂取すること、日光に当たること(曝露)と歩行能力維持のため屋外歩行が勧められます。薬物は種々新しいものが出てきています。1年に1回服用する薬物も出ており、骨折の頻度を明らかに低下させています。

【健診医からコメント】近年では、健康診断で希望する一部の方々には骨密度測定が行われます。ことに閉経後の女性は骨密度測定、あるいは血液や尿の骨吸収マーカー(血清あるいは尿中NTX；Ⅰ型コラーゲン架橋N-テロペプチド)の測定が勧められます。生活習慣病と捉えて、多種類の緑黄色野菜・海藻類・緑茶の摂取、日光浴、必要に応じて活性型ビタミンD_3製剤やビタミンK_2製剤などの摂取、そして適度な運動が勧められます。

Q：131：コンタクトレンズによる眼障害ってどんなもの？
A：[担当科]：眼科

【概要】コンタクトレンズ(CL)は、1991年に使い捨てソフトコンタクトレンズが発売されてから、装用者が急増し、CL装用人口は全国で1,500万〜1,800万人ともいわれ、国民の10人に1人がCLを装用していると推測されています。それに伴いCLによる眼障害が急増し、CL装用者の10人に1人に眼障害が生じていると推測されています。● コンタクトレンズ眼障害の原因は、①酸素不足(眼表面を覆ってしまう)、②感染、③レンズ汚れ、④機械的な刺激、⑤アレルギー、⑥ドライアイ(☞別項参照Q：278)といわれています。● CLにはいろいろの種類がありますが、ハードコンタクトレンズの場合、目に異物感があると本人はすぐに気付いてはずすので、障害が起こっても重症化しにくい傾向にあります。一方、薄くて装用感

のよいソフトレンズ（SCL）の場合は、障害が起こっていることに気付きにくく、異物感や痛みを感じたときにはすでに症状が悪化しているケースが多くみられます。「1週間連続装用使い捨てSCL」で眼障害の年間発症率が高いことがわかっています。● 使い捨てタイプのSCLが汎用されていますが、「2週間交換SCL」は使用期限を守らないことや、不十分なケア方法などにより障害が増加しているといわれます。● 眼障害の種類は角膜浸潤・角膜潰瘍（角膜に傷ができて角膜上皮および実質に炎症を起こす）が約20%、角膜上皮びらん・角膜上皮剥離（再発性で激痛を伴う）、点状表層角膜症（点状の傷がつく）、アレルギー結膜炎が約16%、結膜充血が約12%といわれています。10代では感染性角膜炎の96.3%の原因はCLの使用者となっています。● CL眼障害患者さんの定期検査受診状況をみると全く定期検査を受けていない人が約30%に上るといわれます。

【健診医からコメント】 CLは誤った使い方をすると視力を失う恐れがあります。厚生労働省から人工呼吸器、透析器、心臓ペースメーカーなどと同じ高度管理医療機器に指定されています（2005・4）。購入する際には必ず眼科専門医による眼の検査を受けるべきです。それぞれの種類に適した使い方、ケア方法をしっかりと知り実行することが大切です。

Q：132: 誤嚥性肺炎ってどんな病気？

A：[担当科]：呼吸器科

【概要】 肺炎による死亡は癌、心臓病に次いで国民死因の第3位になっています（2011年以来）。肺炎は大切なガス交換の場所である肺全体の隅々の肺胞と呼ばれる部位に起こる細菌感染に伴う炎症です。誤嚥性肺炎は嚥下障害などによる誤嚥という異常な現象でもたらされる異物とそれに含まれる細菌が原因となって発症する肺炎です。● 肺炎は患者さんの背景による分類では、市中肺炎（在宅肺炎）と院内肺炎に大きく分けられます。市中肺炎は通常の社会生活を営んでいる人にみられる肺炎です。一方、院内肺炎は感染症にかかりや

すい疾患などがあり、脳梗塞などで入院中に起こる嚥下性肺炎で、院内で専門的に治療されます。◉ 通常の市中肺炎も細菌による細菌性肺炎ですが、細菌が気道を通って侵入する場合は、誤嚥を原因とすることが多いと考えられています。誤嚥には（気管内に物を飲み込んだために起こる）明らかな"むせ"のみられる場合もありますが、気づかない場合もあります。気道を通る原因菌は肺炎球菌が最も多く、次いでインフルエンザ菌です。◉ 発熱、咳、膿性の痰がみられ、それに加えて胸痛がみられることもあり、この場合は胸膜への炎症の広がりを疑わせます。身体所見では、呼吸数や脈拍の増加がみられます。重症例では呼吸困難、チアノーゼ（紫色になる）、意識障害がみられ、緊急に治療を開始する必要があります。咳と痰という症状の共通する気管支炎に比べ、高い発熱や胸痛、呼吸困難などは肺炎を疑わせる症状です。◉ 日頃の口腔内の清潔管理、胃食道逆流（GERD；☞別項参照Q：099）の予防・治療が重要となります。また、もともと肺に慢性の病気のある人や喫煙など気道に障害のある場合は、侵入してきた異物を除去する機能が低下しているために肺炎を起こしやすく、また重症化もしやすいので、注意が必要ともいわれます。◉ 診断は一般所見と胸部X線検査でまず判断されますが、諸検査で類似の疾患が判別・除外されます。◉ 肺炎の重症度は、年齢や脱水の有無、呼吸困難、意識障害および血圧などで判断されますが、肺炎治療は通常、入院による専門的な治療が必要です。

【健診医からコメント】咳と痰だけでは肺炎と気管支炎のいずれであるかは区別できませんが、上記の通り、発熱が強く、胸痛、呼吸困難などがあれば肺炎の疑いがあるので、すぐに医療機関を受診しなければなりません。重症度にもよりますが専門病院での治療が勧められます。飲食でむせることや胸やけがあったりするようであれば、その方の手当ても欠くことはできません。肺炎球菌ワクチンの接種、インフルエンザワクチン接種は欠かせません。肺炎球菌ワクチンの定期予防接種は市町村が定める期間内であれば65歳以上は公費補助で1回受けることができます。

Ⅲ．Q＆A

Q：133：五十肩ってどんな病気？
A：[担当科]：整形外科

【概要】中年以降、特に50歳台を中心に発生する、疼痛と拘縮（筋が縮こまる）を主訴とする症候群です。五十肩の定義は現在では広義と狭義の二つの捉え方が一般的です。広い意味の定義では肩関節周囲炎と同じですが（☞別項参照Q：059）、狭義では疼痛と拘縮（痛みと動きが悪くなる）を伴う肩関節（凍結肩）のことをいいます。● 関節を構成する骨、軟骨、靱帯や腱などが老化（変性）して肩関節の周囲組織に炎症が起きることが、主な原因と考えられています。● この炎症が起こる部位は、肩関節の動きをよくする袋（肩峰下滑液包）、関節を包む袋（関節包）、肩の筋肉が上腕骨頭に付くところ（腱板）、腕の筋肉が肩甲骨に付くところなどがあります。肩峰下滑液包や関節包が癒着すると、さらに肩の動きが悪くなります（拘縮または凍結肩）。● 症状と時期によって急性期（疼痛が最も強く現れる）、慢性期（疼痛は軽快、運動制限［拘縮］が残る）、回復期（関節拘縮が改善する）の3段階に分類されています。● 急性期では、かなり広い範囲に疼痛を感じ、安静にしていても痛みは強く（安静時痛）、夜間に激しいのが特徴です。痛みは時に肩から上腕にも放散します。● 夜間に痛みが強くなるのは、肩が冷えることや、寝ている時に上腕骨の肩峰下滑動機構（機能的な関節の仕組み）に長時間圧力が加わるためと考えられており、起き上がって座位になると楽になることもあります。● また、日常生活で衣服の着脱、帯を結ぶ動作、入浴時（体や髪を洗う動作）、トイレや、腕（上肢）を上にあげようとする動きによって痛みが出たり、強くなったりします（運動時痛）。● 慢性期になると、安静時痛は消失しますが、腕（上肢）をあげていく途中で痛みを感じ、肩関節の動きが制限されています。とくに肩関節のうち回しやそと回し（内旋・外旋）が制限されがちです。回復期になると運動制限も徐々に改善します。● X線撮影等で鑑別診断されます。X線像では肩関節周囲炎に特異的な異常所見はないので、ほかの病気を除外するためです。● 痛みが強い急性期

には、三角巾・アームスリング（腕を首ないし肩から牽引固定・保持するための用具）などで安静を図り、消炎鎮痛薬の内服、注射などが有効です。急性期を過ぎたら、温熱療法（ホットパック、入浴など）や運動療法（拘縮予防や筋肉の強化）などの理学療法を行います。理学療法は炎症症状が治まってから行うのが原則です。

【健診医からコメント】多くの人が経験する疾患であり、健診受診者のなかにも症状が盛んな時期の方も稀ではありません。自然に治ることもありますが、放置すると日常生活が不自由になるばかりでなく、関節が癒着して動かなくなり、後々不都合な後遺症を残す人もいます。急性期は安静が原則ですが、人によっては痛みをこらえて動かそうとしてしまう場合があります。無理に動かすと悪化する場合もあります。早めに整形外科を受診すべきです。

Q：134：嗄声はどうして？

A：[担当科]：耳鼻咽喉科

【概要】嗄声とは、「しわがれ声」あるいは「かすれ声」のことです。正常な発声では、肺から流れ出る「呼気」によって左右の声帯が真ん中で閉じ、振動することで生じる複合音です。規則的に振動しますが、なんらかの理由でこれが阻害されると、音色の異常が生じ嗄声が起こります。聴覚上の印象としては、無声、気息性（乾いた固い、かさかさ声）、粗ぞう性（大きい、湿ったがらがら声）、無力性（弱い、力のない声）などに区別されます。声帯の振動が乱れた状態ともいえます。● 音声障害の病的形としては、音声の(1)高さ、(2)大きさ、(3)長さ、(4)音色の四つの要素での障害が考えられます。● 声の聴覚的印象からその程度を評価する方法や、音声の最大持続時間の測定は、簡便にできる方法です。器質的病変を確認するためには、喉頭（気道の一部で、咽頭に続き下は気管につながる部分で声帯がある）の内視鏡検査が必要になります。● 嗄声の原因となる病気や異常は、良性疾患では声帯ポリープ、声帯結節、ポリープ様声帯などがあります。腫瘍としては喉頭乳頭腫、喉頭白板症、喉頭癌といっ

たものがあります。また喉頭の内部の筋群を支配する反回神経の麻痺、けいれん性発声障害、萎縮性病変などがあります。● 嗄声の多くは、急性喉頭炎や慢性喉頭炎などが原因になります。炎症を収める薬の消炎薬や局所吸入治療（ネブライザー療法、吸入ステロイド薬）による消炎が主体になります。そのほか、病状に応じて手術を含めいろいろの方法が行われます。● 機能性発声障害などでは、音声訓練が行われます。声の安静、適切な発声方法、禁煙、生活習慣の改善などは、基本的な予防であり、治療となり、「声の衛生」と呼ばれます。

【健診医からのコメント】発声は社会生活上欠くことのできない基本的な機能ですが、時として嗄声となることがあります。喉頭炎など風邪などの上気道のウイルス感染によるものが一般的で、そのままでも自然に治ることが多いですが、誘因がはっきりせず嗄声が出て症状が強くなるようなときには、早めに耳鼻咽喉科を受診すべきです。

Q：135： サプリメントってどれだけいいの？
A：[担当科]：健康管理科

【概要】サプリメントとは、アメリカでの食品の区分の一つであるダイエタリー・サプリメントの訳で、通称サプリといわれます。不足しがちなビタミンやミネラル、アミノ酸などの栄養補給を補助することや、ハーブなどの成分による薬効の発揮を目的とする食品と考えられています。ほかにも生薬（漢方薬）、酵素、ダイエット食品などさまざまな種類のサプリメントがあります。● アメリカの研究者らによって、栄養不足のない人にとっては、ビタミンやミネラルのサプリメントは慢性疾患の予防や死亡リスクの低減に効果はなく、ビタミン・ミネラルの一部は特定の疾患リスクを高める可能性があると報告されています。● 5大栄養素とは糖質（炭水化物）、脂質、蛋白質、ビタミン、ミネラルを指し、前3者を3大栄養素、後2者は微量栄養素と呼ばれます。多くのビタミンが作用するためにはミ

ネラルが必要であり、3大栄養素が作用するためには微量栄養素が必要であるといわれています。● こうした栄養素の中では、必須ビタミン、必須ミネラル、必須脂肪酸が不足しやすいと考えられます。元来、狭義のサプリメントは生体に不足した栄養素を補充する目的で用いられていました。● 米国の研究で、栄養が十分な人においては、心臓血管疾患、心筋梗塞、癌、認知症、言語記憶、そのいずれに対してもビタミンやミネラルのサプリメントは予防効果がなく、ベータカロチンが肺癌リスクをむしろ高める可能性や、ビタミンEや高容量ビタミンA（脂溶性ビタミン；長く体内に蓄積）の摂取が死亡率を高める可能性などを示唆し、それらのサプリメントに明確な利益はなく、有害であるかもしれないとされています。● 1996年、日本ではアメリカの外圧により、市場開放問題苦情処理体制でサプリメントが販売できるように規制緩和されたといわれます。日本では狭義のサプリメントは健康食品と俗称され、法的には食品の区分に入れられていますが、その位置づけをどうするのかという議論が続いているといわれます。● ほかにも多くの問題点が指摘されており、例えば関節の痛みを緩和するといった経口のサプリメントは、科学的な試験であるRCT（二重盲検試験）で無効と判定されています。● 厚生労働省はこうしたサプリメントはすべて医薬品ではなく、食品扱いとしています。国の制度としては、国が定めた安全性や有効性に関する基準等を満たした「保健機能食品制度」があります。これには機能性表示食品（届出制）、栄養機能食品（自己認証制）、特定保健用食品（個別許可制）があります。現在は消費者庁の管轄です。特定保健用食品の許可証票と条件付き特定保健用食品の許可証票が使用されています。

【健診医からのコメント】多種多様ないわゆる健康食品が間断なく広告され、莫大な商品が販売されています。健診受診者にサプリメントを愛用している人が少なくありませんが、サプリメントを用いることで「健康に安心」と思っている人が少なくありません。『新鮮な食品をまんべんなく何でも食べるのが一番だよ！』と話していま

す。健康食品（サプリメント）は身体に良いという意味で医薬品と似たイメージがありますが、実はその性質も認定方法も医薬品とは全く異なります。関節に注射する薬剤としてのヒアルロン酸などは確かに有効性があります。

Q：136： COPD（シーオーピーディー；慢性閉塞性肺疾患）ってどんな病気？

A：[担当科]：呼吸器科

【概要】たばこの害が顕著に現れている疾患の一つがCOPDです。呼吸器学会では「たばこ煙を主とする有害物質を長期に吸入曝露することで生じた肺の炎症性疾患である。呼吸機能検査で正常に復すことのない気流閉塞を示す。気流閉塞は末梢気道病変と気腫病変がさまざまな割合で複合的に作用することにより起こり、通常は進行性である。臨床的には徐々に生じる労作時の呼吸困難や慢性の咳、痰を特徴とするが、これらの症状に乏しいこともある」と定義されています（2013）。◉ COPDの危険因子は、外因性危険因子と患者さん側の内因性危険因子に分けられます。外因性危険因子には、喫煙、大気汚染、職業上で吸入する粉塵、化学物質（蒸気、刺激性物質、煙）、受動喫煙などがあります。◉ COPDの患者さん数は全世界的に増加しており、2020年までに全世界の死亡原因の第3位になると推測されています。◉ 一方、喫煙者すべてがCOPDを発症するわけではなく、一般的に喫煙者の20～30％に発症します。患者さん側の内因性危険因子として、COPD発症に関係するさまざまな候補遺伝子が報告されつつあります。◉ 症状は慢性の咳、痰と労作性の息切れです。COPDはゆっくりと進行し、前述のように典型的な身体所見も重症になって初めて現れることが多いため、早期に気づきにくいことが大きな問題です。一方、喘息と異なり、通常は安静にしている時には息切れがないのが特徴です。◉ COPDは肺の病気のみにとどまらず、全身に症状が現れます。進行すると体重減少や食欲不振も起こり、体重と生命予後との関連も明らかにされています。

● 呼吸数や脈拍数が増え、痰の量や膿性痰(のうせいたん)が増加し、喘鳴(ゼーゼーする呼吸音)などが出現します。増悪がみられると入院の回数も増え、死亡率が高まり生命予後を悪化させます。また、右心不全(肺に血液を送る右の心室が疲れてしまう)が出現すると呼吸困難がさらに悪化します。● 禁煙、インフルエンザワクチンや肺炎球菌ワクチンの接種が大切です。インフルエンザワクチンは、増悪によるCOPD死亡率を50%低下させるといわれます。

【健診医からコメント】健診受診者のなかには咳や息切れをしながらたばこをやめられないでいる人もいます。『たばこはいつ止めても遅くはない。禁煙を頑張りましょう。禁煙外来を利用しましょう！』と話しています。また必要であるにもかかわらず、過去に肺機能検査を受けたことのある人はたいへん少ないのが現状です。肺機能検査を、少なくとも習慣喫煙者はぜひ受けるべきです。40歳以上で喫煙歴があり、咳、痰が長く続く場合や階段や坂道での息切れに気づいたら、即刻、呼吸器科を受診しましょう。

Q:137: C(シー)型肝炎ってどんな病気？
A:[担当科]:肝臓内科、肝胆膵科、消化器内科

【概要】別項で述べてあるように(☞別項参照Q:034)、種々ある肝炎ウイルスのなかで、B型およびC型(びー)肝炎ウイルスは後々いろいろの問題を提起します。C型肝炎は、はじめはC型肝炎ウイルス(HCV)による急性の肝障害です。C型肝炎ウイルスに感染し、肝機能の異常が持続する病気です。通常、6ヶ月以上にわたって肝炎が続く場合を慢性肝炎といいます。● ウイルスに感染後、急性肝炎を発症しても、ほとんど症状は現れません。しかし、無治療だと約7割でウイルスは排除されず持続感染(じぞくかんせん)に移行します。この状態になると自然治癒するのは極めて稀で、大部分の人が慢性肝炎になります。● C型慢性肝炎ではHCV抗体(対抗性物質のしるし)が陽性を示します。日本国内でHCV抗体が陽性の人は、150～200万人いると推測されています。年齢は40代以上に多く、輸血などの医療行為によ

る感染が背景にあることが知られています。現在は輸血や医療行為による感染は原則的になくなっています。◉ C型慢性肝炎は、放置すると肝硬変や肝癌に移行する危険な病気です。しかしその進行はゆるやかで、C型慢性肝炎だけでは命にかかわることはありませんが、放っておくと10〜30年かけて確実に肝硬変、肝癌へと進行していきます。現在、肝癌の約8割でHCV抗体が陽性です。◉ 血液を介して感染しますが、かつて問題となった輸血や血液製剤での感染はなくなっているものの、覚醒剤などの回し打ちや消毒不十分な針を用いた刺青(いれずみ)などで、さらに近頃のファッション刺青やピアスなどでも、HCV感染が起きる可能性があるといわれています。◉ はじめは自覚症状がほとんどないのが特徴です。進行して肝硬変(☞別項参照Q:057)になると食道・胃静脈瘤(☞別項参照Q:154)をはじめ、さまざまな症状や不都合が生じてきます。◉ 診断は、主に血液検査で行われます。血中のALT(GPT)、AST(GOT)値で肝炎の状態を調べるのに加え、ウイルスマーカー検査でC型肝炎ウイルス感染の有無、感染があれば、必要によりHCVの型を調べます(治療に関係してきます)。検査異常はALT値40以下は低い、40〜80で中程度、80以上で高いとするのが一つの目安とされます。肝生検(肝臓のごく一部を採取し顕微鏡で組織をみる検査)で肝炎の程度、肝硬変の有無などを判定しますが、この頃は負担の少ない超音波検査(エコー)で肝臓の硬さを調べたりします(超音波エラストグラフィー)。さらに、CT、MRIなどの画像検査で肝臓を観察することにより、肝臓の病期の進行度、肝癌の発生の有無を診断します。◉ こうした検査で肝炎が進んでいることがわかれば、早めに積極的な治療を受ける必要がありますが、最近、ALTが正常であっても肝臓の線維化が進む場合があることが分かっており、とくにALTが31以上、あるいは30以下でも血小板が15万以下の場合は、一度きちんと検査を受ける必要があります。◉ 治療はウイルスを排除することにつきます。近年、ウイルス対策は大きく進歩しています。ウイルス排除には、インターフェロン(IFN)を使用する方法とイン

ターフェロンを使用しないIFNフリー療法（DAA製剤；直接作用型抗ウイルス剤；ハーボニーなど）があり、選択・施行はいずれも専門医によらなければなりません。C型慢性肝炎の治療は、こんにち、大きく進展しています。IFNフリー療法中心に高率に治癒するようになっています。

【健診医からコメント】健診で肝機能に変化があり、精密検査を指摘された場合には症状は全くなくとも、一度ウイルスなどの検査を受けておくべきです。C型慢性肝炎と診断されても、日常生活では他人に感染する心配はほとんどないので、必要以上に神経質になることはありません。ただし、カミソリの共有や、万一、感染者の血液に触れることがあった場合は、すぐに水で血液を洗い流すことが大切です。食生活では、栄養バランスのとれた食事を、規則正しくとることが重要となります。治療、生活指導は主治医（できるだけ肝臓専門医）の指導に従うことです。医師はウイルスの排除に努めるはずです。

Q:138: CPAP（シーパップ）は睡眠時無呼吸症候群の治療にいいの？

A:[担当科]:呼吸器科

【概要】CPAPは睡眠時無呼吸症候群（SAS）の治療に用いられます。まずこの病気を概説します。SASとは眠っているときに呼吸が停止（無呼吸）したり、喉の空気の流れが弱くなったりする病気です。寝ているあいだに、10秒間以上の無呼吸、もしくは低呼吸（呼吸による換気が50％以下に低下）が1時間に5回以上ある場合にSASと診断されます。● SASの症状は、まず無呼吸発作です。数秒間、寝息が止まったあとに「グファ！」と大きな音を発してまた呼吸が始まる「無呼吸発作」が特徴的です。いびきは、気道が狭くなっているしるしです。「無呼吸発作」が起きなくても、いつもいびきをかく場合には似たようなことになります。● 日中起こる過度の眠気も症状の一部です。無呼吸発作が夜中に何十回、何百回と起こることで

睡眠の質が低下し、身体と脳が十分に休息できなくなり、その結果、日中に過度の眠気が起こり、日常生活の QOL を大きく損ないます。● SAS の原因は多くの場合、舌や口蓋垂（のどちんこ）が気道をふさいでしまうことで起こります。その誘因としては肥満のため首のまわりに余分な脂肪がついていて気道がふさがりやすくなっていること、また顎が小さく狭い体形だと気道がもともと狭いため、ふさがりやすいことなどが指摘されています。また、肥満でなくても体重が少し増加しただけでも睡眠時無呼吸症候群になるリスクが高まるといわれています。● SAS は本人が自分で気づくのが難しい病気で、家族などに指摘してもらわなければなりません。SAS は呼吸・循環系を中心として身体全体に悪影響を及ぼします。無呼吸中に頻脈と徐脈を繰り返す不整脈をきたし、酸欠状態になり、血液が酸性に傾きます。そうすると自律神経（交感神経）を刺激して脈拍増加・血圧上昇を招くことになります。そして動脈硬化や糖尿病、高血圧の引き金になるといわれます。心臓にとって大きな負担になるわけです。● そこで SAS はきちんと手当てしなければなりませんが、その決め手がシーパップ（CPAP）です。CPAP とは持続式陽圧呼吸療法のことで、鼻に装着したマスクから、ある一定の圧力をかけた空気を気道に送り込む方法です。いまや SAS のもっとも重要な治療法となっています。一種の人工呼吸法ですが、人工呼吸の適応は三つあり、①酸素化不良、②換気不良、③呼吸筋疲労です。これらの改善のために人工呼吸器が用いられますが、この場合は換気不良の改善が目的です。● 息を吸うと横隔膜が収縮して胸腔がひろがり、胸腔の中の圧力が下がります（陰圧）。しかし SAS の患者さんはこの陰圧によって、のどのやわらかい組織が内側にひきこまれ、気道が狭くなってしまいます。狭くなった気道を空気が通ると、まわりの組織が振動します。これがいびきです。完全に狭くなってしまうと、無呼吸となってしまいます。● CPAP を使うとその風圧により、のどの中にスペースが確保され、やわらかい組織を強制的に押し開きます。すると患者さんは鼻でスムースに呼吸をすることが

出来るようになるのです。◉ ほとんどの患者さんが使ったその日からいびきをかかなくなり、朝もすっきり、昼間の眠気も軽くなり、消えることもあります。重症のSASの患者さんでは、CPAPを使わなかった患者さんより長生きするといわれています。◉ マスクを正しく装着することは、CPAP療法を継続する上でとても大切です。マスクは呼吸をしてみて漏れない程度に軽く顔にフィットするくらいがいいといわれます。実際に寝る体制になってからもう一度、位置を調整するのがコツといわれます。

【健診医からのコメント】健診の場で実際にCPAP療法を受けている方も散見されます。呼吸器専門医の指導のもと、有効にCPAPを活用することが大切ですが、一方で肥満など生活習慣の改善をぜひ心掛けなければなりません。自助努力が重要です。

Q:139: 紫外線、赤外線、レーザー光線による目の障害ってどんなもの？

A：[担当科]：眼科

[はじめに：生物は限りなく光線の恩恵を受けていますが、いろいろの形で生体は障害も受けます。光線の性質は波長で決まります。可視光線より波長が長くなると熱線である赤外線です。赤外線よりさらに長い波長は電磁波で、センチ波と呼ばれる範囲が電子レンジです。可視光線より短くなるといろいろの程度の化学作用を示す紫外線となり、さらに波長が短くなるとX線（レントゲン線）、さらに短くなるとγ線といわれるものです。紫外線は可視光線に近い方からUVA、UVB、UVCと分けられます。太陽からの紫外線はUVAとUVBは地表に届きますが、UVCはオゾン層（酸素原子3個からなる気体で主に成層圏を覆っている層）に遮られ地表には届きません。これらとは別にアルゴンレーザーやクリプトンレーザー（いずれも可視光線）などレーザー光線といわれる人工光線もあります。レーザーとは指向性（方向によって異なる性質）、収束性（一点に集まる性質）の高いコヒーレント（鮮明）な電磁波（可視光とは限らない）を

発生させる装置のことです。紫外線、赤外線、レーザー光線の障害性、そして電子レンジについて、主に眼に対する影響を述べます。]

1. 紫外線

【概要】就業中やレジャーなどで紫外線に曝露(ばくろ)された場合に発症します。溶接作業で防備が不十分である場合、殺菌灯や紫外線発光装置を凝視した場合、屋外での作業中や雪面から反射した日光紫外線による影響が想定されます。● 紫外線は波長が短く、角膜で吸収され角膜上皮障害を生じます。症状は、眼の軽度の異物感から激しい眼痛までさまざまです。流涙(りゅうるい)、羞明(しゅうめい)(まぶしさ)を伴い、上皮障害が強いと視力が低下します。眼痛がひどく開瞼(かいけん)(眼を開くこと)できない場合もあります。また紫外線は皮膚癌(ひふがん)発生の原因ともなります。● 専門医による治療が必要です。

【健診医からコメント】日焼けが健康のしるしのように錯覚されたこともありますが、紫外線はできるだけ避けるようにしなければなりません。日焼け止めやサングラスの活用が勧められます。上記のような眼症状があれば眼科専門医に治療を依頼します。

2. 赤外線

【概要】赤外線は可視光線と比べて強い熱作用があります。赤外線のほとんどの成分は角膜表面で吸収されますが、比較的波長の短い成分が水晶体に到達します。長時間の赤外線曝露によって白内障(はくないしょう)を生じます。予防のために熱線吸収用保護眼鏡(ねっせんきゅうしゅうようほごめがね)を装用するとよいといわれます。● 赤外線は通常はあまり害がなく、赤外線のうち波長の長い遠赤外線は、暖房・健康・医療・美容などのさまざまな分野で利用されています。

【健診医からコメント】白内障の発生に注意しなければなりません。進行した場合は白内障手術が行われます。

3. レーザー光線

【概要】レーザー光は網膜に集光するので網膜障害(もうまくしょうがい)を引き起こします。工場や実験室での災害として、またNd-YAG(ネオジューム・ヤグ)レーザー(赤外線)、アルゴンレーザーやクリブトンレーザー

(いずれも可視光線)による網膜障害が知られています。受傷直後に網膜出血・浮腫、黄斑円孔(☞別項参照Q：382)、硝子体出血を生じ、その後網膜色素上皮や脈絡膜の萎縮を併発します。中心暗点(中心部が暗くなる)や変視症(ものが歪んで見える)などの後遺症を残すこともあります。● Nd-YAG レーザー、アルゴンレーザーは医療用に、クリプトンレーザーは精密加工工業などに使用されます。● 黄斑円孔は15年ほど前までは治療不可能とされていましたが、最近では手術でほとんど円孔は閉鎖することができるようになっています。

【健診医からコメント】スポーツ試合中あるいは観覧中にレーザー光線で相手を邪魔する騒ぎが時々報道されます。目に当てたり、当てられたりしないように用心しなければなりません。もし障害を受けてしまった場合は、速やかに眼科専門医を受診します。

4．電子レンジ

【概要】家庭の電子レンジで用いられているのは波長1～10cmのマイクロ波です。白内障を起こしえますが、家庭用電子レンジでは安全対策が施されており危険性はありません。

【健診医からコメント】家庭用電子レンジは決められた通りの使用では問題はないようです。

Q：140：子宮がん検診ってどのようにするの？

A：[担当科]：産婦人科

【概要】現在、わが国では5種類の法定がん検診が行われていますが、子宮がん検診はその一つで、胃がん検診とともに一番歴史が古く、昭和57年に老人保健法により始められています。子宮癌には子宮体部癌と頸部癌とがありますが、子宮がん検診は、頸部のがん検診です。● まず一次検診が行われます。対象は20歳以上で、受診間隔は2年に1回(隔年)です。問診で現在の病状、既往歴、家族歴、過去の検診の受診状況等を聴取します。次いで、子宮頸部の視診、同細胞診、必要に応じてコルポスコープ検査(膣拡大鏡検査)および

内診をします。● 頸部癌はヒトパピローマウイルス（HPV）感染によりもたらされます（☞別項参照Q：142）。子宮頸部細胞診とは、頸部の癌細胞の有無を調べる検査のことです（一次検診）。この方法は、さかさまにした「とっくり」状のあたまの部分（子宮腟部）から、ヘラを用いて細胞をこすり取るものです（擦過細胞診）。この細胞を顕微鏡でみて、細胞に異常があれば二次検査として専門医療機関で精密検査が行われます。● 子宮がん検診は最初から細胞の検査という、いわば精密検査に近いものなので、早期癌（前がん病変）が多く発見されます。したがって、治療も妊孕性（赤ちゃんがもてる）を残した頸部の円錐切除が多く行われます。● 有効性の高い検診で、私たちの岩手県対がん協会の場合は、毎年、4〜5万人の受診者からの発見癌（前がん病変）の約半数以上が円錐切除で完全治癒し（☞別項参照Q：038）、全体の5年相対生存率はほぼ100％近くです。全国的にいえることですが、問題は受診率が国で求める50％に達しないことです。

【健診医からのコメント】健診としても上記子宮がん検診が行われますが、やはり受診率は十分ではありません。若い人の罹患が増えていますが、もっと検診の有効性を知って、受診者が増えることが望まれます。

Q：141：子宮筋腫ってどんな病気？
A：[担当科]：産婦人科

【概要】子宮筋腫は子宮平滑筋に類似した腫瘍細胞によって構成される良性疾患で、子宮筋層の種々の部位に境界が明瞭なおでき（腫瘤）を形成します。女性ホルモン（エストロゲン）のはたらきによって発育する良性腫瘍です。筋腫はエストロゲン依存性があるために、月経のある年代ではゆっくりと増大し閉経後は縮小します。● 婦人科の腫瘍のなかでは最も多い病気で、その発生頻度は30歳以上の女性で20〜30％と推測されています。さらに非常に小さな筋腫も含めると、過半数の女性にあると考えられ、20代の女性にもみられ

ます。● 原因については不明な点が多いですが、胎児期の筋腫の芽が思春期から増えてくる性ホルモンに反応して子宮筋腫に成長するという説があります。● 粘膜下筋腫や大きな筋層内筋腫の場合は、うっ血、壊死（部分死）、潰瘍などが生じて月経の出血量が増えます。そのため、貧血になることがあり、動悸・息切れなどの貧血症状で筋腫が発見されることもあります。● 筋腫は大きくなると、下腹部に腫瘤感や膨満感を自覚することがあります。子宮腔の変形による月経血の排出障害、筋腫の変性・感染、漿膜下筋腫の茎部（くび）でのねじれなどにより、月経時に下腹部痛や腰痛を自覚することがあります。また、子宮腺筋症と呼ばれるものができることがあります。● 子宮筋腫は、不妊症や流・早産の原因になることがあります。それは、筋腫のために子宮内膜への血流が不十分になり、また内腔の形が変化するためと考えられています。● 子宮筋腫はすべて治療が必要になるわけではなく、治療の対象になるのは全症例の10％程度とされています。過多月経や貧血、圧迫感や頻尿、長期の不妊症などで治療の適応となります。子宮腺筋症では月経痛や不妊症が適応となることが多いといわれます。● 手術治療にはいろいろの術式があり、子宮筋腫の核出術（筋腫だけを取り、子宮を温存する）など、妊孕性を考慮した術式もあります。

【健診医からコメント】健診の際、腹部触診でしばしば診断されます。なかには自分では気づいていなかった人も少なくありません。貧血との合併はしばしば認められます。症状がある場合には専門医を一度は受診し、指示を得ておくべきです。

Q：142：子宮頸癌ってどんな病気？
A：[担当科]：産婦人科

【概要】子宮は「とっくり」を逆さにしたような形をしています。子宮の出口の細い部分（頸部）の先端が膣の奥に突き出ています。この子宮頸部の上皮（粘膜）から発生する癌が子宮頸癌です。年間罹患数は約1万人、近年、漸増しており、特に20歳台後半から40歳台

前半での急上昇が大きな問題です。● 原因は高リスク型ヒトパピローマウイルス（HPV）の持続感染であり、日本人女性ではHPV16、18型が高頻度で60数％、20〜40歳台では70〜80％を占めます。● このウイルスは性交により感染するので、初めて性交した年齢が低い人や多くの性交相手がいる人は子宮頸癌になる危険性が高くなります。しかし、実際に子宮頸癌になる人は、ウイルスに感染した人のなかの一部にすぎません。● 初期の子宮頸癌ではほとんどが無症状ですが、子宮がん検診で行う子宮頸部細胞診により発見することができます。● 自覚症状としては不正性器出血（月経以外の出血）が最も多く、とくに性交時に出血しやすくなります。おりもの（帯下）が増えることもあります。進行癌では下腹部痛、腰痛、下肢痛や血尿、血便、排尿障害が現れることがあります。● 検診では子宮頸部を綿棒やへらなどでこすって細胞診用の検体を採取します。細胞診で異型細胞が認められた場合には、あるいはそうでなくても腟拡大鏡（コルポスコープ）で観察しながら、疑わしい部分の組織を採取します（ねらい組織診）。採取した組織を病理学的に検査して診断が確定します。● 手術療法または放射線療法が子宮頸癌の主な治療法です。治療法は年齢・全身状態、病変の進行期を考慮して選択されます。子宮頸癌の病気の進行時期は0期からⅣ期まであります。進行程度によりいろいろの治療法が選択されます。高度異型成、上皮内癌、微小浸潤扁平上皮癌Ⅰa1期などは、子宮頸部の入り口の一部を円錐状に切り取る「円錐切除術」が行われ、妊孕性が温存（残す）されます。

【健診医からコメント】不正性器出血があったら婦人科で検査を受けるべきです。子宮頸癌だけでなく子宮体癌はじめ他の疾患もあります。その前に、症状のないうちに、1〜2年に1回程度は子宮がん検診を受けることを勧めます。我々の子宮がん検診では、0期の早期癌（前がん病変）で円錐切除を受け治癒する人が多く、検診発見癌の5年相対生存率はほぼ100％と良好です。なおこんにちでは子宮頸部から採取した細胞の枡料は検査用グラスに塗り付けて診断する

のではなく、専用の液体に溶かしたうえで細胞だけを集めて行うより高度の診断方法になっています（液状細胞診）。

Q:143: 子宮体癌ってどんな病気？
A：[担当科]：産婦人科
【概要】子宮をさかさまにした「とっくり」に例えると、本体部分の太くなったところ（子宮体部）の内部は粘膜（子宮内膜）で裏打ちされた空洞になっています。この子宮体部の粘膜から発生する癌が子宮体癌です。子宮内膜癌とも呼ばれます。● わが国の罹患数は年間約1万人であり、2007年からは婦人科悪性腫瘍のなかでは子宮頸癌を抜いて最も多く、子宮体癌は明らかな増加傾向にあります。50～60歳台が好発年齢です。● 子宮内膜に発生した癌は次第に子宮の筋肉に浸潤します。さらに子宮頸部や卵管・卵巣に及んだり、骨盤内や大動脈周囲のリンパ節に転移したりします。さらに進行すると、腹膜・腸・肺・肝臓・骨などに転移します。● 正常なホルモン環境では子宮内膜は増殖・分化・剥離（月経）のサイクルを繰り返します。しかし、排卵の障害などのために子宮内膜がプロゲステロン（黄体ホルモン；妊娠に関係する）の作用を受けないままエストロゲン（卵胞ホルモン；女性ホルモン；妊娠や女らしさに関係するホルモン）に刺激され続けると、子宮内膜が過剰に増殖し（子宮内膜増殖症）、子宮体癌の発生母地になります。● 肥満・未産・遅い閉経年齢（53歳以上）が子宮体癌の危険因子です。また糖尿病や高血圧も危険因子とされ、乳癌、大腸癌の既往のある人はリスクが一般より高く、その逆もあるといわれています。● 多くは不正性器出血や過多月経、帯下（おりもの）異常などの自覚症状を有しています。特に閉経後の不正性器出血には注意が必要です。若年子宮体癌では月経不整や不妊を訴えることが多くみられます。● 検査では経腟超音波検査で子宮内膜厚の測定を行います。診断確定のためには、子宮のなかに細い器具を入れて子宮内膜の細胞診・組織診を行います。● 診断が困難な場合は、子宮鏡検査や子宮内膜全面掻爬術（剥ぎとる）を

行います。● 原則として開腹手術が行われます。腹腔鏡下手術も保険適用されます。

【健診医からコメント】とくに閉経後の不正性器出血がみられた場合は婦人科を受診すべきです。また極端な月経不順も子宮体癌発生のリスクとなり、ホルモン剤を用いて定期的に月経を起こすのがよいといわれています。不正性器出血を軽く考えている人が少なくありませんが要注意です。

Q：144：子宮内膜症ってどんな病気？
A：[担当科]：産婦人科

【概要】子宮内膜症は、子宮内膜あるいは類似の組織が卵巣内など子宮内腔以外の部位に発生し、女性ホルモン（エストロゲン）の刺激を受けて増殖する疾患です。エストロゲン依存性の炎症性・進行性病変と捉えられます。ダグラス窩（子宮と直腸の間に存在する窪み）を中心とした骨盤内腹膜や卵巣に主として病巣が生じますが、膀胱、腸管、横隔膜、肺、臍など全身に発生しうるとされます。● 子宮内膜症の大部分は月経時に、子宮内膜と同じようにはがれて出血します。卵巣内で増殖すると、毎月、卵巣にチョコレート状になった古い血液がたまって大きくふくれ、いわゆるチョコレート嚢胞（袋）を形成します。● 子宮内膜症は生殖年齢にある女性の10～15％に存在するといわれていますが、とくに最近増えているといわれ、患者さん数は推定で100～200万人とされています。その理由としては、腹腔鏡検査が進み診断能力が向上して病気が見つかるようになっていること、初婚年齢・初産年齢が上がっていること、出産回数の減少などが指摘されています。● 月経困難症（☞別項参照 Q：111）、慢性骨盤痛、排便痛、性交痛などの疼痛と、不妊が主な症状です。そのため、性成熟期の女性のQOL（生活の質）を著しく損ないます。● 原因ははっきりとはわかりませんが、子宮内膜移植説と腹膜上皮などの子宮内膜様細胞への化生（化生説：組織が変化する）が有力といわれます。現時点では、このいずれもが重要であると考えられ

ています。● 日本では子宮内膜症女性の約90％が月経困難症を訴えており、月経時以外の下腹部痛は約50％、性交時痛・排便痛は約30％にみられます。● 治療は女性のライフステージに配慮して行われるといいます。挙児希望(赤ちゃんをもうけたい)の女性の手術療法では、妊孕性(にんようせい)(赤ちゃんがもてる)の温存に配慮されますし、挙児希望のない女性では、薬物療法や根治手術が選択されます。疼痛に対する治療の第一選択は薬物療法です。

【健診医からコメント】健診受診者にこの病気で治療している方が少なからずみられます。卵巣チョコレート嚢胞は卵巣癌の発生母地となっている可能性が示唆されており、経過観察あるいは薬物療法を行う場合には注意が必要といわれています。

Q：145：脂質異常症ってどんな病気？
A：[担当科]：代謝科、内科

【概要】脂質異常症(ししついじょうしょう)とは、血液中に含まれるコレステロールや中性脂肪(トリグリセリド)などの脂質が、一定の基準よりも多かったり少なかったりする状態のことをいいます。2007年以前には高脂血症(こうしけっしょう)ともいわれていました。血液中に余分な脂質が多くなると、動脈硬化を起こしやすくなり、心筋梗塞や脳卒中などのリスクが高くなります。● 蛋白質、炭水化物とともに3大栄養素である脂質が血液(血漿(けっしょう))中に安定して存在すためには、タンパク質(アポタンパクと呼ぶ)と結合していることが必要です。脂質とアポタンパクが結びついたリポタンパクは、中性脂肪および、細胞の生命維持に不可欠なコレステロールを多く含む球状の粒子です。● この球状粒子の重みの違いで、いくつかの種類に分けられます。それぞれ性質が違ってきます。種類には、カイロミクロン(キロミクロン)、VLDL、IDL、LDL、HDL、VHDLなどがあり(☞別項参照Q：005)、WHOによってその基準が定められています。このうちLDLは悪玉(あくだま)・HDLは善玉(ぜんだま)コレステロールといわれるものです。悪玉は動脈硬化を促進し、善玉は動脈硬化が起こりにくくするものです。からだの

隅々までコレステロールを運ぶ働きをしているものがLDLで、LDLは血管壁に取り込まれて蓄積し動脈硬化を起こします。反対にからだから余分なコレステロールを回収する働きをしているのがHDLです。したがって、HDLコレステロールが少ないほうが動脈硬化は起こりやすくなります。● 一般には、高カロリー高脂肪の食事と運動不足などの生活習慣が動脈硬化の一番多い原因です。しかし、遺伝性の脂質異常症も知られています。なかでも家族性高コレステロール血症や遺伝性の低HDL血症もありますが、極めて稀ですので一般には心配する必要はないといわれます。● 通常は症状がないので、血液検査で初めてわかることがほとんどです。家族性高コレステロール血症ではアキレス腱肥厚、腱黄色腫(手の甲、肘、膝の腱にできる硬い盛り上がり)、眼瞼黄色腫(まぶたにできる黄色い斑点状の盛り上がり)、角膜輪(黒目の周囲にできる白い輪)がみられることがあります。とくにアキレス腱肥厚は最も多くみられる症状で、アキレス腱の厚みが1cm以上あって血中コレステロール値の高い場合は、家族性高コレステロール血症である可能性が高いと考えられます。家族性Ⅲ型高脂血症(高脂血症はⅠ型からⅤ型まで分けられています)でも典型的な場合は、腱黄色腫や手掌線状黄色腫(手筋が黄色く盛り上がる)ができます。● 通常、健診では血液検査で血中のコレステロール、トリグリセリド(TG)、LDL、HDLコレステロールの値を測定します。脂質異常症の診断基準は、高LDL血症はLDLコレステロール≧140mg/dl、低HDL血症はHDLコレステロール≦40mg/dl、高トリグリセリドは血症≧150mg/dlとなっています(日本動脈硬化学会、2007)。● 脂質異常症を治療する目的は動脈硬化の予防です。喫煙、肥満など、脂質異常症以外の動脈硬化危険因子の治療を同時に行うことが重要です。食事療法は血清脂質の是正とともに冠動脈硬化の危険因子である糖尿病、高血圧、肥満の予防・治療も目的とするものです。適正体重につとめ、BMIが22前後を維持するように改善することが必要です。● 生活習慣病の元となっているのは、まさに血中の過剰なトリグリセリド

(中性脂肪)にあります。中性脂肪を減らすには、大食いや油分、糖質の摂りすぎも原因となりますが、一番は、アルコールの摂りすぎですので、これらを是正することです。野菜中心でバランスのとれた食事と、アルコールを極力減らすことが求められます。● 高いLDLを下げるには、中性脂肪を下げると連動して下がります。悪玉といわれるLDLコレステロールは酸化したものが悪影響を及ぼすとされますが、酸化(活性酸素で酸化変性)する原因の予防策としては、禁煙・内臓脂肪を減らす・血糖値を下げることだといわれます。また低いHDLを増やすには、中性脂肪を減らせば、HDLコレステロールが増えます。最も効果的にHDLコレステロールを増やす方法は運動(ウォーキングなど有酸素運動)であるといわれます。

【健診医からコメント】健診で脂質異常のチェック率は高率です。日常生活習慣を改善しながら経過観察が必要とされる程度の指導区分の場合が多くみられますが、積極的な要医療となる程度の場合も少なくありません。しかし、いずれの場合も全く自覚症状がないこともあり、生活習慣の改善、受療がなかなか進みません。動脈硬化性疾患はこうした下地のもとにじわじわ発症します。現在無症状でも、油断しないで生活習慣の改善・薬物療法の指示に従うよう強く勧められます。

Q：146：歯周病ってどんな病気？

A：[担当科]：歯科、口腔内科・外科

【概要】歯周病とは、歯と歯肉の間に繁殖する細菌に感染し、歯の周りに炎症が起こる炎症性疾患の総称で、歯周疾患とも呼ばれます。早い話、歯が抜け落ちる原因です。炎症が歯肉に限定されているときは歯肉炎、それ以上(歯槽骨、歯根膜、セメント質)に進行すると歯周炎と呼ばれます。日本人の約7割の人の歯肉に何らかの異常があり、働き盛りの中高年では実に8割の人が歯周病に罹患する、いわゆる生活習慣病です。● 歯肉炎は、局所的因子であるプラーク(歯垢:中身は水分と有機質で、大半は口腔常在菌とその代謝物です)

が主体です。● 歯周炎は青年期以降にプラークが原因で発症した歯肉炎がさらに進行することで病変が始まります。● 歯周菌は空気を嫌う嫌気性桿菌で、歯と歯茎の境目の溝内に生息しています。● 歯や口は、消化器官の一部であり、体全体ともつながっていることを再確認することが重要です。歯周病が長期間慢性化することによって、病原性をもった細菌が血液中に入ったり、飲み込まれたりして口から離れた心臓や肺などに病気を起こす可能性が高くなります。● 歯周病は生活習慣病として位置づけられ、食習慣、歯みがき習慣、喫煙などとも関連があるので、個人の生活習慣の改善、自助努力も歯周治療の成否に大きく関与することを理解する必要があります。● 症状としては、歯茎が炎症のため赤く腫れ、歯茎から出血します。口臭も出て嚙み合わせの際痛みが出ます（咬合痛）。歯石が付きます。歯石は唾液中の石灰分や食物のかすなどが固く付着したものです。やがては歯が脱落します。● 歯周病予防の基本は歯垢がつかないようにすることで、毎日の歯みがきや定期的な歯石除去が有効です。しかし歯周病になった場合は歯科医師や歯科衛生士がもっと専門的に歯の清掃をしたり咬み合わせの調整を行ったりします。

【健診医からのコメント】歯の丈夫さには体質があるようです。一生懸命歯磨きをするのに虫歯になったり歯周病になったりする人がいます。一方あまり歯磨きもしないのに、歯が丈夫な人もいます。ともあれ、歯の健康のためにはきちんとした歯磨きです。個人個人で一番適した歯磨きの方法を見つけ出し、予防歯科で指導を受けながら、丹念に継続して歯磨きを励行することです。「歯が抜け落ちる」のは歯周病が原因です。

Q:147: 視神経乳頭陥凹ってどんな病気？
A：[担当科]：眼科

【概要】ヒトがものを見ることができるのは、対象物が角膜→水晶体→網膜上へと結んだ像の情報が眼球から脳に向かって延びている「視神経」に入り、脳に色や形の情報を送るからです。● 眼球のなかには眼房水といって生理的に水が溜まっています。物はこの水をとおして網膜に像を結ぶことによって見えますが、この水の圧力が一定以上に高くなると視神経が脳から出てくる出口の乳頭という部分を圧迫して、視神経をダメにしてしまいます。これが緑内障という病気で（☞別項参照Q：397）、失明の最も大きな原因病です。疫学調査では、40歳以上の5.78％に緑内障が認められることが報告されています（2000）。● 眼房水の圧力を眼圧といいますが、眼圧が高くなると、乳頭が圧迫されて陥凹します。この圧迫症状が乳頭陥凹で、緑内障の危険を知らせることになります。健診でこの圧力を測定して、緑内障を予防しようとするのが眼圧検査です。ヒトの角膜の圧力の正常値は、10～20mmHgと定義され、これを診断上の正常眼圧といいます。● 房水は眼のなかで血液の代わりとなって栄養などを運びます。房水は毛様体というところでつくられ、シュレム管という出口らから排出され、圧力は日内変動もしますが、ほぼ一定に保たれています。● 緑内障の症状には、急激に眼圧が上昇し眼の痛みや頭痛、吐き気など激しい症状を起こすもの（急性緑内障）と、ほとんど自覚症状がないまま病気が進行してしまうもの（慢性緑内障）があります。急性緑内障では症状も強く、すぐに治療が行われます。一方、多くの患者さんがかかる慢性緑内障では、何ら症状はありません。このため、治療開始が遅れてしまうことが多くあります。● 慢性緑内障の唯一の自覚症状は視野の一部に見えないところができること（視野欠損）ですが、通常二つの眼で見ているため進行するまでなかなか気づきません。定期的に健診を受けていれば、視野が十分広いうちに、緑内障による視神経の障害を見つけることができます。● 眼圧だけの検査では眼圧が正常範囲でも「正

常眼圧緑内障」の場合があり、一定以上の年齢になれば、眼底検査が勧められます。

【健診医からコメント】健診の一つのオプションに眼底検査があります。左右の眼底検査で、眼底に異常があると、眼科での精密検査が必要となります。その一つに「乳頭部陥凹」があり、眼圧の上昇を示しています。症状と関係なしに眼科専門医を受診しなければなりません。

Q：148：失神ってどんな病気？
A：[担当科]：一般内科、循環器科

【概要】失神とは、大脳皮質（大脳の表面に広がる）あるいは脳の基底部を構成する脳幹の血流が瞬間的に遮断されることによって起こる一過性の瞬間的な意識消失発作で、気絶ともいわれます。年間、1,000人に約6人の方が失神を発症するといわれます。通常は数分で回復し、後遺症を起こすことはありません。● 失神の発作は、立っている時に起こることが多く、失神が起こる前に、目の前が真っ暗になる感じや、めまい感、悪心などがあり、その後顔面蒼白となり、ついに意識が消失します。● 失神時外傷を伴うことがありますが、ヒステリーによるものの場合は外傷がみられないことが多いといわれます。● いろいろの原因で失神しますが、「心血管性失神」であった場合は1年後の突然死のリスクが18〜33％もあるため最も重要な原因の一つとされます。心血管性失神を除外できない場合は入院が必要となることがあります。● 心血管性失神の危険信号（赤旗徴候；red flag）としては以下の項目が知られています。すなわち、＊前駆症状がなくて、5秒以内に意識消失するもので、＊仰臥位発症、労作時発症、＊失神の前に胸痛、動悸、息切れが伴った場合、＊65歳以上、＊心疾患のリスクや心不全がある場合、＊突然死の家族歴などで、心電図異常を示す場合、とされます。● 心電図異常としてはいろいろ専門的な病気があり、心室性不整脈、MobizⅡ型（心房から心室への房室伝導が突然完全に脱落する）やⅢ度房室ブロック

（完全房室ブロック：ペースメーカー植え込みが必要）、虚血性変化、QT延長症候群、徐脈性心房細動、脚ブロック、WPW症候群（☞それぞれ関連項参照）などといわれるもので、専門医が判断してくれます。◉「起立性失神」は急に立ち上がった時に失神するもので、特に出血、脱水、貧血が重要な原因となります。◉血管迷走神経反射性失神（一過性の全般性脳血流の低下により引き起こされる）は頻度としては最も多く、予後は最も良いものです。立位や座位で発症することが多く、長時間の起立、疼痛、驚愕（おどろき）、怒り、予測外の視覚、聴覚刺激、排便、排尿、咳、ストレスが先行する場合が多いといわれます。そのほか薬剤で失神する場合もあります。◉ほかにも起立性低血圧、心原性失神、血管性失神、神経調節性失神といわれるもの等々がありますが、理由の如何によらず、失神ということがあれば、医療機関を受診して理由を明らかにしてもらうことが必要です。

【健診医からコメント】失神の原因は多種多様です。心配のないものも少なくありませんが、いろいろの原因が内在する可能性があるので、失神発作後あまり時間をおかずに医療機関を受診すべきです。

Q:149: 脂肪肝ってどんな病気？
A:[担当科]:肝臓内科、消化器科

【概要】健診の場で行う腹部超音波検査で、脂肪肝は日常的にみられます。脂肪滴がたまった肝細胞が全体の1割を超えたら脂肪肝と呼ぶのが一般的です。慢性の脂肪肝は肥満や糖尿病、高脂血症などで起こりやすいのですが、従来これ自体は多くの場合無害と考えられてきました。◉しかし近年、非アルコール性脂肪性肝疾患（ナッフルド；NAFLD）、さらに非アルコール性脂肪肝炎（ナッシュ；NASH）と呼ばれる病気のかたちが重要視されています。NASHはNAFLDの重症型であり、ナッフルドの約10％を占めるといわれます。◉このような変化が一部の人では肝硬変へ進展、さらに一部は肝臓癌に発展することが明らかになってきました。このため、こん

にちでは、「脂肪肝は万病の元」、「脂肪肝を良性の疾患として見過ごしてはいけない」というのが世界の潮流といわれています。● 脂肪肝は、原因により栄養性、内分泌性、代謝性、中毒性に分類されます。慢性の脂肪肝は、ホルモンの異常、高度の肥満に際して生じます。また、代謝異常やある種薬剤の過剰な服薬で急性の脂肪肝を生じることがあります。● 通常みられる脂肪肝では症状はありません。ナッフルドは症状を伴わないメタボリックシンドローム（☞別項参照Q：378）が肝臓に現れたものと考えられております。その病気のかたちの中心は、肥満とインスリン抵抗性（インスリンの作用が働きにくい）です。● 治療としては栄養を摂りすぎにならないようにして、適切な運動を行うことです。遊離脂肪酸（中性脂肪が分解され血液中に放出されたもの）は門脈（栄養を運んで肝臓に向かう腸からの静脈）を介して肝臓の組織に到達しそこで中性脂肪として蓄積され、脂肪肝の形成に直接的に関与するので食べ過ぎないことと、運動で脂肪を減らすことが大切です。

【健診医からコメント】 通常はメタボリックシンドロームが肝臓に現れたものと解釈され、生活習慣病ということになります。生活習慣病では合併症が多岐にわたることが多いので、健診で脂肪肝を指摘されたら、家庭医に相談して脂肪肝の軽減を図ることです。主に食生活の改善と運動することですが、症状がないので自助努力が必要です。合併症があれば、それに応じた専門医を紹介してもらうことが大切です。

Q：150 手根管症候群ってどんな病気？

A：[担当科]：整形外科

【概要】 手根管症候群は正中神経麻痺ともいわれます。手首の手のひら側にある骨と靭帯に囲まれた手根管というトンネルのなかを、正中神経と9本の指を曲げる筋肉の腱が通っています。このトンネルのなかで神経が慢性的な圧迫を受けて、しびれや痛み、運動障害を起こす病気です。● 原因は不明とされています。妊娠・出産期

や更年期の女性が多く生じるのが特徴です。そのほか、骨折などのけが、仕事やスポーツでの手の使いすぎ、透析をしている人などに生じます。腫瘍や腫瘤などの出来物でも手根管症候群になることがあります。● 初めは人差し指、中指を中心に親指と薬指の親指側に、しびれと痛みが起こります。これらの症状は朝、目を覚ました時に強く、ひどい時は夜間睡眠中に痛みやしびれで目が覚めます。この時に手を振ったり、指の運動をしたりすると楽になります。進行すると親指の付け根の母指球筋(ふくらんだところ)の筋肉がやせてきて、細かい作業が困難になります。とくに親指を他の指と向かい合う位置にもっていく動き(対立運動)ができなくなります。● 手首の手のひら側をたたくと、痛みが指先にひびきます(ティネル徴候)。手首を手のひら側に最大に曲げるとしびれや痛みが増強します。● 首の病気による神経の圧迫や、糖尿病神経障害、手指の他の腱鞘炎との鑑別が必要になります。

【健診医からのコメント】指にしびれや痛みがあり、朝起きた時にひどかったり夜間睡眠中に手の痛みで目が覚めたりするようなら、整形外科を受診すべきです。親指の付け根の筋肉がやせるほどであれば、手術を含めた早急な治療が必要です。

Q：151：出血性ショックとは、どんな状態？
A：[担当科]：救急科

【概要】急に血液を失う事態(失血)になると全身を循環する血液量が減少し、臓器への酸素供給が不足し、細胞機能が保てなくなり、臓器障害をきたす状態となります。初期症状は収縮期血圧を保ちながらも収縮期血圧と拡張期血圧の差(脈圧)が小さくなり、脈が速くなり、冷感、蒼白、冷汗などの皮膚変化がみられ、臓器血流障害が起こると、意識レベルの変化が早い時期から現れ、ついには意識不明のショック状態をきたします。● 血圧はショックを早く知る目印にはなりにくく、皮膚の様子や脈の性状(弱く速い)が手がかりとなります。高齢者やある種の降圧薬服用中などの人の場合は、最重

症ショック状態では頻脈にならないこともあり注意を要します。◉ショック指数というものがあります。これは脈拍数／収縮期血圧の比で推定されます。正常値は0.54±0.07ですが、1.0では約1Lの推定出血量、1.5では約1.5Lの推定出血量、2.0では約2.0Lの推定出血量となります。通常1.0を超え高くなるほど重症度が増します。◉大急ぎで輸液や輸血が必要です。救急処置の対象となり、救急車対応であり、救命救急センターへのいち早い搬送が必要です。類似の救急処置を必要とする病気のかたちとしては、＊今まで経験したことがないほど頭がとても痛い、＊呼吸がとても苦しい、＊胸がとても痛い、＊おなかがとても痛い、＊けいれんを起こした、＊血を吐いた、＊ひどく嘔吐した（吐いた）、などがあります。◉ また、けがや事故などで救急治療が必要な状態としては、＊異物がのどに詰まった、＊熱傷(やけど)をした、＊感電した、＊ガス中毒を起こした、＊頭を強く打った、＊毒物（多量の睡眠薬など）を飲んだ、＊熱中症になった、＊眼に異物が入った、＊骨折したらしい、といったことは初期対応が重要となることが多い事項です。

【健診医からコメント】人間いつどこでどうなるかわかりません。自分ということもあるし、同僚やたまたま居合わせた人ということもあります。どういう状態や事態が救急対応であるかはそれとなく知っておくことが必要です。出血性ショックなどの場合は、吐血量がそれほど多く見えなくとも、おなかの中に多量に出血しているということもあります。

Q：152：腫瘍マーカーってどんなもの？
A：[担当科]：各科

【概要】腫瘍マーカーとは腫瘍の存在を疑わせる検査上のしるし（マーカー）です。一般にがん（悪性腫瘍；癌や肉腫）の進行とともに増加する一種の生体物質です。主に血液中にがん組織から放出される因子（原因物質）に対応する対抗物質（抗体）を検出する臨床検査の一つです。◉ ところでこんにち、実に多種類の腫瘍マーカーがあ

りますが、一部を除いて、一般にはこのマーカーで早期のがんを見つけることはできません。多くの腫瘍マーカーは健康人であっても血液中に存在するので、腫瘍マーカー単独でがんの存在を診断できるものはPSA（前立腺癌のマーカーに用いる）など少数であるといわれています。◉腫瘍マーカーの利用はがんの進行度や治療（手術）に対する効果判定、病勢の推移などをみるのには適しています。癌の再発があった場合は、腫瘍マーカー値は再度上昇するため、術後の経過観察目的で使われることがあります。◉癌がなくとも腫瘍マーカー値が上昇する場合や、癌が存在するにもかかわらず腫瘍マーカー値が上昇しないケースもあります。また、腫瘍マーカー値自体の動きも、正確に癌の動きを反映しているわけではないため、腫瘍マーカー値だけで癌の状態を把握できるわけではないといわれています。◉代表的な腫瘍マーカーと主な陽性疾患腫瘍は、＊AFP（α-フェトプロテイン）：肝細胞癌、卵黄嚢腫瘍（生命発生にかかわる胚細胞になる前の細胞の腫瘍）、胎児性癌、＊CEA：大腸癌、胃癌、膵癌、胆道癌、肺癌、子宮癌、卵巣癌、乳癌など、＊CA19-9：膵癌、胆道癌、胃癌、大腸癌、肺癌、卵巣癌、子宮体癌、など、＊CA-50：膵癌、胆道癌、胃癌、大腸癌、肺癌、卵巣癌、子宮体癌など、＊CA125：卵巣癌、子宮癌、膵癌、胆道癌など、＊DUPAN-2：膵癌、胆道癌、胃癌、大腸癌、卵巣癌など、＊CYFRA：肺癌、＊SCC抗原：各種扁平上皮癌（食道癌、子宮頸癌、皮膚癌、肺癌、頭頸部癌など、＊TPA：各種固形癌、＊PIVKA-Ⅱ：肝細胞癌、＊PSA：前立腺癌、＊hCG：絨毛癌など現在は多数あります。

【健診医からコメント】一般的に腫瘍マーカーにより癌を早期に発見することはできません。唯一、前立腺癌については健診の場でも日常的に前立腺癌チェックとして使われます。PSA4ng/mlというカットオフ値が設定されていて、これより高ければ精密検査が必要とされています（☞別項参照Q：211）。

Ⅲ．Q＆A

Q：153：食育ってどんなこと？
A：[担当科]：栄養科、代謝科

【概要】「食」は生活の基本である衣食住の一つです。生命維持の基本でもあります。さらにその内容、質が直接健康維持に深くかかわってきますし、心理的にも大きな影響があります。「食育」は食の重要性をしっかりした形で子供時代から会得することだと考えられます。古来、「知育」、「体育」に重点が置かれがちだったと思われますが、「食育」はこれらと同等ないし優先する三本柱と考えられます。「食育」という言葉は、1896年（明治29年）、1898年の石塚左玄の著作（『化学的食養長寿論』、『通俗食物養生法』）で「体育智育才育は即ち食育なり」と造語されたといわれます。●「食育」とはさまざまな経験を通じて「食」に関する知識と「食」を選択する力を習得し、健全な食生活を実践することができる人間を育てることであるといわれています。2005年に成立した食育基本法においては、生きるための基本的な知識であり、知識の教育、道徳教育、体育教育の基礎となるべきもの、と位置づけられています。● 成人病そして生活習慣病が取り上げられてから久しくなりますが、生活習慣病の根源は食生活のありように根差すものとも考えられます。食生活の不適切が健康を阻害することは明白です。メタボ対策（☞別項参照Q：378）はじめ、食から健康を考えてゆかなければなりません。

【健診医からのコメント】健診の場で「食べ過ぎない、飲み過ぎない、運動する！」を毎日のように幾度となく繰り返し話しています。異常な健診結果に食生活の過ちが深くかかわっていることははっきりしています。メディアで休みなく繰り返しとり上げていますが、誤った飽食は国民にとって大きな損害になると思われます。

Q：154：食道・胃静脈瘤ってどんな病気？
A：[担当科]：消化器内科、肝胆膵科

【概要】肝硬変のような病気では肝臓が固くなります。腸や胃から栄養分を集めた血液が門脈という静脈によって肝臓に運ばれ、栄養

分は肝臓でいろいろ処理され体を生かしています。ところが肝臓が固くなっているため、この血液がスムースに肝臓に入り込めなくなってしまいます。そうすると、血液は別の道（バイパス）を流れる血液が増え、いきおいバイパスの血液の圧力が高まり、その通り道である食道や胃の静脈が腫れて（怒張）、ついには破れて出血する危険をはらんだ静脈のこぶ（食道静脈瘤や胃静脈瘤）となります。門脈圧亢進症（☞別項参照Ｑ：383）といいますが、肝硬変がその約80％を占めます。◉ 問題となるのは突然の出血です。そうなると緊急治療を要する恐ろしい病気です。肝炎や肝硬変になっても、気がつかずに経過している人も少なくありません。突然吐血して初めて気づくことになります。時にはタール便（コールタールのように黒い便）が続いて出血に気づくこともあります。◉ 食道静脈瘤が破裂して吐血している時は、救急対応のうえ、まず点滴で輸液・輸血を行いながら、早急な治療を開始します。出血が著しい場合は、とりあえずバルーン（チューブ）で圧迫止血を行います（ゼングスターケン・ブレイクモア・チューブ）。血圧など循環動態が落ち着いていて出血がそれほどでもない場合は、緊急内視鏡を行って診断とともに内視鏡治療を行います。こんにちでは内視鏡的治療法がたいへん発達しています。

【健診医からのコメント】血液検査などでウイルス性肝炎の既往や肝機能異常が発見されたら、内視鏡検査を受ける必要があります。出血の危険性が高ければ予防的に内視鏡的治療を受けるべきです。出血後に肝機能が悪化して、非代償性の肝硬変になったりあるいは悪化したりするからです。

Q：155：食道癌ってどんな病気？

A：[担当科]：消化管内科、消化器外科

【概要】食道にできる癌です。古くには長期生存はほとんど望めない病気でした。近年、早期診断方法の開発、手術方法および術後管理の進歩により生存率が向上しています。◉ 食道癌の年齢調整死

亡率は2016年に男性7.6（対人口10万人）、女性1.2となり、男性はやや減少しています。2013年の年齢調整罹患率は男性17.1、女性2.8となり、男性、女性とも増加しています。年齢は60歳台（約40％）、70歳台（約30％）、50歳台（約20％）の順に多く、性別は男性85％、女性15％です。発生場所は食道のなかごろ（胸部中部食道）に50％と多く、次いで下部食道25％、上部食道15％の順で、頸部食道は5％です。● 食道粘膜の大部分を占める扁平上皮の癌（扁平上皮癌）で腺癌は5％弱です。● 飲酒後に顔が赤くなる人は食道癌発症のリスクが高いことが知られています。アルコールを最終的に分解するアルデヒド脱水素酵素活性が低いためです（二日酔いの原因物質であるアセトアルデヒドができる）。高度の飲酒習慣と喫煙習慣の組み合わせは、飲酒も喫煙もしない人に比べて約30倍の高リスクといわれます。● 粘膜下層までのまだ浅い癌では約60％が無症状であり、狭窄感や胸部違和感、胸痛をそれぞれ5～10％認めるといわれます。癌が筋肉層まで達すると狭窄症状を30～35％、嚥下困難を20～25％に認められます。● 発見のきっかけは内視鏡検査によるものがほとんどで、X線による上部消化管造影検査では早期癌はなかなか診断できません。近年の狭帯域内視鏡検査（NBI）といった、新しい方法の内視鏡検査では、比較的容易に早期癌が見つかるようになっています。● 癌がどこまで進行しているかは、内視鏡検査に加えて、CT検査、頸部・腹部超音波検査、超音波内視鏡検査、PET検査なども行われます。● 早期の癌では内視鏡的に粘膜剥離術（ESD）で完治しますが（☞別項参照Q：016）、進行したものには手術、放射線、化学療法などが行われ、進行癌では現在なお、予後は必ずしもよくありません。

【健診医からのコメント】多量飲酒に加え、ヘビースモーカーはハイリスク者です。またお酒ですぐ顔が赤くなる人も要注意です。食道癌を早期に見つけようとすれば、消化器内視鏡専門医を訪ねることです。

Q:156: 職場不適応症ってどんな病気？

A:[担当科]:心療内科、精神科

【概要】職場不適応症（しょくばふてきおうしょう）とは、職場要因と勤労者の個人要因が絡み合って、精神症状が生じたり、就労に支障をきたしたりしている状態を指す呼び慣れた名称（慣用名）です。「新型うつ」という呼び名でメディアなどでは紹介されたりしますが、国際分類では「適応障害」に相当するといわれます。● 「職場不適応症」では、発症のきっかけ（原因）がはっきりしている点がうつ病と違うところとされます。うつ病でも誘因と呼ばれる契機が存在している場合もありますが、適応障害の場合、より明白に「ある時点」より急に発症するといわれます。● 不安や抑うつなどの精神症状、ストレス関連の身体症状、行動面の問題を抱えることが多く、うつ症状を呈していても、休養と薬物療法という一般的なうつ病治療のみでは改善しない例もしばしばみられるといわれます。● 本人の精神面や身体面の症状、行動面の問題に加え、業務量などの職務状況、職場での人間関係、職場以外での生活状況などを確認し、診断されます。職場の上司や同僚、家族などの周囲の人からみた状況についての意見が得られると参考になるとされます。● うつ病や双極性障害（そうきょくせいしょうがい）、統合失調症（とうごうしっちょうしょう）（☞別項参照Q:213、214、254）、不安障害などの精神疾患など身体疾患が主体の場合は、専門的な治療が必要になります。業務量や質の問題が大きいと判断される場合には、業務負荷の軽減、業務分担、人員増員などが、人間関係の問題が大きい場合には、その調整が重要になるといわれます。● 適性を踏まえた配置転換や異動、周囲からのサポートが重要な場合もあるとされます。自らもストレス耐性を高めることも重要です。気晴らしや運動など、自分に合ったストレス解消法を見つけて、当面の困難に負けてしまわないように心がけることが大切と思われます。

【健診医からのコメント】健診の場では厳密な意味の本症に該当する方に出会うことは稀ですが、職場環境に不満を持っていそうな方、同時に体調もすぐれない方に出会うことは少なからずあります。な

かには時間をかけた対応が必要と思われますが、健診業務のうえでは困難です。全国19の労災病院では、「勤労者こころの電話相談とメール相談」を無料で行っています。自殺などにまで発展しては大変な損害です。

Q：157: 食欲がない、どうして？
A：[担当科]：内科、消化器科

【概要】自然な食欲は健康のシンボルであり、健康状況のバロメーターでもあります。医療者は診療にあたってまず、患者さんに対し口癖に「食欲はどうですか」と聞きます。食欲を確認し、心身の充実を察知します。● ちょっとした食欲不振（なんとなく食べたくない）はその時点の気持ちに影響を受けることが少なくなく、不安感やイライラ感、不眠などに影響されます。食欲不振が持続的で、るい瘦（やせ）を伴ってくる場合が問題です。● 食欲は多種多様な疾患や身体状況に影響を受けます。食欲不振は「痩せる（痩せてきた）」ということが一般的な徴候として現れてきます。食欲不振・るい瘦に加え、その他の身体症状の有無で状況は大きく変わります。疾患や心身状況により一時的なもの、可逆的なもの、良かったり悪かったりするもの、漸次進行していく場合などさまざまです。ことに進行していく場合が問題です。● 痩せてくる場合、食欲低下により食事摂取量が減少しているのか、それとも食欲は悪くなく、むしろよく食べているのに痩せてくるのかで原因は変わってきます。● 食欲がなく、るい瘦を伴う場合、用心しなければならないのが慢性の消耗性疾患、ことに悪性腫瘍、肝疾患、内分泌疾患、精神疾患などが基礎にある場合です。例えば消化器癌、腎癌、肺癌（☞それぞれの該当項参照）などや慢性肝炎や肝硬変（☞それぞれの該当項参照）などの慢性の肝疾患、副腎の病気であるアジソン病などの内分泌疾患、そしてうつ病（☞別項参照Q：031）などの精神疾患です。ここで内分泌とは、その臓器細胞が放出する化学伝達物質を血管内へ送り出すもので、甲状腺などの働きのような仕組みであり、その伝達物質が"ホルモ

ン"です。内分泌疾患はホルモンの病気ということになります。◉そのほか、食物の消化吸収障害に問題がある場合があります。胃・十二指腸潰瘍（☞別項参照Q：018）、炎症性腸疾患（☞別項参照Q：037）などです。さらに食べているのに痩せてくる場合があります。それは甲状腺機能亢進症（☞別項参照Q：121）やそのほかのホルモンの病気があります。◉ 食欲不振・るい痩が続くようであれば原因を早くはっきりさせなければなりません。上記の症状に合わせて各種検査が行われます。画像診断で消化器の様子をみるとか、血液で考えられるホルモン検査を施行するなどです。治療は検査結果に合わせ、速やかに行わなければなりません。対応する多くの担当科がそれぞれ単独ないし共同して治療にあたります。

【健診医からコメント】こんにち、健診の場では通常、食べ過ぎを戒めていますが、食欲不振・るい痩の場合、ことに進行性であれば早急な原因究明が必要です。当面の検査結果には異常がない場合でも、まずは内科の近医を受診して、必要に応じて精密検査ができるところに紹介してもらうことです。なお食欲には胃から分泌されるホルモンであるグレリンが食欲亢進を、脂肪細胞から分泌されるレプチンは食欲抑制に働きます。

Q：158：ショックとは、どんなもの？
A：[担当科]：救急科

【概要】生命の危機に至る急性の症候群で、救急医学会ではきちんと定義されていますが、要するに"急に血圧が下がって、死にそうになる状態"といえます。急な衝撃・侵襲に体が反応して重要な臓器に血液が回らなくなって臓器障害が起こり、生命が危険に至る状態です。◉ 原因はいろいろあり、外傷、腹腔臓器出血、消化管出血、熱傷、重症感染症（敗血症）、心機能低下（心筋梗塞など）、アナフィラキシー、肺梗塞、糖尿病性ケトアシドーシス（それぞれの項参照）などです。◉ 顔面蒼白、虚脱、冷汗、脈が触れない、呼吸が浅く速くなるなどが現れます。これらの英語の頭文字をとって、5p ともい

われます。蒼白(pallor)、虚脱(prostration)、冷汗(perspiration)、脈拍触知不能(pulseless)、呼吸不全(pulmonary insufficiency)です。血圧低下や頻脈もよくみられますが、頭蓋内出血によるものであれば血圧・脈拍は正常の範囲であることが多いようです。さらに意識障害や代謝性アシドーシス(血液が酸性になる)、高乳酸血症(疲労物質の蓄積)を伴います。◉ 早急な医療が必要であり、救急車対応です。原因はいろいろあるとしても、何をおいても救急医療機関に搬送することが必須です。

【健診医からのコメント】周囲の身近な人や居合わせた人がもしも5pの状態になったら、早急な救急車対応が必要です。日常生活のうえで、稀ながらあり得ることです。

Q:159: 視力が悪い、視力が落ちてきたってどんなこと？
A:[担当科]:眼科

[はじめに:視力が落ちる原因は多種多様あります。疾患としては、近視など屈折の異常、視神経炎、網膜動脈閉塞症、虚血性視神経症、白内障、硝子体出血、緑内障、網膜色素変性症、ほか多数あります(☞いずれも関連項参照)。ここでは最もありふれた近視、遠視および老視について述べます。]

1. 近視

【概要】近視は通常、眼が奥行き方向に伸びることにより起こります(軸性近視)。日本では人口の6割以上が近視で、頻度が高い病気であり、遺伝傾向があることが知られています。軽度〜中等度近視(マイナス3D以上マイナス8D未満)は眼鏡で矯正できますが、強度近視(マイナス8D以上の近視)になると合併症を生じる場合が多いといわれます。Dは屈折度(ディオプター)を示します。◉ 成因には遺伝と環境両因子が考えられています。遺伝子も同定されているようですが、単一の成因ではなく、近くを見ることの多い都会の子供に比べ、遠くを見て育つ環境の子供では近視の率は低いといわれます。◉ 学校健診で指摘されることもありますが、軽度の近視から、

成長とともに中等度の近視に進行する場合が多く、20歳過ぎまで進行するといわれます。凹レンズ(マイナスのディオプター)の眼鏡で矯正されますが、それで視力が出ない場合は、別の眼の病気を疑う必要があります。● 黒板が見えにくくなった時点で眼鏡をかけるように指導されるようです。視力としては0.3程度に低下した時点が決断とされます。最初から完全に矯正する必要はなくやや弱めで、はじめは見にくい時だけ眼鏡をかけます。

【健診医からのコメント】健診受診者の子供さんの問題です。目を細めてものを見るようになったら、近視が考えられます。医師の判断が重要ですが、必要があれば無理をしないで眼鏡を利用することが勧められます。

2. 遠視

【概要】遠視は眼の奥行きの長さ(眼軸)が短いことが多いため、網膜よりも後ろにピントが合う状態になります。遠視は「遠くが見えるよい眼」と勘違いされがちですが、眼の屈折状態としては、本当は遠くにも近くにもピントが合っていません。しかし、眼には水晶体というレンズのはたらきで「調節」機能があるので、若い頃は遠くも近くも見ることができます。● 遠視のおおよその頻度は、小学生50％、中学生20％、高校生15％で漸次減少します。老人では水晶体の加齢変化により、再び遠視化したり、近視化したりすることもあるといわれます。● 遠視では、見る時に絶えず「調節」をしなければいけないため、①眼が疲れやすい、②頭痛・眼痛、③集中力に欠ける、といった症状が出るといわれます。● 遠視の治療としては、眼鏡やコンタクトレンズによる矯正(プラスのディオプター)を行います。とくに事務やコンピュータなど長時間の近見作業に従事する人は調節による眼精疲労(☞別項参照Q：066)を起こしやすいため、年齢にかかわらず近見作業用の眼鏡の装用が、症状の軽減に役立つといわれます。

【健診医からのコメント】成人では遠視は稀となります。該当する人は年齢にかかわらず近見作業用の眼鏡の装用が勧められます。眼

精疲労防止が心身に重要です。

3. 老視

【概要】年をとるにしたがって近くの物が見えにくくなることをいいます。よく見えていた人(正視)でも45歳くらいから老視の症状が出てきます。遠近を調節する水晶体(カメラのレンズ相当)の「自動調節機能」が、年齢とともに水晶体は硬くなるので調節しにくくなるためです。◉ 遠視の人は近くを見るのにより調節力が必要なため老視になる年齢が早く、反対に近視の人では遅めになります。老視に気がつく症状としては、①本や新聞の字が見えにくくなる、②眼が疲れやすい、③頭痛・眼痛、④肩こり、⑤近見作業中に遠くを見る時や、遠くから近くに目を移した時にピントが合いにくい、などがあります。◉ 眼鏡やコンタクトレンズで調節力の衰えを補います。老眼鏡(近用眼鏡)には、近用のみのタイプ(単焦点レンズ)と遠近両用タイプ(多焦点レンズや累進焦点レンズ)があります。比較的長時間の近見作業が多い人は、近用のみのタイプを使用するほうが疲れません。◉ 老眼鏡は、個人の屈折状態、近見作業距離に合わせて作成された眼鏡処方箋に基づいたものを使用するのが理想です。また、眼鏡処方箋を作成してもらう際に眼の検査・診察を受けて、老視以外に視力低下の原因がないかどうか確かめるようにすることも大切です。

【健診医からのコメント】健診では視力の検査は基本検査となっています。適正な視力を保つことは日常活動に極めて重要です。できるだけ眼科医の指導のもと、自分に合った眼鏡で理想的な視力を保つべきです。

Q:160: 視力測定ってどうするの？

A:[担当科]:眼科、健康管理科

【概要】視力測定表にはアルファベットのCのようなマークが大から小へと並んでいます。マークの切れ目が右なのか上なのかなど、切れ目の所在を判定することで視力を計ります。ランドルト環とい

い、世界共通の視力検査用の記号です。● 視力は、ランドルト環の確認できる最小の開いている部分（視角）の逆数で表されます。1分の視角を確認できる能力を視力1.0といいます（1分は角度を表す単位で、1度の1/60の角度）。例えば、確認できる最小視角が2分なら視力は1÷2で0.5、10分なら1÷10で0.1ということになります。● ふつう視力検査は、視力表から5メートル離れて行います。視力表で視力1.0に該当するランドルト環は、高さ7.5ミリ、文字の太さ1.5ミリ、文字の切れ目部分の幅1.5ミリです。● この「文字の切れ目部分の幅1.5ミリ」がちょうど、5メートル離れたところからの視角1分に相当します。5メートル離れたところから、この文字の切れ目を確認できれば（ランドルト環の切れ目の向きがわかれば）、1.0の視力があることになります。● 視力が0.01未満の場合は、指の本数を確認することができる距離で表す指数弁（例えば目から30センチの位置の指の数がわかる視力を「30cm/指数弁」）、目の前で手のひらを動かしてその動きがわかれば手動弁、明暗を区別できれば光覚弁といい、明暗がわからない状態は医学的に盲とされます。● 視力の異常は、水晶体の屈折異常（近視、乱視、遠視）、水晶体のにごり（白内障）、網膜の異常（眼底出血、網膜剥離）、角膜の変化（角膜炎、角膜ヘルペス）などで認められますが、視力検査でわかるのは、近視や乱視などの水晶体の屈折異常のみで、他の病気を診断するまではできません。

【健診医からのコメント】 健診での基本検査になっています。健診のたびに数値に変化がないのか悪くなってくるのか、自分でも注意しておく必要があります。

Q：161：脂漏性皮膚炎ってどんな病気？

A：[担当科]：皮膚科（口絵：Q：161参照）

【概要】 頭、顔面、胸部などの皮脂の多い部位（脂漏部位）や、腋の下などの汗や摩擦の多い部位にでてくる皮膚炎です。新生児期から乳児期にみられるものと思春期以降、成人にみられるものに分けられ

ます。● 皮脂の多い部位に常在するマラセチア（癜風菌；真菌；かび菌）による真菌感染の関与や、ビタミンB群の欠乏などが考えられています。また肉体的・精神的ストレス、低温度・低湿度が悪化の原因になるといわれます。● 成人脂漏性皮膚炎は青壮年期に多く、頭部から髪の生え際のフケと淡い紅斑、額や鼻翼部から時には顔面全体に広がる黄白色の鱗屑（皮膚表面からはがれ落ちるかさぶた様白色角質）がついた紅斑が特徴です。腋の下や鼠径部（太ももの付け根）、前胸部や上背部のVゾーンにも同様の症状がみられることがあります。軽いかゆみを伴います。● 脂漏部位に境界がはっきりした紅斑が現れた時には、この病気を疑います。頭部のほかに肘や膝に厚い鱗屑のついた紅斑がみられる場合は、腋の下や鼠径部の紅斑はカンジダなどの真菌感染症の可能性があるので、皮膚科で診察を受けます。● 慢性に経過することが多いため、長期間を見通した治療計画が望まれます。炎症が軽度であれば、通常のローションの外用を、炎症や痒みが強い場合はステロイド軟膏が用いられますが、皮膚科専門医の指導を受けるべきです。

【健診医からのコメント】乳児、成人とも石鹸やシャンプーでの洗髪・洗顔・入浴を適度に行うことが大切です。成人の脂漏性皮膚炎は、慢性・再発性で数ヶ月から数年続いたあと次第に治癒に向かうことが多いので、根気よく治療を続けます。

Q:162: 心筋症ってどんな病気？
A：[担当科]：循環器科

【概要】心筋症とは、心筋細胞そのものが大きくなったり変質したりして、心臓の壁が厚くなったり、逆に薄く伸びてしまい、心臓の機能に異常をきたしてしまう病気のことです。その多くは原因不明で、指定難病です。治療困難な病気ですが、対処の仕方が進歩してきています。● 原因不明とされていますが、最近、遺伝子の異常に加え、免疫異常、ウイルス感染や環境要因がかかわっていることが明らかになってきたといわれます。● 心筋症はその形態や機能異常の特

徴から、肥大型心筋症（☞別項参照Q：330）、拡張型心筋症（☞別項参照Q：047）、拘束型心筋症（左心室拡張障害）、不整脈原性右室心筋症（若年者の突然死の原因となることあり、心室性不整脈あり）などに分類されます。ここでは後の二つについて述べます。● 拘束型心筋症は心筋の内側の心内膜が厚くなり、心筋が拘束された（抑えつけられた）ようになって広がりにくくなる病気です。不整脈原性右室心筋症は右室（血液を肺の方に送る部屋）全体のびまん性拡張と収縮低下をきたす心筋症です。心室性頻拍症や右心不全で急死することが多く、とくに西欧では若年者や運動選手の突然死に多く認められることで注目されています。しばしば家族内発症がみられ、優性遺伝形式をとる場合が多い傾向にあるといわれています。ほかにも変わった心筋症があります。● 心筋症は症状が出にくく、息切れ、動悸などの症状が出た時は病状がすでに進んでいる場合が多いので、病気を早く発見するためには検診（健診）が重要です。別項で述べていますが、肥大型心筋症の場合には、心電図検査で病気の有無がわかることが多く、心臓超音波検査を受ければ病気の状態もよくわかります。拡張型心筋症の場合は、心臓超音波検査や心臓カテーテル検査が必要になります。● 心筋症は原因不明のケースがほとんどなので、病状が進まないようにするための食事指導、症状を抑えるための薬物療法が主に行われます。どのタイプの心筋症であるかは関係なく、患者さんは、激しい運動や仕事を避け、精神的ストレスがかからないように注意します。

【健診医からのコメント】指定難病である心筋症は厄介な病気です。心筋症といってもいろいろの程度があり、専門家の治療、指示に従って通常に勤務している方もあります。あまり問題なく生涯を全うされるかたもあるといわれます。専門医の指導の下に生活する必要があります。

Q:163: 神経因性膀胱ってどんな病気？
A:[担当科]:泌尿器科

【概要】排尿を調節する大脳、脊髄、末梢神経が障害されることによって起こる排尿障害です。通常、膀胱が尿で充満すると、それを感知して大脳に信号が送られ尿意を感じます。それから、がまんしたり排尿したりします。大脳から膀胱や骨盤内の筋肉に指令を出しますが、この膀胱から大脳に至る神経の一部の障害によって起こる排尿障害が神経因性膀胱です。● 大脳の障害としては、さまざまな原因による認知症（☞別項参照Q：303）、パーキンソン病（☞別項参照Q：326）、脳卒中（☞別項参照Q：307、309）、頭部外傷などがあげられます。脳と脊髄の障害としては、脊髄小脳変性症（指定難病で、姿勢を保ったりする働きの脊髄・小脳系統の病気）などがあげられます。脊髄の障害としては、脊髄損傷、頸椎症、脊椎炎などがあげられます。● 頻尿、尿失禁、排尿困難、時には尿閉などの症状があります。また、排尿をコントロールする神経は排便や性機能にも関与しているため、その方面の障害を伴う場合もあります。連動して膀胱炎などの尿路感染症やさらに腎機能障害をきたすこともあるといわれます。● 症状から排尿を調節する神経の障害部位が推定でき、それに応じてX線、超音波、MRI、膀胱鏡などの検査が行われます。頭部や脊髄のMRI、そして脳・脊髄を保護している髄液の検査などが行われることもあります。● まず原因に対する治療が行われますが、原因が明らかになっても神経因性膀胱そのものは、なかなか改善しない場合もあります。排尿障害に対しては、下腹部を圧迫したり叩いたりして膀胱を刺激することで排尿を試みたり、それでも無効な場合は自身で1日4〜5回導尿する「間欠的自己導尿法」が行われます。

【健診医からコメント】神経因性膀胱はさまざまな原因や病気のかたちがあります。当初から専門医の診療が必要ですが、自己管理の段階でも専門医の指示に従います。

Q：164：神経痛ってどんな病気？
A：[担当科]：神経内科

【概要】あるきまった末梢神経の支配領域に、神経が刺激されて「ビリビリッ」、「キリキリッ」といった発作性、反復性に痛みがみられる場合、神経痛と呼ばれます。痛みは、針で刺されたような鋭い痛みで、不規則な間隔で繰り返し起こりますが、長く続くことはありません。● 原因が不明のものも多く特発性神経痛といわれます。原因のはっきりしている病気と関連するものを症候性神経痛と呼びます。● よくみられるものとしては三叉神経痛（三叉神経は12対ある脳神経の第5番目で顔面と口腔を支配）、舌咽神経痛（第9番目で舌、耳、咽頭に関与）、後頭神経痛、肋間神経痛、坐骨神経痛などがあります。● 三叉神経は顔面、口内粘膜、歯の感覚を支配している神経で左右3本の枝からなっています。このどちらかの枝の支配領域に、数秒から1分くらいの発作性の鋭い痛みが認められます。歯磨きの際に誘発されたりします。三叉神経が脳内の橋（脳幹部で、三叉神経などの多くの脳神経核が集まっている）といわれる部位に入る血管による圧迫と考えられています。● 舌咽神経の支配領域である舌根、口蓋扁桃、咽頭側壁などの神経痛です。嚥下、会話、咳などで誘発されることが多くみられ、三叉神経痛に比べて稀です。● 後頭神経は第2、3頸神経領域の神経痛で、後頭部の大後頭神経や小後頭神経の支配領域に神経痛が認められます。● 肋間神経痛は特定の肋間神経に肋骨に沿って多くは片側に生じる発作的な痛みとしてみられます。また帯状疱疹後にみられることがあります（☞別項参照Q：218）。帯状疱疹と思われる症状なのに発疹がでない場合もあります。腹部の場合など、表面的な片側の腹痛としてみられることもあります。● 坐骨神経痛はその神経の支配領域に沿った痛みで、大腿背面（太ももの後ろ側）から下腿、足背部などに痛みがみられます。椎間板ヘルニアや腰椎症など神経根の圧迫により生じることもあります（☞別項参照Q：392、393）。腰痛と関連して頻繁にみられます。● 末梢神経に圧迫や炎症などがないかどうかを診

断するため、CTやMRIなど画像診断が、筋電図検査も必要になってきます。● 治療は原因が判明すれば原因になっている炎症、けが、血管圧迫などに対する治療を行います。薬物療法が基本となりますが、理学療法、外科的治療、神経ブロック（局所麻酔薬を注射）、鍼灸療法（針やお灸）などがあります。原因が不明（特発性）の神経痛の場合は、痛みを止める対症療法が中心となります。

【健診医からコメント】身体のいずれの場所にあっても、原因のわからない疼痛が出没し軽快しない場合には、まず専門医に相談して適切な診断・治療を行ってもらうことが大切です。なお、帯状疱疹に伴う神経痛は抗ウイルス剤の投与が遅れると神経痛が長く残る傾向があります。

Q：165: 心室細動ってどんな病気？
A：[担当科]：循環器科、救急科

【概要】そのままでは突然死（ぽっくり病）をきたす重大な疾患です。心室細動は心室の筋肉の規則的な収縮が失われ、ただ不規則に細かく痙攣しているだけになります。心電図上でも規則的な波形は消え、不規則にふるえるような波形だけになります。こうなると心室のポンプ機能がダメになり、血液を送り出せなくなります。これが続けばほどなく結果として死に至ります。心室細動が自然におさまることは稀といわれます。● 初めから起こる一次性心室細動といわれるものは、心疾患や電解質の異常などの誘因がない人に突然生じるもので、病気の起こりようにはいまだ不明な点が多く残っているといわれます。心電図でQT延長症候群（心臓の収縮後の電解質の出入りに遅れが起きる）やブルガダ症候群（☞別項参照Q：351；特異な心電図所見を示す）といった病気では、普段でも心電図の波形に異常が現れますが、このような病気では心室細動が現れやすいことがわかっています。● 急性心筋梗塞や心不全の進行に伴って心室細動が起こったり、全身状態の悪化で生じた電解質の異常（体液のミネラル成分のバランスが大きく崩れること；☞別項参照Q：

251)で心室細動が起こることがあります。これを二次性心室細動ということがあります。また、抗不整脈薬などの薬剤によって生じやすくなることもあります。◉ 心室細動が生じると血圧は直ちにほぼゼロになるため、5～15秒で意識が消失するとともに、全身痙攣が生じることもあります。このままではほぼ死は免れません。◉ 発症時にはすみやかに救命処置(現場対応の一次処置、救急専門対応の二次処置)を行う必要があります。すなわち、心肺蘇生術(☞別項参照Q：169：CPR)、電気的除細動、薬物治療などであり、早期に治療を行うほど救命率は高くなります。◉ 順序としては直ちにCPRを行い、もし身近にあれば自動体外式除細動器(AED)の出番です(☞別項参照Q：182)。AEDは除細動用電極パッチを患者さんに装着すると、自動診断により電気的除細動の要否を判断し音声で治療を指示します。医療従事者でなくても使用可能な機器です。◉ 予防が大切です。植え込み型除細動器(ICD ☞別項参照Q：029)は心室細動による突然死予防の標準的治療です。再発作予防に対しては第1選択です。ブルガダ症候群などの心疾患、低心機能症例などのハイリスク患者さんに対する初回発作予防でもICDの有効性はほかの治療にまさるといわれます。

【健診医からコメント】健診の場でもすでに植え込み型除細動器を装着している人が散見され、安心して診療できます。健診でブルガダ心電図を示す人などは循環器専門医に紹介となります。病院内で発症した心室細動は救命の確率が高いといわれます。しかし、院外で発症した心室細動では、救急隊による直流通電除細動までの時間、およびその間の蘇生術の施行の有無が救命の可能性を決定するといわれます。適切な治療が行われないと、3～5分間で脳死になる可能性が高くなります。最近、自動体外式除細動器(AED)が公共の場所に置かれることが多くなってきていますが、一般市民による早期の除細動が心室細動の患者さんの救命に大きく寄与してきているといわれます。

Ⅲ．Q＆A

Q：166： 真珠腫性中耳炎（中耳真珠腫）ってどんな病気？
A：[担当科]：耳鼻咽喉科

【概要】耳の病気のうちでは面倒な病気です。鼓膜より奥の中耳の上皮にくぼみができ、そこに「真珠腫」という真珠のようにきれいなおできができる病気です。真珠腫の周囲に感染・炎症を伴えば「真珠腫性中耳炎」ということになり、炎症所見がないのに症状が出たものは「中耳真珠腫」と呼びます。◉ 中耳の炎症が長引くと、乳突洞（中耳の奥にあるハチの巣状の骨）や上鼓室へ炎症が及びます。◉ 初期には聴力は正常か耳小骨（音を伝える3個の微小な骨）が破壊すれば伝音難聴や耳漏（耳だれ）があります。急性炎症が加わると骨破壊が進み、前庭症状（めまい、耳なりなど）や感音難聴、顔面神経麻痺などを生じます。頭蓋内合併症を引き起こせば生命の危険にもかかわります。◉ 診断は、CTにより真珠腫の進展範囲、骨破壊、耳小骨の破壊の有無がわかるといわれます。◉ 治療には①保存的治療と②外科的治療があります。

【健診医からコメント】健診の場では聴力検査は通常に行われます。いろいろの難聴者が検出されますが、本症術後の方も散見されます。本症を放置すると重大な合併症をまねくことがあるので、適切な治療が必要です。術後も再発の可能性があるので、指示に従い必ず外来通院すべきです。

Q：167： 心身症ってどんな病気？
A：[担当科]：心療内科、精神科

【概要】心身症は、その発症や経過に心理社会的因子（気持ちのもちようや社会的な影響）が密接に関与し、心身の障害やその働きが悪くなる病気といわれています。ただし、うつ病など他の精神障害に伴う身体症状は除外されます。心身症は独立した疾患単位ではなく、病気のかたちに対する呼び方です。◉ この病気の起こり方は、心と体が相互に関係しあうという人間の特徴がもととなって、心理社会的要因が特に強く関係しています。病気としては多岐にわたり＊高

血圧や低血圧症など、＊気管支喘息や過換気症候群など、＊消化性潰瘍や過敏性腸症候群など、＊肥満症や糖尿病など、＊緊張性頭痛や自律神経失調症など、＊夜尿症や過活動膀胱など、＊全身性筋痛症やチック症など、＊アトピー性皮膚炎や円形脱毛症など、＊メニエール症候群や耳鳴りなど、＊眼精疲労や眼瞼けいれんなど、＊月経困難症や更年期障害など、実にさまざまあります（それぞれ☞該当項参照）。◉ それぞれの疾患に応じた症状が現れます。心身症になりやすい人には、不安や緊張の強い人、あまり感情を表に出さず、自分のことを表現するのが苦手な人が多いといわれています。◉ 診断のための特別な指標はなく、原因となるストレスを調査したり、想定されるストレスを治療の対象としたりして取り上げた場合に症状が改善していくといわれます。不安や不眠があれば、それらを緩和して症状を観察することなども行われます。◉ 治療は原則として精神療法になります。薬物療法は対症療法として用いられます。
【健診医からコメント】心と体が相互に関係しあうことで起こってくる不都合や病気は数多くあります。そしてもともとの気質を反映して個人差が大きく関係します。自分でも内省しながら、心穏やかにする努力が必要です。心療内科で相談します。

Q：168：心臓ペースメーカーの植え込みってどんなもの？
A：[担当科]：循環器科

【概要】心臓ペースメーカーは心臓を電気刺激で拍動させる装置です。これは心筋に電気刺激を与えることで必要な心収縮を発生させる医療機器です。◉ 不整脈のなかには、洞不全症候群や房室ブロック（☞別項参照Q：365）、心房細動（☞別項参照Q：172）、不整脈の一部には、放置すると心不全（☞別項参照Q：171）を合併したり、致死的な心停止に発展したりする可能性のある病気のかたちがあります。◉ 心臓ペースメーカーは、このような場合に、適切な機能を喪失した本来の心臓の刺激伝導系に代わって心筋を刺激し、必要な心収縮を発生させます。◉ ペースメーカーは電気パルス（間をおいて

ピッ・ピッと電気刺激がでる)の生成装置である本体と、生成した電気パルスを心筋に伝達するための導線から構成されています。前者はペーサー（刺激作り役）、後者はリード（導線）または電極と呼びます。◉ 心臓ペースメーカーは、不整脈疾患・心不全治療のために恒久的な使用を前提とした体内植え込み式のものと、短期的な徐脈治療などを目的とした体外式のものがあります。◉ 現在使用されている多くの植え込み型心臓ペースメーカーはリチウム電池が使用されており、電池寿命は約6〜8年となるものが多いです。またペースメーカーは患者さんの心臓の状態・疾患に応じ、電気刺激の様式を調整するのが一般的で、さらに無線で体内のペースメーカーの調整・検査等ができるようになっています。

【健診医からコメント】健診の場でもペースメーカーを装着して普通に活動している方は稀ではありません。植え込み型除細動装置と同様安心して生活ができます。これらの機器の装着・活用はもちろん専門医の指導と管理に従います。

Q：169：心臓マッサージってどうするの？

A：[担当科]：取り敢えずそばにいる人、救急科

【概要】「そこにAEDがあれば、そこに助けようとする人がいれば、助かる命があります」（日本心臓財団）といわれています。ちょっとした努力で助かる命があるのです。それがAED（☞別項参照Q：182）であり、心臓マッサージ（CPR：Cardiopulmonary Resuscitation）です。人が倒れ、呼吸がなく、脈も触れないところから始まります。◉ 心臓マッサージは、動かない心臓に代わって全身の臓器に血液を送り込み、臓器が酸素不足で働かなくなってしまうのを防ぐ重要な救命方法です。◉ 倒れている人の胸の真ん中（乳首の線）に手のかかとの部分を重ねてのせ、肘を伸ばしたまま真上から強く（胸が4〜5センチくらい沈むまで）押します。押した後には瞬時にその力を緩めますが、手が胸の真ん中から離れないよう、ずれないようにします。これを1分間に100回以上の速さで繰り返し続けます。◉

最近の研究では、成人の場合、一般の人が心臓マッサージと人工呼吸の両方を行った場合の救命率よりも、心臓マッサージだけを行ったときの救命率のほうが同じかやや高いことや、心臓マッサージによって心室の細胞が元気になり、AEDが効きやすくなることなども明らかにされています。◉ 救助者が人工呼吸を含めた心肺蘇生法を十分に行う自信がある場合、まず口対口人工呼吸を2回行い、続けて胸骨圧迫を1分間に100回の速さで30回（30回は目標、回数の正確さにこだわらなくてよい）と口対口人工呼吸を2回、この「30回＋2回」を行ってもよいといわれます。いずれの場合も、もちろん一方で救急の手配をすかさず行います。◉ そばにAEDがあればその出番です。AEDが自動的に心電図の解析を始め、電気ショックの必要の有無を判断します。この時、誰も傷病者の体に触れていないようにします。電気ショックが必要である旨のメッセージが流れたら、ショックボタンを押します。◉ 電気ショックを1回与えたら、すぐに胸骨圧迫（心臓マッサージ）を再開します。また、電気ショックが不要な場合も胸骨圧迫を再開します。約2分たつと、再びAEDが自動的に心電図の解析を始めます。◉ 以後、傷病者が動き出すか、正常な呼吸（普段通りの息）をするまで、あるいは救急車が到着するまで、AEDと胸骨圧迫を約2分おきに繰り返します。

【健診医からコメント】いつこうした場に遭遇するかわからないわけですが、そのままでは死亡が確実なので、思い切って蘇生の実行に乗り出さなければなりません。

Q：170：心電図で何がわかるの？
A：［担当科］：循環器科

【概要】心電図の波形を見ることで不整脈や狭心症など多くの心臓病がわかります。心電図は、心臓の電気的な活動の様子をグラフの形に記録することで、心疾患の診断と治療に役立てるものです。日常診療で広く利用されており、循環器系の状態評価には不可欠です。◉ 心臓の動きの1単位は上下する五つの波として体から導き出され

ます。発明者のアイントーベンはこの五つの波のとんがりにP波〜T波と名づけました。● 通常、四肢（両手首・両足首）から合計4ヶ所、胸部6ヶ所からの電位を器械に導きます。それぞれ四肢誘導、胸部誘導といいます。● 一般的な心電図検査は「12誘導心電図」と呼ばれているもので、このように胸に6ヶ所、両手足に4ヶ所の合計10か所に電極を貼り付け、12パターンの波形を計測するやり方です。● 四肢誘導は下肢の左足が直接心電図をとるための電極として使用され、右足はアースとされます。両上肢のあいだで起きた電位差（Ⅰ誘導）、右上肢と下肢のあいだの電位差（Ⅱ誘導）、左上肢と下肢のあいだの電位差（Ⅲ誘導）をそれぞれ三角形（開発者アイントーベンの三角形）の上に点を打つ（プロットする）と、電位の2次元的な（縦横の間の）向きが浮かび上がることになります。通常この向きは体の左下方向であるのが正常で、左上方向に偏っているのは左軸偏位、右方向に偏っているのは右軸変異といいます。● 胸部誘導は前胸部から左胸壁にかけて6個の電極（V_1〜V_6）を貼り付けることで、心臓を水平に切った断面での電気信号の方向を観察するほか、心臓前面での心筋の興奮状態を捉えることができます。その場合、肢誘導すべてがアースとなります。最も大きな波（QRS波）の向きは、V_1では下向きのS波、V_6では上向きのR波が大きくなっており、V_1〜V_6のあいだで段階的に高さが変化して移行していきます。ちょうどR波とS波の大きさが等しくなるのがV_3からV_4のあたりであり、移行帯といわれます。移行帯の変化は心臓の向きが変わっていることを意味します。V_1側に偏っていれば左回転（反時計方向回転）、V_6側に偏っていれば右回転（時計方向回転）といいます。● 1回分の心臓の収縮は、P波（心房の収縮）、QRS波（心室の収縮）、T波（心室の収縮の終了）という組み合わせで表示され、心臓の拍動が規則的に行われていれば、P波は常に一定間隔で出現します。心臓の収縮で発生する電流が一時的にきれた状態を脚ブロックといい、それが左心室内で起これば左脚ブロック、右心室内で起これば右脚ブロックといいます。左脚ブロックでは重症心疾患が疑

われますが、右脚ブロックは心臓に異常がなくても起こる場合があります。◉ 心電図検査で、不整脈、心肥大、心筋虚血、心筋梗塞がわかり、心房中隔欠損症、拡張型心筋症、心臓偏位、心臓弁膜症、狭心症、電解質失調などがわかることがあります。健診では所見の種類により経過観察となるものや、要精密検査となるものなど、一定の指示がでます。

【健診医からコメント】健診では、心電図検査は基本的な検査になっています。心電図検査を受けるときに大切なのは、リラックスした状態で受けることです。検査中に手足を不用意に動かしたりすると、筋肉が動いたことによって電気信号が発せられ、心電図の波形に影響を及ぼしてしまうことがあります。

Q:171: 心不全ってどんな病気?
A:[担当科]:循環器科

【概要】何らかの原因で、心臓のポンプ機能が急速に低下して、全身の血液の流れが滞る状態です。血液が滞ることをうっ血といいます。心臓のポンプ機能のうち、肺から血液を吸い上げる力が低下することで肺にうっ血が起こって肺胞(酸素を取り入れる小部屋)に液体が染み出て酸素交換が悪くなり、呼吸困難になります。◉ 安定した状態から急激に悪化する場合を「急性心不全」、それなりに体全体のバランスがとれ、状態が安定している場合を「慢性心不全」といいます。風邪、過労、ストレスが引き金になって急性心不全が起こることがよくあります。また、急性心不全が原因不明の突然死の原因になることも考えられるといわれます。◉ 最も多い原因は、急性心筋梗塞などの虚血性心疾患(心臓を動かす血液が足りなくなる)です。ほかの原因としては、高血圧性心疾患、先天性心疾患、などがあります。急性心筋梗塞では突然に発症することが多いですが、慢性に続いている心不全が急速に悪化すれば急性増悪と呼ばれます。◉ 誘因として多いのは、風邪などの感染症、不整脈、肉体的・精神的なストレス、過剰な飲水・飲食、薬の飲み忘れなどです。甲状腺機能

亢進症、貧血、妊娠などが誘因になることもしばしばあります。◉ ひどい場合は心臓喘息(しんぞうぜんそく)ともいわれる激しい呼吸困難が起こります。咳と痰が出て、時にピンク色の泡のような痰になります。呼吸困難のあまり、自ら起き上がり、楽な半座位姿勢(起坐呼吸(きざこきゅう))をします。唇が紫色になり、手足は冷たく、全身に冷や汗をかきます。◉ こういう状態になれば即刻救急対応です。酸素吸入を始め、利尿薬、血管拡張薬、強心薬などで急場をしのぎながら、原因となった病気の治療も同時に行われます。

【健診医からのコメント】長く高血圧が続いていたり、心臓の持病があったりすれば、ちょっとしたきっかけでこうした状況にならないとも限りません。日頃の健康管理と、ことに循環器関係で通院したりしている方は、医師の指示を忠実に守る必要があります。

Q:172: 心房細動ってどんな病気?
A:[担当科]:循環器科

【概要】心房から心室へと心収縮が伝わりますが(☞別項参照Q：365)、心房が小刻みにふるえるように収縮すると心室にきちんと信号が伝わりにくくなります。それが心房細動(しんぼうさいどう)で不整脈の一つです。正常な心臓のリズムは、安静時に規則的に1分間で60回〜100回拍動します。しかし心房細動になると心房の拍動数は小刻みに1分間で300回以上になり、心臓は速く不規則に拍動します。◉ 心房細動は年齢が上がるにつれて発生率が高くなり、また女性よりも男性に多く発生します。日本では70万人以上が心房細動を持っていると推定されています。心房細動は健康な方でも発生しますが、高血圧、糖尿病、心筋梗塞・弁膜症などの心臓病や慢性の肺疾患のある方は発生しやすく、またアルコールやカフェインの過剰摂取、睡眠不足、精神的ストレス時に発生しやすいともいわれます。◉ 一過性心房細動として発症し、繰り返すうちに次第に慢性心房細動(まんせいしんぼうさいどう)へ移行します。◉ 心房細動が新たに始まる時には、突然始まる動悸として自覚されることが多いようです。胸がもやもやしたり、胸が躍るような

感じがしたりすることもあるようです。心房細動は死亡するような不整脈ではなく、意識もふつうですが、生活の質（QOL）は若干低下します。◉ 心房細動は動悸や胸部症状（胸が苦しいなど）、脈の乱れなどの症状がある場合、診断のためには心電図検査（数秒から数分間の記録）、ホルター心電図（携帯型で24時間分の記録）などの検査が行われます。◉ 心房細動はリズムの不整や頻脈（心拍数が高い状態）自体が命にかかわることはほとんどありませんが、心拍数が高い状態が長く続くと、心臓の収縮機能が低下し心不全を引き起こすことがあります。また、心房細動中は心房の収縮が速く不規則なため、心房の中の血液のうっ滞があります。そのため心臓の中で血の塊（血栓）ができて、これが脳に飛んで脳梗塞の原因になることがあります。◉ 治療の目的は①心臓を正常なリズムに戻して、心房細動に伴う症状を消失させ、心臓の収縮力の低下や脳梗塞などの合併症を防ぐこと、②心房細動中の脈拍数をコントロールすることで心臓のポンプとしての機能を担保し、③脳梗塞などの血栓塞栓症を予防することにあります。◉ 治療は抗血栓薬での梗塞予防が行われます。心房細動そのものの治療としては、まず抗不整脈薬を用います。効果がえられない場合は電気的除細動や、より積極的な治療であるカテーテルアブレーション法（☞別項参照Q：050）などがあります。

【健診医からのコメント】健診の場で本症治療中の方は少なくありません。むしろよく遭遇します。また自覚症状がないまま健診で新しく見つかる方もいます。本症と診断されれば循環器科へ紹介となります。普段にも動悸や胸部の違和感などの症状がはっきり自覚される場合には、専門医（循環器科）を受診すべきです。心房細動はそのまま経過すると治りづらくなります。

Q：173：掌蹠のう胞症ってどんな病気？

A：[担当科]：皮膚科（口絵：Q：173参照）
【概要】手のひらや足の裏（掌蹠）に小さな膿をもったようなブツブ

ツ(膿疱)が反復して出現します。中年以降の喫煙習慣(受動喫煙を含む)のある人に多く、女性に多い病気です。湿疹や汗疱、白癬(☞別項参照Q：064、318)、疥癬(口絵 Qe：107)と区別がつきにくいことがあるといわれます。◉ 原因は分かっていませんが、溶連菌やスーパー抗原(多量のサイトカインを放出させる抗原)に対する免疫応答(異物を認識し対抗反応する)に異常があるともいわれています。また、膿をもっているように見えるブツブツの膿疱は実際には無菌性ですが、慢性扁桃炎(扁桃病巣感染症)・虫歯・歯肉炎などの歯性病巣などとの関連性があるともいわれています。◉ 掌蹠に多数の膿疱が両側に急に出現し、しばらくするとガサガサになります。こういった経過が良くなったり悪くなったりします(寛解・増悪)。約10％に胸肋鎖骨関節、脊椎に関節炎を併発するといわれます。特に胸肋鎖骨間骨化症を合併することが多く、その場合は、上胸部の疼痛や運動制限がみられます。◉ 治療は最も一般的なのは塗り薬による治療です(外用療法)。全身的にはビタミン剤投与が行われますが、漢方薬が試みられる場合もあります。

【健診医からコメント】健診の場でしばしば遭遇する疾患です。たいていは通院中の方で、治療により経過良好の方が多いですが、本疾患に限らず、皮膚疾患を放置している人も少なくないようです。しばらく続く皮膚発疹があったら、早期に皮膚科専門医を受診すべきです。なお、漢方薬は温清飲などといわれます。

Q：174：痔核ってどんな病気？

A：[担当科]：肛門科

【概要】痔核は排便時のいきみや妊娠・出産時の腹腔内圧の上昇などに伴って肛門管(直腸と肛門をむすぶ管)内の痔静脈のうっ滞が引き起こされ、盛り上がった静脈瘤の状態になったもので、核(盛り上がり)を形成し、俗にイボ痔と呼ばれるものです。実際に男性でも女性でも、肛門疾患のなかで最も頻度の高い病気です。◉ この痔核は静脈が網の目のように集まっているだけでなく、細かい動脈も

結び合って、ほかに筋肉や結合織(臓器の間を埋める線維組織)などの細かい線維も含まれていることがわかっており、痔核の症状のない人にもみられるといわれます。● 痔核は歯状線(直腸粘膜と皮膚の境目のギザギザ部)を境界として直腸側を内痔核、皮膚側を外痔核と呼び、内痔核では排便時の脱出や出血が慢性的にみられますが、疼痛を伴うことは少ないといわれます。● 嵌頓痔核や血栓性外痔核は急に発症し、激しい疼痛を伴うことが特徴とされます。嵌頓とは血管が締め上げられた状態です。痔核といえば通常は内痔核をいいますが、内痔核が肛門から外方向に脱出した際に、脱出部が肛門の括約筋で締めつけられて(嵌頓痔核)血栓を形成し、腫れて元にもどらなくなった状態です。● いちばんの原因は便秘です。硬い便を外に出すことは肛門部に負担をかけます。また排便時のいきみも肛門部に負担をかけます。逆に下痢もよくありません。下痢便も肛門部に刺激と負担をかけます。激しい力仕事、運動も原因となりえます。妊娠・出産も肛門部へ負担をかけます。● 嗜好品ではアルコール、辛いものもよくありません。アルコールは肛門部のうっ血をきたす元になり、飲みすぎれば下痢となり、やはり肛門部へ負担をかけます。唐辛子、わさび、こしょう、カレー粉などの辛いものも排便の際に肛門部へ刺激を加え、負担をかけます。● 診断は専門医によれば容易です。治療としては大きく分けて薬による保存療法、外来で行う注射、ゴム輪結紮療法などの外来処置、そして入院して行う手術があります。

【健診医からのコメント】多くの場合出血で気づきます。出血があればいろいろの病気が考えられますので、一度は専門医の診察を受けることが大切です。日ごろ便秘をしないように、トイレで長時間いきむことや長時間の同一姿勢、激しいスポーツに注意し、アルコール、香辛料などをひかえめにすることが大切です。なお、血便を自覚し、痔が悪いと思い込み放置し、直腸癌であった方もいます。

Ⅲ．Q＆A

Q：175： 自己免疫疾患ってどんな病気？

A：[担当科]：内科、リウマチ膠原病科、疾患対応各科

【概要】からだには必要に応じて免疫反応（めんえきはんのう）というものが起こります。免疫反応とは、「生体が外来性あるいは内因性の物質に対して自己か非自己（ひじこ）を識別し、非自己に対して自己体内の統一性と個体の生存維持および種（しゅ）の存続のために起こす一連の生体反応（せいたいはんのう）」であるといわれています。この反応は原因物質（抗原）に対して起こる反応で"抗原抗体反応（こうげんこうたいはんのう）"ともいわれます。◉ この免疫反応はいろいろの臓器で起こります。体内の正常な組織がウイルス、薬剤、日光、放射線などの影響で変化した場合、変化した物質を免疫システムが異物として認識することがあります。たとえば血管、軟骨、皮膚などの特定の組織が全身で侵される疾患もあれば、決まった臓器だけが侵される疾患もあります。腎臓（じんぞう）、肺（はい）、心臓（しんぞう）、脳（のう）を含め、ほとんどすべての臓器が損傷を受ける可能性があります。◉ 自己免疫疾患には遺伝性のものがあり、病気そのものではなく、自己免疫疾患の起きやすさが遺伝することもあるとされます。このように、もともと自己免疫疾患になりやすい人はウイルス感染や組織の損傷などが引き金になって発症するといわれます。多くの自己免疫疾患は、ホルモンが関係している可能性があるためか、女性により多くみられるといいます。◉ 発症すると炎症と組織の損傷が起こり、痛み、関節の変形、脱力感、黄疸、かゆみ、呼吸困難、体液貯留（たいえきちょりゅう）（むくみ）、せん妄（意識混濁（いしきこんだく）、幻覚（げんかく）など）が現れて、死亡することすらあります。◉ 主な疾患としては、自己免疫性溶血性貧血（じこめんえきせいようけつせいひんけつ）（自己抗体ができて異常に早く赤血球を壊し、重症の貧血があり死亡率が高い）、橋本病（☞別項参照Q：374）、重症筋無力症、悪性貧血（実際にはビタミンB_{12}または葉酸の欠乏）、関節リウマチ（☞別項参照Q：060）、全身性エリテマトーデス（☞別項参照Q：209）、1型糖尿病（☞別項参照Q：021）、各種血管炎など多岐にわたる疾患が知られています。◉ 治療は免疫システムを制御して自己免疫反応を抑制します。しかし自己免疫反応の制御に使うステロイドや免疫抑制剤などの薬剤の多く

は、体が、病気とくに感染症と闘う能力も低下させてしまいます。したがってその使用には細心の配慮が必要です。一生薬を使い続けなければならない場合もあり、多くの疾患は難病に指定されています。

【健診医からコメント】本来自分を守るための仕組みが過剰に働いて、自分を攻撃してしまう自己免疫疾患は種類も多く、治療に困難を極めるものも少なくありません。肥満によって起こる糖尿病や動脈硬化に深くかかわるある種のタンパク質が、自己免疫疾患の発症に対しても決定的な役割を持つことが知られていたり、家系や人種などの遺伝的背景に、生活習慣が重なることで発症するとも考えられています。生活習慣の適正化・是正はいろいろの面で基本的に重要です。

Q:176: 自己免疫性肝炎ってどんな病気?

A:[担当科]: 消化器内科、肝胆膵科

【概要】私たちの体は必要に応じて免疫反応というものが起こります。免疫反応とは、「生体が外来性あるいは内因性の物質に対して自己か非自己かを識別し、非自己に対して自己の体内の統一性と個体の生存維持および種の存続のために起こす一連の生体反応」といわれます。原因物質に対して起こる反応で"抗原抗体反応"ともいわれます。◉ 自身の免疫反応が深く関与して発症する慢性的な肝炎が自己免疫性肝炎で、難病に指定されています。患者さん自身の免疫細胞が、患者さんの肝細胞を攻撃し障害を与えていることが考えられますが、詳細な肝細胞障害の仕組みは明らかになっていません。また、多くの患者さんの血液中に、自分の細胞を異物とみなす"自己抗体"が証明されます。◉ なお、自己免疫性肝疾患としての病気のかたちは、肝細胞が目標に攻撃される本項の肝炎のほか、細い胆管が目標になる原発性胆汁性胆管炎、太い胆管が目標になる原発性硬化性胆管炎といわれるものがあり、治療を行わないと早晩肝硬変(☞別項参照Q:057)に進行するもので早期診断・早期治療

が望まれる病気です。胆汁性胆管炎の終末像は原発性胆汁性肝硬変（PBC）といわれましたが、現在は原発性胆汁性胆管炎と呼ばれます。◉ 中高年女性に好発します（男女比1：6～7）が小児から高齢者まで幅広く発症します。ヒト白血球抗原であるHLA-DR4の保有者が70～80％を占め、免疫学的な発症機序が考えられています。全国で自己免疫性肝炎の患者さんは約1万人と推定されています（2013年自己免疫性肝炎診療ガイドライン）。◉ 抗核抗体（自己の細胞核を抗原とする）や抗平滑筋抗体（筋蛋白アクチンに対する抗体）といった自己抗体が陽性、IgG（免疫グロブリン）が高値となり、慢性甲状腺炎、シェーグレン症候群、関節リウマチなど、他の自己免疫性疾患を高頻度に合併します（それぞれ項参照）。◉ 特徴的な症状はありませんが、新患として受診する際には、約60％が倦怠感を、35％が黄疸を訴えているといわれます。そのほかの症状として、食欲不振、関節痛、発熱があげられますが、無症状の人もいます。◉ 血液検査では肝炎のような変化を示し、自己免疫疾患に認められる抗核抗体が90％以上の患者さんで検出されます。◉ 治療には副腎皮質ホルモン（ステロイド）やウルソなどが使われます。ステロイドの副作用が考慮されて、場合により免疫抑制剤が使われることもあります。

【健診医からコメント】自己免疫性肝炎の発病は一般的には緩やかであり、症状も軽微なことが多いとされていますが、治療を行わないと肝硬変に進行することがあります。幸いなことに、多くの患者さんでステロイド薬によりその進行を止めることが可能な場合が多いので、病気の早期診断・早期治療が大切です。

Q：177：自己免疫性膵炎ってどんな病気？
A：[担当科]：消化器内科、肝胆膵科

【概要】その発症に自己免疫機序の関与が疑われる膵炎です。体内に自身の膵臓を攻撃する因子が現れて、膵臓に慢性的な炎症をきたす疾患です。稀な疾患であるため、以前は膵癌と区別がつかず手術さ

れることもあったといわれます。◉ 高齢男性に多く、男女比は5対1です。発症年齢では60代にピークがみられます。また、膵臓以外の部位(胆管、唾液腺、後腹膜、肺、腎臓など)にもさまざまな炎症性病変をきたすことが知られています。◉ 膵内を走行する胆管が押しつぶされて胆汁が腸に流れにくくなります。このために黄疸を初発症状とする例が約6割と最も多くなっています(閉塞性黄疸)。糖尿病の悪化や発症を契機として診断される場合もあるといわれます。◉ 超音波やＣＴ検査で膵臓の全体的あるいは部分的な腫大が認められます(ソーセージ様)。ほかに大きな画像的特徴として膵内を走行する膵管の狭細化がみられます。膵管の形態はMRIで行う核磁気共鳴胆管膵管造影(MRCP)ないし内視鏡的逆行性胆管膵管造影(ERCP)により判断されます。病理組織学的には、特徴的な花筵(はなのむしろ)状線維化を示します。◉ 画像検査と並んで重要なのが血液検査です。免疫グロブリンが高値で、自己抗体陽性のいずれかが認められます。◉ このなかで自己免疫性膵炎に最も特徴的なのはIgG4(免疫グロブリン)といわれる部分が高値で、9割近い症例で陽性となります。◉ 治療にはステロイドという免疫を抑える薬剤が大変有効です。ステロイド投与で膵の腫大や膵管の狭細像は明らかに改善します。プレドニゾロン30mgからはじめ、徐々に減量し5mg程度で維持することが多いようです。

【健診医からコメント】白目や皮膚が黄色くなる黄疸は時としてみられます。黄疸の多くは肝炎によりますが、黄疸があった場合にはすぐ専門医を受診すべきです。中には本症のような閉塞性黄疸ということがあります。閉塞性黄疸は胆管癌や膵癌でも起こることで、早急な診療が不可欠です。

Q:178: 自殺の予防ってどうすればいいの？
A:[担当科]:精神科、心療内科

【概要】「命の尊厳」は古来言い古されており、また病気を早く見つけて治そうという努力もひろく、ながく続けられてきています。さな

かに自殺する人々が驚くほど多数にのぼり、先進国ではロシアに次いで第2位といわれています。● わが国における自殺者は、3万人を超えるような状態からやや減少に向かい、2014年は前年より約2,000人近く減少して2万5,427人（男性1万7,386、女性8,041）を記録していますが、それでも大変痛ましいことです。● 特に40〜60歳台の男性に多く、近年は男女とも若い世代の自殺が増加傾向にあります。このような背景もあって、平成18年（2006）には自殺対策基本法が施行され、国をあげて自殺防止と自殺者の親族などに対する支援の充実に取り組んでいます。● 2016年版自殺対策白書では、15歳から39歳の各年代の死因のトップが「自殺」であり、「15〜34歳の若い世代で死因の1位が自殺となっているのは先進7カ国では日本のみ」としています。● 2010年の警察庁のデータでは、自殺者の74.4％が遺書などにより動機が特定でき、残りの25.6％は動機不明であったといわれます。遺書で特定できた場合では、動機・原因は「健康問題（病気）」1万5,802人、「経済・生活問題（貧困）」7,438人、「家庭問題」4,497人、「勤務問題（仕事・職場の人間関係）」2,590人の順とされています（遺書などから明らかに推定できる原因を各人三つまで計上）。● この統計によると、40歳台および50歳台の男性（いわゆる「働き盛りの男性」で日本を支える主力となっている層）の場合は「経済・生活問題」が1位であり、2位の「健康問題」を凌駕しています。●「日本の社会には、人々が生きづらくなるような社会的な悪条件や困難が多い」と指摘し、本人が死を積極的に選んでいるというわけではなく、死を選ばざるを得ない状況に追い込まれて亡くなっているとの指摘もあります（清水康之）。● このように自殺に追い込む背景には、自身の健康問題も含め、外的な要因が多く取り上げられていますが、こうした要因はいくらでも世間にあふれていることであり、それだけで自殺に結び付くわけではないと思われます。● WHOの自殺予防マニュアルによれば、自殺既遂者の90％が精神疾患をもち、また60％がその際に抑うつ状態であったと推定しています。同調査はうつ病は自殺の根本要因ではなく、他の根本

要因がうつを引き起こしていることを明らかにしています。◉自殺企図の背景には種々の精神疾患があるにもかかわらず、自殺企図前に精神科医を受診している人はごくわずかです。精神科医を受診することにより、背景にある精神症状が改善されれば自殺念慮も解消されます。◉近年、精神科の敷居は以前に比して格段に低くなっているので、自殺に限らず心に問題を生じたら躊躇せず精神科の門をたたくべきです。◉根本的な予防策として、命の尊さについての学校教育や国民一般への自殺に関する知識の啓蒙、かかりつけ医のうつ病診断や治療技術の向上、医療者はもちろん教職員や介護支援専門員・職場のメンタルヘルス指導者などに対する普及啓発などを根気強く続けていく必要があるといわれています。◉治療がなかなか困難な場合もあり、電気けいれん療法があります。現在では幅広い精神疾患に対する治療法の一つとなっています。「電気ショック療法」「電撃療法」などとも呼ばれることがあります。麻酔処置を併用して、怪我しないように配慮されます。

【健診医からコメント】「こころの健康なくして、健康なし！」といわれます。自殺者はもともとの個性を含めて、いろいろな要因の結果少なくとも自殺企図時には、精神病的になっているものと思われます。外的要因は変えられないとしても、心の病的状態を緩和することはできるわけなので、心療内科医、精神科医を思い切って訪ねるべきです。幸い、このところ自殺者は減る傾向にあり、2017年には2万1,100人余でした。

Q：179：ＧＩＳＴ（ジスト）ってどんな病気？
A：[担当科]：消化器科、消化管科

【概要】GIST は消化管の壁からできる腫瘍です。消化管の壁は内側から粘膜、粘膜筋板、粘膜下層、固有筋層と続きますが、内側の粘膜から発生するものが癌、それより深いところ（間質）に発生したものが粘膜下腫瘍で、表面は非腫瘍性の粘膜上皮に覆われているなだらかな隆起性病変です。◉粘膜下腫瘍は組織学的に、GIST、平滑筋

細胞由来の腫瘍、神経系腫瘍、脂肪細胞由来の腫瘍、血管内皮細胞由来の腫瘍、迷入膵（胎児期の異所性膵）などがあり、最も頻度が高いものは、GIST（消化管間質腫瘍：Gastrointestinal stromal tumor の略）です。◉ 消化管の筋肉層にある「カハール介在細胞」というものになる前の細胞（消化管運動のペースメーカー細胞と考えられている）が異常に増殖し、腫瘍化したものが GIST です。稀な病気で、10万人に2人くらいの割合で発生し50～60歳台に多いことが特徴です。発生部位は胃が60～70％と最も多く、小腸は20～30％、大腸と食道は約5％といわれています。◉ GIST は胃癌や大腸癌などの普通の消化器癌に比べると、周囲の組織への浸潤（腫瘍細胞が正常細胞の間に侵入していくこと）があまりみられない傾向があり、症状が現われにくいといわれます。そのため診断が遅れ、病気が進んでから発見されることも少なくありません。◉ 診断は消化管内視鏡、超音波内視鏡、ダイナミックCT（造影影を使用する）などによります。超音波内視鏡は腫瘍内の性状のチェックにより、病変組織の推定に役立ちます。超音波内視鏡が利用できる部位の腫瘍では、超音波診断下に針生検を行うこともあります。◉ GIST の治療は原則的には手術です。サイズが小さくても組織学的に診断がつけば切除の対象になります。一般の粘膜下腫瘍は、2cm以下では多くは経過観察です。それ以上の大きさのものは経過を見ながら手術することもあります。手遅れの GIST は薬物療法となります（分子標的療法；グリベックなど）。

【健診医からコメント】高度の貧血で、なかなか原因がわからなかった中年男性が十二指腸の奥まったところに内視鏡で GIST が見つかり、そこから慢性に出血しているのがわかり手術により治癒しました。症状は貧血だけでした。残念ながら数年後再発し、当時分子標的薬もなく亡くなられました。

Q：180： 上気道が閉塞したらどうする？

A：[担当科]：救急科、呼吸器科

【概要】喉頭・気管支内異物としては高齢者では主として食物が、乳幼児では手が届き、口にくわえられるものすべてが原因となります。高齢者の窒息事故の原因の一つである餅は、口に入るときは加温されているため軟らかく伸びやすいが、咽頭・喉頭内では体温に近い温度まで低下し、硬くなるという特性をもっており、これが窒息の大きな要因になっていると考えられています。● 喉頭異物による気道狭窄症状としては努力様呼吸、シーソー呼吸（吸気時に胸郭がへこみ、腹部がふくらみ、呼気時には逆になる現象）、吸気時の鎖骨上窩・胸骨上窩 の陥没などが出現します。突然に完全気道閉塞に陥った場合には、発声や咳込むことができなくなります。● この際、患者さんは両手の指で喉のあたりをわしづかみにする「窒息のサイン」を示すことがあります。喉頭異物による完全気道閉塞では迅速な異物除去が行われなければ、心停止となり急速に死に至ります。● 完全気道閉塞により意識を失った場合は、心肺蘇生法（☞別項参照Q：169）と同じ要領で直ちに胸骨圧迫を開始して救急隊の到着を待ちます。胸骨圧迫を実施しつつ救急隊員あるいは救急施設で喉頭鏡とマギール鉗子（麻酔科医が使用する気管挿管用の鉗子）などを用いて異物を取り出します。心停止と判断された場合には一次救命処置（心マッサージ・人工呼吸：☞別項参照Q：169）、二次救命処置（加えて医療用補助器具や薬剤などを用いて行うもの）を実施します。● 意識があり、咳をしっかりとできる場合には自発的な咳嗽（自分で咳を出すこと）を続けさせるようにします。咳嗽が弱くなったり、できなくなったりした場合には、腹部突き上げ法（ハイムリック法）や背部叩打などによって異物除去をはかります。● ハイムリック法とは、＊対象者を立たせるか、または座らせた状態にし、背後から両脇に腕を通して抱きかかえます。このとき、救護する人は対象者と体を密着させます。＊背後から抱きかかえた状態で、片手で対象者のへその位置を確認し、もう一方の手で握りこぶしを作り、親

指側を上腹部(へそより上、みぞおちより十分に下方)に当てます。＊へその位置を確認した手で握りこぶしを作り、手前上方に向かって素早く突き上げます。◉ 妊婦や高度肥満者に対しては、腹部突き上げの代わりに胸部突き上げを行います。無事に喉頭異物が摘出された場合でも、きちっとした医療対応が必要です。

【健診医からコメント】思い切って異物摘出作業をすることで助かる命がそこにあります。予期せず起こりうることです。

Q:181: 静脈瘤、静脈血栓症(血栓性静脈炎)ってどんな病気？
A:[担当科]:循環器科、内科、血管外科

[はじめに：下肢の静脈は、皮膚に近い表在をはしる表在静脈とそれより深いところを走る深部静脈に区別され、両者は相互に連絡する交通枝で結ばれています。静脈は心臓に血液を返す血管ですが、これらの静脈には「弁」があり、血液が逆流しないようになっており、体動や皮膚からの圧迫などで自然に心臓に帰るようになっています。静脈瘤を生じるのは表在静脈であり、静脈血栓は主に深部静脈に主な病変部があります。相互に関連がありますが、静脈瘤と静脈血栓(血栓性静脈炎)に分けて述べます。]

1. 静脈瘤

【概要】下肢の表在静脈や交通枝の弁が、腹圧の上昇や静脈壁が弱くなって破壊され静脈弁が働かなくなり、血液が逆流するために起こる1次性静脈瘤と、静脈血栓が起こったために生ずる2次性静脈瘤があります。静脈瘤は皮下にできる静脈のボコボコの盛り上がりです。いろいろのかたちがあります。◉ 下肢のだるさや鈍痛が自覚症状として多く、進行すると色素沈着や湿疹、皮膚潰瘍を伴うことがあります。足の表面にあるたくさんの静脈(表在静脈という)が浮き出て拡張し、蛇行屈曲した状態です。下肢の表在静脈だけでなく、男性の精索(精管や血管などの束)、食道下部、直腸肛門部の静脈にも現れることがあります。◉ 一次性の静脈瘤の原因としては、遺伝的要因や妊娠、肥満、立ち仕事といった要素の関連も指摘され

ており、下肢をぶら下げると静脈瘤の悪化がみられ、挙上することにより改善します。診断には近年超音波や静脈造影なども利用されます。◉ 静脈瘤の形態や重症度により治療法が決定されます。保存的には弾性ストッキングなどの圧迫療法が行われ、積極的治療として硬化療法（薬剤で血液を固めて血管を廃絶する）、静脈結紮術併用硬化療法などが行われます。

【健診医からコメント】この病気は、残念ながら完治することはないといわれます。むくみが翌朝も続いているようであれば、全身の病気のチェックも含めて、一度内科医の診察を受けることが必要です。

2. 静脈血栓症（血栓性静脈炎）

【概要】通常、血管内部では血液は固まりません。しかし、いろいろの条件で手足の静脈のなかで血液が凝固することがあり、これが「深部静脈血栓症」です。ことに下肢の深部静脈血栓症が重要です。血流が停滞し、静脈の内側の壁（内皮細胞）が障害を受け、血液が固まりやすくなり（凝固能の亢進）、これが血栓を起こす危険因子となります（エコノミークラス症候群がこの病気です）。◉ 下肢の静脈に血栓ができて血管が完全に詰まってしまうと、血液が流れなくなり、血液がたまって下肢が腫れます。このような状態が長期間続くと、皮膚に潰瘍ができることもあります。◉ 血栓ができても一部が血管の壁にくっついているだけで、血管が完全に詰まらなければ、血栓が何らかの原因で血管の壁からはがれて血流にのり、肺動脈に詰まって「肺血栓塞栓症」（☞別項参照Q：316）を起こすと大変です。そうなるまで気づかないことが多く、危険です。◉ 肺血栓塞栓症は、大きな血栓が肺動脈の本管に詰まると心臓停止と同じような症状が起こり、詰まった範囲が広い場合には死亡する可能性があります。◉ 診断は下肢静脈の超音波検査、静脈造影、造影ＣＴなどが行われます。肺血栓塞栓症を起こす前の予防が大切です。

【健診医からコメント】いろいろの手術の後に動かず安静にしている時間がありますが、その間に深部静脈血栓症を発症することがあるので、予防として安静臥床中、脚に自動的に作動する圧迫帯を装着

して、凝固を予防する装置がほとんどの術後例で使われます。エコノミークラス症候群と同様の病気のかたちです。また深部静脈血栓症の手術治療後、肺塞栓症発生の危険が高い場合には、予防的に血栓の流れを抑え込む"ふるい"（非永久留置型下大静脈フィルター）を装着します。

Q：182：除細動装置（AED）の使い方はどうするの？
A：[担当科]：健康管理科、循環器科

【概要】死亡に直結する心室細動の治療器である除細動器には専用の装置がありますが、ここでは誰にでも使えるように、近年、空港など人の集まるところに多く設置されるようになっている自動体外式除細動器（AED）の使い方について述べます。● 心室細動（☞別項参照Q：165）などが原因で、急に人が倒れた場合、そのままでは死亡を意味します。AEDは国内で非常に多い心臓突然死（年間6万人といわれます）の救命の鍵となりえます。● AEDは手軽に持ち運びができる縦横高さ25×20×10cm前後のコンパクトな機器です。通常、どこに置いてあるかなど、心に留めておく必要があります。● ①たまたま人が意識をなくして倒れ、心肺停止（脈が触れず呼吸もしていない）状態とみられたら、すばやく周囲の人とともに救急連絡の一方、近辺に備えてあるAEDを倒れた人のそばに運び、すかさず機器のふたを開けます。②電源を入れます（ふたを開けると自動的に電源が入るタイプもあります）。③電極パッドを器械からの音声指示に従って、傷病者の胸に貼ります（コネクターを本体に接続するか、既にコネクターが本体に接続されているタイプもあります）、④次いで音声通り、電極パッドを傷病者の胸に貼ればAEDが自動的に傷病者の心電図を解析します。⑤AEDから除細動の指示が出たら、除細動ボタンを押します。その際、周囲の人は患者さんに触れないことです。● 医療知識や複雑な操作なしに電気的除細動が実行されます。なお、AEDによる除細動の実行と合わせて、胸骨圧迫（心臓マッサージ☞別項参照Q：169）・人工呼吸を継続し

て行うことも、救命のために必要な処置です。● 救急車の到着以前にAEDを使用した場合には、救急隊員や医師が駆けつけてからAEDを使用するよりも、救命率が数倍も高いことが明らかになっています。人工呼吸法、心臓マッサージについては機会を見て知識を得ておく必要があります。

【健診医からコメント】緊急の場に立ち会った場合には、AEDを思い切って使ってみることが重要です。日ごろ訓練でもしていればなお理想的です。救われる命がそこにあることになります。

Q：183： 自律神経失調症ってどんな病気？
A：[担当科]：心療内科、内科一般

【概要】よく使われる病名ですが、確立した疾患概念や診断基準はありません。自律神経系の不定愁訴(ふていしゅうそ)があっても、その症状が一般的な疾患概念にあてはまらない場合にこの病名をつけることが多く、いわばゴミ箱的な扱いを受けている疾病名といわれます。● よくみられる症状としては、頭痛、肩こり、めまい、倦怠感、げっぷ、腹部不快感、食欲不振、冷え、頻尿、多汗などです。これらの症状は原因がわからず、放置すれば高じて危険を生ずるというわけでもなく、かつ心理・社会的ストレスの影響を受けやすく、症状は消長(しょうちょう)(良くなったり悪くなったり)を伴いがちで、一般に不定愁訴といわれます。● この病気は実際にはうつ病、パニック障害、過敏性腸症候群、頸性神経筋症候群(けいせいしんけいきんしょうこうぐん)(首こり病)(☞それぞれ別項参照)や身体表現性障害(検査の結果からは何も異常が見つからないのに、からだの具合が悪いはずだという考えを捨てきれない状態)などがもとの疾患(原疾患)として認められる場合が多く、そうした疾患を特定できない場合でもストレスが要因になっている可能性が高いため、適応(てきおう)障害(しょうがい)(物事がつらく耐えがたく感じる状態)と診断されることもあるといわれます。● 交感神経は予想される激しい活動に備えようと体調を整えようとしますし、一方で副交感神経は、身体の緊張をほぐし(弛緩)、身体をリラックスさせ、休息に適した状態にします。

睡眠や安静には、副交感神経の活動がたいへん重要になります。両神経のバランスがうまく取れることがたいへん必要なことです。神仏を拝礼したり、座禅を組んだりするのはそうした効用があるものと思われます。

【健診医からコメント】自律神経の大切さを述べました。自律神経は意志とは関係なく自動調節されています。しかし、大脳辺縁系と呼ばれる情動をつかさどる脳の部分の影響を強く受けているといわれます。したがって、心理社会的影響で自律神経にも変調をきたすことになりうると思われます。

Q:184: 自律神経障害ってどんな病気？
A:[担当科]: 神経内科

【概要】自律神経が障害されて起こる病気です（自律神経不全）。神経は脳脊髄神経系（随意神経系）である体性神経系と自律神経系（不随意神経系）があります。前者は脳・脊髄にある神経細胞と神経線維からなり、手足を動かしたり、いろいろの刺激を感じたりします。後者は作用が相反する二つの神経すなわち交感神経と副交感神経に分類されます。副交感神経は内臓神経ともいわれます。◉ 自律神経の中枢は脳や脊髄にあり、あらゆる臓器の末梢神経に自律神経線維を送っています。双方が一つの臓器を支配することも多く（二重支配）、また一つの臓器に及ぼす両者の作用は一般に拮抗的に働きます（相反支配）。◉ 拮抗的というのは、一方が何かを高めようとすれば他方がそれを抑えようとすることです。かくして機能の恒常性・安定性を保つように制御されています。この恒常性をホメオスタシスといいます。◉ パーキンソン病や糖尿病ニューロパチー（神経障害）などでみられる自律神経が壊れてしまう状態（器質性自律神経機能抵下）を自律神経不全とよびます。◉ たとえば起立時に自律神経による調整ができなくなり、自律神経不全では心拍出量が減少し、血圧が低下し、立ちくらみ・失神を起こします（起立性低血圧）。◉ 起立時に賦活された昇圧性内分泌因子（血圧を高めるホル

モン）により、自律神経不全では臥位の血圧が上昇します（臥位/夜間高血圧）。臥位高血圧は脳出血や心肥大の原因となります。● 炭水化物・糖質を摂取すると消化管血管を拡張させ、腹腔内血液貯留を増やし、心臓に戻る静脈還流を低下させ、自律神経不全では血圧が低下します（食後/食事性低血圧）。● 排尿障害は蓄尿障害と排出障害に分類されます。前者の症状は頻尿、切迫尿意、切迫性尿失禁などで、過活動膀胱と総称され（☞別項参照Q：045）、後者の症状は排尿困難、残尿、尿閉などです。自律神経不全では排便障害は便秘が主体です。● 自律神経に障害を与えるような糖尿病など、もととなる病気の予防や治療をしっかりすすめることが大切です。

【健診医からコメント】一般にも盛んにもちいられている「自律神経失調症」とは異なる病気です。神経内科ではこの病名は使いません。自律神経失調症は神経症的あるいは心身症的要素が含まれ、むしろ症候名的な呼び名です。一方、自律神経不全は自律神経機能が障害を受ける病気です。健診の場でもしばしばみられる糖尿病によるニューロパチーなどは糖尿病を長く放置ないし治療不徹底によりもたらされます。

Q：185：腎盂腎炎ってどんな病気？
A：[担当科]：泌尿器科、内科

【概要】腎盂腎炎は腎盂（腎臓の尿細管で作られた尿を集め尿管へ送る手前ののう状の部分）や腎臓そのもの（腎実質）に細菌が感染して起こる病気で急性と慢性があります。通常は急激に起こる急性炎症が問題となり、ここでは急性腎盂腎炎について述べます。既婚の女性や前立腺肥大症などによる尿通過障害のある高齢者などに起こりやすい病気です。● 腎盂や腎実質に感染を起こす経路として尿路上行性感染、血行性感染、リンパ行性感染などがありますが、大部分は尿路上行性感染で、膀胱炎などの感染を起こしている細菌が何らかの原因で尿管を上行して腎盂に達して起こるものです。誘因として尿路結石、腎盂・尿管の悪性腫瘍、膀胱尿管逆流現象、神経

因性膀胱、前立腺肥大症（☞それぞれ別項参照）などがあげられます。起炎菌はほとんどが大腸菌です。● 腹痛、悪心・嘔吐、発熱（38℃以上）などの全身症状と肋骨脊柱角（背部肋骨の下の縁と脊柱との角）を握りこぶしの小指側で軽くたたくと、体をそらすように痛がります（角部叩打痛）。外来治療が可能な軽症例から敗血症を伴う重症例までさまざまですが、多くは高熱を伴い入院治療が必要な場合が少なくありません。● 症状や背中の叩打痛、尿検査で白血球や細菌が認められたり、また血液検査で白血球の増加、赤沈の亢進、CRP（炎症反応）の陽性が認められたりすれば診断は容易ですが、基礎となる異常がないかどうかの検査も行われます。● 初期治療が遅れると慢性腎盂腎炎に移行したり、敗血症を起こしたりして生命が危険になることもあります。そのため起炎菌の同定など詳細がわかるまで、最初から経験に基づいた抗生剤中心の治療が行われます。

【健診医からコメント】前述の症状がある時は、ただちに子供は小児科、大人は内科を受診すべきです。適切な抗生剤による治療が必要です。軽い場合は外来で治療できますが、全身状態が悪い場合は入院治療が必要です。その判定は主治医に委ねなければなりません。ちょっとでも膀胱炎症状（頻尿や残尿感）を有する特に既婚女性の方や糖尿病の持病のある方などは、早めに診てもらっておくことが大切です。

Q：186：腎機能検査ってどんなもの？

A：[担当科]：腎臓内科、循環器科

【概要】近年、慢性腎臓病（CKD）が増えているといわれ、注目されています。● 腎臓の重要な働きの一つは体液の量や組成（カリウムやカルシウムなどの電解質）を一定に保つことです。この機能を調べる検査として、ネフロンの働きを調べます。ネフロン（腎単位ともいわれる）は腎臓の基本的な機能単位であり、腎小体とそれに続く1本の尿細管からなり、左右の腎臓合わせて200万個ほど存在し、各

ネフロンで濾過、再吸収、分泌、濃縮が行われて尿が作られます。そこで機能しているネフロンの割合を評価することによって腎機能を知ることが出来ます。この目的からは、糸球体（ネフロンの中心にある毛細血管の塊）からろ過される血液（血漿）の量（糸球体ろ過値；正常では約100ml/分）を調べるのが最も理にかなっています。最も簡単な方法は、糸球体からろ過されて尿に排泄される老廃物の血液中の濃度を調べます。よく調べられるものに、「クレアチニン（Cr）」、「尿素」（習慣で尿素に含まれる窒素の濃度〔BUN〕で表されます）などがあります。これらの血中濃度が上昇することで腎機能低下を判定します。◉ 腎臓を片方摘出したとしても、クレアチニンなどの老廃物の血中濃度はほとんど上昇しません（健全な一方の腎臓で間に合います）。これは腎臓が大きな予備力を持っており、残っているネフロンが2〜3倍にも働いてくれるからです。したがってクレアチニンに異常がある場合には、予備力を使い果たしていることになります。「血液検査で腎機能が低下しています」といわれた場合は、腎機能障害がかなり進行していると判断する必要があります。クレアチニンの血中濃度が正常範囲以上に上昇している状態は、ネフロンの数が1/3以下に減少した状態と考えなければなりません。ですからクレアチニン濃度が上がらないうちに治療を行う必要があります。◉ クレアチニンの産生量には個人差が大きいため、値にかなりの個人差がでます。クレアチニンはほとんど体内の筋肉の中で産生されるため、その産生量は筋肉量によって大きく左右されます。筋肉の多い若い男性と、筋肉の少ない高齢の女性では、クレアチニンの産生量が非常に違うため、同じクレアチニン値でも本当の腎機能は非常に異なります。◉ より正確に判定するためには、糸球体ろ過値（GFR）を算出する必要があります。糸球体ろ過値は、クレアチニンから推算式を使って推定する方法（eGFR）と、クレアチニンクリアランス（CrC；血漿中の特定成分を1分間に腎から尿中に排泄されるのに必要な血漿量）を測る方法があります。CrCを測るには、血液のクレアチニンと1日尿に排出されるクレアチニンの量（1日に

産生されるクレアチニンの量)を測定する必要があります。◉ クレアチニンの測定には酵素法とヤッフェ法という2種類の方法が使われています。2種類の測定法にはそれぞれ長所・短所がありますが、最近は酵素法が主流です。この二つの方法の間には、わずかですが正常値に差があることに注意する必要があります。

【健診医からコメント】健診の場でクレアチニン、BUNは日常的な検査になっています。腎臓病に関してことにクレアチニン値は目安となりやすい検査です。腎臓病、高血圧をはじめとした循環器系疾患あるいは糖尿病などの代謝疾患系で加療している方、あるいはその予備軍的な方はクレアチニン値に注目しなければなりません。

Q:187: 腎血管性高血圧ってどんな病気?
A:[担当科]:循環器科

【概要】腎動脈が狭くなることで起こる高血圧です。動脈硬化を基盤とし、粥状硬化症が進んで起こるもので、50歳以上の男性に多い病気です。◉ 粥状硬化症とはアテローム性動脈硬化症ともいわれ、高血圧や高血糖などの理由により血管内膜が障害され、その隙間から血管内膜の下に入り込んだコレステロールが白血球の一種である貪食細胞のマクロファージに食べられ、その死骸が溜まりアテローム状(粥状の塊)になった状態で血管を狭めます。◉ こうした変化が左右ないし一方の腎動脈に起こるものです。そうすると血管が狭窄した腎からのレニン(腎糸球体で作られるタンパク分解酵素の一つ)の過剰分泌が起こり、それを契機としてレニンが昇圧物質であるアンジオテンシンを生成し、いわゆるレニン・アンジオテンシン系(血圧調整を図る)を亢進して血圧を上昇させます。こうした例が高血圧患者さんの0.5～1%にみられます。放置すると腎不全や心不全、脳卒中など死に至る病に進展します。◉ 腎動脈を狭くする病気にはほかにもありますが、動脈硬化症は50歳以上の男性に多く、大動脈炎症候群(高安動脈炎)は40歳以下の女性に多くみられます。◉ 今まで高血圧がなかった人が急に血圧が高くなったり、ある

いはそれまでの高血圧が急に進行したりする場合には、この疾患が疑われます。◉ 診断は、上記のように腎臓でレニンという物質が産生されるので、血液中のレニンの測定をします。また画像検査などが行われます。◉ 薬物療法としては、降圧薬のなかでもとくにACE阻害薬（アンジオテンシン変換酵素阻害薬）やARB（アンジオテンシンⅡ受容体拮抗薬）がよく用いられます。根本的な治療法として、血管を広げる手術が行われています。

【健診医からコメント】高血圧症のなかには、本症のように治療可能なものがあります。とくに、35歳以下の比較的若年者の高血圧症では、本症を始めとする続発性（二次性）高血圧症の可能性が高いため、専門医を受診すべきです。高血圧ということで受診すれば、多くの場合、医師はレニン活性の検査をしたりして、一度は続発性高血圧症か本態性高血圧症かどうかを確かめるはずです。

Q:188: 腎腫瘍（腎細胞癌）ってどんな病気？
A:[担当科]:泌尿器科

【概要】腎臓はソラマメ状のかたちで、みぞおちの高さの背中側に背骨をはさんで左右一対あり、右側は肝臓の下にあり、左よりはやや下方にあります。長さ10cm、幅5cm、厚さ3cm程度の大きさの臓器です。主な働きは、血液をろ過して尿を作り、体の水分量を調節して不要な物質の排泄を担当するほか、血圧を調整したり、ビタミンの活性にかかわったり、血を増やす物質を作ったりもします。◉ 腎細胞癌（腎癌）は腎尿細管より発生する腎の悪性腫瘍で、50〜60歳台の男性に多く、人口10万人あたり8〜10人程度の発生率で男性が女性の約2倍で増加傾向にあります。癌のなかでは非常にゆっくりと大きくなるタイプが多いのですが、急速に悪化するものもみられます。◉ 腎癌は血尿、腫瘤触知、側腹部痛が三大症状といわれてきましたが、現在では大部分が健診などで無症状のうちに発見されるようになり、例えば直径3cm以下の腎細胞癌が増加しています。◉ 腎癌の原因とリスクとしてはたばこ、肥満（高脂肪食）、人工透析、

遺伝、利尿剤、フェナセチン（解熱・鎮痛薬）含有鎮痛剤の長期使用などがあげられています。◉ 診断には超音波（エコー）検査、CT検査ことに造影剤を使用したダイナミックCTが最も診断力のある検査です。画像診断で腎癌であるとの診断が可能であるだけでなく、癌に伴う諸変化も診断できます。◉ 治療は転移のない場合は手術が第一選択です。腎臓は左右に二つあり、手術後に残る反対側の腎臓が正常であれば腎不全に陥ることはなく、ほとんど生活の制限も受けません。4センチ以下の小さい癌では部分切除が行われたり、小さいものでは試験的にラジオ波焼灼療法などが試みられたりすることもあります。

【健診医からコメント】健診の腹部超音波検査により無症状の腎癌が見つかることが少なくありません。早期に見つかれば完全治癒が期待できます。進行癌の薬物治療も進歩しており、分子標的薬も使われます（スニチニブ、ソラフェニブ）。

Q：189：腎性貧血ってどんな病気？
A：[担当科]：腎臓内科

【概要】多くの慢性腎臓病（CKD）ではいわゆる腎性貧血（二次性貧血）を伴います。適切な治療は心機能や腎臓病のQOLを改善し、残された腎機能の維持、生命予後の改善を期待できるといわれます。◉ 貧血とは血液が薄くなった状態です。具体的には血液中のヘモグロビン（Hb）の濃度、赤血球数、赤血球容積率（ヘマトクリット；Ht）が減少し基準値未満になった状態です。一般にはヘモグロビン濃度が基準値を下回った場合に貧血とされます。赤血球あるいはその成分のヘモグロビンは酸素を運搬し、生命活動を担っています。◉ 二次性貧血に特有の症状はありません。一般的な貧血症状（動悸、息切れ、易疲労感、全身の倦怠感、頭重感、顔面蒼白など）に加えて、基礎疾患（感染症、膠原病、悪性疾患、腎疾患、肝疾患、内分泌疾患）の症状がみられます。この場合は腎臓の調子が問題となります。二次性貧血をきたす疾患はほかにもいろいろとあります。◉

腎性貧血は腎障害のため、腎糸球体における造血因子であるエリスロポエチン産生が低下した結果起こる貧血です。幸いこんにち、薬剤としての赤血球造血刺激因子製剤（ESA）が使用できます。しかし、この薬剤の使用は専門的で、関連の検査（血液中の鉄分の量を調整しているフェリチンの値や赤血球の材料となる鉄の量の測定など）をこまめに行い、全体のバランスを考えながら適正に使用されます。

【健診医からコメント】腎機能が低下し、現に透析を受けている方が健診の場でもたまにみられます。腎機能低下は貧血を生み、貧血に対しては本項冒頭で述べるように、適切な治療は心機能や腎臓病のQOLを改善し、残された腎機能の維持、生命予後の改善が期待できます。透析そのものは本人にとって大変負担になりますが、医師の指示を守り、闘病しなければなりません（☞別項参照Q：371）。

Q：190：腎・尿管結石症（尿路結石症）ってどんな病気？
A：[担当科]：泌尿器科

【概要】腰背部の突然の猛烈な痛みの代表として、尿管結石が有名です。尿路（腎杯・腎盂・尿管・膀胱・尿道）にはいろいろの理由で石ができます。まとめて尿路結石といいます。腎臓で作られた尿は、盃のような腎杯を経て腎盂にたまります。腎盂から尿管を経て膀胱にたまります。ある程度たまったところで尿道を経て排尿されます。◉ 腎盂・腎杯で形成された結石が尿管に下降し、尿の通過障害をきたした場合、疝痛発作といわれる激しい痛みや血尿が起こります。疝痛発作とはさし込むような激痛で、しばしば周期性があります。◉ 尿路は上部尿路（腎杯・腎盂・尿管）と、下部尿路（膀胱・尿道）に分けられ、約95％が上部尿路結石です。膀胱結石については別項で述べます（☞別項参照Q：363）。尿路結石は30～60代の男性に多く（男女比約2.5対1）、約90％以上はカルシウムを含むカルシウム結石で、代表的な結石は、シュウ酸カルシウム、リン酸カルシウムが大部分を占めます。◉ 尿路結石の成因は多岐にわたります。な

かでも外的要因としては①尿路に通過障害（先天的に狭い部分があるとか、腎盂・尿管腫瘍だとか、長く寝込んでいるなど）がある、②尿路感染で結石ができやすい、③日常生活での水分の摂取不足があげられています。● 水分不足は禁物で、水分摂取をする場合は、マグネシウムが多い水質（マグネシウム含有水が市販されています）が好まれます。また柑橘類や梅干しなどに含まれるクエン酸は良いといわれます。尿量を2,000ml/日以上にすることが推奨されています。● 食事に関しては、バランスのとれた食事をすることが大切です。シュウ酸を多く含む食品は、例えばホウレンソウ、チョコレート、ナッツ類、タケノコ、紅茶などの摂取は過度にならないことが大切です。● 全般的には、突然の腰背部・側腹部・下腹部の激痛、さらに鼠径部（ももの付け根）・外陰部への放散痛、血尿、吐き気・嘔吐が現れた場合には、症状から尿路結石と推定され、それに基づいて尿検査、腹部X線検査、超音波検査等の精密検査が行われます。● 疼痛が契機で発見された尿管結石に対してはまず鎮痛・鎮痙薬の投与が行われます。一般に長径5mm以下の結石は飲水や運動によって自然排石が期待できます。繰り返す疝痛発作や、上部尿路感染の合併、腎機能低下が懸念される場合は外科的治療が行われます。自然排石が望めない長径5mm以上の尿管結石は体外衝撃波結石破砕術（ESWL：電磁波により破砕）や経尿道的砕石術が適応となります。
【健診医からコメント】典型的な症状が生じた場合には、近医を受診すれば泌尿器科への受診を勧められます。小さな結石の場合、尿管を広げてやる（痛みはとれます）治療で自然排石もよくみられます。適切な生活習慣がまず大切です。

Q:191: じん肺症ってどんな病気？
A:[担当科]:呼吸器科
【概要】じん肺症は無機粉塵（生物に由来しない塵、組成に炭素原子を含まない）の吸入による肺の線維増殖性疾患であり、職場での原因物質に曝されて発生します。● 粉じんの成分または職名を冠し

て疾患名がつけられています。例えば珪酸化合物であれば石綿（アスベスト）肺などです。じん肺症は関連の疾患をひっくるめた呼び名です。空気中に浮遊する微粒子（約1～5μm）である粉じんを肺に吸入することで、肺内に線維性病変などをつくります。多くは、粉じんを吸入する環境ではたらく場合に発症する職業性疾患で、発症までには一般に長期間を必要とします。● 労働環境の改善に伴い患者さん数は減少化し、症状も軽症化しているといわれます。現在、最も多いのは酸化鉄ヒュームによる溶接工にみられる溶接工肺であるといわれます。溶接作業などで発生した金属蒸気が凝集して微細な粒子となったものをいい、溶接ヒュームともいいます。● 珪肺症は最も古くから知られている環境性肺疾患です。シリカ（通常は石英）の微粒子を吸いこんだことが原因で発生します。岩や砂を運んだり爆破したりする労働者（鉱山労働者、採石場労働者、石切り工など）や、シリカが含まれる岩や砂の研磨材を扱う労働者（サンドブラスト作業者、ガラス製造職人、鋳物工場の労働者、宝石加工職人、陶磁器職人など）です。● 石綿肺では下肺胸膜下領域の小さな単位区分（細葉中心性）の線維化巣が認められます。不整形陰影が主であり、他のアスベスト関連所見を伴うことが多くみられます。● 珪肺の病変は軽快することはなく、ゆっくり進行していくといわれています。症状は、珪酸によりできた肺内の線維化巣、結節病変などにより呼吸機能の低下が起こり、進行とともに咳、痰、また労作時呼吸困難、倦怠感、体重減少、さらに安静時にも呼吸困難が出現するようになります。● 根本的な治療法はなく、喀痰が多い場合には去痰薬の投与など対症療法になります。重要なことは、予防であり、職場で酸化鉄ヒューム（気体状汚染物質）や珪酸を吸入しないようにすることです。そのためには、粉じんの発生を避けるようにすること、作業所にフィルターをつけることによる粉じんの除去やマスクを着けて予防します。

【健診医からコメント】労働環境の改善により粉じん障害をきたすことは少なくなっているといわれますが、現にそういう環境で仕事

をしている方はいるわけで、本症が発症してしまうと後戻りができないので、くれぐれも予防に心がけることが大切です。本人及び職場の管理者はそのことを十分注意することが必要です。アスベストは肺の中皮腫（がん）との関連も重要です。

Q：192： じん麻疹ってどんな病気？
A：[担当科]：皮膚科（口絵：Q：192参照）
【概要】結合組織などに「肥満細胞（ひまんさいぼう）」と呼ばれる丸々とした形の細胞が存在します。この細胞は炎症や免疫反応などの生体防御機構に重要な役割をもちます。この肥満細胞が外的刺激で細胞内の顆粒（かりゅう）を放出します（脱顆粒（だっかりゅう））。この顆粒からヒスタミンといった化学伝達物質がでます。このヒスタミンが血管や神経に作用、血管を拡張して紅斑（こうはん）を形成、血漿（けっしょう）成分（血液の液体成分）が血管から漏れ出して膨疹（ぼうしん）（赤いふくらみ、みみず腫れなど）を形成します。これがじん麻疹（ましん）（蕁麻疹）です。● 即時型アレルギー（Ⅰ型：抗原が作用してから短時間で反応が起こる）によるものと中毒性のものがあります。食べ物（食物アレルギー）やその添加物、薬剤（ペニシリンなどの抗菌薬、アスピリンなどの解熱鎮痛薬など）、虫刺症（ちゅうししょう）、細菌やウイルス感染、悪性腫瘍（しゅよう）や自己の成分に対する反応（自己免疫反応（めんえき））などです。しかし、原因のわからないものが7割にのぼるといわれます。● かゆみの強い境界がはっきりした紅斑や膨疹が突然現れ、数時間で消えたり、位置が移動したりします。円形、地図状、線状などの形をとりますが、コリン性じん麻疹（体温が上がって汗をかくことでその部位に現れるじん麻疹で、神経伝導の化学伝達物質であるアセチルコリンが関与します）では数ミリの白色の膨疹が体幹（たいかん）にみられます。重症になると、腹痛や顔面のはれ、のどが詰まる感じや呼吸困難がみられ、さらにはショック状態になります。● 治療としては抗ヒスタミン薬や抗アレルギー薬などを服用します。重症の場合は、ステロイド薬を用いることもあります。皮膚にはかゆみ止めの薬を塗ります。

【健診医からコメント】よくある疾患ですが過半数が原因不明です。しかし、ごく稀に全身性のアレルギー反応の結果アナフィラキシーショック（☞別項参照Q：009）を起こすほどの危険を伴う場合もありえます。じん麻疹だけでなく全身反応も注意する必要があります。原因を明らかにすることが重要です。食物や薬剤が疑われた場合は医師に相談すべきです。じん麻疹が出た時に摂取したものや関係があったと推定できるような事柄があればきちんと記録しておき、再発を予防します。

Q：193： 膵・胆道合流異常症ってどんな病気？
A：[担当科]：消化器内科、肝胆膵科

【概要】胆管（胆汁が流れてくる）と膵管（膵液が流れてくる）が管の終末である十二指腸壁のところで合流（共通管）して一つの出口となり、十二指腸に十二指腸乳頭（ふくらみを形成）となって注ぎます。この出口に開閉の働きをする括約筋（Oddi筋：オッディ）があります。ところが、この合流が生まれつき十二指腸壁外で合流する奇形があります。● そうするとオッディ筋が働かないため、膵液と胆汁が相互に逆流する現象が起きます。このことが不都合の始まりで、膵液の胆道内への逆流（膵液胆道逆流現象）は高率に胆道癌を発生させ、一方、胆汁の膵管内への逆流（胆汁膵管逆流現象）は膵炎を惹起することがあります。● 肝臓の方から出てくる胆管が拡張を伴うものと伴わないものとがあります。拡張するもの（先天性胆道拡張症）はまたそれなりに一つの問題を提起します（小児科領域）。膵胆管合流異常があっても胆管拡張のない場合も多くみられます。● 膵液（強い消化酵素）が胆管に逆流すると、胆管の壁が損なわれ、胆管炎、胆嚢炎、胆石などを合併し、時に胆管が拡張したりします。一方で、胆汁が膵管に逆流すると、急性膵炎を繰り返したり、膵石ができたりするため、腹痛、黄疸、発熱、嘔吐、腹部腫瘤などさまざまなおなかの症状が現れます。● 本疾患では、一般の頻度に比べ、胆道癌では1,000〜3,000倍の高危険率、膵癌においても約50倍

の高危険率であるといわれています。● 症状を契機に検査が行われると、血液検査では、程度の差はありますが、何らかの肝機能・膵機能の異常がみられます。症状や血液検査でこの病気が疑われますと、超音波検査やCT検査が行われます。診断は容易ではなく、核磁気胆管膵管造影検査(MRCP)や最終的には内視鏡的逆行性胆管膵管造影検査(ERCP)を行います。● 胆管炎・胆囊炎や膵炎などの合併症があれば、まずそれらの内科的治療が行われます。いったん良くなっても、症状が繰り返されるだけでなく胆管癌の発生率が高いことなどから、最終的には手術が必要と考えられています。なお、手術は高度の技術が要求され、どんな医療機関でもよいということにはならないことが多いようです。

【健診医からコメント】小児に多い病気ではありますが、いずれの年齢においても本症の存在が指摘されています。無症状で経過し、成人になって定期健診の超音波検査で胆囊や胆管の異常を指摘され、精密検査で判明することもあります。もし本症と判明すれば、専門医の診療が必要であり、手術が勧められれば、手術による異常部分の矯正治療を施行しておくことが大切です。

Q:194: 膵癌ってどんな病気？
A:[担当科]:消化器内科、肝胆膵科

【概要】膵癌は消化器癌で最も予後が悪く、しかも増えている一番いまわしい癌です。初期症状がなく、発見されたときは70％が手術不能です。年間2万9,000人が死亡、年齢調整癌死亡では男性は第5位女性は第4位(2016)で、好発年齢は60歳台です。● 膵臓はみぞおちと臍のあいだの高さにあり、胃の裏側(背側)に位置し、15〜20cmほどの細長い臓器です。頭部は十二指腸とくっついていて、膵管が開放しています。横に細長くなって脾臓まで伸びている腹膜の外側(後腹膜)の臓器です。ちょうど3等分して、右側(十二指腸側)を頭部、左側(脾臓側)を尾部、中央を体部と呼びます。● 膵臓は大きく分けて二つの働きがあります。一つは外分泌機能で、食べ物を分解し、

消化吸収するために必要な「膵液」という消化液を出します。もう一つは内分泌機能といって、血液中の糖分を調節するために必要なホルモン（インスリン）を出します。◉ 膵癌が治しにくい恐ろしい病気である理由は、たいていの腹部臓器は腹膜で包まれた状態になっているのにくらべ、膵臓は後腹膜臓器であり、早期発見が困難であるうえに、癌自身が極めて悪性度が高く、すぐに周囲（血管、胆管、神経）への浸潤や、近くのリンパ節への転移、肝臓などへの遠隔転移を伴いやすいからです。◉ 原因は明らかではありませんが、膵癌の家族歴、喫煙、糖尿病、慢性膵炎、肥満、大量飲酒などがあげられています。◉ 腹痛、黄疸、腰背部痛、体重減少、糖尿病の新発症や悪化例は膵癌を疑うことが必要になってきます。膵癌は早期診断が極めて難しいことから、ちょっとした手掛かりを大切にしなければなりません。◉ 膵癌が疑われるといろいろの検査があります。血液検査では、閉塞性黄疸に伴う肝機能異常や、膵臓から分泌される酵素であるアミラーゼ値の異常、血糖異常が認められることが多くあります。早期診断にはなりませんが、腫瘍マーカーとしては、CA19－9、DUPAN2、SPAN1、CEAなどが異常（高値）を示します。スクリーニング検査（ふるい分け）としては、腹部超音波、CT、核磁気共鳴画像（MRI、MRCP）、内視鏡的逆行性胆管膵管造影（ERCP）、超音波内視鏡（EUS）、ポジトロン放射断層撮影（PET）などがあります。◉ 膵癌の根治を目指して、外科的切除術、放射線治療および化学療法（抗がん剤）が実施されています。しかし、発見された時には進行していることが多く、手術可能例は僅かであり、全切除後の5年生存率は10％程度です。

【健診医からコメント】 好発年齢（60歳以上）に達したら定期的な健診を受けるべきです。早期発見が何よりも大切なので、40歳以上で上腹部のもたれや痛みがあるひと、背部痛・腰痛のある人、中年以後に糖尿病が現れた人は、できるだけ早期にスクリーニング検査が必要といわれています。私たちは、健診腹部超音波検査で、膵管の一定以上の拡張（3mm以上）、膵のう胞が存在すれば多くは精密検

査をお願いしています。なお腫瘍マーカーで膵癌を早期発見することはできません。

Q：195：水腎症ってどんな病気？
A：[担当科]：泌尿器科

【概要】通常、尿は腎盂を出て尿管、膀胱、尿道を経て排尿されます。何かの原因で尿が腎盂に停滞し、腎盂の内圧が高まり、腎盂や腎杯が拡張をきたした状態になることがあります。尿管、膀胱、尿道までのどこかで尿路が狭窄や閉塞を起こして惹起される尿路閉塞症です。● 尿路そのものに問題がある場合と、尿管外からの圧迫に起因するものとがあります。この状態が続くことにより腎実質は萎縮してきます。このように腎盂・腎杯の拡張に、腎実質の萎縮を伴っている場合を水腎症といいます。● 尿路閉塞症は、先天性と後天性に分けられます。また閉塞部位により上部尿路、下部尿路に分けられます。上部尿路閉塞の原因としては、先天性の狭窄が、後天性疾患では腎尿路の結石、腫瘍、炎症があります。下部尿路閉塞の原因としても先天性のものがありますが、後天性疾患として結石、腫瘍（とくに前立腺部）、神経因性膀胱（☞別項参照Q：163）などが主なものです。● 尿路が完全閉塞した場合は、腎盂・腎杯内圧が急激に上昇し、腎臓の被膜が伸展すると、肋骨脊柱角部（☞別頁参照：Q：185）から側腹部にかけて持続的疼痛が生じます。一方、徐々に拡張が増強するような場合では、軽い腰部鈍痛か無症状のこともあります。結石などが尿路にはまり込んだりして腎盂内圧が急激に上昇する場合には、繰り返し刺すような強い痛み（疝痛）が出ることもあります。また多くの場合、背部痛や慢性尿路感染症などの症状を伴います。● 超音波検査、CT検査などで、拡張した腎盂と萎縮した腎臓が証明されます。そのほか血管に造影剤を注射して尿路を見る検査や尿道経由で尿路を映し出してみる逆行性腎盂造影などで原因を診断します。● 原因により治療法は異なりますが、後天性尿路閉塞症は、尿路結石、前立腺肥大（☞別項参照Q：212）、尿路腫瘍、炎症に

よるものなどがあり、それに応じた治療が行われます。

【健診医からコメント】健診の腹部エコー検査で時々腎盂の拡張がみられます。その場合は泌尿器科で精密検査をしてもらうことになります。尿路の閉塞・狭窄の状況、原因を明らかにしておくことが重要です。経過をみる場合も少なくありませんが、自覚症状がないからといって放置してはいけません。

Q:196: ステロイドの副作用防止ってどうするの？
A:[担当科]: 膠原病科、内分泌科、代謝科、内科

【概要】ステロイドという物質があります。ステロイドとは動植物界に広く分布し、胆汁酸・性ホルモン・副腎皮質ホルモンなどがあり、特殊な生理作用や薬理作用を示します。ことに副腎皮質ホルモンはステロイドホルモンあるいはステロイドといわれ、医薬品としても重要な位置を占めます。◉ 両腎臓の上部に帽子のように付随する副腎（ふくじん）は、左右それぞれ大きさ数センチ、5グラム程度の小さなホルモンを出す内分泌臓器（ないぶんぴぞうき）です。小さいながらかけがえのない働きをしています。◉ 副腎はその表層の副腎皮質（ふくじんひしつ）から、コレステロールを原料に多種のステロイドホルモンが製造・分泌されます。それらのホルモンをまとめて副腎皮質ホルモンと総称します。副腎皮質ホルモンは、その機能から大きく三つに分類されます。体内での糖の蓄積と利用を調整する糖質コルチコイド、電解質バランスを調節するミネラロコルチコイド、そして生殖機能に関与する性ホルモン、特に男性ホルモンといわれるアンドロゲンを分泌しています。◉ 中心部の副腎髄質（ふくじんずいしつ）からは、カテコールアミンであるアドレナリン、ノルアドレナリンなどのホルモンが分泌され、自律神経の調整を通して、体のストレス反応などの調節を行っています。◉ 副腎皮質ホルモン剤については、「ステロイド」と呼ばれ、医療の現場で日常的に活用されています。一方、ステロイド剤と聞くと、「何だか怖い」とか「副作用が心配」といった懸念もあります。確かにステロイドの使用に当たっては、どの医師も大変気を遣うはずです。◉ 医療現場で一

般的に使用される糖質コルチコイド（グルココルチコイド）は医薬品とし抗炎症効果や免疫抑制効果を期待して多岐にわたって使用されます。したがって副作用もこうした臨床の場で出てきます。◉ 副作用として過剰な免疫抑制作用が発現することによる感染症、クッシング症候群、ネガティブフィードバック（逆の自己調節機構が働く）として副腎皮質機能不全、糖新生の促進による糖尿病、骨量の減少に伴う骨粗鬆症、消化管粘膜におけるプロスタグランジン（さまざまな生理活性担当物質、胃粘膜保護に働く）産生抑制による消化性潰瘍などが知られています。プロスタグランジンはアラキドン酸からつくられます。◉ ステロイドホルモンは病気のかたちによって一気に大量に使われることもありますが（パルス療法）、一般にはある量から始めて、少しずつ減らしていく方法がとられます（漸減療法）。◉ 治療の関係上、ステロイドをすぐには中止できないことがあります。その場合は副作用防止に予防措置が取られます。例えば消化性潰瘍の予防には、ステロイドとともにPPI（酸分泌抑制剤；プロトンポンプ阻害薬）が初めから投与されたりします。一方、ステロイドの長期使用で副腎皮質機能不全が心配されることがあり、担当医はその点も配慮します。

【健診医からコメント】 医療現場では多くの疾患治療に、ステロイドはいざというときの魔法のような働きをする一方、副作用のためかえって支障をきたすことがあります。体の自動調節はうまくできており、良い薬でも使いすぎると害になります。その監視役の最も上位に位置する組織が甲状腺刺激ホルモン放出ホルモン（TRH）などを分泌する「視床下部」（間脳に位置し、自律機能の調節を行う総合中枢）です。

Q：197： ストレスチェックってどういうこと？
A：[担当科]： 健康管理科、精神科
【概要】 人は毎日心身ともに健康で働くことが望ましい姿です。ところで、「自殺予防」（☞別項参照Q：178）で述べてあるように、実

際には日々の仕事で心身を病み、これが残念な自殺というかたちに結びつくことがありえます。何にも代えがたい人の生命が、多くは一時的な心身の不調で失われるとしたら、あらゆる人にとって誠に痛ましく、大きな損失です。● 自殺の背景には、日々の生活の中で心身に生じる「ストレス」が大きくかかわっているものと想定されています。ストレスとは、「生活上のプレッシャーおよび、それを感じたときの感覚」とされ、ディストレス（distress：苦悩・悲嘆・心痛）が短くなった単語とされています。●「ストレス」の考え方は、1930年代のハンス・セリエの研究にさかのぼり、精神的なものだけでなく、寒さ暑さなど生体的なストレスも含み、ストレスが健康に影響を与える研究が行われてきた結果、さまざまなストレス管理の方法が考え出されています。●「ストレスチェック」とは、ストレスに関する質問票（選択回答）に労働者が記入し、それを集計・分析することで、自分のストレスがどのような状態にあるのかを調べる簡単な検査です。「労働安全衛生法」が改正されて、労働者が50人以上いる事業所では、2015年12月から、毎年1回、この検査を全ての労働者（例外があります）に対して実施することが義務付けられました。今後毎年1回行われます。● 労働者が自分のストレスの状態を知ることで、ストレスをためすぎないように対処したり、ストレスが高い状態の場合は医師の面接を受けて助言をもらったり、会社側に仕事の軽減などの措置を実施してもらったり、職場の改善につなげたりすることで、「うつ」などのメンタルヘルス不調を未然に防止するための仕組みです（☞別項参照Q：031、213）。●『あなたの仕事についてうかがいます。最もあてはまるものに○を付けてください』、というかたちで、四つの回答があり、①そうだ、②まあそうだ、③ややちがう、④ちがう、のいずれかをチェック・回答します。質問は57項目あります。● 記入が終わった質問票は医師などの実施者が回収します。回収した質問票をもとに、医師などの実施者がストレスの程度を評価し、高ストレスで医師の面接指導が必要な人を選びます。結果は実施者から直接本人に通知されます。結果は、医師など

の実施者が保存します。◉ 個人情報は固く守られるようになっています。結果は企業には返っていきません。結果を入手するには本人の同意が必要です。結果は第三者が閲覧できないように保管されます。面接指導が必要とされた場合であっても、労働者から申し出があった場合に医師に依頼して面接指導を実施します。◉ 面接指導を実施した医師から、就業上の措置の必要性の有無とその内容について、意見を聞き、それを踏まえて、労働時間の短縮など必要な措置を実施することになります。◉ そのほか、個人を守るべくいろいろの縛りがあります。

【健診医からコメント】労働者を守るための法律であり、高く評価されると思われます。順調に運用されて、心身のストレスが少しでも解消され、労働者の心身の健康維持に役立ち、痛ましい自殺が救われることが望まれます。

Q:198: 生活習慣病（成人病）とは？
A:[担当科]：健康管理科

【概要】「生活習慣病」はかつて「成人病」ともいわれました（現在も使用されることがあります）。生活習慣がその発症に深く関係していると考えられている疾患の総称で、厚生労働省によると生活習慣病は、「食習慣、運動習慣、休養、喫煙、飲酒等の生活習慣が、その発症・進行に関与する疾患群」と定義されています。◉ こんにち、ある種類の疾患が増加していますが、その原因は「生活習慣の欧米化」によるといわれたりすることがあります。この事実は、生活習慣がある種の病気と密接に関係していることを物語っていることになります。◉ ここでいわれる「生活習慣」とは、食事のとりかた、水分のとりかた、喫煙／非喫煙の習慣、運動をする／しないの習慣、飲酒の習慣、ストレス環境はどうか等々のことです。◉ 関連した具体的な疾患としては高血圧、糖尿病、脂質異常症、がんなどで、これらはわが国の国民死因と大きくかかわっています。以前、成人病と呼ばれていた主に中年期以降に発症するありふれた疾患群です。◉

「成人病」では、歳をとったから病気になるというイメージがありますが、修正可能な悪い「生活習慣」が大きな要因であることを認識し改善することが、発症予防につながることを強調したものと考えられています。◉ 人は百人百様であるように健康管理にも個人差が大きく、同じ生活習慣でも一定の病気になる人、ならない人とあります。そこには「体質」ということがいわれるように、私たちの健康管理には遺伝子の影響も考慮しなければなりません。当然、生活習慣の在り方も一様ではなくなります。例えば糖尿病の家系であれば、人よりも肥満や過食により気を付けるといったことです。◉ スウェーデンにおける研究では、生活習慣（病）による全死亡リスクは喫煙：1.92倍、糖尿病：1.64倍、高血圧：1.55倍、メタボリック症候群：1.36倍、高コレステロール血症：1.10倍だったといわれます。◉ がんの原因として欧米では食物とたばこで半数以上となっていますが、これらはいずれも生活習慣です。我が国では胃癌や肝癌のような感染症関係、次いでたばこです。たばこの害は本書の多くの項目で述べています。◉ 食生活に関しては、肉類を抑えた日本食の良さが国際的に認められています。アメリカとカナダの合同研究で、牛乳や卵も摂取しない完全な菜食においても栄養が摂取でき、また菜食者はがん、2型糖尿病、肥満、高血圧、心臓病といった主要な死因にかかわるような生活習慣病のリスクが減り、認知症のリスクも減ると報告されています。◉ 慢性的な睡眠不足状態にある人は高血圧、糖尿病、高脂血症、心筋梗塞、狭心症などの冠動脈疾患、脳血管障害といった生活習慣病に罹りやすいともいわれています。

【健診医からコメント】理想的な生活習慣についてはいろいろいわれており、本書中にも各疾患それぞれに繰り返し述べていますが、健診の場では私自身がいろいろ説明する中で、『食べ過ぎない！飲み過ぎない！運動する！』を連発しています。そして、たばこがやめられないでいる方には、全員に『たばこをやめられれば、大儲けです！』とか『だまされたと思って禁煙外来へ！』といったことを繰り返し説得しています。たばこをはじめとした生活習慣については、

児童期からの教育が重要であり、私自身の職場として、小・中・高校生に生活習慣についての出前授業もしています。

Q：199: 性感染症ってどんなもの？
A：[担当科]：泌尿器科、産婦人科

【概要】性感染症とは、「性的接触によって感染する病気」と定義されます。普通の性器の接触による性交だけではなくオーラルセックス（口腔性交）やアナルセックス（肛門性交）など性的な接触で感染するすべてが含まれます。● したがって特殊な状況での感染もありますが、通常の人としての営みの中で誰もが感染する病気であり、誰にでも生じ得る健康問題といえます。また生殖年齢にある女性が罹患した場合には、おなかの赤ちゃんや出生した新生児への感染など、母子感染として次世代にも影響が及ぶことがある重大な責任のある病気です。● 感染の結果、男性にみられやすい疾患、女性にみられやすい疾患、両者にみられやすい疾患等があります。また、主として泌尿器科的疾患と婦人科的疾患とがあります。● 泌尿器科的疾患としては尿道炎、その他があります。婦人科的疾患としては、①性器クラミジア感染症、②淋菌感染症、③性器ヘルペス、④尖圭コンジローマ、⑤細菌性腟症などがあります。● 尿道炎は男性に発症する最も頻度の高い性感染症です。病原菌として最も頻度の高いのは淋菌とクラミジアなどです。局所粘膜の炎症なので、発熱は伴いませんが、排尿痛、尿道分泌物（排膿；うみが出る）といった特異的な症状のほか、尿道のむずむず感やかゆみを訴えます。淋菌性尿道炎はクラミジア尿道炎より排尿痛が強く、排膿も多量にみられます。症状や、尿、細菌検査で診断され、抗生物質で治療されます。● クラミジア感染症は性交渉後数週間で発症し、頸管炎（帯下、こしけともいわれる分泌物がでます）、卵管炎（骨盤腹膜炎などでは強い腹痛）をきたします。抗菌薬で治療されます。女性の淋菌感染症では子宮の頸管炎をきたし、無症状のことも多いですが、クラミジア感染症同様、骨盤内炎症性疾患、卵管性不妊症、子宮外妊娠、慢性

骨盤痛の原因となるといわれます。● 性器ヘルペスとして、単純ヘルペスウイルス感染は性器に有痛性の潰瘍あるいは水泡を形成します。性器周辺の感染では、(脊髄)尾部の神経である仙髄神経節に入って潜伏状態になるといわれます。免疫が低下すると再活性をきたすともいわれます。● 尖圭コンジローマはヒトパピローマウイルス（HPV）の感染によります。良性腫瘍で、陰茎の冠状溝、包皮の内側、女性では小陰唇、大陰唇、膣、会陰、肛門周囲に単発性あるいは多発性の乳頭状・鶏冠状（鶏のトサカの様なボコボコ）、時にカリフラワー状疣贅（いぼ）を生じます。自然治癒する可能性も大いにあります。ほかに細菌性膣症があります。● 性器感染症としてはほかに梅毒、C型・B型肝炎、エイズ（後天性免疫不全症候群）などもあり、重大な問題を含んでいます。

【健診医からコメント】性感染症は本人にとって重大な疾患であると同時に、妊娠、お産、そして子供への影響も甚大です。ことに若者はそのことを十分認識する必要があり、もしも感染の可能性があるとわかった場合には、早急な治療が必要です。

Q：200：精巣（睾丸）腫瘍ってどんな病気？

A：[担当科]：泌尿器科

【概要】睾丸（精巣）のがんです。精巣の一方ないし両方にできます。精巣は、陰嚢（陰茎の真下にある皮膚が袋状になっている）の内部にある二つの卵形の腺です。精巣は精索により陰嚢内に保持されています。精索にはまた輸精管や精巣の血管、神経も含まれます。● 精巣腫瘍の大部分は胚細胞（原始生殖細胞：卵子や精子になる細胞）から発生した腫瘍です。10万人に数人で、欧米に多く日本には少ないといわれます。● 組織学的にはセミノーマ（精上皮腫）と非セミノーマに大別でき、非セミノーマには胎児性癌、絨毛癌、卵黄嚢腫瘍、奇形腫といわれるものがあります。● 本当の原因はまだわかっていませんが、精巣発育不全などの病気をもっている人、停留精巣（睾丸は胎児期には腹腔内に存在し、生まれるまでに降りてきます

が、これが途中で留まった状態)や、精巣腫瘍の既往歴、家族歴も危険因子といわれます。◉ 症状は当初ほとんどなく、偶然、睾丸がいつもより大きく、硬くごつごつしていたりしていることに気づきます。腫れたのに気づいても恥ずかしいということで放置してしまうことが少なくありません。この腫瘍は非常に進行が早く、転移もしやすいため、放置したとすれば予後はよくありません。◉ 後腹膜リンパ節に転移しやすく、血行性転移もきたします。診断上、腫瘍マーカーが比較的早い時期に陽性となります。◉ 腫瘍マーカーとしてはα胎児性蛋白(AFP)、ヒト絨毛性性腺刺激ホルモン(hCG)が有用で、治療は、転移のない場合は高位精巣摘除術により原発巣を摘除しますが、通常はそのあと経過観察と補助療法として化学療法が行われます。◉ 高位精巣摘除術というのは、手術前に精巣からの血流を遮断しておいて転移を予防する方法です。化学療法は効果が高く、少なからず完治するものもあるといわれます。

【健診医からコメント】珍しい腫瘍ですが、種類によって悪性度は高く転移しやすい傾向があります。恥ずかしがらないで何より早く受診することです。睾丸の腫れやしこりに気づいた場合、すぐに泌尿器科を受診することが必要です。

Q:201: 声帯ポリープってどんな病気?
A:[担当科]: 耳鼻咽喉科

【概要】声を出す声帯にできる隆起性病変(腫瘤:こぶ)です。声帯は開閉する左右1対の膜のような襞です。肺から排出される空気を通過させ、振動を引き起こすことで音(声)を発します。ポリープは通常一側の声帯膜様部に発生しますが、両側のこともあります。しわがれ声(嗄声)になりますが、呼吸困難を起こすことはありません。◉ 大部分は声帯粘膜の出血、循環不全であり、通常、粘膜内の血腫として赤色調を呈しますが、白色調のこともあります。声の過剰使用、誤使用が原因であり、大声や咳払いがきっかけとなることがあります。実態は声帯に生ずる炎症性の隆起です。◉ 嗄声が主な症

状ですが、のどの違和感や発声時の違和感などの症状を示すこともあります。また、歌うときの声の高さが変化することもあります。声を出すときに疲れを感じたりもします。● 間接喉頭鏡検査（口の中に小鏡を入れて額帯鏡の光を反射させて喉頭を観察）や喉頭ファイバースコープ検査で声帯を観察し、ポリープを確認することで容易に診断できます。● 声帯ポリープができたばかりの時（新鮮例）は、自然に消えてなくなる可能性もあります。また、抗炎症薬やステロイド薬の吸入治療により、ポリープがなくなることもあります。しかし、これらの治療に反応しない時はポリープを切除します。
【健診医からコメント】どうしても過度に声を使わざるをえない立場や職業もあります。また歌が好きな人は歌いすぎることもあります。声がかれるようなことがあったら、しばらく声をなるべく使わないようにして、のどの安静を心がけます。それでも2週間で改善しなければ、耳鼻咽喉科を受診すべきといわれます。喉頭癌などの他の疾患ということもありえます。

Q:202: 咳が止まらない（遷延性咳嗽）、どうすればいい？
A:[担当科]:呼吸器科

【概要】せき（咳嗽、咳）は非常にありふれた症状であり、誰でも経験済みです。通常の感冒のように数日で自然に治るものからしばらく続く場合があります。持続期間により、3週間未満の急性咳嗽、3週間以上8週間未満の遷延性咳嗽、8週間以上の慢性咳嗽に分類されています。● 急性咳嗽の原因の多くは感冒を含む気道感染症ですが、持続期間が長くなるにつれて遷延性咳嗽といわれ、咳の続き方の程度で、疾患が分かれてきます。そして咳が長引けば長引くほど、原因が感染症である可能性は低下してきます。感染症による咳嗽だと長くは続かないということです。さらにたん（喀痰）を伴うかどうか、そして喀痰の性状でも疾患の種類が変わってきます。● 一般に、咳嗽の性状として、喀痰を伴わないか少量の漿液性喀痰（水っぽいたん）を伴う乾性咳嗽（からせき）は、病的な咳嗽であり、咳嗽

そのものが治療の対象となります。一方、咳嗽は喀痰を出す（喀出）ための生理的な機能であり、喀痰が多い（気道液の過分泌）原因が治療の対象となり、止めてはいけない咳嗽です。◉ 遷延性咳嗽を主訴とする場合には、担当医はことに詳しく経過を聞いたり、詳しく診察や検査をしたりすることが多くなります。いろいろの心配な病気が含まれることがあるからです。さしあたりの主な問診事項をみてみましょう。喫煙の程度や年数、ACE 阻害薬（降圧剤です。血圧を上げるアンジオテンシンという生体物質の働きを抑える薬で、人により咳が副作用）を服用しているかどうか、アトピー素因はないかどうか、胸やけはどうか（原因に胃食道逆流症；☞別項参照：Q：099）ということになります。◉ そのうえで病気は何であるかの診断が進められます。頻度の高い疾患としては咳喘息、アトピー咳嗽（アレルギーが関係、呼吸困難は起きないが喘息と類似）、感染後咳嗽（かぜ症候群後の咳嗽）、胃食道逆流症、副鼻腔気管支症候群（副鼻腔炎があり、睡眠中に鼻汁がのどのほうに降り、気管支炎の原因となる）、そしてたばこなどが原因の慢性閉塞性肺疾患（COPD）などがあげられます（☞それぞれの該当項参照）。◉ 遷延性咳嗽でさまざまな治療にもかかわらず咳嗽が軽快しない場合には、気管・主気管支の腫瘍、結核、異物などの原因が考慮されます。◉ 咳や喉の痛みを緩和する方法としては、内側と外側から喉を温めるとよいといわれます。内側からは、温かい飲み物、例えば風邪や咳に効くといわれる温めた生姜湯。体の外から温めることも有効で、体温が1℃上がるだけでも、細菌やウイルスの増殖を防ぎやすくなるといわれます。

【健診医からコメント】咳が長く続く場合は何かがあると思うべきです。慢性咳嗽（8週間以上続く）はもちろん、3週間以上続く遷延性咳嗽があれば呼吸器科を受診すべきです。ことにヘビースモーカーではその必要があります。仮にそれほどのことがない場合でもついでに禁煙指導を受けるべきです。

Q:203: 脊柱管狭窄症ってどんな病気？

A:[担当科]:整形外科

【概要】加齢などによる椎骨周辺の退行変性(あとずさりの経年性変化)によるもので、このなかに歩行障害や膝から下のしびれなどをきたす脊柱管狭窄症が含まれます。椎骨は重なって頸椎、脊椎、腰椎といったヒトの大黒柱(脊柱)となっています。椎孔は椎骨の椎体と椎弓に囲まれた穴で脊柱管を形成し、中を脊髄が通ります。椎間孔は脊柱管の中にある脊髄から出る脊髄神経の通路となります。◉ 脳からでた神経は脊髄となってこの椎孔を通り椎骨の間にあるすき間である椎間孔を通って脊髄神経が左右に出ています。◉ 椎骨はヒトの場合上から順に頸椎7個、胸椎12個、腰椎5個、仙椎5個、尾椎4個の33個存在しますが、仙椎および尾椎はそれぞれ癒合しており、仙骨および尾骨と呼ばれます。それぞれの椎骨の左右の間から神経の束が脊髄から神経根となって(脊髄から神経の束が左右前方から前根、後方から後根として出て、それぞれ融合します)伸びて、動かす、感じるなどのあらゆる神経活動を担っています。脊髄は腰部までで、そのあとは神経だけの馬尾神経となります。◉ 腰椎変形性脊椎症は加齢や外傷などによる椎骨の退行性の変化ですが、椎骨の間のクッションでもある椎間板が狭くなり(狭小化)、椎体骨の出っ張り(骨棘)、関節(椎骨にも関節があります)の肥厚・黄色靱帯(隣接する椎弓同士を結ぶ、黄色調)の肥厚・骨化、椎体のすべり(☞別項参照Q:205)などの変化です。◉ こうした変化により、特に脊柱管が狭くなり(狭窄症)、神経を圧迫することによる腰痛と馬尾神経根の圧迫による下肢痛、しびれ、間欠跛行(歩行により下肢痛やしびれが悪化するが休息すれば楽になりまた歩ける)、下肢筋力低下、膀胱直腸障害(排尿困難や排便困難、便秘、失禁など)などをきたします(腰部脊柱管狭窄症)。◉ 症状やことにMRIほかから診断されますが、画像所見と腰痛との関連についてはいまだ確立されていないといわれます。◉ 治療は腰痛だけのときは非特異的腰痛症(☞別項参照Q:391)に準じます。疼痛に対しては非ステ

ロイド性消炎鎮痛剤（NSAIDs）やプレガバリン（末梢神経障害性疼痛薬；リリカ）などが使われます。ほかに理学療法や神経ブロック、手術療法があります。

【健診医からコメント】こうした症状があるときは整形外科専門医に相談すべきです。緊急性のある麻痺がなければ病状の進行は緩やかであり、手術のような侵襲的治療は急ぐ必要はないともいわれます。日頃転倒にはくれぐれも注意しなければなりません。若いころからの適度な運動の継続が大切ですし、筋力を丈夫にしておけば方々の骨にかかる負担も軽減します。

Q：204：脊椎圧迫骨折ってどんな病気？
A：[担当科]：整形外科

【概要】脊柱を形成する一つひとつの椎体は首、胸、腰へと積み重なって一本の柱となって重い頭を支えながら骨盤に至ります。いわばヒトの大黒柱（脊柱）となっています。その椎体のどれかがつぶれるのが椎体骨折です。しりもちをつくとか中腰でものを持つなどの比較的弱い外力によっても生じる骨粗鬆症（☞別項参照Q：130）によるもの（病的骨折の一種）や転移性骨腫瘍による病的椎体骨折、強い外力により生じる外傷性椎体骨折などがあります。圧迫骨折（上下から押しつぶされる）と呼ばれることもあります。● 老人に起こるものは胸椎と腰椎の移行部（胸腰移行部）あたりの椎体に生じ、ほとんどが骨粗鬆症に起因して尻もちなどの軽微な外力により生じるものです。● 腫瘍（癌）などの転移によるものは、腫瘍が転移した部がもろくなっていて、弱い外力でも骨折（病的骨折）するものです。強い外力により生じた場合は、脊椎椎体の後方部分を巻き込み、全体につぶれて不安定になり、脊髄の通り道（脊柱管）に影響が及び、脊髄の麻痺を生じることがあります（脊髄損傷）。● 骨が正常である成人男子には稀な病気で、高いところから墜落したなど、大きな力が脊柱の軸方向に加わった場合にしか起こりません。胸腰移行部に生じた場合、重症では両下肢麻痺を生じるなど、さまざまな症状

が起こります。● 高齢の女性の背中が丸くなっていく（老人性円背）変化は、胸椎に自然に起こった多発性圧迫骨折が原因です。● 椎体骨折部の粉砕や脊髄腫瘍のある場合は、CTやMRI検査が必要になります。骨粗鬆症が疑われる場合には骨密度を測定します。転移性骨腫瘍が疑われる場合は、MRI検査や骨シンチグラフィーなどの検査のほか、癌の原発巣を診断しなければなりません。● 骨粗鬆症による軽度の骨折（圧迫骨折）の場合は、簡易コルセットなどの外固定（ギプスなどで固定）をし、前屈（お辞儀する動作）を禁じ、ほどほど安静にします。安静にすることで、3〜4週ほどでほとんどが落ち着きます。そのほかの原因の場合は相応の治療をしなければなりません。

【健診医からコメント】高齢社会になり骨粗鬆症はよくある病気です。椎骨圧迫骨折だけでなく、骨折全般のリスクがあります。骨折の予防は骨粗鬆症の予防・治療ということになります。圧迫骨折の予防法としては、まず健診で骨密度測定なども行い、自分の状態を知ることが大切です。また適切な食習慣や運動なども勧められます。

Q:205: 脊椎分離症・脊椎分離すべり症ってどんな病気？
A:[担当科]:整形外科

【概要】通常、脊椎は椎体同士が関節突起間部で椎骨同士の連続性が保たれていますが、それが離ればなれになった状態（脊椎分離症）で、その部で椎体が前方にすべった状態が脊椎分離すべり症です。分離症を起こす場所は5個ある腰椎の下のほうに圧倒的に多く、日本人の4〜7％に発生し、男性は女性の2倍の頻度といわれます。● 脊椎分離症の原因は幼少期の疲労骨折（スポーツ等で骨の同じところにストレスが繰り返しかかることによって内部に微細な骨折を生じる）と考えられており、発育期では軟骨終板損傷が、成人期では椎間板変性がすべりの発生に関与するといわれます。● 症状は腰痛が多く、時に神経根症状（下肢の疼痛やしびれ、筋力低下）を呈し、後ろに反ると症状が出現または増強することが多いといわれます。

高度なすべり症以外では通常、排尿排便障害（直腸膀胱障害）は認めません。● 変性すべり症（腰椎がずれることによって脊柱管が狭くなり、馬尾神経や神経根が圧迫されます）も腰痛・下肢痛をきたしますが、脊柱管全体が狭くなるため馬尾神経の圧迫症状が主症状になり、間欠性跛行（☞別頁参照：Q：282）と呼ばれる症状や、会陰部（陰嚢と肛門の間、女性では陰裂下端と肛門の間）のしびれ感や、排尿排便障害をきたします。● 症状や職業、スポーツ歴から脊椎分離症や脊椎分離すべり症を疑い、単純X線像（6方向）で確認されます。病気の初期には、CTやMRIが診断に有用です。● 治療は幼少期と成人期では異なります。スポーツ活動を休止させ、腰椎伸展を制限できる半硬性コルセット（装具；ナイトブレースなど）を装着します。一般的には3〜4ヶ月で骨癒合を認めます。成人期（慢性期）の脊椎分離症では腰痛に対し薬物療法を行ったり、ほかに装具療法、ブロック療法、手術療法などがあります。

【健診医からコメント】高い頻度の疾患です。腰椎分離症・すべり症は、たまたま撮られたX線検査で見つかる場合も多く、症状が軽度であれば心配する必要はありません。腰痛が主症状であれば、薬物療法などで様子を見ますが、保存療法で改善が得られない場合のみが手術療法の適応となります。下肢のしびれや痛みがある場合は、手術の時期が遅すぎると改善が得られにくい場合があり、手術のタイミングが重要となります。整形外科医の指示に従います。

Q：206： 接触皮膚炎ってどんな病気？

A：[担当科]：皮膚科（口絵：Q：206参照）

【概要】皮膚が何かに接触して起こる"かぶれ"です。皮膚に接触した物質の刺激、あるいはアレルギーによって生じる皮膚炎です。アレルギー性接触皮膚炎は、ある物質にアレルギーをもつ人の皮膚にその物質が接触することによって起こる皮膚炎ですが、人によってはさらに光が当たるとアレルギー反応が起きる光アレルギー性皮膚炎もあります。● 刺激性接触皮膚炎は刺激物が許容濃度を超え

て皮膚についた場合に起こる急性毒性皮膚炎と、弱い刺激の繰り返しで生じる慢性刺激性皮膚炎に分けられます。アレルギー性接触皮膚炎は、化粧品、毛染め料、香水、アクセサリーの金属、ゴム製品や皮革の加工に使われる化学物質、植物、果実、外用薬・消毒薬・点眼薬など、身のまわりにある無数のものが原因になりえます。● 接触皮腐炎は化学物質に接触した部位に限局して生じるため、健常皮膚との境界は明瞭で、しばしば直線的となり帯状、線状の形になります。また接触部位に一致して認められる比較的境界鮮明な浮腫性紅斑、小丘疹、漿液性丘疹（水胞を含んだ盛り上がり）、湿潤（しめりけ）、痂皮（かさぶた）などからなる病変で、瘙痒（かゆみ）を伴います。● あやしい原因物質として推定される化学物質を直接皮膚に貼付する貼付試験（パッチテスト）で原因がわかります。● 接触皮膚炎の治療の原則は、あくまでも原因物質との接触を避けることに尽きます。原因物質との接触が避けられない場合は、どんな治療もかえって害になります。● 多くはステロイド軟膏、ときに内服します。

【健診医からコメント】皮膚の"かぶれ"はしばしば経験されます。対症療法に終始すべきでなく、早期に専門医の診断のもと、原因をはっきりさせて、原因物質を避けることが大切です。

Q：207： 線維筋痛症・慢性疲労症候群ってどんな病気？

A：[担当科]：膠原病科、内科

【概要】線維筋痛症（FM）、慢性疲労症候群（CFS）ともに原因不明の疾患です。新しい病気ではなく、古くから心因性リウマチ、非関節性リウマチなどといわれていたものを統一したものです。体の広範な部位に起こる激しい慢性の疼痛と"こわばり"のほかに激しい疲労や倦怠感を伴うことのある疾患です。● FMとCFSはともに合併しやすく、どちらに重きがあるかで病名が選択される現状ともいわれます。人口の約1.7％にみられ、おおよそ200万人の患者さん数とされており、男女比は1対5～8で女性が、年齢は30～50代の中年女性に多いといわれます。● 体の痛みやこわばりのほか、激しい疲

労や倦怠感、頭痛・頭重感、抑うつ気分、不安感や不眠など多彩な症状を伴います。また口や目の渇き、下痢や便秘、しびれ、関節痛のほか他の病気（リウマチなど）に付随して起こってくることもあります。● FM、CFS ともに原因は不明なものの、CFS の患者さんでは脳内炎症（のうないえんしょう）が広い領域で生じていることを PET で確認したという報告もあります。痛みの原因は神経障害性疼痛（しんけいしょうがいせいとうつう）（神経が障害されたことによって起こる痛み）の一つとされ、痛みを伝える神経が異常に活動し、わずかな刺激で痛みを過剰に感じる状態によるとされています。● 通常の血液や尿検査、脳波、心電図、X 線検査、あるいは CT、MR 画像などで明らかな異常がなく、診断は一般的検査に異常がないことが前提となり、アメリカリウマチ学会の診断基準が世界的に用いられ、①体の広範な部位の原因不明の激しい痛みが 3 ヶ月以上持続ないし再発性にみられることと、②診察ではあらかじめ決められた体の特定の部位(18 カ所；後頭部から臀部、膝などに至る左右の圧痛点)を親指で4kg の強さで圧迫されると、線維筋痛症患者さんでは 11 カ所以上に痛みを訴えることの 2 点が認められれば、FM と確実に診断されるといわれます。● 適切な治療法はないようですが、薬物療法は疼痛対策として試みられる場合があります。こういう病気だということを受け入れる必要があり、生命予後に問題はなく、合併症・後遺症のないことを説明することが大切といわれています。症状の緩和により、ADL（日常生活動作）、QOL（生活の質）を高めることが治療の目標とされています。

【健診医からコメント】難儀な病気です。「こういう病気だ」ということを自分で受け入れることが何より必要であり、生命予後には問題はなく、合併症や後遺症のないことを納得する必要があります。過度な安静や過剰な薬物使用は好ましくないといわれています。

Q:208: 舌癌ってどんな病気？

A:[担当科]:口腔外科

【概要】舌背の奥に誰にでもポコポコの突起（有郭乳頭（ゆうかくにゅうとう））が 10 個ほど

ありますが、その手前にできた癌を舌癌といいます。口腔癌罹患数は年々増えており、2015年には7,800人になると予測されていました。これは、全癌の約1％、全頭頸部癌の約40％を占めます。年齢調整による口腔癌患者さんの男女比は3：2と男性に多く、年齢的には60歳台に最も多くなっていますが、最近は20歳台の若い人にも発生する場合があるといわれています。● 好発部位は舌の側縁から下面で、とくに臼歯部に相当する側縁部に多く発症します。組織学的にはその大多数が扁平上皮癌です。● 原因は不明ですが、他の口腔癌と同様に喫煙、飲酒、義歯やむし歯による持続的な慢性刺激や損傷が誘因と考えられています。また舌の一部の角化が進んだ「白板症」や血管が透けて赤くなる「紅板症」は前癌病変といわれます。● 病変の表面にはこぶ状のふくらみ（膨隆）、ただれ、潰瘍を認めることが多いのですが、ボコボコした盛り上がり（乳頭状）を示すものもあります。潰瘍型や膨隆型は舌の中へなかへと発育し、物の飲み込みや声を出すのが難しくなります（嚥下障害や構音障害）。また頸部リンパ節に転移しやすいといわれます。● 診断は病変の一部を生検して、組織学的に確定します。癌と確定した場合には、さらにCT、MRI、超音波、PETなどの画像診断を行い、進行度（病期）を決定します。進行した舌癌の診断は視診でも容易ですが、初期癌では他の病変との鑑別が困難な場合があるといわれます。目で見てもわかることが多いですが、指先で触ってみて、しこりがあれば癌のことが多いといわれます。● 治療は手術か放射線が主体となり、両者はほぼ同等の治療成績をあげているといわれます。手術後は必要に応じていろいろの修復手術が行われます。リンパ節転移のない症例での5年生存率は85％と良い成績が得られていますが、リンパ節転移のある症例では不良です。舌癌全体での5年生存率は約60％です。● 乳がん検診における視触診のように、直接目で見て指で触れてみる口腔がん検診での口腔癌と前癌病変の検出率は0.99％であり、日本人における前癌病変の保有率は2.5％と報告されています。

Ⅲ．Q＆A

【健診医からコメント】国際的には、喫煙と飲酒の両方を嗜好する国において口腔癌罹患率が高いといわれています。口腔癌も生活習慣病の一つと考えるべきです。舌に変わった隆起ができたら、早めに歯科ないし口腔外科を受診すべきです。

Q：209：全身性エリテマトーデスってどんな病気？

A：[担当科]：膠原病科、リウマチ科、腎臓内科、皮膚科（口絵：Q：209参照）

【概要】全身性エリテマトーデス（SLE）は自己免疫が関与する指定難病の一つです。自分自身の細胞の核成分に対して敵とみなし、それに対する攻撃物質である自己抗体が作られてしまい、全身の諸臓器（皮膚、関節、心、腎、神経、血管など）が攻撃されてしまう大変困った病気です。良くなったり悪くなったりを繰り返し、慢性に経過します。◉ 妊娠可能年齢の女性に多い代表的な自己免疫疾患（膠原病）です。1万人に1人くらいが発病し、とくに20～30代の女性に多く、男女比は1対10です。多臓器が侵されますが、とくに、中枢神経病変、腎障害があると命にかかわる危険性が高くなります。◉ 症状は多彩で、ことに顔面両ほほに蝶が羽を開いたような赤い皮疹がでます（蝶形紅斑）。日光過敏を認めることが多く、強い紫外線を受けたあとに、皮膚に発疹、水ぶくれができ、発熱を伴うこともあります。関節炎の症状（関節リウマチと間違えられる）、中枢神経病変（うつ状態・失見当識・妄想などの精神症状）、腎病変（ループス腎炎）、心肺の病変、血液異常などが現れます。◉ SLEにおいては、腎臓は主な標的臓器（攻撃されやすい臓器）となり、診断時に約40％、経過中に約60％の患者さんで腎病変がみられるといわれます。◉ 本当の原因はわかりませんが、環境や遺伝などの複数の要因によってもたらされたもので、本来もっている免疫反応が欠如したり抑制がかかったりして力が失われる（自己免疫寛容の破綻：自分自身の臓器は敵とみなさないという力の喪失）ためと考えられています。◉ 一般的な一通りの検査のほか、免疫学的な検査が重要になり

ます。各種の自己抗体の検査が行われます。● 治療はステロイド薬や免疫抑制薬が使われます。効果次第で、ステロイド薬のパルス療法（ステロイド薬を短期間に集中的に大量に投与）も行われます。こうした治療により、現在、本疾患全体としての5年生存率は90％を超えているといわれます。死因で多いのは、中枢神経障害、腎不全、感染症です。ステロイド薬がよく用いられるので、その副作用（☞別項参照Q：196）には本人も注意しなければなりません。

【健診医からコメント】珍しい病気ではありますが、若い女性で皮膚、ことに顔面に変わった皮疹がでたら、皮膚科専門医に早めに診てもらうことです。もしも本症であれば専門的な治療が必要ですが、治療を徹底する一方、日光曝露、感染症、妊娠、外傷、手術、薬剤アレルギーなどの本症の増悪因子を極力避けるようにすることが大切です。

Q：210： 前立腺炎症候群ってどんな病気？
A：[担当科]：泌尿器科

【概要】単なる急性前立腺炎としてだけでは解釈しにくいところがこの病気のかたちです。症候群といわれる理由でもあります。いくつかのカテゴリー（区分）に分けられており、カテゴリーⅠが急性細菌性前立腺炎で、カテゴリーⅡが慢性非細菌性前立腺炎、カテゴリーⅢが慢性前立腺炎/慢性骨盤痛症候群となっています。Ⅲの場合、前立腺マッサージにより尿や精液に白血球を認める場合をⅢ－A、認めない場合をⅢ－Bに分けます。急性期にマッサージすることは危険であり、禁止です。敗血症に陥る危険性があるからです。
● 急性前立腺炎は前立腺に細菌の感染を生じ、発熱とともに前立腺が大きくはれて排尿困難、残尿感、頻尿、排尿時痛を生じます。排尿ができなくなってしまうこと（尿閉）もあります。38～40℃の高熱を伴うことがあります。● 主に大腸菌などのグラム陰性桿菌（グラム染色で紫でなく赤く染まる細長い菌）と呼ばれる細菌の感染によって発症します。これは便のなかに普通にみられる細菌です。尿

道から細菌が経路を逆行して前立腺に侵入するものと血管やリンパ管経由で細菌が侵入するものとがあります。◉ 尿検査、細菌培養検査が行われます。症状や検査所見でカテゴリーのどれに当たるかを診断します。◉ 急性で症状が軽い場合は抗菌剤で治療します。カテゴリーⅢは90％以上を占めるといわれますが、確立された診断・治療がほとんどなく、治療に難渋することが多いといわれます。カテゴリーⅡでも抗菌薬が用いられます。非細菌性といわれますが、Ⅲでも抗菌薬が30〜40％有効とされます。◉ カテゴリーⅢでは長時間の座位姿勢が骨盤底の血流のうっ滞につながる可能性が古くから指摘されており、適宜、歩行や運動を行うとよいといわれます。精神的な問題も大きく、過度に不安を持っている場合も多いことから、前立腺の慢性疼痛症候群としてはいわば「前立腺の肩こりのようなものであり、うまく付き合っていくことが大切」ともいわれます。

【健診医からコメント】高熱に伴い排尿痛や排尿困難、残尿感などの症状がある場合には、ただちに泌尿器科の専門医の診察を受けるべきです。少なくとも熱のある間は静養が必要です。また急性細菌性前立腺炎では、前立腺癌の腫瘍マーカー（PSA）が異常な高値を示します。

Q：211：前立腺癌ってどんな病気？

A：[担当科]：泌尿器科

【概要】前立腺は男性だけにあり、精液の一部をつくっている臓器です。膀胱の下部、尿道括約筋の奥にあり、栗の実のような形（約15ｇ）をしています。前立腺部の尿道には精巣から精子を運んでくる精管が開いています。前立腺癌は欧米で頻度が高く、わが国では低い疾患でしたが、近年罹患頻度は年々高まっています。◉ 45歳以下では稀ですが、50歳以後その頻度は増え、70代では10万人あたり約200人、80歳以上では300人以上になります。このように、前立腺癌は高齢者に多い癌です。本当の原因はわかりませんが、食生活の欧

米化、喫煙などが関係し、遺伝的な要素もあるといわれています。
◉ 前立腺癌は前立腺の外腺といわれる部分から発生する率が高く、初期にはほとんど症状がありません。癌が大きくなると尿道を圧迫し、頻尿や残尿感、夜間尿が増えます。癌がさらに広がると、排尿時痛、尿漏れや血尿をきたしたり、尿が出なくなったりします（尿閉）。やがてリンパ節や骨（脊椎や骨盤骨）に転移し、痛みや下半身麻痺を起こすことがあります。◉ 診断、ことにスクリーニングには腫瘍マーカーのPSA検査が役立ちます。腫瘍マーカーのなかでは唯一早期診断にも役立つ検査です（☞別項参照Q：152）。この検査で早めに診断することが大切です。PSAの基準値（カットオフ値）は4ng/mlと設定されていますが、この数値でみた場合、年齢で発見率が異なり、年齢が進むほど発見率は高くなります。55～59歳で0.22％、75～79歳で1.75％と報告されています。また直腸診といい、指で前立腺を触れて硬いしこりがあるかどうかをみる診断法です。本症が疑われれば、最近は早期発見の目的で、MRI検査、PET・CT検査も行われています。◉ これらの検査により前立腺癌が疑われたら、麻酔下に経直腸超音波検査で位置を確認しながら、前立腺の10カ所以上を針生検によって組織を採取し、癌の組織診断を行います。組織診断では、グリソンスコアと呼ばれる診断基準で、悪性度判定をします。◉ 治療は癌の組織悪性程度や進行程度（グリソンスコア）で異なり、限局癌の場合は前立腺全摘出術（全摘）や小線源放射線治療が第一選択となります。75歳以上の高齢者では、前立腺の全摘の代わりに、放射線療法を選択するのが一般的ともいわれます。また女性ホルモンによる内分泌療法も行われます。LH-RH（黄体化ホルモン分泌刺激ホルモン）アナログ製剤（類似の薬剤：リュープロレリンなど）を皮下注射する方法が一般的です。精巣摘出術（去勢術）では同じ効果が一生続きます。◉ 前立腺癌は比較的予後の良好な癌で、5年生存率は、限局癌では90％以上、局所浸潤癌で70～80％、進行癌で40～50％といわれています。限局癌で高分化、中分化癌では5年生存率は100％近くになります。

【健診医からコメント】たいへん増えている疾患で、著者の地域のがん登録では罹患率第3位の疾患になっています。前立腺癌の診断にとってPSA（前立腺特異抗原）検査は大変有用で、健診の場で大いに利用されています。一般開業の先生でも容易に検査が受けられます。PSA検査の結果が4ng/ml以上だったら、泌尿器科専門医の診察を勧めることになります。PSA値が4～10ng/mlをグレーゾーンといい、針生検で20～30％の割合で癌が発見されます。

Q：212：前立腺肥大症ってどんな病気？
A：[担当科]：泌尿器科
【概要】前立腺は男性生殖器官の一つで、その働きは、射精の際には、精管、精嚢、前立腺からの液体が混ざり合った精液が、まず前立腺部尿道に流れ出してきます。次いで膀胱側へ精液が逆流しないように膀胱頸部および前立腺部尿道が閉じ、尿道から外尿道口に向けて、精液が射出されます。この前立腺が肥大する（大きくなる）ことでいろいろの症状が出てくる病気で、メタボリック症候群（☞別項参照Q：378）とも関連が指摘されています。◉60歳以上の人に多くみられる疾患です。50～65歳の男性の約15％、65～80歳の男性の約25％が中等症以上の臨床症状を伴う前立腺肥大症の患者さんであると見積もられています。男性ホルモンの影響と加齢が前立腺肥大症の発生と進行に影響していることは間違いないところといわれますが、原因は詳しくは明らかではないといわれます。◉症状はその進行具合でいくつかの段階に分けられます。最初は＊膀胱刺激期といわれ、尿道の奥（会陰部）の不快感、頻尿、尿を我慢できにくくなる尿意切迫感、尿線が細く排尿に時間がかかるようになります。＊次いで残尿発生期といわれ尿を排出しきれなくなり、尿が残ってしまいます。残尿があると細菌感染が起こりやすくなり、また膀胱内に結石ができやすくなり、血尿を伴うこともあります。この時期には深酒などで尿が出なくなってしまう（尿閉）こともあります。＊さらに完全尿閉期といわれ、膀胱は常に高度に拡張して残尿量

が300〜400ml以上になり、たえず尿漏れが起こるとともに、腎臓からの尿の流れも妨げられて、腎機能障害を起こしてきます。● 診断にはまず、前立腺癌を除外しなければなりません。PSA検査は必須です。直腸指診で前立腺を触診することで癌との鑑別診断が行われます。次いで排尿障害をきたすような脊髄疾患、糖尿病、何等かの薬剤の影響なども確かめられます。排尿時の残尿感、尿の出方、夜間尿の回数などについてスコア化、排尿に関しての自覚的QOLなど国際的な重症度判定に照らして判定されます。● 癌が否定され、患者さんが日常生活上困っていなければ治療の必要はありません。症状が一定以上の場合に治療が行われますが、手術療法としては腫大した前立腺を尿道をとおして機械的に削り取る方法や開腹により摘除手術が行われる場合もあります。ほかに薬剤治療や自分で（あるいは介護者により）管（カテーテル）を通して導尿する方法などがあります。

【健診医からコメント】健診では上記のような尿症状を有している方は実に多く、そのまま放置しても大事に至らないでいる方も少なくありません。場合によっては治療せずに経過観察でもよい病気です。癌との鑑別もあるので、必要に応じて専門医の指示に従い、自分のどのような症状をどの程度よくしてほしいのか、主治医とよく相談することです。

Q:213: 双極性障害、うつ状態ってどんな病気？
A:[担当科]:精神科

【概要】双極性障害といわれるものは別項（Q:214）同様、繰り返しになりますが、"躁"の時期と"鬱"の状態を行き来する（双極性）病気のかたちですが、ここでは主にうつの状態に重点を置いて述べます。● うつ状態は躁病エピソード（状態・病状）あるいは軽躁エピソード（軽いそう状態〜躁うつ混合的状態）後に、うつ病の病状を呈する病気です。うつ病エピソード/うつ病性障害には、重いうつ状態から中ぐらいあるいは軽いうつ状態まで含まれます。また

うつ病エピソードと同時に躁症状あるいは軽い躁症状を伴う、混合エピソードを呈することもあります。双極性の場合、大半でうつ状態のほうが優勢といわれています。● うつ状態は長引くことも多く、自殺のリスクの高い疾患であることが重要です。双極という点では、自分ではコントロールできないほどの激しい躁状態や、そうかと思うと苦しくて生きているのがつらいほどのうつ状態を繰り返す、という病気です。● 30歳くらいが発症の平均的年齢ですが、中学生から高齢者まで、さまざまな年齢で発症します。生涯有病率は躁病状態と軽躁状態合わせて0.7％と厚生労働省が発表しています。世界的にみると2〜3％とされているため、日本では本格的調査の実施が少なく正確なところは不明とされています。● 躁の後に鬱が来ます。症状は、ほとんど一日中憂うつで、沈んだ気持ちで何事にも興味を失い、楽しめなくなります。食欲が低下（または増加）したり、体重が減少（または増加）したりします。寝つきが悪く、夜中に目が覚めたり朝早く目が覚めるなどの不眠とか、あるいは眠りすぎてしまったり、話し方や動作が鈍くなり、いらいらして落ち着かず、疲れやすくなったりします。● 高じると「自分には価値がない」と感じ、自分のことを責めてしまう、何かに集中したり、決断を下したりすることが難しく「この世から消えてしまいたい」「死にたい」などと考えるようになります。以上のような症状のうち、五つ以上の症状が、2週間以上続く場合をうつ状態といいます。● 診断にあたり医師は、症状、ストレスになるような出来事、他の病気、自身の性格、家族のことなどを詳しく聞きます。また、患者さん本人からだけでなく、家族からも話を聞くことがあります。これらの情報を総合して、うつ病の診断を行います。● 治療としては気分の変動（躁、うつ病エピソードの再発）を極力抑える予防的な治療となり、このため気分安定薬、あるいは気分安定作用のある薬が用いられます。また精神療法として対人関係によるストレスへの対処法と睡眠・覚醒リズム表を用いた規則正しい生活リズムの習得が勧められます。

【健診医からコメント】うつ状態の時は患者さん自身も苦しいので、『何とかして欲しい』といって受診しますが、躁状態の時は『仕事がバリバリできてちょうど良い』などと考えて受診しない傾向があり、躁状態のことを主治医から尋ねられても『あの時こそが本来の調子だった』などと答えることも多いといわれます。自分では気づかなかったり、どうにもできにくいところがあったりするので、主治医の指導に従います。同時に周囲の関係者も関心を持たなければなりません。

Q:214: 双極性障害、躁状態ってどんな病気?
A:[担当科]: 精神科

【概要】双極性障害とは、「躁うつ病」ともいわれましたが、"躁"の状態(異常に気分が高揚、意欲にあふれ、精力的になる)と"鬱"の状態(気分が落ち込み、意欲や関心が喪失、疲れが取れず、考え方が後ろ向き)が交互に繰り返される病気です。● 躁状態とは、①「気分が高揚し、怒りっぽく、普段の調子を超えた期間」が4日間以上持続する状態で、いつもの状態に比べて、②自信にあふれ、③寝なくても平気で、④多弁で、⑤さまざまな考えが湧き上がり、⑥注意・関心がいろいろなことにひかれやすく、⑦活発に動きまわり、⑧浪費・異性との交際が多くなる、などの症状が三つ以上認められる場合といわれます。● 躁とうつの変化の周期は決まっておらず、数ヶ月間隔で変化する人もいれば、季節ごとに躁とうつを繰り返す人もいますし、予期せぬときに突然変化する人もいるといわれます。● 躁病のみ繰り返される症例は稀であり躁エピソード(状態・病状)とうつエピソードの両方(双極)が生涯繰り返される場合が多いといわれます。躁状態は、器質的な病気(神経梅毒など)、薬物性(覚せい剤、ステロイドなど)、統合失調症でも認められます。これらの疾患が除外された場合に双極性障害の躁状態(躁病)と診断されます。● うつ病患者さんに比べると患者さん数はうつ病患者さんの100人に1人程度なので数は少ないですが、純粋な躁病患者さんは非常に少

なく、躁状態の人のほとんどはこの躁うつ病といわれます。◉ 専門医は治療にあたって、治療の最初から双極性障害について小冊子を参考にするといわれます。自分が躁状態であるという病気の意識（病識）がない患者さんが多いのですが、そもそも病気を知らないこともその一因と思われるため、治療法について小冊子を用いて説明し、病気を理解したうえで、治療導入にすすむといわれます。◉ 躁うつ病はうつ病と違って再発率が非常に高く、再発すればするほど再発率がどんどん高くなってしまうので、一旦発症すると一生治療し続けなければならず、単なる躁病やうつ病よりも患者さん本人や周囲の人間に与える負担は大きいといわれ、将来ほぼ100%訪れる躁病相とうつ病相の再発予防の治療も同時に開始するといわれます。◉ 薬物治療がまず行われます。躁状態からの回復後にうつ状態に移行していく場合も少なくないので、うつ病相を予防する治療を躁状態の急性期治療時から開始する必要があるといわれます。最重症例では電気けいれん療法（ECT）の使用も考慮されます。

【健診医からコメント】普通の話が通じにくくなります。うつ病よりもタチが悪いともいわれます。あたりが気付いてやらなければならない病気です。躁病は一見妙に明るい人という印象しか受けないので、それほど深刻に受け取られていないようですが、躁病患者さんは自分が躁状態であるという認識が全くないのが問題といわれます。専門医による治療を早く受けられるようなお世話が必要となります。

Q：215: 鼠径ヘルニアってどんな病気？
A：[担当科]：消化器外科

【概要】ありふれた病気で、一般には脱腸といわれるものです。鼠径は太ももの内側付け根の部分のことをいい、ここに腸の一部がこぶのように脱出した状態です。「ヘルニア」とは、体の組織が正しい位置からはみ出した状態をいいます。乳幼児から高齢者まで幅広く起こりうる病気です。乳幼児の場合は、先天的な要因がほとんどです

が、成人の場合は運動不足も含めて体の組織が弱くなることが要因となっています。● 通常はそれ自体症状もなく、比較的よくある病気です。ほとんどの場合、太ももの付け根(鼠径部)に「こぶ」や「しこり」といった出っ張りができるため、患者さん自身で診断できます。そのままにしている人が多く、健診の際本人の申し出で確認されることもしばしばです。● 中年以上の男性に多くみられ、腹圧上昇や加齢により腹壁が弱くなって(脆弱化)起こる後天性ヘルニアです。立ち仕事をしている人や便秘症・肥満気味の人が多いといわれています。● 症状があまりないため放置されることも多いですが、合併症を起こすと危険な場合もあります。それは脱出した腸管がヘルニアの出口(ヘルニア門)で締め上げられ、腸管の血液循環が妨げられるからです。そのため壊死(組織の一部が死んでしまう)に陥ると放置すれば生命の危険にもなりかねません。また、そのためにイレウス(腸閉塞)をきたすこともありえます。そうした場合は緊急手術が必要になります。● 予防の手術はごく簡単といわれます。日帰り手術でも済む場合もあります。高齢者では、手術にあたり、ヘルニア脱出部の壁を補強するため、メッシュ(網目当て布)を充てるのが一般的といわれます。

【健診医からコメント】ヘルニアは人間の体で方々に認められる不具合ですが、鼠径ヘルニアはなかでもよくある病気です。健診の場でもよく経験されますが、症状がないこともあり放置されがちです。合併症のこともあり、『手術はごく簡単だから』と話して治療するように勧めています。

Q:216: 造血幹細胞移植ってどんなことするの？
A:[担当科]:血液内科

【概要】ヒトはいろいろの仕組みで成り立っていますが、その一つに血液があります。血液中の赤血球、白血球、血小板といった欠くことのできない3要素はいずれも造血幹細胞(いずれの細胞にも分かれていくことができる元となる細胞)と呼ばれる細胞からつくられ

ます。● 血液はいろいろな病気や事故あるいは治療などの結果、正常に血液を作ることができなくなる事態があります。また、がんの治療で強力な化学療法とか放射線を使ってがん細胞を徹底的に攻撃する場合、骨髄の造血幹細胞も攻撃されることになります。そうなると移植という、まさに生命の復活作業を行わなければ生命を維持できません（再生医療）。● 移植すべき造血幹細胞を得るには三つの方法があります。その取り出し方で名前が付けられています。骨髄から取り出す「骨髄移植」、普通に体をめぐっている血液中にある細胞から集めて利用する「末梢血幹細胞移植」、そして胎児と胎盤とを繋ぐ白い管状の組織である臍帯（へその緒）の中の血液を用いる「臍帯血移植」に分かれます。なお、「末梢血幹細胞移植」の際は、末梢血液には幹細胞は少なく、そのためあらかじめ顆粒球コロニー刺激因子（G-CSF）というものを投与して末梢血中の造血幹細胞の数を増やして採取保存しておきます。●「自家造血幹細胞移植」とはあらかじめがん治療前に採取・保存してある自身の造血幹細胞を含む血液をがん治療後に移植するものです。この場合の難点は、自身のがん細胞が混ざってしまい、それがもとで再発する恐れがあることです。●「同種造血幹細胞移植」とは他人の造血幹細胞をもらって移植するものです。その際、移植が成功するためにはなるべく提供者（ドナー）との間で白血球の型（HLA）が一致することが望まれます。同胞で一致する人があれば何よりです。そうでないと、副作用を起こして成功しません。●「臍帯血移植」とは、①ドナーに危険性や負担がない、②臍帯血はあらかじめ凍結保存されているため、比較的速やかに移植が実施できる、③GVHD（移植片対宿主病；移植がうまく合わない）が少ない、④HLA（白血球血液型）不一致でも移植が可能、といった利点があります。一方、造血幹細胞が少ない不都合があります。● 移植用の骨髄液は、ドナーに全身麻酔をかけた上で、腸骨（腸を下から椀のように支えている骨、寛骨といわれる部分の一部）に針を繰り返し刺し注射器で吸い上げて採取します。骨髄液採取量の目安は、患者さんの体重1kgあたり15mlです。

● いずれにしろ、造血幹細胞移植が可能になったことで、ことに悪性腫瘍の治療が大きく進歩しています。以前には治すことができなかった病気も治せる場合が出てきています。
【健診医からコメント】造血幹細胞移植の歴史はそれほど古いものではなく、ここ20年あまりに進歩してきました。その結果、化学療法だけでは得られにくい白血病の治癒効果ももたらされるようになりました。しかし、自家移植でさえも、1～数％の移植関連死亡がありますし、同種移植では、いまだに移植関連死亡が10％を切ることは至難ともいわれています。一層の進歩が待たれるところです。

Q:217: 体重と健康ってどんな関係があるの？
A:[担当科]:健康管理科

【概要】体重は健康のバロメーターの一つです。過重な体重は生活習慣病を引き起こす原因になります。健診においては受診者一人ひとりの適正な体重を表示し、受診者の目指すべき望ましい体重がわかるような内容になっています。● 適正な体重がどうあるべきかについてはいろいろな説や計算式があります。それぞれ理屈はあると思われますが、よく使われているのがボディマス指数（BMI）です。BMIは体格を相対評価した肥満の国際基準です。体重と身長の関係から算出され、ヒトの肥満度を表す体格指数です。● 計算式はBMI＝体重/身長$(m)^2$です。身長はメートル換算です。この式で18.5から25の間を普通体重（標準体重）、以下を低体重、以上を過体重としています。一般に過体重は太り過ぎ（肥満）で良くないといわれ、低体重も好ましくないといわれます。そして疾病の一番少ない"標準体重"（適正体重）というものが作られています。計算式は標準体重（大人用）＝身長（m）×身長（m）×22です。● BMIの普通体重は18.5～25とされていますが、日本人の基準値は男性が22.0、女性が21.0と決められています。しかしこれは一応の目安であり、こうあらねばならないというものではないとされます。なぜなら、性、年齢、その他健康問題のようなパラメーターに大きな影響を受

けるからです。● 体重に寄与しているものは、筋肉、骨、水、そして脂肪です。それぞれがどんな割合かでかなり違ってきます。したがって健康と体重の因果関係は、決して一定ではないといわれています。● さらに、決定的な要因として「脂肪の分布」があげられています。腹部の脂肪が多すぎる人(リンゴ型肥満)は、インスリン抵抗性(肝臓や筋肉、脂肪細胞などでインスリンが正常に働かなくなった状態)や高血圧、糖尿病や冠動脈疾患を引き起こしやすくなります。一方、これに対して、臀部の過剰な脂肪は比較的不活発で、慢性疾患や早死には結びつかないといわれています。

【健診医からコメント】健診をしていますとBMIと検査値の異常程度とはよく相関するのがみられます。BMIが一つの目安であることを実感します。食生活と日々の活動や運動の程度とも密接であることがわかります。それぞれの体質、環境、仕事の内容で一様ではありませんが、自分に合った標準体重を目指して努力することが精神衛生上も病気の予防にもたいへん大切であると痛感します。

Q:218: 帯状疱疹ってどんな病気？

A:[担当科]:皮膚科(口絵:Q:218参照)

【概要】神経に好んで住み着くウイルスによる病気です。身体の片側の感覚神経の走行に沿って帯のように紅斑(こうはん)を伴う多数の水ぶくれ(水疱(すいほう))が生じ、その部分に疼痛を伴います。子供の時にほとんどの人がかかるみずぼうそう(水痘(すいとう))に関連した病気です。● その時の水痘のウイルスが感覚神経節に、遺伝子の形で潜伏しています。それが長い期間をへて、ストレスや過労などで体の抵抗力が低下すると、潜伏感染していた水痘・帯状疱疹(すいとう・たいじょうほうしん)ウイルスが再び活動を始め、神経を伝わって皮膚に現れて神経節炎(しんけいせつえん)、神経炎、神経支配領域の皮膚炎を起こすものです。● まず神経痛のような痛みが起こり、その4、5日後に同部位に虫に刺されたような赤い発疹が帯状にでき、次第に水疱に変わります。その後、膿疱(のうほう)(水疱がうみをもつ)、痂皮(かひ)(かさぶた)となって約3週間で治ります。免疫力が非常に落ちていると、

全身にみずぼうそうと同じような発疹が現れます。また、深い潰瘍を形成し、痕を残すこともあります。◉ さらに、糖尿病や副腎皮質ステロイド薬を投与されている患者さんでは、最初は痛みを感じなくても1～2週間後に激しい痛みを伴うことがあるといわれます。あごや耳から首にかけてできる帯状疱疹は、難聴、顔面神経麻痺や味覚障害を合併することがあります（ラムゼイ・ハント症候群）。◉ 診断は発疹の一部組織からウイルスを分離する方法や、ウイルスの抗原または核酸を検出する方法で診断しますが、通常は症状で比較的容易に診断されます。ただし、虫刺され、接触性皮膚炎、単純ヘルペス、と区別する必要があり、早めに専門医に診てもらうことが大切です。◉ 治療は抗ウイルス薬の内服ないし注射がたいへん有効です。治療が早ければ早いほど後遺症（神経痛）は少なくなります。神経の炎症による疼痛対策が必要であり、帯状疱疹後神経痛を予防する意味でも激烈な疼痛の記憶が脳に焼き付かないようにすることも大切であるといわれます。痛みが激しい時や麻痺がある場合は、副腎皮質ステロイド薬を投与します。◉ 水痘ワクチンを50歳以上の人に接種すると、帯状疱疹や帯状疱疹後神経痛の予防になるといわれています。

【健診医からコメント】よくある病気です。皮膚に発疹がでればこの病気はわかりやすいのですが、腹痛などで発疹が出る前に受診する方もいます。一方、発疹が出ても我慢して放置していて、しばらくしてから受診する人もいます。この病気も早期診断早期治療がたいへん大切です。治療が遅れると神経痛の後遺症が残りやすいからです。

Q:219: 多発性骨髄腫ってどんな病気？
A:[担当科]:血液内科

【概要】多発性骨髄腫は血液のがんです。リンパ球の一種であるB細胞から分かれた形質細胞が腫瘍化したものです（骨髄腫細胞）。形質細胞は抗体をつくるように発達した細胞です。形質細胞は抗体

（免疫グロブリン）を産生する細胞ですが、腫瘍化した細胞は異常な抗体（M蛋白）を産生し、正常な抗体はむしろ低下するために免疫力は低下します。● 細菌やウイルスが体に入ると、B細胞の一部が形質細胞になり、形質細胞がそれぞれの細菌やウイルスとたたかう抗体をつくる大事な働きをしています。おもに50歳以上の中高齢者に発症し、男女比はほぼ1といわれます。発症率は人口10万人あたり2.5人程度と考えられています。これは悪性腫瘍の1%、造血器腫瘍の10%を占めます。● 骨髄腫細胞にはさまざまな遺伝子異常（設計図ミス）・染色体異常（設計図の破損等）が生じていることが知られていますが、その異常が生じる原因ははっきりしていません。しかしながら、放射線の被曝や化学薬品（殺虫剤など）の影響、ダイオキシン（発癌性などの毒性が特に高い有機塩素化合物：塩化プラスチック系物質の燃焼で発生）の毒性に曝されたり（曝露）したこととの関連が指摘されています。● 症状は、骨の痛み、病的骨折・圧迫骨折、倦怠感、貧血、出血傾向、感染症に対する抵抗力の低下などです。このうち、最も一般的な症状は、背中や腰の痛み、貧血による倦怠感です。しかし、初期には症状が乏しく、定期健診で偶然に診断されることもあります。● 症状のほか血液検査で診断が進められます。M蛋白という異常な蛋白が生じます。血清蛋白の種類の検査（☞別項参照Q：226）でM蛋白の有無、およびその量をしらべます。貧血などの造血障害、広範な骨の破壊性病変が確認されます。● 一般に、多発性骨髄腫は緩やかに進行する病気で、進行程度によって病期は三つに分類されています。Ⅰ期は、骨髄腫細胞やM蛋白が認められるものの軽度であり、貧血や骨の病変が認められない場合です。通常、治療は行わず、定期的な血液検査で経過を観察します。Ⅱ期、Ⅲ期は、M蛋白値が高値で、貧血、骨病変、腎臓の障害、血中カルシウム高値などが認められる場合です。多発性骨髄腫においては、早期治療開始が必ずしも長期的な予後改善に結びつかないことがわかっており、通常Ⅱ期、Ⅲ期から治療が行われます。● 主な治療法には、化学療法（抗がん剤による治療）と放射線療法

があります。多発性骨髄腫は化学療法（薬物療法）で効果が現れる疾患ですが、残念ながら確実に治癒を期待できる治療法は確立されていません。しかし、近年プロテアソーム阻害薬（ベルケイド、ニンラーロ）というものや免疫調整薬などの新しい薬剤治療が効果を上げているといわれます。

【健診医からコメント】 QOLの低下を防ぐことが大切で、骨病変や腎障害に対する治療を頑張らなければなりません。65歳以下で、適応があれば自家末梢血幹細胞移植が行われることもあるといわれます。血液内科専門医の指示に従います。

Q：220：痰がひどい、どうして？

A：[担当科]：呼吸器科

【概要】 痰は気道分泌物です。病気にかかっていない人でも、1日に100ミリリットルほどの痰を分泌しており、知らないうちに飲み込んでいるといわれています。生理を超えて痰が多くなれば咳をして痰を出します。咳と痰（咳嗽・喀痰）は一連の反射運動で、生理的な神経反射であり、防衛反応です。●気管と気管支内面の粘膜にはビロード様の線毛が発達しており、呼吸器内部から粘液の連続した流れをつくり出しています（分泌物、痰）。呼吸器内に入り込んだり感染症などによって生じたりした異物は、この流れによって咽頭に向けて排出されます。●何らかの原因で、痰が生理的範囲を超えて飲み込めないほどに増加すると、痰が多いと自覚するようになり、痰を出す咳が起こります（喀痰喀出）。さらに痰はサラサラした粘液であったり、膿のような黄色い痰や血の混じった血痰が出たり、異臭を伴う場合などが、明らかに病的な状態であり、その様子で病気の種類が推定できます。●痰がでる現象はたいへんありふれており、風邪などに伴う気管支炎などはよい例であり、多くの人が経験済みです。痰を伴う疾患として注目しておくべき例を示します。①黄色い痰（半透明・緑・赤色の痰）、無色透明や白色の痰であれば、「かぜ症候群」によることが多いのですが、痰の量が多ければ「気管支喘

息」、黄色い膿のような痰が出たら「肺炎」や「気管支肺炎」(☞別項参照Q：312、075)、悪臭を伴う痰がからんだ場合には、肺炎が進行した「肺化膿症」の可能性があります。②「風邪（普通感冒）」で「咽頭炎」を起こすと喉の痛みや咳、「喉頭炎」を起こすと声がかれます。③「インフルエンザ（突発的な高熱とともに激しい全身性の症状）」では寒気（悪寒）とともに高熱が特徴で、頭痛や筋肉痛、関節痛などの全身性の症状とともに、「急性気管支炎」の症状も出て、二次感染も起こすと「肺炎」、「肺膿瘍（肺の一部に膿がだまる）」「膿胸（胸に膿がたまる）」などの合併症も引き起こすこともあります。④「気管支喘息」では突発的な呼吸困難の発作、咳や痰を伴ったり、痰を伴わない乾いた咳であったりします。⑤「肺炎」では、「かぜ症候群」の症状と似ていますが、「定型肺炎（普通の細菌性肺炎）」の場合は、38℃以上の高熱や酷い咳、黄色い膿性の痰、悪寒や倦怠感などの全身性の症状が起こります。⑥「肺癌」では咳や痰、血痰が三大症状です。「中心型肺癌」（肺門に近いところにできる）では症状が出やすく、9割以上が咳や痰、血痰のいずれかの症状がみられます。「末梢型肺癌」（肺の奥の方にできる）では早期の場合には無症状が7割程度です。⑦「慢性気管支炎（慢性閉塞性肺疾患・COPD）」(☞別項参照Q：136)」では、痰の絡む湿った咳が長期的にわたって継続します。この場合1年のうち3ヶ月以上、痰や咳が継続し、それが2年以上に渡って現れる病状です。その痰は、炎症の程度により無色透明〜黄色や黄緑色になってきます。⑧「非定型抗酸菌症」では、結核菌に似た細菌が、咳や痰、発熱など肺結核に似た症状を起こします。結核よりは軽症ですが、一度、抗酸菌が巣食うと病状が徐々に悪化し慢性化します。⑨「肺水腫」では、心臓や腎臓の機能低下により、肺に水分が溜まったために起こるもので、呼吸が速く浅くなり、寝ているのがつらく、起きて呼吸をします（起座呼吸）。放置し進行すると、ピンク色の泡状の痰が大量に出たり、チアノーゼ（唇などの粘膜が紫色になる病状）や意識混濁などが起こります。

【健診医からコメント】上記のように、咳・痰の関係は密接であり、

両者はありふれた症状ですが多くの疾患の手がかりであり、咳がひどかったり、痰が多くしかも黄色膿状だったり、さらに全身症状として悪寒や高熱を伴う場合は即刻、呼吸器科を受診すべきです。風邪と思われても長引くときは近医を受診した方が得策です。

Q:221: 胆道腫瘍ってどんな病気？
A：[担当科]：消化器科

【概要】胆管は、肝臓から十二指腸までの胆汁（肝臓でつくられた黄色の消化液、便に交じって黄色を呈します）の通り道です。袋状の胆のうは胆のう管で胆管につながり、胆汁を一時的にためて濃縮することができます。これらを合わせて胆道といいます。胆道腫瘍はここにできた癌です。胆管にできる胆管癌、胆のうにできる胆のう癌、胆管が十二指腸にそそぐ出口の十二指腸乳頭部にできる乳頭部癌とあります。● わが国の2016年の胆のう・胆管癌死亡数は男性約9,000人および女性約9,000人であり、それぞれ癌死亡全体の4％および6％を占めます。2014年の胆のう・胆管癌の罹患数は、男性約1万2,000例および女性約1万700例で、それぞれ癌罹患全体の2％および3％を占めます。胆管癌では男性が多く、胆のう癌は女性に多い傾向があります。胆道癌の死亡率は、年々増加しており、発生率は年齢とともに高くなっています。● 胆管癌や胆のう癌は早期に見つけにくく、予後の良くない癌です。一方、乳頭部癌は閉塞性黄疸（☞別項参照Q：353）が出やすく、早く見つけやすいため予後は比較的良好です。この三つの癌には発見過程や症状、治療の点で少々違いがあります。● それぞれの癌のハイリスク（癌にかかりやすい条件）は胆管癌では膵・胆管合流異常（☞別項参照Q：193）、肝内結石症などです。胆のう癌では膵・胆管合流異常、肥満、高脂血症、メタボリックシンドロームなどといわれています（☞それぞれ関連項参照）。乳頭部癌では特にリスクは知られていません。● 症状としては黄疸（閉塞性黄疸）、白色便、黄疸尿（ビリルビン尿）、かゆみ、腹痛が出て、体重減少、発熱、食欲不振、全身倦怠を伴います。

これは胆道が癌で詰ることにより、胆汁が腸の方へ行かないで血液中に増えるためです。◉ 胆管癌では、比較的早期から黄疸を起こすので、この場合には診断は比較的容易です。黄疸を発症する前に本人が尿の黄染に気づくことや、健診などで行われる血液検査で肝機能異常や胆道系酵素（ALPやγ-GTPなど）の上昇で胆道癌が発見される場合もあります。胆のう癌では合併する胆石の痛みをきっかけに発見されることもありますが、無症状で健診の超音波検査で偶然発見されることもあります。◉ 診断には症状や血液化学検査に合わせ各種の画像診断として腹部超音波検査（エコー）、CT、MRI、MRCP、ERCP（内視鏡的逆行性胆管膵管造影）などがあります。腫瘍マーカーは早期では陽性になりませんが、ある程度病気が進むと陽性となり、進行の程度、治療の効果判定などに役立ちます。◉ 胆道癌を根治できる唯一の治療法は外科手術です。可能なかぎり外科手術を行います。手術が出来ない場合は、化学療法など内科的治療を行います。また、黄疸があると体を弱めることになるので、内視鏡的に閉塞を解除します。

【健診医からコメント】健診では血液化学検査で胆道系酵素の上昇やビリルビン値をチェックし、一定以上に上昇している場合は精密検査が必要となります。また腹部超音波検査を行った場合には胆のうの状況がよくわかりますし、胆管の状態もある程度わかります。

Q：222：胆のう炎、胆管炎ってどんな病気？
A：[担当科]：消化器科、肝胆膵科

【概要】肝臓で作られた胆汁は胆のうという袋に蓄えられ濃縮され、必要に応じて胆管を通って十二指腸のなかに排出され、胃から降りてきた食物の消化を助けます。胆のうや胆管に起こった炎症を胆のう炎・胆管炎と呼びます。胆のう炎・胆管炎の多くは、胆のうや胆管にできた結石が原因です（☞別項参照Q：223）。◉ この結石が胆のうや胆管に詰まって胆汁の流れがうっ滞すると、細菌が胆汁に感染して炎症が起きます。したがって、もともと胆石をもっている人

が罹りやすく、暴飲暴食や、脂肪分の多い食事をとって胆汁の排泄が盛んになった時によくみられます。細菌感染の多くは、大腸菌などの腸内細菌が原因です。● 急性胆のう炎では原因の90％以上が胆のう結石で、胆のう結石を合併しない急性胆のう炎は無石胆のう炎と呼ばれ、長期臥床の高齢者、血管で栄養を行っている場合（中心静脈栄養）などにみられます。● 主な症状は腹痛と発熱です。通常は右の上腹部（右季肋部）から心窩部（みぞおち）にかけての持続的な痛みですが、胸や背中が痛くなって、心臓の病気と紛らわしい場合があります。痛みは長時間続いて次第に強くなり、嘔吐もよくみられます。皮膚や粘膜が黄色くなる黄疸が出ることがあります。● 胆のう炎・胆管炎が進むと炎症が腹膜に波及して腹膜炎を起こしたり、血液を介して全身に細菌感染が広がると命にかかわることもあります。胆管が炎症のため閉塞してしまう「急性閉塞性化膿性胆管炎」といわれる状態はことに重症で、こんにちのような治療法がないころには、ほとんど助けることはできませんでした。● 血液検査とともに腹部X線検査、超音波検査、CT、MRI（MRCP）などの画像検査を行います。血液検査では白血球数やCRPなどの炎症反応を示す数値の増加と、血中のビリルビンやALP、LAP、γ-GTPなどの胆道系酵素の上昇がみられます。● 腹部超音波検査などの画像検査では、炎症を起こした胆のうが腫大し、壁が厚くなっているのがわかり、内部には胆泥（濃厚な胆汁）の貯留や結石がみられます。● 胆のう炎の治療は炎症の程度が軽ければ、絶食、輸液、抗生物質の使用などの内科的治療で治すことができます。しかし炎症が強い時には、腹壁から細い針を刺して胆のうのなかにたまった胆汁を体外に排出する外科的処置が必要になります。この処置により炎症がおさまれば、胆のうを摘出します。● 胆管炎の治療は軽症では内科的治療が優先されますが、必要に応じて内視鏡下に十二指腸から胆管内に細い管を通して胆汁を排出する処置（内視鏡的経胆管ドレナージ術）や、内視鏡を用いて胆管の出口を広げたり、小切開を加えて胆管内に詰まった結石を取り出す処置をしたりします。

III．Q&A

【健診医からコメント】健診の腹部エコー検査で、胆石や胆泥、胆のう壁の肥厚が指摘されることが少なからずあります。無症状の胆石でも、とりあえず医師に相談し、病気の状態をくわしく知っておくことが必要です。胆のう炎・胆管炎の症状が出た時は緊急の処置が必要なので、早急に医療機関を受診すべきです。また、もし発熱を伴った上腹部痛、黄疸に気づいたら、すみやかに消化器科専門医を受診すべきです。

Q：223：胆のう・胆管結石症ってどんな病気？
A：[担当科]：消化器内科、消化器外科

【概要】胆のうや胆管に石が溜まる胆石症といわれる病気があります。石が存在する場所により胆のう結石症、胆管結石症、そして肝内結石症があります。それぞれ頻度は約80％、20％、2％といわれます。食事の欧米化で増えているといわれます。石のもととなるのは胆汁です。水に解けないコレステロールも胆汁には溶けます。胆汁は食事で摂取した脂肪分やビタミンの消化・吸収を助ける黄褐色の消化液で、肝臓で1日に0.7～1Lくらい作られます。◉ 日本人の胆石保有率は年々増加しており、現在では日本人成人の10人に1人は胆石をもっているとされています。その理由としては、食生活の欧米化や高齢化、また、検査が普及して発見される率が高くなったことなどがあげられています。アメリカでは、65歳以上の20％程度に胆石があると報告されています。◉ 胆石はその成分により、コレステロール系結石（コ系石）、ビリルビンカルシウム系結石（ビ系石）、黒色石（後の二つはともに色素結石）、その他に分類されます。頻度はそれぞれ70％、色素結石がそれぞれ15％です。コ系石は余分なコレステロールは溶けずに胆汁のなかで固まり（結晶化）、これを核にして結石ができます。◉ コ系石の頻度が高いですが、胆汁中のコレステロールの増える原因としては、高脂肪食や肥満、脂質異常症（高脂血症）、糖尿病、妊娠などがあげられます（☞それぞれの該当項参照）。◉ ビ系石はコ系石ができる原因とは違い、古くに多

くみられましたが、胆道が細菌に侵されたり、寄生虫が入りこんだり、胆汁の流れが活発になりにくい低脂肪食、炭水化物にかたよった食生活なども原因となります。●胆のう結石は結石があっても多くの場合は無症状で、症状が出るのは20％程度といわれています。上腹部の違和感や腹部膨満感など、不定な症状が多いのですが、特徴的な症状としては胆石疝痛(たんせきせんつう)と呼ばれる刺すような右の季肋部(きろくぶ)(肋骨の下)の周期的な痛みで、背中や右肩のコリや痛みを伴うことがあります。心臓の痛みと間違われることがあります。脂肪分の多い食物をとったあとなどにしばしば起きます。胆のう管に石が詰まった時の疼痛で、感染が起きれば急性胆のう炎です。●胆管結石は胆のう結石とは異なり、多くは何らかの症状を伴い、心窩部(しんかぶ)(みぞおち)痛、発熱、黄疸をきたします。細菌感染を起こして急性閉塞性化膿性胆管炎(きゅうせいへいそくせいかのうせいたんかんえん)になると命にかかわります。また大事なことは、胆管結石は急性膵炎(きゅうせいすいえん)(☞別項参照Ｑ：088)の最も多い原因であることです。●胆のう結石診断のための検査として最も有用なのは腹部超音波検査(ふくぶちょうおんぱけんさ)(エコー検査)です。胆のう結石の95％は診断できるといわれます。胆管結石の精査には、胆管の出口から影を映す薬剤(造影剤)を入れて行う内視鏡的逆行性胆管膵管造影(ないしきょうてきぎゃっこうせいたんかんすいかんぞうえい)(ERCP)や負担の少ないMRで行う同一検査(MRCP)が行われます。超音波内視鏡検査(ちょうおんぱないしきょうけんさ)も役立ちます。血液検査では胆道系酵素(たんどうけいこうそ)の上昇はじめ変化を認めます。●症状のない胆のう結石は一般に経過を見ます。胆石溶解療法(たんせきようかいりょうほう)も行われます。時間がかかり効果があまり期待できない場合もあります。症状を呈した胆のう結石の治療は胆のう摘出術(てきしゅつじゅつ)です。単発の結石への治療効果については体外衝撃波結石破砕術(たいがいしょうげきはけっせきはさいじゅつ)(ESWL)が胆のう摘出術より上回っているといわれます。総胆管結石は症状の有無にかかわらず、治療しなければなりません。

【健診医からコメント】健診の場で胆のう結石の方はよくみられます。多くは何年も症状なく経過しています。しかし、無症状でも定期的(半年〜1年)に健診を受けるとか外来を受診し、胆のう結石の状態および胆のうの壁の評価を受けるべきです。胆のう結石のある

方は典型的な胆石疝痛発作を起こした場合には、すみやかに医療機関を受診し、治療を受けなければなりません。疝痛発作までいかなくても症状があれば消化器内科あるいは外科を受診して適切な治療方針について話し合う必要があります。

Q：224：胆のうポリープってどんな病気？
A：[担当科]：消化器内科

【概要】胆のうの内腔にできるイボのようなもので、粘膜の盛り上がったものを胆のうポリープ（きのこ状のもの）といいます。健診や人間ドックでの超音波検査（エコー）の普及に伴い発見率は高まっており、その頻度は5〜10％といわれます。ほとんどが良性ですが、大きくなると癌の可能性が高くなるので注意が必要です。◉ 胆のうポリープには、腫瘍性（おでき）のポリープと非腫瘍性のポリープがあります。腫瘍性のポリープは、胆のう内腔の粘膜細胞が腫瘍性増殖を示すものですが良性腫瘍です。発生原因はわかっていません。非腫瘍性のものとしては胆汁中のコレステロール成分が胆のう粘膜に沈着してできるコレステロールポリープなどがあります。これは悪性化することはありません。◉ 胆のうポリープは、まったくといっていいほど症状はありません。ただし、腫瘍性のポリープで癌化し大きくなった場合には、胆のう癌の症状がいろいろと出てきます。◉ 超音波検査で、ポリープの大きさや数、形を調べます。ポリープの大きさが10mm以下で数が多い場合には、コレステロールポリープの可能性が高くなります。大きさが10mm以上で、ポリープの茎が太く、盛り上がりの少ない形は癌を疑います。◉ 10mm以上の場合、精密検査としては造影CT（ダイナミックCT：造影剤を注射してCT画像を撮るとポリープの性質がわかる）や超音波内視鏡検査などを行います。

【健診医からコメント】健康診断などで胆のうポリープと診断されたら、ポリープの大きさや形に応じて定期的な超音波検査が必要です。通常は心配のないコレステロールポリープが多いです。10mm

を超えるものは専門機関に精密検査を依頼します。

Q：225：蛋白尿ってどんなもの？
A：[担当科]：腎臓内科、内科
【概要】蛋白尿や血尿は腎臓および尿路系疾患の診断に極めて重要な所見ですが、蛋白尿の組成と量は病気の種類によって異なり、血尿は炎症から腫瘍まで非常に多くの疾患でみられます（☞別項参照Q：108）。こうした変化が認められれば早期に解決しなければなりません。● 蛋白尿は1日150mgまでの微量は健常者でも認められ、それ以上の量が持続性に認められる場合に病的と判定されます。● 腎臓に流れ込む血液はまず糸球体というところでろ過されます。この際、蛋白質などの（分子量が）大きな物質はほとんどろ過されません。わずかにろ過された蛋白質も尿細管という細い管を通過している間に処理されるため、正常では尿に出る量はきわめて僅かです。通常の健診の検査では確認されません。● ところで、腎の糸球体に病気が起こると、多量の蛋白質がこし（漉し）出されることがあります。このような場合には、尿細管での処理が間に合わず尿に蛋白が下りる結果となります。尿に蛋白が下りるという場合にはまず糸球体の病気、慢性腎炎（慢性糸球体腎炎）などの可能性があります。● 立ったり、腰を曲げたりするときにだけ出る蛋白尿もあります（起立性蛋白尿）。これは心配ありません。激しい運動の直後や、高い熱を伴う風邪、重症の高血圧などでも糸球体からの蛋白質の漏れが多くなり、試験紙で陽性になることがあります。これも通常は心配ありません（生理的蛋白尿）。● 病的蛋白尿をその混入部位と混入様式、構成成分の種類および関連疾患について分類されています。腎臓を中心に、①腎臓に至る前に問題があるのか（腎前性）、②肝心の腎臓に問題があるのか（腎性）、③腎臓を過ぎてから問題がある場合（腎後性）の三つに大別されます。● 腎前性としては多発性骨髄腫、アミロイドーシス（線維性異常タンパクであるアミロイドが沈着：指定難病）ほか珍しい病気があります。最も問題となる腎

性としてはネフローゼ症候群、ループス腎炎、慢性腎臓病、膠原病などがあり、腎後性としては尿路感染症、尿路結石による出血、膀胱腫瘍(☞それぞれの該当項参照)などがあります。

【健診医からコメント】健診等で蛋白尿を指摘され、精密検査を指示された場合はできれば腎臓内科や一般内科でぜひ速やかに診てもらっておくことが大切です。また糖尿病やその予備軍で治療している場合など、蛋白尿をチェックしながら、腎臓が悪くならないように糖尿病のコントロールをきちんとしなければなりません。いずれにしても人工透析をするようになると大変な損害ですし、QOLも著明に低下することになります。健診での蛋白尿は2(+)以上で要精密検査となりますが、放置しないことです。

Q:226: 蛋白分画検査ってどんなもの?
A:[担当科]:関連各科

【概要】血清中には約80種類の蛋白が存在しています。これらを総称して血清総蛋白と呼んでいます。血清総蛋白はアルブミンとグロブリンの二つの蛋白に分けることができます。アルブミンは単一の蛋白ですが、グロブリンには多くの種類の蛋白が混在しており、電気泳動という手法を用いるとさらに α_1-グロブリン、α_2-グロブリン、β-グロブリン、γ-グロブリンの4分画(区分け)に分けることができます。◉ 血清総蛋白の基準値は6.5〜8.2g/dlで、アルブミンは4.0〜5.1g/dlです。アルブミンは卵の白身(alubumen)が語源で、卵アルブミン、牛乳アルブミン、ヒトの血清アルブミンなどです。体の基本を作っているかけがえのない蛋白質です。グロブリンの一つγ-グロブリンの一部は免疫に関係します。◉ それぞれの基準値は、アルブミン:60〜70%、α_1-グロブリン:2〜3%、α_2-グロブリン:5〜10%、β-グロブリン:7〜11%、γ-グロブリン:10〜20%です。病気の種類や重症度を判定する検査となっています。◉ 関連する疾患としては、アルブミンの増加:脱水症状、減少:食欲不振、飢餓、消化器の障害など蛋白不足型の障害、ネフローゼ症候群、肝機能障

害などがあります。グロブリンの増加:慢性肝障害、多発性骨髄腫（γ-グロブリン)、悪性腫瘍、関節リウマチ、炎症（$α_1$、$α_2$、β-グロブリン）があります。減少:アルブミンの場合と同様に蛋白不足型や蛋白漏出型の疾患、遺伝的に特定の蛋白が作られない蛋白欠乏型の疾患などがあげられます。

【健診医からコメント】血清蛋白についての詳しい検査は、臨床の場ではよく行われます。病気のかたちをみるうえで大変役立ちます。健診では通常、蛋白の総量とアルブミン/グロブリン比（A/G）を見ます。基準値は1.0〜2.0ですが、慢性疾患で低下することから、またグロブリンの上昇は腫瘍などを疑うことから、異常の程度により精密検査を依頼することがあります。

Q:227: 大腿骨頸部骨折ってどんな病気?
A:[担当科]:整形外科

【概要】大腿骨頸部骨折は股関節（脚の付け根の部分）の中で骨盤に収まっている大腿骨の骨頭を支える頸（くび）の部分の骨折です。骨折の好発部位ですが、高齢社会になり大腿骨頸部骨折を起こす方が年間10万人もおり、たいへん問題になっています。頸部は曲がった形になっており、転倒などで骨折しやすい理屈になっています。
● 多くは転倒して臀部（おしり）を強く打った時に骨折しますが、骨粗鬆症のひどい人はけががなくても徐々に骨折することがあります（大腿骨頸部脆弱性骨折）。一方、若い人では交通事故や高所からの転落などの強い外力によって起こります。● 大腿骨頸部骨折には、骨頭に近いところで折れる内側骨折（股関節内での骨折）と、遠いところでの外側骨折（股関節外での骨折）に分けられ、内側骨折と外側骨折では、治療法や合併症などが異なります。● 高齢者が転倒して立ち上がれなくなった時には、まず、この骨折が考えられます。骨折した方の足は短くなり、外がわに開いたような形をとります。自分で足を動かすことはできず、他人が動かすと強く痛がります。外側骨折では関節外の骨折であることにより、臀部の外側付近

に出血やはれが徐々に出現してきます。● 股関節の2方向のX線写真をとると、骨折の形と部位が明らかになります。しかし骨粗鬆症を伴う脆弱性骨折では、MRI検査が必要になるといわれます。● この骨折に保存的治療（手術以外の治療）を行うと、長期間の臥床が必要となり、高齢者ではいろいろな合併症を引き起こします。そのため、原則として手術を行い、早くから歩くリハビリ訓練が行われます。

【健診医からコメント】高齢者が倒れて、臀部を痛がり立ち上がれない時には、この骨折が考えられるので、すぐに整形外科を受診すべきです。高齢者ではできれば外科治療ののち、早期にリハビリを行うようにしなければなりません。

Q:228: 大腸がん検診ってどのようにするの？
A:[担当科]:消化器科

【概要】特定の癌を対象とする国で進める（法定）がん検診には五つの種類があります。その一つが「大腸がん検診」です。「対策型検診」といわれ、集団検診のかたちをとります。● 大腸がん検診のほか胃がん（上部消化管造影、2016年から内視鏡でも可）、子宮頸がん（細胞診）、乳がん（マンモグラフィ）、肺がん（胸部X線撮影と喀痰検査の併用）の5検診があります。● 大腸癌の死亡数は食生活の欧米化のためなのか、男女共に増加傾向にあり、今後も増えると予想されています。● 大腸癌を診断しようとする検査にはいろいろありますが、検診では便に血が混じっているかどうかを確認することを出発点として進める検査です（便潜血検査）。一次検診として問診（一般に大腸癌のリスクに関連した事項を聞きます）と便潜血検査（通常は2日法）を行い、便潜血が2日のうち1日でも陽性であれば「陽性」とし、二次検査として精密検査が必要になります（要精密検査）。● 二次検査（精密検査）としては通常、全大腸内視鏡検査が勧められます。これにより癌の有無が判定されます。内視鏡検査がマンパワー不足で処理困難な場合などは、仮想大腸内視鏡といわれるCT

を使った検査でふるいにかけ（CTC検査）、その結果をもとに内視鏡検査となります。

【健診医からコメント】健診の場でも会社等の集団に対し「対策型検診」および個人の要望に応えた「任意型検診」として大腸がん検診が行われています。便潜血を出発点としたこの検査は古くにその有効性（死亡率減少に効果あり）が欧米で二重盲検（RCT）という手法で証明されています。精密検査は大腸内視鏡検査で行われますが、多人数を検査できない事もあり、CTを使うCTC（CTによるコロノスコピー）が普及しつつあります。

Q：229：大腸癌ってどんな病気？
A：[担当科]：消化器科

【概要】大腸癌は日本では罹患も死亡も男女とも横ばいです（年齢調整）。2014年には罹患数は男女で約12万5,000人であり、死亡数は4万8,000人余です。死亡順位は、男性では肺癌、胃癌に次いで第3位、女性では実に第1位を占めています。男性においては胃癌を追い越しそうです。● 大腸は消化吸収が行われた食べ物の最終処理をする消化管で、主に水分を吸収します。長さは約1.8mで、小腸から回盲弁を経て肛門方向に盲腸から始まり、上行結腸、横行結腸、下行結腸、S状結腸、直腸に分けられます。これら各部位の一番内側の粘膜部分に発生するのが大腸癌です。ことに直腸および下行結腸に発生するものが6〜7割です。● 大腸癌の真の発生原因はわかりませんが、研究からは、大腸癌の発生は欧米食の特徴である高脂肪、高蛋白かつ低繊維成分の食事と相関し、生活様式が強く関係していることが明らかになっています。また長期経過した炎症性腸疾患（潰瘍性大腸炎など、☞別項参照Q：037）、アルコール多飲、肥満、運動不足、糖尿病（☞別項参照Q：260）、喫煙などもあげられます。遺伝子の変化が追及されつつあり、また古くから、僅かですが家族性のものもあります（家族性ポリポーシスなど）。● 大腸癌は腺腫（一般的な大腸ポリープ）から癌が発生するものと、腺腫を介さず直

接平坦な粘膜から発生するもの(デノボ型)と2通りが考えられています。腺腫の癌化率は大きさによって異なり、径1cm未満では数％、1～2cmで25％程度、2cm以上で60％程度といわれています。平坦なデノボ型は進行が速いことが知られています。● 早期の大腸癌ではほとんど自覚症状はなく、大腸がん検診や人間ドックなどの便潜血検査で見つかることがほとんどです(☞別項参照Q：228)。進行した大腸癌では、腫瘍の大きさや存在部位で症状が違ってきます。右側大腸癌では、症状が出にくく、原因不明の貧血で発見されることもあります。左側大腸癌では、比較的早期から便に血が混ざっていたり、血の塊が出たりする症状がみられます。便が細くなる、残便感、便秘と下痢を繰り返すなどの症状が現れてきます。直腸癌では痔(☞別項参照Q：174)と間違えられることもあります。● 診断には、食事制限と下剤により大腸を空っぽにして、肛門から造影剤を入れて空気で大腸をふくらましX線写真を撮る注腸検査や同様の前処置をして大腸内視鏡検査をしますが、一般には最終的には内視鏡検査に頼らざるを得ません。進行したものでは、CT検査、MRI検査などが欠かせません。● 早期のものは内視鏡治療が発達しており、盛んに行われています。ポリープ状のものを焼き切る粘膜切除術(EMR)、平べったい病巣では粘膜剥離術(ESD)が行われます(☞別項参照：Q：016)。それより進んだものでは外科手術が行われ、転移をきたしたものでは抗がん剤による化学療法や、分子標的療法が行われます。

【健診医からコメント】ポリープには腺腫性ポリープと過形成性ポリープがありますが、問題となるのは大部分が腺腫性ポリープです。従来、過形成性ポリープは癌にならないということで放置されてきましたが、過形成性ポリープの一部は「鋸歯状ポリープ」という状態のものもあり、鋸歯状病変の癌化と鋸歯状腺癌が注目されるようになっています。大腸癌予防にはがん検診が一番です。我々の施設では、毎年10万人以上の大腸がん検診を行いますが、全症例を含めて、検診発見大腸癌の5年相対生存率はほぼ90～100％です。ただ

し受診率が30％程度と低い状態であり、大腸癌による死亡を目立って減少させるまでには至りません。

Q：230： 大腸憩室症ってどんな病気？
A：[担当科]：消化器科、消化管科

【概要】大腸憩室症は大腸粘膜の一部が腸壁外に小さなポケット状に突出したものです。憩室は食道や胃にもみられますが、腸には比較的多く認められ、しばしば多発します。憩室壁が腸壁の全層（粘膜層、粘膜下層、筋層、漿膜）からなる真性（先天性）憩室と、筋層を欠く仮性（後天性）憩室に分けられますが、大腸憩室の大部分は仮性憩室で、比較的高齢者に多い病気です。● 従来、欧米では左側の大腸（S状結腸）に好発するのに対し、日本では右側結腸に多いといわれてきましたが、近年の食習慣や生活様式の欧米化に伴い、日本でも左側結腸の症例が増えているといわれます。● 腸管の内圧の上昇に伴い大腸壁の筋肉層の弱い部分（たとえば血管などが腸壁を貫いて筋層が弱くなっている部分）から粘膜が脱出して憩室が生じると考えられています。● 一般に無症状ですが、憩室内に糞便が貯まり、炎症（憩室炎）を起こすと腹痛や発熱を呈するようになります。憩室炎をなんども繰り返していると、腸管は硬くなり、融通の利かない腸になり、便がスムーズに腸管内を移動できにくくなり、便秘、下痢、腹部膨満、違和感の原因になるといわれます。また憩室が深くなり腸管を栄養している血管を損傷すると、そこから出血し下血をきたします。● 多くは検査で偶然発見されます。胃のバリウム検査後、腹部のX線検査や大腸内視鏡検査で偶然発見されることもよくあります。● 憩室炎を起こしているときは、治療を行いながら、その一環として多くは大腸内視鏡検査を行って診断を確定します。また出血などのときは、内視鏡的に止血処置をすることもあります。

【健診医からコメント】無症状であれば放置します。合併症の予防目的で、できるだけ繊維成分の多い食事を摂取し、便通を整えるように心がけます。

Ⅲ．Q＆A

Q：231：大腸内視鏡検査ってどうするの？
A：[担当科]：消化器科

【概要】はじめに、内視鏡とは肉眼で観察できないところを見る機器です（☞別項参照Q：280）。通常は人体内部を観察することを目的とした医療機器です。現在、全消化管を内視鏡で観察できるようになっていますが、他の医療の分野でも、呼吸器の気管支鏡とか、整形外科の関節鏡など、広範な医療分野で内視鏡が活躍しています。また、おなかの中を覗く腹腔鏡とか、胸のなかを覗く胸腔鏡なども盛んに活躍しています。ここでは消化器内視鏡について触れます。わが国の内視鏡学は世界一といっていい段階に来ています。◉ 消化管内視鏡の歴史は100年以上にもなり、紆余曲折してこんにちの内視鏡があります。しかも日進月歩で、とどまるところを知らず、毎年のように新しい考案が加えられており、消化管内面をより微細に、病変については光の波長を変えて観察することで良性であるか悪性であるかまで即座に判断できるようになっています。上部消化管内視鏡（食道や胃を覗く）、下部消化管内視鏡（大腸を覗く）ともに進歩しています。◉ さらに内視鏡は、暗黒大陸といわれた小腸についても確実に観察できるようになり（小腸内視鏡、ダブルバルーン内視鏡など）、今では全消化管の観察が可能となり、しかも内視鏡は苦しいものという感じを一掃しつつあります。それは前処置といわれる鎮静法や麻酔法も進歩していることにより達成されつつあり、さらに会話をしながら検査ができる経鼻内視鏡といわれる鼻腔をとおして観察できる細径の上部内視鏡機器も盛んに使われています。さらに薬剤カプセルに類似したカプセル内視鏡も実用となっています。◉ 内視鏡は観察だけでなく、治療の分野でも大変活躍しています。胃腸の早期癌は今やほとんどが内視鏡的に治療されています（粘膜切除術；EMR、粘膜剥離術；ESD ☞別項参照：Q：016）。また癌などで狭くなった食道や大腸を広げたり、狭いところに管を入れて広げたり（管腔内部から広げるステント治療）、挿入するなども内視鏡手技となっています。◉ 肝臓・胆のう・膵臓分野でも内

視鏡は診断治療に不可欠の手段機器となっています。内視鏡を使って胆管や膵管を映し出して診断したり、胆石を除去したり、癌で狭くなった胆管に管を入れて広げたり（ステント治療）、狭い管腔にチューブを入れて、胆汁や膵液が出やすくしたり、たいへん広範な治療が行われています。◉ ところで、大腸内視鏡検査は、検査に先立ち、腸をきれいにする前処置があります。いろいろの方法がありますが、検査前日に下剤（ラキソベロンなど）を服用し、検査当日は洗腸液（ニフレック液など）2L程度、時間をかけて飲用し、腸管がきれいになったところで左側臥位で検査を始めます。検査中はいろいろ体位変換をし、およそ15分程度で終わります。こんにち、大腸内視鏡検査にはAI（人口知能）の応用が進められています。

【健診医からコメント】内視鏡検査は目で見るので確実であるとみられがちですが、見落としがないわけではなく、見落としてしまえば救いようがありません。過信はできません。また内視鏡技術は個人差が比較的大きく、慣れた医師に施行してもらうに越したことはありません。

Q：232：大腸ポリープってどんな病気？
A：[担当科]：消化器科

【概要】ポリープは、大腸壁内側の粘膜が増殖して腸管腔にイボ状に飛び出したもので、非癌性（良性）、癌性（悪性）、その他があります。大きさはさまざまで、大きなポリープほど癌や前癌状態のリスクが高くなります。ポリープには茎があるもの、ないものがあり、茎のないものはあるものより癌のリスクが高くなります。◉ 腺腫性ポリープは大腸の粘膜の中の分泌腺細胞に発生したもので、なかには癌になる可能性があります（前癌状態）。癌化の率は10％とするものが多いようです。過形成性ポリープといわれていたものがあります。これはこんにち、従来悪性化はないものと考えられ、無視されていましたが、鋸歯状腺腫と呼ばれ、癌化すれば鋸歯状腺癌と呼ばれ、やはり癌化率は10％程度と考えられています。◉ 小さ

なポリープは無症状のものがほとんどですが、ポリープが大きくなると血便が起こることがあります。ポリープの大きさや存在部位によって、便に鮮血（赤い血液）が付着する場合と、肉眼的には異常を認めず、便潜血テスト検査で陽性を示し、初めて血便に気づく場合があります。● 家族性腺腫性ポリポーシスというものがあります。小児期または思春期にかけて、100個以上の前癌状態のポリープが大腸と直腸のいたるところに発生します。治療をしなければほぼポリープを持つ家族全員で、40歳までにポリープが大腸癌と直腸癌になります。この場合は予防的に手術等で対応しておかなければなりません。● 腸管内に突出してくるもので、稀ですが、遺伝性のポイツ・ジェガース症候群というのがあります。これは胃、小腸、大腸、直腸にも多数の小さなポリープが発生し、癌化もします。また顔、口内、手や足に多数の青黒い斑点が生じます。皮膚病変自体は癌化することはありませんが、膵癌、乳癌、子宮癌などの合併率が高いといわれます。ほかにも稀ですがいろいろ突出病変（ポリープ）があります。● 同様、腸管内にポリープ様に突出してくるもので、粘膜より深いところにできる腫瘍があります（粘膜下腫瘍）。これも良性と悪性がありますが、悪性のものとして、癌とは異なった間質組織から発生するジスト GIST（☞別項参照Q：179）と呼ばれる悪性腫瘍があります。● 前がん病変的な位置づけをされているポリープをすべて摘除してしまうことをクリーンコロン（きれいな大腸）といい、大腸がん発生を抑制することが明らかになっています。しかし従来、大きさ5ミリ以下の場合はその必要性が低いといわれていましたが、近年はこれら微小ポリープを高周波電流（合併症の危惧もある）を用いないで（焼かないで）、鉗子などでそのまま摘み取るコールドポリペクトミーが行われるようになっています。ただしその際はより的確な診断が要請されます。

【健診医からコメント】血便に気づいたり、検診で便潜血テスト陽性を指摘されたりしたら、できるだけ早く消化器内科を受診し、大腸の検査を受ける必要があります。大腸癌の予防を考えた場合、日常

生活における注意点としては、高脂肪・低繊維食を避け、便通を整えるとともに適度な運動を心がけることが大切です。

Q:233: 大動脈解離ってどんな病気？
A:[担当科]: 心臓血管外科、循環器科

【概要】動脈は内膜、中膜、外膜の3層からなります。中膜がなんらかの原因で裂けて大動脈の一層目が一部剥がれ、内腔が拡大したものを大動脈解離といいます。中膜の部分で2層に分かれ（剥離し）、動脈の走行に沿ってある長さをもった二つの空間（血管腔と病的空間）を作ってしまった状態です。したがって、大動脈壁内に血流もしくは血腫が存在する不安定で危険な状態になります。● また、血管が裂けているため血管の壁が薄くなり、破裂しやすい状態にあります。大動脈壁の解離と解離した内腔への血液流入により刻々と変化が起こり、大動脈のみならず、枝分かれする血管へ病変が進んでいき、臓器への血流が影響を受け危険で多彩な症状を起こしてきます。● 急性大動脈解離は突然の激烈な胸痛や背部痛で発症します。この疾患では死亡率が発症後1時間ごとに1～2%ずつ上昇し、48時間以内に50%が死亡するというデータが示されており、特に救命のために迅速な鑑別診断が行われます。類似の激痛としては心筋梗塞のような冠動脈の病気（急性冠症候群）、肺の動脈が詰まる肺梗塞、時に胆石症（胆石発作）などがあり、緊急の鑑別診断を要します（☞それぞれの該当項参照）。● 胸部・背部ないし腹部が急に激烈に痛むようなときは、ことに動脈硬化が予測されるような方では、即刻救急車対応です。初発症状が突然死であることもあります。胸背部の激痛からこの病気が疑われます。胸部X線検査、基本的にCTやMRI、心エコー等で診断します。● 治療は解離の部位や範囲で異なり、また緊急性も異なります。予後は心臓から出てすぐの上行大動脈に解離が存在する場合（スタンフォードA）とそうでない場合（スタンフォードB）のどちらかによって大きく異なります。

【健診医からコメント】胸背部に激痛を覚えたら、救急車対応であり、専門的な病院で集中的な治療を受ける必要があります。心臓血管専門医の診療が必須です。大動脈解離は日本人に多い疾患で、循環器疾患による突然死では、心筋梗塞に次いで2番目に多い死因とされています。このような疾患は生活習慣に根差すところが少なくなく、普段の食生活、なかでも血圧管理が大切です。

Q:234: 大動脈瘤ってどんな病気？
A:[担当科]:心臓血管科

【概要】左心室から上方に出た大動脈は胸部でアーチ状に屈曲して下方へ胸部大動脈を形成、続いて腹部大動脈へと血液を送っています。その動脈がこぶのように部分的に膨らむのが胸部大動脈瘤であり、腹部大動脈瘤です。● 初めはほとんど症状がありません。とくに、胸部大動脈は胸のなかにあるため自覚症状は乏しく、検診（健診）の胸部X線写真でたまたま異常な影を指摘されて、初めて気づくことが稀ではありません。腹部大動脈瘤も健診腹部エコー検査で初めて指摘されることがあります。時には、腹部に拍動する腫瘤が触れて気づくことがあります。● 大動脈瘤が怖いのは、破裂することがあるためです。破裂すれば80〜90％の死亡率です。破裂する前に動脈瘤の部分を人工血管に取り替えて、健康な生活を維持しなければなりません。破裂のしやすさは、大動脈瘤の径の大きさによります。● 胸部・背部の痛み、血痰、息苦しさ、かすれ声、食物が飲み込みにくい、むせる、大きな声が出しにくい、などがあれば、急速に瘤が大きくなっている可能性があるので、早急に専門医を受診する必要があります。● 人工血管への取り換えは、動脈瘤が紡錘状（円柱状でまん中が太く、両端がしだいに細くなる形）の場合、胸部50〜60mm、胸腹部60mm、腹部50〜55mm以上を手術適応とされており、これより10mm程度小さい段階で専門医の指示をお願いしなければなりません。● 大動脈瘤の原因は不明ですが、高血圧の人や家族的、遺伝的傾向が認められています。高血圧の人は動脈の拡

大が起こりやすくなります。動脈の径の拡大が認められるかどうかは、定期的な検診（健診）による必要があります。また、破裂防止のためには、動脈硬化の予防、高血圧の治療が欠かせません。● 検診（健診）等で胸部X線検査や腹部超音波検査で動脈瘤が指摘されれば、専門医による精密検査をお願いしなければなりません。その後は専門医の指示により経過をみたり、手術が勧められたりします。● 日常生活の注意がことに大切です。原因の一つとなる動脈硬化ができるだけ進まないようにしなければなりません。まず、高血圧を予防して血管に負担がかからないようにしなければなりません。そのためには指示に従っての薬物療法などのほか、十分な睡眠と休養が必要です。たばこは厳禁です。お酒は飲み過ぎないようにしなければなりません。便通をよくし、寒さにあたらないようにしなければなりません。● 大動脈の拡大が軽度であれば手術は行わず、薬物治療を行います。しかし、動脈瘤を治す薬はありません。大動脈瘤が大きくなれば手術が必要になります。大動脈瘤に対する手術の基本は、人工血管による大動脈の置換術です。動脈瘤が大きい場合は、全身麻酔による胸部の開胸術、あるいは腹部の開腹術が必要になります。最近は、足の付け根からカテーテルという管を大動脈内に挿入して、人工血管を大動脈の内側から固定する方法が実用化されています。この特殊な人工血管は「ステントグラフト」（内装用人工血管；内側にはめ込む代用血管）と呼ばれています。

【健診医からコメント】 胸部検診（健診）や腹部エコー検査で時々動脈瘤が確認され、専門医へ紹介となります。大動脈瘤があることが疑われた場合には、専門施設でCT検査により、大動脈の正確な大きさを判断したうえで、その後の治療方針が決まります。心臓血管専門医の慎重な検討のうえで、破裂予防のための手術が行われます。一般に、よく準備された腹部大動脈瘤の手術の危険性は低い（2〜3％）と考えられています。

Q:235: 虫垂炎ってどんな病気？
A:[担当科]:消化器科、消化器外科

【概要】虫垂炎はぞくに「もうちょう」などともいわれます。小腸の終わりである回腸が回盲弁を過ぎたところで大腸が始まります。回盲弁の下の方が行き止まりの盲腸です。上の方が上行結腸へと肛門方向へ連続します。虫垂は、盲腸の先にぶら下がった先端が閉じた中空の突起物です。長さ6～8cm、太さは鉛筆程度です。虫垂は、リンパ組織が集まっているため、免疫に関与するともいわれていますが、成人では不要と考えられている臓器です。◉ この虫垂に炎症を起こすのが虫垂炎です。一般に「盲腸」あるいは「盲腸炎」といわれますが、これは昔、虫垂炎の発見が遅れ、炎症が盲腸まで広がった状態で発見されたケースが多かったためといわれています。急におなかが強く痛くなる急性腹症（☞別項参照Q:273）といわれる一連の病気のなかで、虫垂炎は最も頻度が高く、15人に1人が一生に一度この病気にかかるといわれます。10～20代に一番多いですが、小児から高齢者までみられ、男女差はありません。◉ 原因はいまでも完全にはわかっていません。糞石（糞が化石化したもの）やリンパ組織による虫垂内腔の閉塞と、それに伴う内圧上昇と感染が原因といわれていますが、細菌性もしくはウイルス性の感染症による虫垂粘膜の潰瘍形成が誘因とする仮説が立てられています。◉ 腹痛、食欲不振、発熱、吐き気、嘔吐が主な症状です。よくある経過としては、上腹部やへそのまわりが突然痛み出し、次に発熱、吐き気や嘔吐、食欲不振が起こり、数時間もすると吐き気は止まり、数時間から24時間以内に痛みが右下腹部に移ってきます。嘔気はあっても軽度で、嘔吐が症状の中心であれば虫垂炎は否定的といわれます。◉ 右下腹部（盲腸付近）を押して急に手を離した時に痛みがひどくなります（反跳痛、ブルンベルグサイン）。しかし、このようなよくある症状を示すことは決して多くなく、虫垂炎の診断はなかなか難しいところがあります。発熱は37～38℃の微熱のことが多く、39℃以上の場合は虫垂に穴が開いて炎症がおなかの中に広がり（穿孔性腹膜

炎)、膿の固まり(膿瘍)ができていることが考えられます。◉ おなかを触ってみて診断するのが最も大切です。いろいろの病気と区別しなければなりません。医師はブルンベルグサインなどを炎症のしるしとして捉え、血液で炎症反応(白血球増多、CRP陽性など)をみます。腹部エコー検査も参考にします。高齢者では反応が出にくく、虫垂炎は約10％の誤診があるといわれています。◉ 急性虫垂炎の病期は、軽いほうからカタル性(粘膜の滲出性炎症)、蜂窩織炎性(細菌による化膿性炎症)、壊疽性(組織が壊死に陥った状態)と分類されています。最近では、薬物療法が進歩し、カタル性のものについては、抗生物質による内科的治療で治るようになっています。ただし、薬物療法の場合、10〜20％の割合で再発します。病気がもっと進んだものでは手術療法となります。

【健診医からコメント】腹痛、嘔吐、発熱という虫垂炎の主症状がそろっている場合にはもちろんですが、右下腹が痛いとか、熱っぽい場合には、医師の診察を早く受けるべきです。お年寄りでは右上腹部が痛いこともあります。虫垂炎は自然によくなることはなく、放っておくと、穿孔して腹膜炎を起こし、重症になりかねません。

Q：236：中性脂肪が高いってどんなこと？

A：[担当科]：代謝科、糖尿病代謝科、循環器科、内科

【概要】こんにち健診では脂質検査として少なくとも中性脂肪、HDLコレステロール(善玉)、LDLコレステロール(悪玉)、ほかに総コレステロールが調べられます。この中性脂肪(トリグリセリド)はどんな意味があり、高いと何が問題なのでしょう。◉ そもそも脂質は大事な栄養素でもあります。主に食物から取得された脂質は、小腸から吸収されて血液中に入り、体内の生命維持活動に利用されますが、使い切れなかった余ったエネルギーは中性脂肪として蓄えられます(贅肉、皮下脂肪など)。中性脂肪は、肝臓でも合成されており、炭水化物を多くとったり、飲酒によっても増加します。◉ 健康な状態の血液はいわゆる"サラサラ"ですが、中性脂肪が血液中に

多く含まれると血液のねばねば(粘度)が高まり、いわば"ドロドロ"とした状態になってしまいます。そうすると、血管がつまりやすくなります。◉ 中性脂肪が過剰になると掃除役の善玉コレステロール(HDLコレステロール)が減少します。そうすると血管内で回収できなかったコレステロールが増加し、血管の内壁にたまります(動脈硬化の促進)。さらに悪性度が高まった超悪玉コレステロール(小型LDL［sd LDL］;☞別項参照Q:145)が増えます。小型LDLは血管壁に入り込みやすく酸化されやすいため、動脈硬化を強力にすすめます。◉ 粘度の高まった血液は血管が詰まりやすいだけでなく、血管壁に無理な力が加わって、血管が破れやすくなる一方、炎症が促進されて血管内壁の細胞が傷ついて炎症を起こし、白血球の仲間のマクロファージ(貪食細胞;食べる力が強い)と呼ばれる細胞がコレステロールを取り込んで、プラーク(動脈硬化巣＝斑状肥厚性病変)を形成します。中性脂肪はこの炎症反応を強めます。◉ 中性脂肪の基準値は50〜149mg/dlです。しかし目標値は120〜130mg/dl以下にすべきといわれています。また低過ぎてもよくなく、29mg/dl以下(低中性脂肪血症)では、肝臓や甲状腺に疾患があります。150〜299mg/dl(軽度高中性脂肪血症)では異常との境界域のため、食事療法や運動療法をスタートすることです。300〜749mg/dl(中等度高中性脂肪血症)では食事療法、運動療法を実施しつつ、他の危険因子があれば内服治療を開始します。500mg/dl以上の人は禁酒します。750mg/dl以上(高度高中性脂肪血症)では膵炎の危険性があるため、薬物治療が必要となります。1000mg/dl以上である場合は危険性が高く、速やかな降下療法が必要になります。そして、いずれの場合でも、改善すべきなのは生活習慣です。◉ 食生活としては、一番の原因は暴飲暴食です。脂っこいステーキやトンカツなどの揚げ物、脂肪を多く含んだ食品やケーキ、アイスクリームなどの甘いものや果物、ビール、ワインなどのアルコールの摂り過ぎはもっとも危険です。◉ 中性脂肪を溜めないためには、エネルギーを燃焼させる必要があります。ウォーキングやジョギン

グなどの適度な運動を、生活の中にとり入れることが大切です。
【健診医からコメント】高中性脂肪は日本人の死亡原因の第2位を占める動脈硬化由来の心筋梗塞や脳梗塞などの原因となります。中性脂肪が増えると、悪玉コレステロール（LDL-C）よりさらに悪玉の上記小型 LDL のほか中間型リポタンパクやレムナントと呼ばれる不良の脂質を増やします。悪玉にさらに促進がかかる状態です。体質性の高中性脂肪血症もありますが、多くは生活習慣の誤りで、健診をしながら、口癖に『飲みすぎない・食べ過ぎない・そして運動！』を連発しています。さらに、食べるのを自分でほどほどに抑えるのは無理なので、『25回とか30回とか、よく噛んで、ゆっくり食べてみなさい。そうすると、頭の方で"いっぱい入ってきたぞ"と食べることを自然に抑えてくれますから』といったりしています。

Q：237：肘部管症候群ってどんな病気？
A：[担当科]：整形外科

【概要】小指と環指（薬指）の感覚と、この指を伸ばしたり閉じたり開いたりする手指の筋肉を支配している尺骨神経が肘の内側の神経が通る肘部管というトンネルで慢性的に圧迫されたり牽引されたりすることで起こる病気です。● 尺骨は前腕の2本ある骨のうち小指側の骨です。関節周辺の損傷などの原因となった損傷があってから、かなり遅れて尺骨神経まひを起こすこともあり、遅発性尺骨神経麻痺ともいわれます。● 神経を固定している靭帯（コラーゲンの結合組織）やガングリオン（ゼリー状の物質が詰まったこぶ）などの腫瘤による圧迫・加齢に伴う肘の変形・子供のときの骨折による肘の変形、野球や柔道などのスポーツ・その他による損傷が原因となって発生する神経麻痺です。● 麻痺の進行により症状が異なります。初期は小指と薬指の一部にしびれた感じがでます。麻痺が進行すると手の筋肉がやせてきたり、小指と薬指の変形が起きてきたりします。● 肘の内側を軽くたたくと小指と薬指の一部にしびれ感がはしります。肘の変形がある場合には、X線（レントゲン）検査で肘

の外反変形(前腕が生理的に5〜15度程度やや外側に「く」の字に外方向に曲がっていますが、この外反が極端に強くなる)や関節の隙間の狭いことがわかります。小指と薬指がまっすぐに伸びない鉤爪変型(あるいは鷲手変形)が起こります。筋力が低下すると、指を開いたり閉じたりする運動ができなくなります。握力も低下します。
◉ 確定診断には、筋電図検査、X線検査、MRI検査など必要に応じて行います。電気を用いた検査では、神経を電気で刺激してから筋肉が反応するまでの時間が長くなります。感覚も鈍くなっています。◉ 初期でしびれや痛みが軽い場合は、肘を安静にして、消炎鎮痛薬やビタミン B_{12} を内服します。これらの保存療法が効かない場合や、筋肉にやせ細りがある場合は手術を行います。尺骨神経を圧迫している靱帯を切り離したり、ガングリオンであればその切除を行ったりします。神経の緊張が強い場合には、骨をけずったり、神経を前方に移動する手術を行ったりします。また外反変形などを手術的になおす場合もあります。◉ 肘部管は非常に狭いので手術が必要になることが多く、筋肉にやせ細りが出る前に手術をすると、予後は良好です。

【健診医からコメント】小指や薬指にしびれや痛みがあり、力が入りにくくなったり、肘の内側のくるぶしの内側を圧迫したり、たたいたりしてみると、小指の方向にしびれや痛みが走ったら、早速、整形外科を受診すべきです。早いほど治療経過は良好です。

Q:238: 超音波検査ってどんなもの?

A:[担当科]:関連各科

【概要】こんにちの医療においては、超音波手技を抜きにしては考えられません。レントゲン(X線)検査や治療がそうであるように、独立した重要な医療分野になっています。慣用的にエコー検査とも呼ばれています。しかもこの検査は人体に負担や苦痛などを与えません。◉ 対象物に探触子(プローブ;超音波を発生又は受信する振動子を組み込んだセンサー)を当てて超音波を発生させ、反射した

超音波を受信し、画像データとして処理します。超音波を発生させると、ごく短時間に、その音波は対象物の中を進み、固いものに当たると反射します。その反射音波を測定し、反射音が返ってくるまでの時間から距離を計算、内部の様子を目で見えるように(可視化)するというものです。● 現在は、対象物の断面画像がリアルタイム(即時あるいは同時)でみられます。固い骨に囲まれている頭蓋のような部分を除けば、事実上体のほとんどの部分がエコー検査の適応となります。● 基本的な性質として、超音波は液体・固体がよく伝わり、気体は伝わりにくい特徴があります。そのため、液状成分や軟体の描出には優れており、実質臓器(肝臓のような固形臓器)の描出能が高く、肺・消化管の描出能は低くなります。また、骨は表面での反射が強く骨表面などの観察に留まります。● 受信したエコーを表現するための方法にはAモードとBモード(輝度で表現)が基本となっています。単に超音波断層検査といった場合には二次画像を作成することが出来るBモード(輝度；ブライトネス)を指しています。Mモードとは動きを示すもので(モーション；motion)、音波反射の経時変化を画像化する検査です。心臓の弁や心筋の動きなど、動きのある部位を時間を追って(時系列)観察できるため、ドップラーエコーと同様心エコーでの有用性が高くなっています。● ドップラーエコーとは血液などプローブに近づいているのか遠ざかっているのかを判定し画像評価できます。Bモード画像上に指定した領域での流速変化を色で表現するカラードップラーモードがあり、動脈・静脈を色分けして観察できます。● エコーが利用されている分野はいろいろありますが、以下主なものは、広範な腹部臓器に対する腹部超音波検査、多くの心臓疾患の診断その病期の判定に活躍する心臓超音波検査、健診などでも広く活用されるようになってきた動脈硬化判定のための頸部超音波検査、乳がん検診に活躍する乳房超音波検査、血管超音波検査、子宮がん検診に卵巣その他をも診る経腟超音波検査、整形外科分野の運動器超音波検査など、広い範囲で盛んに活用されています。● また、癌が疑われ

る場合など、超音波画像を頼りに、針を刺してあやしい組織の一部をとってきたりして確定診断に利用します（超音波下穿刺吸引法；FNA）。◉ 超音波内視鏡というものがあります。内視鏡の先端に超音波装置を組み込んだものです。消化管内視鏡において病変を診断する際、例えば癌がどの程度まで深く進んでいるものかを知ることができます（深達度診断）。

【健診医からコメント】健診の分野では腹部超音波検査、経膣超音波検査、乳房超音波検査、頸動脈超音波検査などが主として活用され成果を上げています。何より体に負担をかけず、高い診断能を発揮することが特徴です。

Q：239：腸管出血性大腸菌感染症ってどんな病気？
A：[担当科]：消化器科

【概要】腸管出血性大腸菌はヒトに下痢を起こす大腸菌の一つで、ベロ毒素（毒素タンパク）を産生します。無症状から致死的なものまでさまざまな臨床症状が知られています。この菌はウシの大腸に住んでいて、その腸内容物に汚染された食べ物や水、手指を介して口から感染します。◉ 特に、腸管出血性大腸菌感染に引き続いて発症することがある溶血性尿毒症症候群といわれるものは、死亡あるいは腎機能や神経学的障害などの後遺症を残す可能性のある重篤な疾患です。◉ 届け出の必要な感染症であり、2013年には有症状者は2,624例、無症状者（保菌者）は1,422例、計4,046例と診断されています。毎年ほぼ同数で推移しています。◉ わが国では、患者さん及び保菌者から検出される腸管出血性大腸菌のO抗原による血清型は、O157（オー 157）がもっとも多く、次いでO26とO111となっています。◉ 症状としては典型的な場合、平均3〜4日の潜伏期間の後、水様性下痢と激しい腹痛で発症し、1〜2日後には便成分をほとんど含まない血性下痢が出現します。38℃以上の高熱はあまり出ません。順調であれば7〜10日で治癒しますが、下痢発症後1週間前後に溶血性尿毒症症候群や脳症などの重い合併症を起こすことが

あります。● 便から大腸菌を検出し、ベロ毒素をもっていることが確認されれば診断が確定します。その時点で医師は保健所に届け出ます。症状から腸管出血性大腸菌感染症が疑われる場合は、できれば便から直接ベロ毒素やO157を検出する迅速診断キットを用いて検査を行います。● 治療の基本は腸炎に対する対症療法です。腸の蠕動運動（腸管に沿って強いくびれ運動が起こる）は無理に抑えないほうが良いとされます。抗菌薬の使用については、投与群に溶血性尿毒症症候群に移行したものが多いという報告もありますが、発病3日以内であれば、特定の抗菌薬の使用が推奨されるともいわれています。● 溶血性尿毒症症候群に移行するようであれば集中治療対応可能な施設に早くお願いすることになります。

【健診医からコメント】感染症一般にいえることですが、予防が大切です。手洗いはもちろん、小児や高齢者は生や加熱不十分な牛肉や内臓を避けることです。家庭では食品の購入の段階から保存管理・調理器具の清潔、調理の適正などに細心の注意が必要です。

Q：240： 長命者（百寿者）の特徴は？

A：[担当科]：代謝科、老年科

【概要】その昔、「人生50年」といわれ、北欧の長寿国がうらやましいと思われていた日本です。しかし、日本人の平均余命（寿命）は延び続け、男性は40年以上前から女性も30年位前から世界のトップグループに入っています。2016年には日本は男女平均で83.7歳で世界一であり、女性は86.5歳で長く第一位を占め、男性は80.5歳で、スイスの81.3歳を先頭に第6位に位置しています。● さらに100歳以上の人＝「百寿者」（センテナリアン）の数はこの半世紀で300倍以上に激増し、2016年には6万5,000人となっています。● 問題は健康で長生きしているかどうかです。健康で自立する生活ができ、病気などで制限が無いことを指す「健康寿命」は、調査によれば世界188ヶ国のデータを分析した結果、2016年の日本人の健康寿命は男性72.14歳、女性74.79歳で、男女ともに世界トップといわれています。

◉ 健康寿命と平均寿命の差は男女とも約10年間あり、ここに認知症、寝たきり、介護等の問題が浮上します。長寿がゆえの問題も浮上してきます。◉ ともあれ、健康で長寿を楽しみたいというのが誰でも理想とするところです。どういう人たちが健康で長生きするのでしょう。先人のいろいろの調査がありますが、そのなかから有力そうに考えられる特徴をいくつがあげてみます。◉ 長寿者の食習慣は、＊まんべんなくいろいろのものを食べる、＊動物性蛋白質（肉・魚）の割合が日本人の平均（48.7％）を男女共上回る（男59.6％ 女57.0％）、＊70歳の高齢者の場合では若い時、肉や乳製品、油脂類の摂取が少なかった、＊男性では牛乳を200cc/日以上飲む人、女性ではパンにバターを塗るなど油脂をよく摂る人、＊「高齢者は粗食がよい」は間違い、高齢者ほど肉や乳製品を積極的に摂るべき（「肉のススメ」）といわれています。◉ 生活習慣、性格、精神活動、身体状況などでは、＊壮年の気概をもつ、＊血圧は正常、＊物事に無頓着、＊ストレスを感じない、＊両親も長命、＊たばこは吸わない、＊深酒をしない（「1合まで」が最も死亡率が低い）、＊運動を心掛けている（歩行）、＊筆まめである、などがあげられています。◉ 長寿症候群ということがいわれます。血中の善玉コレステロールといわれるHDLコレステロールが100mg/dl以上の場合にそのように呼ばれます。長寿者の調査でわかったことですが、中にはコレステリルエステル転送蛋白（CETP；HDLやLDLの量や質を調整している）という物質が遺伝的に欠損しているためにHDLが増加している場合があり、かえって心合併症を伴い、こういうときにはHDLが善玉としての働きは期待できないといわれます。CETPに影響を与える後天的な因子として大量飲酒があげられています。

【健診医からコメント】 日本人の死因をみると、がんを含めて、動脈硬化に起因する疾患が主因となっています。一部には遺伝的な場合もありますが、健診の場ではっきりしていることはメタボなど不適切な生活習慣が明らかにこうした死因に繋がっているものと考えられます。結局長寿につながる事柄は、生活習慣のあり方がいかに大

切であるかを示すもので、避けにくい遺伝要素にしても、適切な生活習慣がその発現を抑制してくれるものもあると考えられます。

Q:241: 痛風腎ってどんな病気？

A:[担当科]:腎臓内科、代謝科

【概要】痛風腎（慢性尿酸塩腎症ともいわれます）は、腎髄質（細尿管部分が主に存在する部分）の間質（腎組織を支えている組織）に尿酸塩の結晶が沈着することにより慢性の炎症反応が起こり、間質の線維化と腎機能障害を生じる疾患です（間質尿細管性腎炎）。● 痛風患者さんの腎障害の頻度についてはさまざまな報告がありますが、あるデータでは、腎機能の低下の観点からみると痛風患者さんの約14％といわれています（☞別項参照Q:242）。● 痛風腎は、痛風に高率に合併する高血圧と相まって、腎機能低下が徐々に進行し末期腎不全に陥ることが多く、現在でも痛風腎は透析導入患者さんのもとになった疾患のなかで1％弱を占めているといわれます。● すでに痛風結節を持っているような痛風の患者さん、あるいは腎機能に見合わない高尿酸血症で長い間病んできた方が、腎機能低下、蛋白尿などが認められるようになったら、痛風腎を考えなければなりません。このような方で、腎臓の超音波検査をすると、内層の腎髄質が表層の皮質よりも高いエコーレベル（明るい）に描出されることが多く（正常では逆）、痛風腎に特徴的といわれます。また、腎生検にて尿酸塩結晶による尿細管間質性腎炎の所見が得られた場合に痛風腎と診断されます。● 治療は通常の痛風発作時の薬物治療のほか、慢性腎臓病（CKD）では腎機能障害の程度により使用できる薬剤の制限があるといわれます。一般的なCKDの管理と、尿酸生成抑制薬＋尿路管理（水分摂取と尿アルカリ化）が行われます。● 食事療法（減塩、低蛋白質食）に加えて、低プリン食（☞別項参照Q:352）、アルコール摂取制限が必要となります。尿路管理として飲水のほか尿のアルカリ化も重要といわれています。

【健診医からコメント】健診で高尿酸血症があり、蛋白尿、腎機能低

下、高血圧などが指摘されたら、腎臓内科で精密検査が必要です。また高尿酸血症の方は、基本的な習慣として、日頃から低プリン食とし、アルコール摂取を制限すべきです。痛風発作だけが高尿酸血症という病気の全体でないことを認識することが大切です。

Q:242: 痛風ってどんな病気？
A:[担当科]:代謝科、内科

【概要】高尿酸血症(☞別項参照Q:125)の結果として痛風という病気があります。ヒトの体の細胞には、蛋白質を作ったり、遺伝を担当したりする核酸というものがあります（デオキシリボ核酸；DNAとリボ核酸；RNAの2種類）。この核酸の材料となるプリン体の分解産物が尿酸です。プリン体は食品中では旨味の成分です(☞別項参照Q:352)。● 尿酸の80％は腎臓から尿として排泄されますが、この排泄量が少なかったり（排泄低下）、体内で尿酸がつくられすぎて排泄が間に合わなかったり（産生過剰）、あるいはその両方が起こると血液中に尿酸が増えます。こうして尿酸が正常値を超えて高くなった状態が高尿酸血症です。● 高尿酸血症が長期化しますと、尿酸は尿酸塩という結晶の形になって、関節や腎臓などに析出（液体から固体になる）してくるようになります。このように高尿酸血症を基礎として、尿酸塩が関節に沈着して急性の関節炎を起こす病気が痛風です。とくに足の母趾の付け根の関節に最も多くみられ、初めて発症する人の7割がこの部位です。日本での痛風の有病率は0.1〜0.3％と推測され、90％以上が男性です。発症年齢は40代前後に多く、最近は若年化の傾向がみられます。● アルコールやストレスなどが引き金となって、急にこうした炎症が起こるのが痛風発作です。発作時には、患部となった手足の関節が赤く腫れて、熱感を伴い激しく痛みます。だいたい24時間でピークに達し、1〜2週間で自然に痛みはなくなってきます。このような時期に十分治療が行われずに病気が進行すると、痛風結節といって関節の周囲などに尿酸塩の結晶が析出して、こぶのようにはれてきます。とくに、足の親

指のつけ根の関節や、そのほかの手足の関節、耳の軟骨、腱、皮下などにも結節は現れます。● また、尿酸塩が腎臓の髄質（外側の皮質の下層部分）にたまると、腎機能障害を起こします（痛風腎；☞別項参照Q：241）。また尿酸塩を中心とする尿路結石ができやすくなります。さらに、高尿酸血症そして痛風は虚血性心疾患（心筋梗塞など）の危険因子の一つとされています。脂質異常症や糖尿病、肥満、高血圧などを合併することも多く、その結果、脳血管障害、心臓病を併発してくることも少なくありません。● 痛風は、痛風関節炎の発作、痛風結節などの症状、血清尿酸値、関節液中の結晶の証明などにより診断されます。尿酸値の基準値は7.0mg/dl です。正常とみられる数値は男性4.0〜6.5、女性3.0〜5.0mg/dl が一般的です。● 痛風の治療は、痛みを除くだけではなく、尿酸を正常値にコントロールして、痛風関節炎の発現や合併症を予防することにあります。薬物療法が中心ですが、食事、嗜好品などの生活習慣の改善も大切です。● 学会の示すガイドラインには「生活指導」の中に食事療法として、特に「1日400mgを目安にしたプリン体の摂取制限」が示されています。食事から摂取されるプリン体は体内で最終的に尿酸の貯蔵量を増大させます。そのため、プリン体を多く含む肉や魚介類をたくさん食べると痛風になりやすいことが知られています。また、アルコール飲料では、含まれるプリン体量はあまり多くはありませんが、アルコールの作用が加わって尿酸値が上昇します。お酒を毎日飲む人は痛風の危険度が2倍で、特にビールを飲む人の危険度が高いといわれています。● プリン体の多い食品としては鶏や豚のレバー、かつお節、干しシイタケなどがあります。

【健診医からコメント】健診では通常尿酸値が測定されます。高値を示し痛風発作の経験がある人は、多くは指示に従い治療しますが、発作がないと高値のまま放置する人が多数みられます。『痛風を起こさなくとも、高いまま放置していると、腎臓や心臓がやられますよ！』と話すことにしています。症状がなくとも病気であるという認識が大切です。当然のことながら、急に足などの関節に痛みや発

赤が生じた場合には、痛風発作の可能性を考え、整形外科または内科の専門医を即刻受診すべきです。同胞の遺伝傾向も参考に、併存する高血圧、糖尿病、脂質異常症、慢性腎臓病、肥満などの治療と管理が合わせて重要になります。

Q：243：手足がしびれる、どうして？
A：[担当科]：整形外科、神経内科、脳外科

【概要】長く座っているとき経験するなど、"しびれ"の感じは誰でも体験していることです。しびれ（痺れ）は麻痺の一種です。何らかの原因で血管内の血流が滞ると、中枢神経・末梢神経に障害が起こります。動作によりしびれが出たり引っ込んだりする場合にはあまり心配はありません。しかし、しびれが長く続いたり、しびれの範囲が広がったり、手足がこわばったり、力が抜けてくるようになったり、さらにしびれが全身に広がるような場合には重要な症状です。
● しびれには①神経障害によるものか、②血流障害によるものか、あるいはまた、③運動麻痺をしびれと感じる場合があります。また、ほかにも、ホルモンのバランス、脳、精神的な原因など一概に分類できないところが「しびれ」の厄介なところといわれています。いずれ上記のような重要な症状が出てきた場合にはできるだけ早く専門医の診察を受ける必要があります。● しびれで最も大切なことは、しびれの部位がどこなのか片手（足）なのか両手（足）なのかということです。どの部位がしびれるかがわかれば、病変部位、病気そのものを正確に推測できます。● 片手がしびれる場合、安静時の姿勢や体位で変化する場合は「頸椎症」など整形外科的な疾患が考えられます。またほかに「頸肩腕症候群」（☞別項参照Q：101）、ことになで肩の女性の「胸郭出口症候群」（☞別項参照Q：093）、「頸椎症や頸椎椎間板ヘルニア」、「末梢神経障害」が、夜間の指先のしびれは「手根管症候群」（☞別項参照Q：150）が考えられます。● 末梢神経障害でよくみられるしびれは、手の指先（小指は除く）のしびれで、「正中神経麻痺」とか「手根管症候群」といわれるものです。こ

れは手首のところで神経（正中神経）が圧迫されて起こるもので、手首をよく使う人とくに女性に多くみられます。● 運動麻痺を伴えば「脳梗塞」が疑われます。両手のしびれであれば、両足のしびれを伴うことが多く、中毒など内科疾患が考えられます。● 下肢のしびれではことに神経性のしびれなのか血管性のしびれなのかをまず区別しなければなりません。神経系の障害で起こるしびれは、安静時にも起こりやすいのに対して、血流障害が原因の時は運動時にしびれやすい特徴があります。とくに中高年者で、歩き始めてしばらくして片方の足がしびれてきたり、痛みを起こしてきたりするときには、悪い方の血流障害「下肢閉塞性動脈硬化症」（☞別項参照Q：354）が疑われます。「椎間板ヘルニア」などによるしびれや痛みは前屈みになったり寝返りをしたりするときなど、運動よりも姿勢や体位によってしびれや痛みが強くなる特徴があります。● 中高年になるととくに男性では、「脊柱管狭窄症」（☞別項参照Q：203）という病気がしばしばみられるようになります。脊椎とくに腰椎の変形のために脊髄が圧迫されて起こるしびれや痛みは「変形性脊・腰椎症」（☞別項参照Q：393）が考えられます。

【健診医からコメント】健診の場で一般には手足のしびれを訴える人がよく見受けられます。多くは手や腕のしびれで、交通事故の後遺症など「頸椎症」が多いようです。しびれはなかなか軽快しなかったり、良くなったり悪くなったりすることも多くみられます。しかし、しびれがはじめて起こった場合には、軽いものから重大なものまでいろいろと含まれ、脳梗塞・脳出血の前兆として現われる場合もありますので、今まで経験したことのないようなしびれであれば、即刻、専門医を受診すべきです。

Q：244：手足がつる、こむら返りはどうして？
A：[担当科]：筋・神経疾患科、神経内科
【概要】「手足がつる」、「こむら返り」といったことは、よくみられる症状で、筋クランプ（痙攣）といわれ、不随意に起こる骨格筋が痛み

を伴ってけいれんする現象です。こむらは、ふくらはぎ（腓；腓腹筋）のことで、一般的には下腿筋で起こりやすい特徴があります。同じような筋クランプは、太もも、足の裏、足の指、首、腹などにも起こります。● 正常人でも高齢者に夜間の筋クランプが高頻度にみられ、また妊娠時にもみられます。生理的には筋疲労時・運動後（特に夜間）などに起こりやすい傾向があります。● いろいろの原因があり、心配な病気で起こることもあります。病的には糖尿病、肝硬変、尿毒症、低カリウム血症や低カルシウム血症、低ナトリウム血症、低マグネシウム血症などの電解質異常、多発性ニューロパチー（薬物中毒などで手足の末梢神経に障害を生じる病気）、粘液水腫（甲状腺の病気）、甲状腺中毒性ミオパチー（筋肉病）、熱射病などに伴って筋疲労が加わって出現します。● バレーボール、マラソン、自転車、テニスなどのスポーツ中に起きる事があります。筋肉の疲労や体内の水分不足や体の冷えによる血管の縮小が原因といわれます。また普段の状態でも起こります。予防法や詳しい原因は解明されていませんが、ストレッチや柔軟運動、水分摂取、血流の改善などが有効な方法と思われています。● 筋クランプが頻繁に起こるときは、医療者側としては、まず低カルシウム血症、低マグネシウム血症、腎不全、肝硬変、糖尿病、甲状腺機能低下などの代謝異常が隠れていないかどうかチェックする必要があります。神経疾患の有無もチェックする必要もあります。● 一般的な治療としては、こむら返り（腓腹筋クランプ）は膝の屈伸、足趾の伸展などにより緩まります。したがって、こむら返りが発生したら、爪先立ちのまましゃがむとか、痛い方の足の親指を脛の方向に引っ張るといったやりかたで、ある程度回復します。軽いマッサージ、温浴、蒸しタオルで患部を温める、といったことも症状改善に役立ちます。薬物治療としては、古くから漢方の"芍薬甘草湯"や筋弛緩薬が有効といわれています。またカルニチン（一種のビタミン）が有効ともいわれます。● 予防法としてはバランスのとれた食事、筋肉が疲労しすぎないようにする、水分不足や下半身の冷えに注意するようします。頻回に

クランプが起こる場合は医師に相談します。
【健診医からコメント】クランプはよくあることです。ことに運動時など十分な水分補給（ことにスポーツドリンク）や保温が大切です。上記の芍薬甘草湯は芍薬のカルシウム流入抑制作用と甘草のカリウム流出促進作用の相乗効果で、漢方薬としてはめずらしく即効性があるといわれます。しかし長期常用はよくありません。

Q:245: 手足がむくむ、どうして？
A：[担当科]：内科、循環器科、腎臓内科、内分泌科
【概要】血液中の水分が血管のなかから外ににじみ出て、回収されなくなった水分が細胞の間に間質液として残った状態が「むくみ」です。間質液が生理的範囲を超えて増加した状態で、「浮腫」ともいわれます。◉ 脚の脛など、すぐ下に骨があるところを数秒間押して放すと、ペコッとへこんだまま、しばらく元にもどらないようであれば、それがむくみです（指圧痕）。太った人などは、皮下脂肪で腫れたようになっている場合は、押しても圧痕はできません。粘液水腫（☞別項参照Q：122）のむくみも圧痕はできません。◉ 靴下のゴム部分の跡がすねにくっきりと残るときなど、むくみの多くは足首、足の甲といったおもに膝から下に現われます。他には目の周りやまぶたなどにも現れることが多く、女性は生理の前後にむくみを自覚することが多くあります。◉ こうしたしばしばみられるむくみは、疲れていたり、立ち仕事で長時間ずっと過ごしたりした等、むくむ理由に思い当たる節があればそれは生理的なむくみです。また、朝に比べて夕方に体重が増えていることが多いです（1kg程度は正常です）。休息を取るなどでむくみもとれ、それほど心配することはありません。◉ むくみというのは、体の中にある水分とナトリウム（食塩）が過剰になった状態です。むくみは全身のあちこちに現れる可能性がありますが、まず全身にむくみが起きているのか、または局部的に起こっているのかを確認することが大切です。疲労時の足のむくみなど一時的な局所のむくみは心配ありませんが、全身性の

Ⅲ．Q&A

むくみは重大な疾患の一症状である場合があり、重要な徴候です。● 全身性のむくみはいろいろの原因で起こりますが、まず心臓と腎臓の疾患を考えなければなりません。心臓については、全身に血液を送り出す左心室の力が弱くなると肺に血液が滞るようになり、肺に水がたまるようになり左心不全といわれます。それに伴い顔、手、足がむくんできます。肺に血液を送り出す肺循環の働きをする右心室が弱くなると、脚や体に水がたまるようになり右心不全といわれます。● むくむというとほかに腎臓病と考えられがちですが、しかしこのような状態になる腎臓病は、腎不全、あるいは急性糸球体腎炎やネフローゼ症候群（☞別項参照Q：305）などに限られます。最も多い腎臓病である慢性糸球体腎炎では一般にむくみ（浮腫）はみられません。● こうした心臓や腎臓のほか、肝疾患（肝硬変など）、内分泌疾患（甲状腺機能低下症など）、妊娠中毒症、低栄養（低アルブミン血症やビタミン欠乏症など）、下肢静脈瘤、薬物性（非ステロイド性抗炎症薬やステロイド薬）、血管性浮腫（クインケ浮腫；突発性の部分的な浮腫）などが知られています。クインケ浮腫は唇や眼瞼が腫れるもので、真皮（表皮下皮膚の層）のアレルギー反応であり、表皮のアレルギー反応である蕁麻疹と対比されることが多く、治療も共通となります。● 甲状腺機能低下症におけるむくみは「粘液水腫」とも呼ばれ、むくんだ部分を指でへこませてもすぐ戻ってくるのが特徴です。顔のむくみがひどい場合、まぶたがむくみ、唇が厚くなります。さらに粘膜までむくむこともあり、喉頭がむくんで声がしわがれることもあります。そのほか、皮膚の乾燥や体重の増加、月経の異常などが症状としてあげられます。● リンパ管の圧迫や狭窄のためにリンパ管の流れが悪くなって起こるリンパ浮腫があります。ほとんどが子宮癌や乳癌などの手術治療後に四肢に発症する二次性浮腫です。若い女性に多く、最初は夕方になると足、かかと、手の甲のはれで気がつきます。症状が進むとむくみが消えてなくなったあとに、皮膚が線維化して硬くなってくるので早く対処する必要があります。昨今リンパ浮腫に対する医療者の関心が高

まっており、2016年2月、日本リンパ浮腫学会ができています。◉
特発性浮腫と呼ばれるものがあります。これは明らかな原因がないのに全身性の浮腫（むくみ）を周期的に繰り返す病気で、主に月経がある女性に現れます。原因は不明ですが、血圧調整機構（レニン－アンジオテンシン系）の活性化、毛細血管の透過性の亢進や自律神経の異常などが推定されています。1日の塩分摂取量を5g以下に制限するなどの治療法が行われます。

【健診医からコメント】健診の場でむくみを訴える人は比較的多くみられます。たいていは生理範囲内と思われる浮腫で、大きな問題はありません。血液検査値との照合にもよりますが、たいていは様子をみるだけで心配ありません。持続するような全身の浮腫は重大な疾患の一症状であることがあり、即刻専門医を受診すべきです。食塩の摂取程度や症状の有無、血圧の程度は、浮腫とも大いに関係します。普段、食塩摂取は常に少なめを目標にすべきです。

Q：246：低血圧症ってどんな病気？
A：[担当科]：内科、循環器科、救急科

【概要】収縮期血圧（高いほうの血圧）が100mmHg未満の場合に低血圧症と診断します。原因不明の本態性、何かの病気で起こる二次性（症候性）、急に立ち上がった時に起こる起立性の三つに分けられます。また食後に低血圧傾向になる方もいます（高齢者に多く、食事で血液がおなかに集まるため：食後低血圧）。本態性が多くを占めます。何か病気があって起こる場合は、元の病気が何であるかが大切です。立ち上がった時にふらっとして血圧が下がる起立性低血圧症は収縮期血圧が20mmHg以上低下する場合に診断します。◉
普段の血圧である家庭での血圧測定（家庭血圧）で低血圧を確認したうえで低血圧（症）と診断されます。診断にあたっては、ずっと前からなのか、急に起こってきたのか、低血圧が進行性かどうか、全身疾患（脱水、貧血、糖尿病や中枢・末梢性神経疾患など）がないかどうか、自律神経に影響を与える薬剤（降圧薬、心疾患に用いる亜

硝酸薬、精神安定薬、睡眠薬など）を服用していないかどうかを確認したうえで低血圧症と診断されます。◉ 低血圧を起こす仕組みとして、全身を巡っている血液の量（循環血液量）の減少や心臓から送り出す血液量（心拍出量）の低下、細かい血管（末梢血管）の抵抗や血液の粘りけ（粘稠度）が減少することが考えられていますが、多くは原因不明です。◉ 二次性低血圧症の原因疾患としてはいろいろありますが、まず急性低血圧症は慢性低血圧症に比べると重症であることが多く、ほとんどの患者さんでは救急処置が必要となります。出血・脱水などの循環血液量の減少や重症感染症に伴うショックが考えられます。また心機能低下（心臓のポンプ作用の低下）や重症の不整脈、過剰な降圧薬の投与などの薬物中毒があります。◉ 本態性低血圧症では症状のない人が多く、症状が認められる方は10～20％といわれ、症状の出方も穏やかです。なかには低血圧に伴う血流量の低下による全身症状やいろいろの臓器の症状が認められ、また精神・神経症状や自律神経症状（不定愁訴）もみられます。◉ ゆっくり経過する（慢性）あるいはいつもの原因のわからない低血圧（本態性低血圧）では日常、急激な起立を避け、感冒、脱水時には特に転倒に注意しなければなりません。就寝・起床時間や食事時間帯などの生活リズムを調整するようにします。節酒をし、入浴もほどほどに減らします。食事では水分と食塩（厚生労働省推奨では8g/日ですがそれより数グラム多めに）ならびに蛋白摂取量を増加させ、特に朝食をしっかり摂るようにします。◉ 自覚症状を認めない場合は治療の必要はなく、愁訴が強い場合にはじめて治療が必要になります。治療法としては、精神療法や生活指導が重要であり、それでも効果が認められない場合は薬物療法が必要となります。この場合も、血圧を上げるのではなく、倦怠感などの不快な症状の軽減を主とした治療が行われます。二次性の場合は緊急対応のことが多く、原因疾患の治療が第一となります。

【健診医からコメント】健診の場では若い女性を中心に低血圧（症）の方が多数います。ほとんどが慢性、本態性（原因不明）です。多く

の方では症状がないか、あっても軽いめまいや肩こりなどです。そうした場合、本人が気にならない程度であれば、病気として扱う必要はありません。症状も影響もなければ病気でなく体質と思ったほうが自然と思われます。症状を伴う場合、長時間デスクワークの方に多く、肩こりなども伴いがちなので、その場合は余暇をみて（作って）、軽度から中程度の規則正しい運動（速足歩行など）をお勧めしますし、弾性ストッキングや弾力性下着の着用も有用といわれています。急な低血圧の場合は重大なこともあり、救急対応が必要なこともあります。愁訴が持続する場合は専門医（内科）を受診して必要な検査を受けるようにします。

Q：247： 低血糖症ってどんな病気？
A：[担当科]：内科、糖尿病代謝科

【概要】ヒトは一定の血糖値（基準値）を保って生きています。絶食が続くと血糖値は60mg/dl台後半まで低下しますが、それ以下には下がりません。自動的に調整されます。血糖は食事や運動により絶えず変化はしますが、普段は基準値の範囲内に保たれています。血糖値がこの正常な変動幅を超えて低いほうに傾き、それによる症状が現れた時、低血糖症といいます。●原因（外因性）として多いのは、糖尿病治療薬（インスリンや経口血糖降下薬）によるもの、アルコール摂取（とくに空腹時の）、抗不整脈薬などの薬剤によるものなどです。内因性としては、胃切除後症候群（ダンピング症候群）やインスリン感受性の高い人にみられることがありますが、こうした反応性低血糖の場合は食事のとり方に注意することで予防することができます。● 治療が必要な内因性低血糖の第1位は膵臓のインスリン分泌細胞のβ細胞が腫瘍化したインスリノーマの場合、第2位として肝臓癌によるもの、第3位はインスリン自己免疫症候群です。この疾患は、インスリン注射歴がないにもかかわらず、インスリンが働くのを邪魔するインスリン自己抗体ができてしまい、インスリン自己抗体が乖離して急にインスリンが働き、血糖が下がりすぎ、

自発性低血糖を起こす疾患です。● 低血糖に伴う症状は血糖値が低下するにつれて空腹感など副交感神経症状、次いで手指の震え（振戦）、冷や汗、顔面蒼白、動悸、不安感など交感神経症状が現れます。さらに低下して血糖値が50mg/dlを切るようになると中枢神経症状が現れ、眠気、思考困難、めまい、さらには不可解な行動、けいれん、深い眠り（昏睡）に至り、これら症状から精神疾患が疑われることがあります。● 検査はできるだけ低血糖を起こした時ないし直後に血糖を測定します。どういう場合に低血糖を起こしたかも重要となります。検査によってインスリン自己免疫症候群（空腹時低血糖を起こす）なのか、インスリノーマなどの診断を詰められます。● 低血糖に対してはブドウ糖の静脈注射、グルカゴン（インスリンと逆の作用のホルモン）の筋肉注射または皮下注射を行います。インスリノーマの場合には腫瘍を切除します。インスリン自己免疫症候群に対しては1日6回の分割食やインスリン抵抗性改善薬の投与が有効です。

【健診医からコメント】異常な空腹感、冷や汗感など初めての場合、甘いものを摂取してみて症状がよくなるようであれば、低血糖の可能性があります。繰り返すようであれば、医療機関で血糖値を測定してもらう必要があります。現在、糖尿病の患者さんは大変多く、治療医の立場でも低血糖を起こさないようにとの配慮が重要視されています。健診受診者の中にも低血糖の経験者がいますし、飴を携帯している場合もあります。また健診は空腹で検査する必要がある場合が少なくなく、糖尿病治療薬の使用時間に制限が出ることもあります。糖尿病治療中の場合は、薬剤による低血糖（医原性）の問題を含めて、担当医と密接に連携しなければなりません。

Q:248: 鉄欠乏性貧血ってどんな病気？
A:[担当科]:内科、血液内科
【概要】鉄欠乏性貧血は一般にもよく聞く病名です。血液成分の一つである赤血球は、なかに含まれるヘモグロビンによって、体中に

酸素を運ぶ重要なはたらきをしています。そのヘモグロビンは、酸素と結合するヘムという物質と、グロビンというタンパク質が結合してできていますが、ヘムの合成には鉄が必要です。● 食物に含まれる鉄分は胃酸により吸収されやすい形に変わり、十二指腸や小腸から吸収されます。鉄は人の体のなかに約4g含まれており、その約2/3がヘモグロビン鉄で、残りは主に貯蔵鉄と、その他、血清、筋肉、酵素にも含まれています。● 体内の鉄の出入りはごくわずかでバランスは保たれていますが、慢性出血などでこのバランスが崩れることによって鉄欠乏症が起きます。鉄が不足するとヘモグロビンの産生がうまくいかなくなるために赤血球1個あたりのヘモグロビンが減り、赤血球の大きさが小さくなって、小球性低色素性の鉄欠乏性貧血になります。貧血の90％以上がこの鉄欠乏性貧血です。● 鉄欠乏の原因としては、食事性の鉄の摂取不足や消化管からの鉄吸収障害の場合、成長期や妊娠に伴って鉄の需要量が増えた場合、慢性出血性疾患や月経過多により鉄の失われる度合いが増えた場合などがありますが、一般には慢性の出血による喪失が多くみられます。男性および閉経後の女性では消化管出血がほとんどです。● 貧血による組織への酸素供給量が低下して、息切れ、疲れやすさ、全身の倦怠感、頭重感、顔面蒼白、胸の痛み（狭心症様症状）などの症状が現れます。すすむと爪が反り返ったり、口角炎、舌炎などがみられたりすることもあります。血液検査等でおよその原因はわかります。● 子宮筋腫による月経過多での子宮摘除、消化管出血への対応などの原因治療がまず行われ、一方で経口、注射で鉄剤の投与が行われます。経口鉄剤は胃腸障害を起こすことがあり、治療医はその点も考慮します。

【健診医からコメント】健診の場でことに若い女性の貧血の方が少なからずいます。検査では小球性低色素性貧血であることから鉄欠乏性であることがわかります。一般の人で、男性の0.5％、女性の12.7％が鉄欠乏性貧血であるといわれています。健診で指摘された場合、一度内科を受診することが必要です。出血などの明らかな原

因がなく、2週間以上鉄剤を服用しても反応がない場合は、血液内科への受診が必要なこともあります。なお近年、ピロリ菌に感染すると鉄欠乏性貧血の原因になる事がわかってきています。ピロリ菌感染が原因の場合、除菌治療を行う事で貧血も治ることもわかってきています。

Q：249：手のふるえってどんな病気？
A：[担当科]：神経内科、該当各科

【概要】普段にも緊張したりすると手がふるえることがあります。ふるえ（振戦〈しんせん〉）は筋肉が収縮と弛緩を繰り返すために起こります。振戦が起こるのは、病気が原因とは限りません。軽いものなら、誰にでも起こることがあります。通常は状況により手がふるえても心配のいらないものが大半ですが、病気で起こる場合もあり、その時は注意が必要です。● ふるえを特徴とする疾患をあげるとパーキンソン病、小脳疾患〈しょうのうしっかん〉（手のふるえだけでなく、運動が円滑にできない）、多発性硬化症〈たはつせいこうかしょう〉（稀な指定難病で脳や脊髄に硬化病変がみられる）、脳梗塞〈のうこうそく〉、甲状腺機能亢進症〈こうじょうせんきのうこうしんしょう〉（バセドウ病）、アルコール依存症、低血糖症状などで起こります（いずれも☞該当項参照）。以上の疾患はいずれもしっかりした対応が必要です。"ふるえ"が長く続くようであれば、専門医の診断、治療が必要です。● 上記のような原因疾患がはっきりわからないでふるえがくる場合、本態性振戦といわれます（☞別項参照Q：361）。文字がうまく書けない、コップの水を飲むときにこぼしてしまう、緊張したときに声がふるえる、頭のふるえが気になって人に会うのがつらい、などの症状がみられますが、特に進行するわけでもないといった特徴があります。パーキンソン病の場合は安静時にもふるえがでて、筋肉がこわばってきて病状が進行します。ほかの疾患もそれぞれ特徴があります。

【健診医からコメント】ふるえが上記疾患による場合は専門医の診断・治療や生活習慣の改善が必要です。本態性振戦は、「病気」というより「体質」といったほうがよいともいわれます。さらに本態性〈ほんたいせいしんせん〉

振戦では高齢者(長寿者?)が多いようです。

Q:250: てんかんってどんな病気?
A:[担当科]:神経内科、精神科、脳神経外科

【概要】てんかんは「脳の慢性疾患(のうまんせいしっかん)」です。発作的に脳の神経細胞に突然発生する激しい電気的な興奮(こうふん)により痙攣(けいれん)などの発作(ほっさ)が繰り返し起こるのが特徴で、それにさまざまな臨床症状や検査の異常を伴う状態と定義されています。年齢、性別、人種の関係なく発病します。てんかんの80%は18歳以前に発症するといわれます。ただ、近年では高齢化に伴い、脳梗塞や脳出血、脳腫瘍など、さらに認知症に伴うてんかん(症候性てんかん)の発症も多くなってきたといわれます。● てんかんが発病する原因はさまざまですが、原因により特発性(とくはつせい)てんかんと症候性(しょうこうせい)てんかんに分けられます。特発性てんかんは、検査をしても異常がみつからず、原因不明とされるものです。症候性てんかんは、脳が受けた何らかの傷がてんかんの元になる場合です。● てんかん発作の時の症状は、大脳(だいのう)の電気的な興奮が発生する場所によってさまざまです。たとえば、いわゆる「けいれん」と呼ばれる手足をガクガクと一定のリズムで曲げ延ばしする状態(間代発作(かんだいほっさ))や、手足が突っ張り体を硬くする状態(強直発作(きょうちょくほっさ))、あるいは非常に短時間の意識消失(いしきしょうしつ)が突然起こる状態(欠神発作(けっしんほっさ))など、その症状は極めて多彩です。● てんかんは意識が消失しない場合もあり、また、"光が見えたり"、"音が聞こえたり"といった、まえぶれ(前兆(ぜんちょう))がある場合もあります。意識消失、けいれんといった発作は比較的短時間でケロッと元に戻ります。居合わせた人が、突然倒れた人を見て、"これはてんかんだ"と判断する根拠となりやすいのは、「発作の持続が短時間、意識がない、歩きまわったり、舌をなめるような、普段はしない異常な行動があったりする、突っ張った姿勢だったり、両手足がガクガクする」などです。● 診断には脳波とMRIが最も大切な検査であるといわれますが、脳波とMRIの所見は、あくまでも発作の様子との組み合わせで判断されるもので、診

断の第一歩は、症状が起きているときの目撃情報(もくげきじょうほう)であるといわれます。病院に運ばれてくるときは、ほとんどの場合、発作がすでに止まっており、目撃した人の情報がたいへん重要になるといわれます。●治療は専門医にお願いしなければなりませんが、一般にはまず抗てんかん薬（テグレトール、デパケンなど）が用いられます。特発性が一般的であり、長く専門医による経過観察と治療が必要となります。治療により、発作がなく、長く平常生活ができるのが普通です。

【健診医からコメント】居合わせた人が急にけいれんして倒れたら、この疾患が疑われます。もちろんそのような場合は救急対応が必要です。たまたま身体の危険を伴うような場所でそうしたことが起これば、周囲の人は危険を解除してやらなければなりません。てんかんを疑った場合、小児であればまず小児科に、成人の場合には、信頼するかかりつけ医に尋ねるのが近道です。専門医は神経内科、精神科、脳神経外科、小児は小児科所属医師が多くみられます。

Q：251：電解質異常ってどんな病気？
A：[担当科]：代謝科、内科

【概要】健診では電解質（イオン）の詳しい検査は一般には行いません。必要があって代表的な電解質を調べることはあります。ナトリウム（Na）、カリウム（K）、クロール（塩素；Cl）やカルシウム（Ca）、マグネシウム（Mg）といった種類のものです。ほかにも多種多様な電解質があります。●電解質は体液に含まれていて、イオンと呼ばれ水に溶けて電気を通す物質のことです。イオンにはプラスの電気を帯びた陽イオンとマイナスの電気を帯びた陰イオンとがあり、電解質が溶けている溶液中では、弱いながらも陽イオンと陰イオンは電気的に引き合っており、弱い結合状態にあります。●ここに電圧をかけると、電極のプラス側に陰イオンが引き寄せられ、マイナス側には陽イオンが引き寄せられて、電気的に二つに分かれます。これを電気分解(でんきぶんかい)あるいは電解(でんかい)といいます。水に溶けない物質や、水に

溶けても電気を通さない物質は電解質ではありません。● この電解質（イオン）は、細胞の浸透圧（液体は濃度の濃い方へ引き寄せられる）を調節したり、筋肉や神経の働きにかかわるなど、身体にとって重要な役割を果たしています。電解質は少なすぎても多すぎても細胞や臓器の機能が低下し、命にかかわることがあります。● 主な電解質には、上にあげた通りナトリウムやクロール、カリウム、カルシウム、マグネシウムなどがあります。これらは5大栄養素の1群としてあげられるミネラルです（3大栄養素にミネラル、ビタミンで5大）。ミネラルは、生体にとって欠かせない無機質ともいわれます。無機質とは、有機質（物）に含まれる4元素（炭素・水素・窒素・酸素）以外の元素のことです。● 主な電解質とその働きは以下の通りです。ナトリウム（Na^+）は身体の水分量および浸透圧の調節、神経の伝達、筋肉の収縮などの働きをします。カリウム（K^+）は神経の伝達、筋肉の収縮、心臓の収縮など、マグネシウム（Mg^{2+}）は筋肉の収縮、骨や歯をつくる、酵素の活性化など、カルシウム（Ca^{2+}）は神経の伝達、筋肉の収縮、骨や歯をつくる、血液を固めるなど、クロール（Cl^-）は身体の水分量および浸透圧の調節、胃酸の分泌などに関係します。● 電解質異常はヒトの身体を構成している細胞にとっては血液の状態が変化することを意味しますので、ただちに生命活動に影響します。通常、検査の対象となる電解質は、ナトリウム、カリウム、マグネシウム、カルシウム、クロール（塩素）、重炭酸イオン（1価の陰イオン；HCO_3^-）です。● 水電解質代謝は恒常性（ホメオスターシス：一定性）を保つように維持されています。生体の内部環境の維持のなかで重要な位置を占めます。しかも維持範囲はかなり狭く、精緻（綿密）な調節が行われていますが、その主座となるのは腎臓にあるといわれます。これらの電解質が異常になるとすれば、直ちに生命にかかわる事態となりかねません。

【健診医からコメント】電解質は健康な状態では微妙な自動調節によって体の細胞に好ましい状態に維持されています。健康な人をチェックする健診では、通常は原則的に電解質を問題にすることは

ほとんどありません。ただ、異常が想定される場合は、疾患への対応という事で、病院との懸け橋になります。

Q：252：電撃症・雷撃症ってどんな病気？
A：[担当科]：救急科

【概要】生体に電気が流れることで生じる損傷（感電）を電撃症とよび、特に落雷によるものを雷撃症とよびます。感電によって生ずる障害（電撃傷・雷撃傷）は通常の熱傷と異なり、真性電撃傷といわれ、電流通過部分の潰瘍、炭化・凝固壊死（電撃斑）と電流の直接作用による心臓や中枢神経への障害があり、取り扱いが難しくなります。
● 感電が明らかであれば、皮膚の傷害が軽度であっても重症と判断されます。皮膚表面の傷害が小さくても、中の組織が広くやられるからです。死亡原因の多くは、心室細動（☞別項参照Q：165）という致死的な不整脈によります。● 感電による場合、電圧よりも電流の大きさ、直流より交流のほうがさらに危険で、交流では周波数が低いほうが危険、手から下肢への通電経路で最も不整脈の発生頻度が高く、男性より女性のほうが感受性が高いといった特徴があるといわれます。● 電撃が体内を通電する際は、発生する熱（ジュール熱）により神経麻痺、血管損傷、筋壊死などを起こします。● とりあえず応急処置が必要です。受傷直後は何ともなくても、数日してから傷害が明らかになることもあるといわれます。いずれも即刻救急対応であり、救急車の要請とともに、蘇生措置が必要な場合もあります。

【健診医からコメント】電気工事等に携わる場合、労働安全衛生法（安衛法）と労働安全衛生規則（安衛則）でいろいろの規定があり、そうした法規を順守することが大切です。電撃傷による死亡はかつての数百人規模から数十人規模に減少はしているといわれます。

Q:253: 電離放射線障害（放射線障害）ってどんな病気？
A:[担当科]:内科、神経内科、関連各科

【概要】一般には、電離放射線を単に放射線と称し、電離放射線による障害は単に放射線障害と呼ばれています。具体例としては、原子炉事故、臨界事故（意図せずに核分裂性物質が核分裂連鎖反応を起こしてしまい、大量の放射線や熱を発生させてしまう事故）、X線発生装置による事故、電離放射線取り扱い従事者の被曝事故などです。電離放射線の生体への影響としては、早期障害と晩発障害、後世代的障害があります。◉ 放射線量の単位にはグレイ（Gy）とシーベルト（Sv）があります。さらに放射線を出す能力（放射能）の強さを表す数値としてベクレル（Bq）があります。◉ グレイは、放射線を照射された物質が吸収する線量（エネルギー）を表し、シーベルトは放射線が「人間」にどのような影響を与えるのかを評価するための単位です。例えば、病院で癌の治療として、「病巣に何グレイを当てた（照射した）」とか、「福島の原発事故で、何シーベルト浴びてしまった」といった使い方です。さらに、「このシイタケからは何ベクレルの放射線が出ている」といった使い方です。◉ 人体は年間およそ2.4ミリシーベルト（世界平均）の自然放射線に常にさらされています。ごく微量の放射線では人体に影響を与えることはありませんが、チェルノブイリの原発事故あるいは、核燃料の加工中に起こった東海村の臨界事故のように短時間に大量の放射線に被曝すると急性放射線障害をきたします。◉ 短時間に全身被曝した場合の致死線量は、5％致死線量が2Sv（1Sv＝1,000ミリSv）、50％致死線量が4Sv、100％致死線量が7Svといわれています。200ミリシーベルト以下の被曝では急性の臨床症状は認められないとされますが、長期的な影響については必ずしも結論が出ていません。◉ 被曝後数週間以内に現れる障害を早期障害といいます。食欲不振、悪心（吐き気）・嘔吐、倦怠感などの症状がまず出てきます。しばし過ぎて、骨髄が障害されると、白血球減少や血小板減少、貧血がみられます。皮膚では紅斑や脱毛（5Gy以上）、潰瘍（25Gy以上）、組織

や細胞の死滅である壊死（500Gy以上）が発生します。数十Gy以上の被曝では、骨髄・消化管の障害に加えて、中枢神経系の障害が発生し短時間で死亡します。◉ 晩発障害（時間をおいて発生）として、被曝線量が低く、死に至らなかった場合には、数ヶ月から数十年後に白血病や皮膚癌などの悪性腫瘍の発生、老化の促進などが現れるといわれます。さらに後世代的障害として胎児障害（奇形など）や遺伝的障害（染色体異常など）などを残します。

【健診医からコメント】放射線障害は実に恐ろしいものです。稀なことですが実際に起きていることです。人類は放射線を戦争の手段としては絶対に回避・廃棄しなければなりません。一方、放射線は医療としては限りない恩恵ももたらします。放射線の使い方は人類の叡智をかけて追及しなければなりません（☞別項参照Q：302）。

Q：254：統合失調症ってどんな病気？
A：[担当科]：精神科

【概要】統合失調症は、さまざまな刺激を伝えあう脳をはじめとした神経系が障害され、実際には起こっていないことを起こっているように感じたり（幻覚）、明らかに間違っていることを信じこんでしまったり（妄想）する慢性の疾患です。◉ およそ100人に1人弱がかかる頻度の高い病気で、年間77.3万人が受診中とされています（厚労省；2014）。好発年齢は思春期から30歳までが70～80％を占めます。平均の発症年齢は男性が27歳、女性が30歳です。女性では、40～45歳に2度目の発症の小さなピークがあり、この時期の発病は男性の2倍となっています。◉「普通の話も通じなくなる」「不治の病」という従来からの誤ったイメージがありますが、こころの働きの多くの部分は保たれ、多くの患者さんが回復していきます。何より治療が進歩しており、この病気に対する昔のイメージは払拭すべきといわれます。◉ 人はストレスに対して強い人弱い人さまざまですが、人により"もろい"部分もあります。患者さんの感じるストレスが「もろさ」の限界を超えたときに発病すると考えられています。環境、

身体的条件、ライフイベント（何か引き金になる生活上の出来事）、性格などと、生まれながらの素因（ストレスに対する弱さ）にストレスが重なった時に脳内の神経伝達物質（ドーパミン系やセロトニン系といった物質）のバランスの異常が発生し、さまざまな刺激を伝え合う脳をはじめとする神経系の機能に障害が生じる病気です。●
統合失調症の原因には素因と環境の両方が関係しており、素因の影響が約2/3、環境の影響が約1/3とされています。これは高血圧症や糖尿病の遺伝頻度と同程度といわれます。統合失調症の母親から生まれた子供のうち同じ病気を発症するのは約10％にすぎません。また育て方のせいで、統合失調症を発症することはありません。●
症状には「陽性症状」といわれるもので、急性期に生じる患者さんの感覚は「眠れなくなり、とくに音や気配に非常に敏感になり、まわりが不気味に変化したような気分になり、リラックスできない」あるいは「自分が悪口をいわれ非難中傷されている」というような体験です。現実に「声」として悪口や命令などが聞こえてしまう「幻聴」や、そのために行動が左右されてしまう「妄想」といった症状が代表的といわれます。これらの陽性症状は患者さんの安心感や安全保障感を著しく損なうとされます。● これに対して「陰性症状」といわれるもので、根気や集中力が続かない、意欲がわかない、喜怒哀楽がはっきりしない、横になって過ごすことが多いなどの状態として現れるといわれます。会話を快活に続けにくくなり、生活を進めていくことが大変難しくなるといわれます。こうした症状は自信や自己効力感（自分が何かを達成できるという自信感）を奪うといわれます。さらに幻覚・妄想、生活の障害、病識の障害が前面に出てきます。● 治療の進歩により、以前と比較して外来で治療できることが増えてきたといわれます。しかし、入院治療の方が医師にとっては患者さんの様子をよく把握できるといわれます。● 長期予後では50％以上の人が回復したり軽度の障害といわれます。以前から「統合失調症は予後不良である」とか、「人格が荒廃する」などといわれてきましたが、研究の成果は必ずしもそれを示していないと

いわれます。● 薬物療法の進歩は目覚ましいといわれます。とくに近年、第2世代の抗精神病薬と呼ばれる治療薬が開発され（リスパダール、ジプレキサ、ルーラン、セロクエル、エビリファイなど）、より好ましい成果をあげつつあります。統合失調症の治療は、外来・入院いずれの場合でも、薬物療法と心理社会的な治療を組み合わせて行われます。精神療法やリハビリテーションなどを指します。
【健診医からコメント】治療はもちろん専門医（精神科医）にゆだねなければなりません。精神分裂病といわれた古い時代の暗いイメージを持つべきでなく、家族や周囲の人々を含めて治りうる病気であることを念頭に、心理社会的な支援が必要な病気です。

Q:255: 橈骨遠位端骨折ってどんな病気？
A:[担当科]:整形外科
【概要】橈骨遠位端骨折は小児から高齢者まで幅広くみられる頻度の高い骨折で「コーレス（コレス）骨折」とも呼ばれます。スポーツや転倒して手のひらをついた時に起こる手首の骨折です。肘と手首の間には2本の骨があり、親指側の太いほうの骨（橈骨）の手首に近い部分の骨折で、細いほうの骨（尺骨）の一部も骨折を伴うことがあります。● 小児の骨折では最も頻度が高いものです。青壮年のけがやスポーツで骨折する場合、相当の強い外力が必要です（高エネルギー損傷）。老年者では骨粗鬆症という要因のため弱い力でも骨折してしまうといわれます（低エネルギー損傷）。● 男性の発生率は加齢に伴う増加がみられず、10万人あたり100〜130人程度、女性では発生率が50歳台後半から高くなり、60〜70歳台では300〜400人といわれます。ところが、80歳以降には発生率上昇はみられず、50〜70歳といった比較的活動性の高い年齢層で発生しているといわれます。● 症状は受傷直後から手首付近のはれと痛みが出現し、動かせません。また、手首付近が手の甲のほうに折れ曲がるような変形がみられることもあります。● 診断にはX線検査は骨折の部位や骨折型、脱臼の合併を確定するために必要です。腫れ、痛み、

圧痛、変形など局所の症状とX線写真で診断は容易です。◉ この骨折の多くは外来で治療されます。骨折部の変形が強ければ、手を引っ張って変形を矯正します。ギプス（患部が動かないように外から固定・保護する包帯材料）を手から腕まで巻いて、4〜5週間固定すると骨はつきます。複雑骨折を起こしている場合は、手術が行われます。手術後に同様に固定されます。骨折部をギプスで固定すると指の関節が硬くなるので、ギプス固定をしている時期から手指をよく動かすようにすることが大切です。

【健診医からコメント】よくみられる骨折です。転倒して手でかばい、これは…と思ったらすぐ整形外科を受診すべきです。高齢ながらまだ動作に自信のある女性に多くみられがちです。冬の時期など、滑って転ばないようにすることがまず大事です。ギプス固定中の手指の運動を怠らないようにすることが大切です。

Q：256：糖尿病性昏睡ってどんな状態？
A：[担当科]：糖尿病代謝科、救急科

【概要】糖尿病の症状（合併症）の一つに深く意識を失ってしまう場合（昏睡）があります。糖尿病性昏睡といわれ、糖尿病の危険な急性合併症の一つです。一時的に著しい高血糖になることによって昏睡状態となります（血糖値500mg/dl以上！）。◉ 1型糖尿病の方でインスリンの量を急に減らしたり中止したりした時にみられることがあります。治療は注射によるインスリンに依存しているので、当然血糖は高くなります。2型糖尿病の方で病気が進んで自分のインスリンが出なくなったり効きが悪くなった時に加えて、風邪などの感染症や暴飲暴食、ストレスなどが重なって、血糖が著しく高くなります。それは体が不測な事態を切り抜けようと、肝臓で盛んに糖を作ることによります。肝臓で糖を作って血糖を上げることで元気になろうとし、糖がどんどん溜まっていく（高血糖）という事態が起きてしまいます。◉ 血糖が高くなってくると、著しい口渇（脱水）・全身倦怠感・消化器症状（悪心、嘔吐、下痢、腹痛など）が出てきます。

また血糖が高くなると水分が血管の外から血管内へと移動し、組織は脱水になり、一時的に尿が増えます。脱水に伴い体の中の水分やナトリウム、カリウムなどの電解質のバランスが崩れ、全身倦怠感が現れます。● インスリンが不足してブドウ糖が品うす（枯渇状態）になると、体の蛋白質（筋肉）や脂肪を使うようになります。脂肪がエネルギー源として分解された時に副産物として「ケトン体」が生じます。このケトン体はアセトンなどのいくつかの物質で、廃棄物みたいなものですが、このケトン体は酸性の強い物質で、体に溜まると血液が酸性になっていきます（ケトアシドーシス）。そうすると体には困った事態になります。● 糖尿病で起きるケトアシドーシスを「糖尿病性ケトアシドーシス」といい、細胞が損傷されます。高血糖とともに意識障害、低体温、腹痛などの症状をきたします。そしてついには昏睡という危険状態になります。重大な生命の危険があり、救急の対応が必要となります。統計的には1型糖尿病の方に多いといわれます。塩基性に傾くのがアルカローシスです。生体では酸と塩基は平衡を保っており、pH（水素イオン濃度）の正常範囲は7.4 ± 0.05です。

【健診医からコメント】現在では健診受診者の中にも糖尿病治療中の方がたくさんいます。そしてインスリンを自己注射している方も稀ではありません。主治医の指導もあり、インスリンを注射している方にはまじめに自己管理している方が一般的だと思われますが、自覚症状が乏しいためもあり、気持ちが緩むこともあると思われます。激しい喉の渇きや全身のだるさ、おなかの調子が悪いなどの症状があった場合は高血糖を疑ってみることも必要です。

Q:257: 糖尿病腎症ってどんな病気？
A：[担当科]：糖尿病代謝科、内科、腎臓内科

【概要】糖尿病のために腎機能が悪化して血液中の老廃物を処理できなくなった状態が糖尿病腎症です。そうなると老廃物を人工的に取り除かなければなりません。それが人工透析です。1998年に

糖尿病腎症による透析導入が原因疾患の第1位（約43.5％）になってこんにちに至っています。わが国では糖尿病の患者さん数は実に316万6,000人となり（2015）、前回（2011）調査の270万人から46万6,000人増えています。● 糖尿病腎症は、糖尿病末梢神経障害および糖尿病網膜症とともに、糖尿病の3大合併症の一つです。糖尿病になって10年以上経過してから徐々に蛋白尿が現れ、やがてネフローゼ症候群（☞別項参照Q：305）となってむくみ（浮腫）をきたし、腎機能が悪化してくるのが典型的な経過といわれます。● 糖尿病による高血糖と高血圧が根本的原因です。血管の内皮細胞が障害されたり、高血糖状態では腎臓内の蛋白質や脂質の非酵素的糖化反応という化学反応がすすみ、その結果大小さまざまな血管障害が起こり腎臓をダメにします。また腎臓内の高血圧の影響も重要といわれます。● 3大合併症はいずれも細い血管障害が主体となっているので、「糖尿病性細小血管症」と総称されることもあります。ちなみに糖尿病の他の合併症では、「糖尿病性大血管症」としての動脈硬化症が重要です。糖尿病はいずれ血管の老化に深くかかわります。● 糖尿病腎症（透析に至るまで5期に分けられています：省略）は、かなり進行してからでないと自覚症状は現れません。したがって、むくみなどの自覚症状が出現した場合は、かなり進行していることになります。腎機能が悪化し腎不全になると、体内への尿毒症物質の蓄積による尿毒症（頭痛、吐き気、立ちくらみなど）が出現してきます。この段階になると逆戻りはできず、透析（人工腎臓）という事態になりかねません。● 何より予防が大切となります。主体となるのは血糖や血圧のコントロール、蛋白質や塩分の摂取制限です。まず血糖の問題ですが、血糖調節には第4期（腎不全期）以降ではインスリン注射を使用するようになります。それ以前には食事療法と運動療法が基本となり、必要に応じて糖尿病薬を使用します。血糖コントロールの目標は、食前血糖値120mg/dl 未満、食後2時間血糖値180mg/dl 未満、HbA1c6.5％未満です。● 血圧の調整には、アンジオテンシン変換酵素阻害薬（ACE阻害薬）やアンジオテンシ

ンⅡ受容体拮抗薬(ARB)を用いることが推奨されており、必要に応じてカルシウム拮抗薬(降圧薬)や利尿薬などが併用されます。血圧コントロールの目標は130/80mmHg未満ですが、可能であれば120/70mmHg未満を目標にします。食事内容、血圧、塩分等の管理が重要で医師の指導を守らなければなりません。

【健診医からコメント】自覚症状はないことが多いため、高血糖や高血圧を放置しがちですが、そうするといつの間にか糖尿病腎症をはじめとする糖尿病合併症にかかっていることもあり、そうなると治療が難しくなります。糖尿病にあっては常に血糖値および血圧も安定させることに心掛けなければなりません。そしてできる限りの異常の早期発見、早期治療が腎機能の悪化を防ぎます。薬物治療は進歩しており、太り気味の2型糖尿病ではSGLT2(ナトリウム/グルコース共輸送体2)阻害薬と呼ばれる新薬は余分の糖をどんどん排泄してくれ、腎臓保護にもいいことが示されています。

Q:258: 糖尿病ニューロパチーってどんな病気?
A:[担当科]:糖尿病代謝科、内科

【概要】糖尿病神経障害(ニューロパチー)は糖尿病の三大合併症のうち、最も早期に出現してくるといわれます。約1万3,000例の調査では神経障害ありと判断されたのは4,709例(37%)で、網膜症23%、腎症14%に比べ高率で、糖尿病患者の1/3以上を占めていました。神経障害は、他の合併症と同様に高血糖が持続することにより起こります。● 糖尿病神経障害は、大きく末梢神経障害(手足に関係)と自律神経障害(心臓、血圧や胃腸などに関係)に分けられます。末梢神経障害も自律神経障害も、高血糖によって神経がむくむようになったり、高血糖で変性したタンパクがたまったり、神経に栄養を供給する細い血管がつまって神経が部分的に死滅するために発症すると考えられています。● 末梢神経障害では、足の指先の違和感、足底に紙でも貼りついた感じ、足のしびれやつり、こむら返りなどを訴えます。通常、足先から左右対称性に現れ、しばしば

夜間に増強し、上方へ拡大するのが特徴です。手にも同様の症状が現れる場合もありますが、足に比べて軽度といわれます。● 高血糖によって自律神経が障害されると、胸が苦しくなる狭心症の症状がよく出たり、立ちくらみしたり、胃もたれしがちになったり、排尿がスムーズにいかなくなったりします。● 神経障害は、突然起こるものではなく、通常徐々に進行します。血糖コントロールを良好に保つと、高度に進行した場合を除いて神経障害は改善傾向を示すといわれます。● 末梢神経障害は、患者さん本人の自覚症状と、アキレス腱反射が保たれているかどうか、モノフィラメント（釣り糸のような細い糸）による圧感覚などでチェックします。● 治療は中等症以上では血糖コントロールに加えて、諸種薬物療法が行われますが、目立った改善は困難であるといわれます。

【健診医からコメント】糖尿病神経障害の予防には、適切に血糖値をコントロールすることが最も重要です。それにより糖尿病神経障害の進行を遅らせることができます。日常生活に気をつけながら、症状の進行を予防することが大切です。血管の障害とともに末梢神経障害が高じて、足潰瘍や足壊疽のため、足を切断せざるを得なかった方を何人か経験していますが、治療にあたっては、担当医と密接な連携を保ち、自助努力が非常に大切です。感覚の鈍った足のけがを予防することも大切です。

Q：259：糖尿病網膜症ってどんな病気？
A：[担当科]：糖尿病代謝科、眼科

【概要】糖尿病の3大合併症の一つで、緑内障とともに失明の大きな原因です。高血糖に伴う代謝異常や生理活性因子が機能を発揮しにくくなり、網膜の血管壁や血液性状に変化をきたし、血管透過性亢進（血液成分が染み出やすくなる）、血管閉塞、血管新生の三つの主要な病気のかたちができてしまいます。● 病期は単純網膜症、前増殖網膜症、増殖網膜症の3段階で進行するといわれ、こうした網膜症は糖尿病発症から5年くらいで増加し始め、10年で50％の人が

網膜症を合併しているといわれます。また高血圧も網膜血管の動脈硬化を起こし、出血などの原因になります。◉ 単純網膜症では、毛細血管瘤(こぶを作る)や点状出血で発症し、さらに血管透過性異常が進行すると、しみ状網膜出血、網膜浮腫、血漿中の蛋白質や脂質成分が濃縮・沈着する硬性白斑といわれるものが生じます。◉ 網膜症があるかどうか、またどのくらいの段階なのかを見る検査に眼底検査があります。健診でもよく行われます。黄斑部は視力の中心であり、網膜の障害がこの部分に近いほど視力障害が大きくなります。黄斑部から離れたところでは何が起きていても気づかない(無症状)という弱点があり、網膜症の発見を遅らせる原因になります。◉ 黄斑付近に毛細血管瘤などが多発したり、むくみを生じた状態が糖尿病黄斑症です。こうなるとなかなか治療も大変になります。治療はもちろん眼科専門医にお願いしなければなりません。◉ 網膜症の発症ないし予防には、何より患者さん本人が担当医の指導のもと、きちんと血糖コントロールを行うことです。そうしながら、目の症状がなくても定期的に眼科を受診し、眼底検査を受けるようにすべきです。

【健診医からコメント】健診の眼底検査で、網膜症が発症していることがあります。それでも放置している場合が少なくありません。そういう患者さんに限って糖尿病治療を中断している場合が見受けられます。一方、網膜症が見つかったからといって、急激な血糖コントロールはかえって網膜症を悪化させるともいわれます。主治医と相談して、緩やかな血糖コントロールを心がけるべきといわれます。

Q:260: 糖尿病ってどんな病気？
A：[担当科]：糖尿病代謝科、内科

【概要】糖尿病は膵臓から分泌されるインスリンの作用の不足に基づく慢性の高血糖状態をきたす代謝疾患です。たいへん数が多く、厚生労働省の調査によると国内の糖尿病総患者さん数は316万人余(男性176万8,000人、女性140万1,000人)となっています(2016年

厚生労働省調査)。ところが同じ調査で、その患者さんのうち治療を受けている人は約65％と報告されています。● 糖尿病はインスリン作用不足の成り立ちから1型糖尿病(☞別項参照Q:021)、2型糖尿病(☞別項参照Q:283)及びその他の疾患に伴う糖尿病に分けられています。それぞれ対応の仕方が大きく異なり、臨床的には個別に扱われます。● 1型糖尿病は自己免疫異常により発症し、インスリンが絶対的に欠乏し、高血糖になります。幼児から成人まで発症しますが、8〜12歳の思春期前に発症が多くなります。日本の有病率は1万人に約1人です。インスリンの注射により治療され、インスリンなしでは通常生存できません。● 2型糖尿病は糖尿病の98％以上を占め、40歳以降に起こりやすいタイプです。インスリン分泌の低下あるいはインスリン抵抗性(インスリンの効き目を決める個人のちからの低下)によって骨格筋(こっかくきん)などでの糖の利用が悪くなって高血糖をきたします。2型糖尿病は家族性に起こりがちで、生活習慣の不適切が助長させます。日本での患者さん数は急激に増加し、最近では50歳以上の人の約10％が2型糖尿病という頻度の高い病気です。● その他の糖尿病予備軍的として、遺伝子異常が突き止められた糖尿病や、内分泌疾患(ないぶんぴしっかん)、膵疾患(すいしっかん)、肝疾患(かんしっかん)、ステロイド薬服用などに伴って発症することもあります。内分泌疾患では、クッシング病やクッシンング症候群、アルコールの過剰摂取で膵臓が破壊されて起こるものがあります。● 糖尿病の怖い点はその合併症です。高血糖、低血糖といった急性合併症のほか、慢性合併症として大きな問題を抱えている三大合併症(さんだいがっぺいしょう)(糖尿病神経障害(とうにょうびょうしんけいしょうがい)、糖尿病網膜症(もうまくしょう)、糖尿病腎症(とうにょうびょうじんしょう):☞いずれも別項参照)とその他の合併症があります。● 1型糖尿病や他疾患に伴う糖尿病は原因疾患とともにインスリン中心の医療が行われます。一方、放置されがちな大多数の糖尿病である2型糖尿病の予防と治療が大切になります。糖尿病の薬物治療は日進月歩で多方面からの治療が行われていますが、腸管から分泌され血糖を調節する大切なホルモンであるインクレチンをダメにして(分解)しまわないように、それを抑制にかかるDPP-4

阻害薬といったもの、また余分な糖を排泄してくれて腎臓保護にもなる SGLT2 阻害薬など新しい観点の進歩がありますが、基本的には患者さん本人の自助努力がたいへん大切です。

【健診医からコメント】糖尿病は健診の場でたいへん目立つ病気です。最近の推計では糖尿病者1,000万人、予備軍も同様1,000万人といわれています。さらにいろいろの病気を抱えている人の基礎疾患にもなっていることがしばしばです（万病の元的）。それでいて糖尿病と診断あるいは疑われて、精密検査・治療の指示があってもそれに従わない人が結構多くみられます。そうした方には3大合併症の怖さを繰り返し説得し、あるいは健診結果説明のコメントを強化しています。

Q:261: 糖尿病の食事療法はどうする？
A:[担当科]: 糖尿病代謝科

【概要】2型糖尿病の治療はまず食事療法が基本となります。糖尿病の発症には不適切な食生活や生活習慣が大きくかかわっているからです。糖尿病治療には、一般の病気と異なり、教育入院と称して、食事治療を中心に指導を行うことはよく知られています。◉ 糖尿病治療は食事・運動・薬物療法で血糖をコントロールし、合併症を予防する事です。この三つをうまく組み合せなければ、効果的な治療は期待できません。食事療法は血糖の上昇に直接かかわってくるため、特に重要です。◉ バランスのよい食事とは主食（ご飯やパンなどの穀物類で主に糖質類を含む食品）、主菜（献立の中心となるおかず、魚や肉などの蛋白質、脂質を含む料理）、副菜（野菜や海草、きのこ類の料理）を組み合わせた食事です。このような食事を組み合わせて、なおかつカルシウム源となる牛乳、乳製品および、果物を適量摂るようにすることです。◉ 食事療法の基本としては医師の指導のもと、管理栄養士により、患者さんの年齢、性別、身長、体重、日々の生活活動量などに基づき一日の摂取エネルギー量が決められます。例示すると、まず標準体重(kg)は身長(m)×身長(m)×22

で求められます。一日の適正な摂取カロリー（エネルギー量）は、仕事量で変わります。上で求めた標準体重を使って一日の適正なエネルギー量を算出します。概算では標準体重×軽い仕事で25～30（kcal）となります。普通の仕事では30～35（kcal）、きつい仕事では35～40（kcal）で算出されます。正確には一日の適正摂取カロリーの算出は性・年齢による基礎代謝基準値×標準体重×身体活動レベル指数となります。● 糖尿病の食事療法は特別な食事があるわけでなく、一日の摂取エネルギーを守り、過剰な摂取を避け、栄養素をバランスよくとる事が大切です。糖尿病の食事療法は、1日の食事を適切なエネルギー量（カロリー量）に制限することで、血糖値を正常値に維持していく治療法ということです。● そんな難しい食事療法の献立づくりを、一般の人でもできるようにつくられたのが、「食品交換表」です。これらについては、糖尿病の治療開始とともに管理栄養士の方に指導してもらうことが必要です。

【健診医からコメント】糖尿病は甘くみることはできません。自分で治す（調節する）気持ちが大切であり、治療の主役は自分自身であると思うべきです。主体的に食事や運動に取り組むことです。教育入院といわれるものはその手ほどきをするもので、一度経験しておくと、そのあとの血糖管理に大きな示唆になります。

Q:262: 糖尿病の運動療法とは？

A:[担当科]:糖尿病代謝科、内科

【概要】運動療法は食事療法とともに糖尿病治療の基本です。ことに糖尿病の大多数を占める2型糖尿病においては肥満・運動不足がその発病にかかわっており、運動はその改善に直接役立つからです。1型糖尿病も2型糖尿病と同様に、運動することで外から補給しているインスリンの働きを高めることができるといわれます。● 運動によって、血液中のブドウ糖が筋肉にとり込まれやすくなり、ブドウ糖、脂肪酸の利用が促進され、血糖値が下がります。2型糖尿病では、低下しているインスリンの働きが高まるといわれます。減

量効果・肥満の防止、高血圧や脂質異常症(☞別項参照Q:104、145)の改善に役立ち、筋肉の萎縮防止、さらには骨粗鬆症の予防にも有効であり、心臓や肺の機能を高め、ストレス解消効果もあるといわれます。● 運動にはウォーキングのような有酸素運動(エネルギーとして体脂肪を使う)と筋トレのようなレジスタンス運動(筋肉に貯めておいたグリコーゲンを主原料として使う。重量挙げなどは無酸素運動)があります。糖尿病の患者さんには、レジスタンス運動より、歩行やジョギング、水泳などの全身運動のほうが適しているといわれます。● 運動量は歩行運動なら、1日約1万歩、消費エネルギーに換算するとほぼ160〜240kcalの消費が望ましいとされています。歩行運動の目安は1回につき15〜30分間、1日2回行います。1週間に少なくとも3日以上の頻度とされています。通勤、通学、買い物などでも同等と考えられます。● 運動療法は長く続けることが大切です。またウォーキングであれば体力や年齢にあわせて歩き方やスピードを変えるなど適度に、自由に組み立てます。もちろん運動を開始する前に、医師に相談すべきです。医師の指導のもとに運動を行うことが大切です。

【健診医からコメント】適度な運動は糖尿病の発症予防にも治療にもなるという事です。運動は「言うは易し」ですが、運動が大きな負担になるような過体重になってしまっていることもあります。茶碗1杯のごはんは相当の運動量に相当するので、まずは食べることを抑えながら運動を増やしていくようにと説明することもしばしばです。

Q:263: 頭部を強く打ち付けたらどうする?
A:[担当科]:救急科、脳外科

【概要】日常、いろいろの弾みに頭を打ってしまう(打撲)ことはしばしばあります。また外傷を伴うこともあります。頭部は丈夫な頭蓋骨で保護されていますが、頭の中の出血(頭蓋内出血)や脳に傷がつく(脳挫傷)こともあり、緊急処置を要することもあります。●

交通事故、転倒・転落事故、スポーツなどで、はっきりと頭に強い衝撃が加わったとみられる現場に遭遇した場合には、脳挫傷も考えられ、こうした場合には即刻、救急車対応となります。◉ 一般の場合、危険な頭の打ち方としては、＊バイクもしくは車にはねられた、＊バイクもしくは車から放り出された、＊1メートルより高い位置から転落した、＊階段で、5段以上転落してしまった場合などには医療機関を受診すべきといわれます。その際、お酒を飲んでいる人には特に注意が必要です。◉ 以下のような症状のある場合は、危険であると考える必要があります。＊頭を打った時の記憶がない場合、＊頭を打ってから30分以上の全健忘（記憶喪失）がある場合、＊頭痛がどんどんひどくなる場合、＊嘔吐した（2回以上嘔吐している）場合、＊手足のしびれ、片麻痺（かたまひともいいます；半身に力が入らない）がある場合、＊物が二重に見えてしまう場合、＊痙攣が起きた場合、＊意識がない、眠り込んでしまう場合、＊ぼんやりしている、話が通じない、的外れのことをいう場合、＊暴れ出してしまう場合、＊耳の後ろにあざがある場合などです。即刻受診が必要です。◉ またときに、頭部に強い打撲を受けたり、頭蓋骨に損傷があったりする場合には頭蓋骨と脳を包む丈夫な膜（硬膜）とくも膜との間に出血による塊（血腫）が急にでき、急な症状を起こす場合があり（急性硬膜下血腫）、早急な対応が必要になります。また受傷後しばらくしてからゆっくり同様の血腫ができる慢性硬膜下出血があります。予後は両者で異なり、急性の場合は早急な対応が必要になります。◉ 上記の危険な症状である「意識を失う、麻痺、複数回の嘔吐、頭の打ちかた」などのチェックにより、頭蓋内出血などの重篤な状態が起きてしまっているかどうかを概ね見積もることができ、医療機関ではそうした状況を見計らってCT、MRI検査等が行われます。

【健診医からコメント】頭部を強打した場合は、当座の症状がそれほどでない場合でも、医療機関、できれば救急科を受診すべきです。必要に応じて頭部のCT検査が行われます。しかしわが国やアメリカのように、CT装置がふんだんにある恵まれた国では容易にCT

検査が行われますが、外国では一応のルールが決められており、受診した方がいい受傷事例というのは、上記のとおり「バイクもしくは車にはねられた」、「バイクもしくは車から放り出された」、「1メートルより高い位置から転落した」、「階段で、5段以上転落してしまった」などとなっています。

Q:264: 特定健診ってどんなこと？
A:［担当科］：健康管理科、内科

【概要】国民の健康管理を目標に国（厚労省）が2008年度から始めた制度で、「特定健康診査」と「特定保健指導」のことをいいます。近年、糖尿病等の生活習慣病の有病者・予備軍が増加しており、それを原因とする死亡は、全体の約1/3にものぼると推計されています。こうした生活習慣病予防のための新しい健診・保健指導で、バランスの取れた食生活、適度な運動習慣を広めようというものです。● 市町村の国民健康保険や健保組合などが実施します。心筋梗塞や脳梗塞などのリスクが高まるメタボリックシンドローム（内臓脂肪症候群）に着目しているため「メタボ健診」とも呼ばれます（☞別項参照Q：378）。● 腹囲、血糖、脂質、血圧の健診結果をもとに、高リスクの人は食事や運動などの特定保健指導を受けます。腹囲は男性85センチ以上、女性90センチ以上が指導対象となります。● 特定健康診査の対象になる方は40歳〜74歳の方で、受診時に協会けんぽ（2008年10月1日に設立、厚生労働省所管の特別法人。以前の政管健保）の加入者（ご家族）であることが必要です。受診する年度に75歳を迎える方は、誕生日から後期高齢者医療制度の加入者となるので、誕生日の前日までに受診を終える。受診する年度に40歳を迎える方は、4月1日から受診できます。● 費用は最高6,520円を協会けんぽが補助します。自己負担額はこの補助額を差し引いた額となります。● 検査項目は診察、問診（現在の健康状態や生活習慣など）、身体計測（身長、体重、腹囲、肥満度の指標であるBMI）、血圧測定、血中脂質検査（中性脂肪やHDL、LDLコレステロール）、肝機能検査、

血糖検査(空腹時血糖、ヘモグロビンA1cを測定)、尿検査(腎臓、尿路)をします。

【健診医からコメント】腹囲については異論もあるものの、大まかな基準としては評価できます。この"メタボ健診"は諸疾患との関連で大変重要な健診と考えられますが、問題は必要に応じて行われる「保健指導」を守るかどうかにかかっています。守る努力が行われれば、健康管理の上で大きな成果が上がるものと思われます。

Q:265: 特発性大腿骨頭壊死症ってどんな病気？
A:［担当科］:整形外科

【概要】特発性大腿骨頭壊死症も指定難病の一つです。骨盤にはまって(股関節)体を支えている大腿骨の頭の一部が、血流の低下により骨組織が死んだ状態(壊死)に陥ったものです。骨壊死が起こると障害部分がやがて潰れるようになり、関節が変形・破壊により痛みが出現します。壊死部分が小さい場合は症状を示さないこともあります。● はっきりした原因は不明(特発性)ですが、特殊な病気の治療で大量の副腎皮質ホルモン薬(ステロイド薬)投与を受けた人(若年〜中年の女性に多い)と、アルコールを10年以上ほぼ毎日飲んでいる人(中年の男性に多い)に多くみられることがわかっています。● 1年間の新規発生数は約2,000〜3,000人で、好発年齢は全体では30〜50歳台、ステロイド関連に限ると30歳台です。男女比は、全体では1.8:1です。● 股関節の痛みとして発症します。左右両側に発生する場合が半数近くで、症状の出現時期は異なることが多いといわれ、壊死部分が小さな場合には無症状に経過します。● X線診断は容易ですが、初期の変形が少ないうちは所見がはっきりしないこともあり、疑わしい場合にはMRI検査で容易に診断できます。● 壊死自体を改善させるよい方法がないのが現状です。人工骨頭を用いる人工股関節手術が成績は良いといわれます。

【健診医からコメント】原因と思われる一つにアルコール長期・大量飲酒者に関連があるといわれていますが、著者の僅かな経験では、

肝臓の状況はすでにアルコール性肝硬変の状態であるものと思われます。本症以外にもアルコール長期・大量飲酒は種々の身体異常を起こします。

Q：266：特発性肺線維症ってどんな病気？
A：[担当科]：呼吸器科、内科
【概要】特発性肺線維症は指定難病の一つです。空気から酸素を取り入れる無数の肺の小部屋である肺胞の間の仕切りになっている壁に、原因不明（特発性）の炎症が広い範囲に（びまん性）わたって起こり、その結果、肺胞壁に結合組織が増え（線維化）、壁が厚くなる病気です。通常の細菌性肺炎を代表とする肺胞腔内性肺炎と対比されるものです。2003年から2007年における北海道での全例調査では、発症率は10万人対2.23人、有病率は10万人対10.0人といわれています。● 特発性肺線維症という病名は、この線維化に焦点をあてたもので、炎症に比重をおいて病気を捉えた場合には、特発性間質性肺炎といわれますが（☞別項参照Q：058）、どちらも同じ病気をさすといわれます。また時期により間質性肺炎を示したり、あるいは肺胞腔内性肺炎を示したりすることもよくあるといわれます。● 特発性といわれますように、原因はわからないのですが、ウイルスの感染や粉塵の吸入が、この病気の原因として疑われてはいるものの、確証はありません。また膠原病（免疫のしくみの不都合で起こる）の一つとも想定されることもありますが、やはり原因の解明は十分にされておりません。● 中高年以降に労作時呼吸困難・乾いた咳（からせき）で発症し、ゆっくり進行します。症状が現れたあと、平均4～5年で呼吸不全が現れたり、死亡に至る頻度が高くなります。風邪、肺炎などの感染症を契機に、急性に発熱、呼吸困難の悪化をきたし、数日から1ヶ月程度の短期間に悪化することもあります。また肺癌を合併することも知られていて、発生率は10～30％に達します。本症に合併する肺癌は男性の喫煙者に多く、扁平上皮癌、小細胞癌が高率で、発生部位は下葉（肺の下部）に多い傾向があります。● 胸

部X線を撮影して、びまん性の陰影を認めることから始まりますが、類似の多くの疾患があるので、広く検査が行われます。◉現在のところ、特効薬はありません。呼吸状態が悪くなく、安定していれば原則的には無治療で様子を見ますが、ステロイド薬（副腎皮質ホルモン）や免疫抑制薬なども使われることがあります。肺の線維化を抑える効果が期待できる抗線維化剤のピルフェニドンがあたらしく発売されていますが、この病気に詳しい専門医が使用すべきともいわれています。

【健診医からコメント】健診の場で"息切れ"がするという方が結構います。たばこの吸いすぎ、肥満、心臓の不具合のことが多いですが、こういう場合には我慢しないで、不具合の原因は何なのか、何らかの病気のかたちの現れなのかを早いうちにはっきりさせておくことが必要です。内科やできれば呼吸器専門医を受診しておくべきです。後で戻りにくい病気の予防になります。特発性といわれるように原因不明とはされていますが、この病気をはじめ多くの肺疾患（循環器疾患や癌等々）の予防や進行を防ぐためには禁煙が必須です。またこの病気と診断された場合は特に、感染予防はきわめて重要で、間質性肺炎の急性増悪は上気道感染（風邪のような症状）がきっかけとなることも多いので、冬季においては外出時のマスク着用や手洗い・うがいの励行、インフルエンザの予防接種などが重要です。

Q:267: 吐血と下血、どうする？

A:[担当科]:消化器科、救急科

【概要】口から血液を吐出する吐血や肛門から黒色ないし血性の便が出る下血は、消化管の重大な異常を示すサインであり、場合により生命の危険を伴うことがあるため、できるだけ早期に病院を受診し、速やかに診断と治療を受けることが大切です。◉吐血は上部消化管（食道・胃・十二指腸）からの出血です。上部消化管の出血をきたす病変は、胃潰瘍、十二指腸潰瘍、食道静脈瘤、胃静脈瘤、マロリー・ワイス症候群（強い嘔気や嘔吐で胃食道接合部に亀裂ができて出

血)、出血性胃炎、胃癌・食道癌、稀ながら動脈出血をきたすデュラフォイ潰瘍など多岐に及びますが、主に胃・十二指腸潰瘍です（☞それぞれの該当項参照）。● 下血は上部消化管のみならず小腸や大腸などの下部消化管も含めた全領域の消化管のいずれかからでも出血した場合に認められ、血液が肛門から排出されることをいいます。胃・十二指腸潰瘍など上部消化管の場合はタール便（黒色）として認められ、ほかに大腸ポリープ、大腸癌、小腸・大腸の憩室（炎）、虚血性腸炎、薬剤性腸炎、感染性腸炎、潰瘍性大腸炎やクローン病などの炎症性腸疾患、痔核などやはり多岐に及びます（☞それぞれの該当項参照）。● 肛門に近い直腸やS状結腸からの出血では、新鮮血の排出や便の周囲に鮮血の付着を認めることがあります。痔からの出血は鮮血です。これらは血便といい、血便は血液そのものといった鮮血便とねばねばの粘液が混じった粘血便に分けられます。欧米では下血は黒色便のことをいい、黒色便と血便を区別していますが、日本では、黒色便と血便排泄を総称して下血と呼ぶことがあります。● 吐血や下血が主な症状ですが、大量出血時にはショックをきたすことがあり重篤です。その他の症状としてふらつきや息切れなど貧血による症状があります。症状は出血源や出血速度や併存疾患の有無により変わります。少量ずつ時間をかけて出血するときは自覚症状に乏しいことがあります。なお、吐血時には誤嚥や窒息をしないよう注意しなければなりません。● 吐血・下血があれば少量でも医療機関を受診すべきです。大量の吐血・下血があれば、即刻、救急対応をしなければなりません。受診時には吐血・下血の色や性状や量は正確に申告しなければなりません。吐血・下血の量や診察所見から緊急度が判断され、適切な時期に内視鏡検査を中心とした検査を行いますが、状況により出血中でも内視鏡検査が行われます。専門的医療機関ではこんにち消化管のすべてにわたり観察が可能で、診断と同時に、多くの場合治療に移行します。● 出血に対する治療法は今では多数あり、専門施設では一番適切と思われる内視鏡的な治療で、ほぼ完全に治療ができます。肝硬変などにおける食道静脈

瘤や胃静脈瘤出血でも同様の治療が可能です。
【健診医からコメント】内視鏡医療の進歩で、消化管出血に対する診断・治療はこんにち目覚ましく進歩しており、ひと昔前のように手術治療や放射線影像補助のもとに行う出血血管塞栓術などはほとんど行われません。とはいえ、吐血・下血に際しては血液の量の大小にかかわらず、かならず早急に専門医療機関を受診すべきです。

Q:268: 突然の意識障害ってどんなもの？

A:[担当科]:救急科、担当各科

【概要】意識障害とは、外部からの刺激に反応できない状態で、昏迷、傾眠、せん妄、昏睡、失神といった種類があります。昏迷とは外部からの刺激に反応できない状態のことです。傾眠とは周囲の刺激がないとすぐに意識が混濁してしまう状態、せん妄とは意識混濁に加えて幻覚や錯覚がみられる状態、昏睡とは最も重い意識障害で、外部刺激に反応しない状態をいいます。● 意識は、脳幹といわれる脳の下方にある神経細胞と神経線維の仕組みによって調節されています。脳の上部（大脳）は意識と覚醒を担当しています。意識を維持するためには、少なくとも左右ある大脳の片方の大脳半球と網様体賦活系神経細胞と神経線維の仕組みがきちんと働いていなければなりません。● 網様体とは中脳から延髄にかけての範囲を占める、特殊な構造の部分で、神経線維の網に神経細胞体が散在します。呼吸や血圧などの中枢があり、意識を維持します。● こうした機能が損なわれるのは、重度の睡眠不足、痙攣の発作中とその直後、両方の大脳半球が突然に重度の損傷を受けたとき、網様体賦活系（覚醒状態を維持する脳の仕組み）がきちんと働かないとき、脳に供給される血流が減少したときなどです。意識障害は短時間だけの場合もあれば、長く続く場合もあり、軽いものから重いものまで、嗜眠（眠りがち）→意識混濁→昏迷→昏睡となります。● 意識障害の原因となるものは数多くあり、最も多くみられる原因は、脳全体の神経細胞の活動を鈍らせる有毒物質、薬剤、代謝異常、病気などです。た

とえば、極端な低血糖や高血糖、極端な血中酸素濃度の低下、肝不全、腎不全、甲状腺機能低下症、低体温、高体温などです。多くの場合、最も影響を受けるのが脳の細胞です。高齢者の意識障害の原因として多いのは、薬剤への反応、脱水、感染症です。● 昏迷や昏睡を引き起こした脳組織の損傷や機能障害は、体のほかの部位にも影響を及ぼします。通常は呼吸のパターンに異常がみられます。呼吸が速すぎる、遅すぎる、深すぎる、不規則になるなどの変化がみられます。筋肉が異常な位置で収縮したままになることもあります。たとえば、頭が後ろに傾いて腕と脚は伸びたままになることがあり、この状態は除脳硬直と呼ばれます(脳が損傷を受け、昏迷や昏睡に陥ったときに起こる)。● 意識レベルの急速な低下は緊急事態であり、たとえ診断が確定していなくてもただちに治療が必要です。通常、集中治療室(ICU)に収容され、並行してすぐに酸素吸入や薬剤投与が行われます。

【健診医からコメント】周囲で誰かが突然意識を失ったら、救急車対応です。なかには、てんかんや心肺停止ということもあります。救急車到着まで、てんかんでは、とりあえず周囲の危険な状況を排除します。心肺停止ではAED(☞別項参照Q:182)が利用できるか即刻調査することと緊急の蘇生処置(☞別項参照Q:169)が必要です。

Q:269: 突然の胸痛、どうする？
A:[担当科]:循環器科、呼吸器科

【概要】胸の痛みは、さまざまな症状のなかで命に関係する病気が最も多く含まれているといわれます。激しい痛みが起こったなら、ただちに病院へ行くべきです。しかし、心臓や肺などに重大な異常がなくても出現する胸痛も多く、胸痛は怖いという不安感から必要以上に心配し、かえって症状が強くなることもあります。● 緊急を要する胸痛の主なものは心・血管に関与するものとして、狭心症、急性心筋梗塞、大動脈解離、肺動脈血栓塞栓症などがあります(☞そ

れぞれの該当項参照)。また腹部(消化器)疾患でも胸痛をきたすことがあり、特発性食道破裂(飲酒後などに強い嘔吐をきたし、食道に孔があく病気)、胆石症、急性膵炎などが代表的です。● 心・血管疾患ではまず狭心症があります。心臓を栄養している冠動脈の血流が障害され、心筋が酸素不足(虚血状態)になることで起こります(☞別項参照Q:095)。急性心筋梗塞はその血流が途絶えて心筋が死んでしまう状態(壊死状態)であり、さらに重大です(☞別項参照Q:086)。大動脈解離は、血管のいちばん内側にある内膜に亀裂が入り、そこから血液が一気に流れ込み、次の中膜が裂けて剥離を起こす病気です(☞別項参照Q:233)。肺動脈血栓塞栓症はいわゆるエコノミークラス症候群です(☞別項参照Q:316)。● 消化器系では特発性食道破裂は激しい嘔吐などの直後に突然胸痛をきたします。胆石症(☞別項参照Q:223)、急性膵炎(☞別項参照Q:088)も腹痛よりは胸痛のほうが前面に出ることがあります。● 症状の面から見ますと、心・血管系の症状は胸が締めつけられるような痛みが狭心症では15分以内、心筋梗塞では上腹部・背部痛が狭心症より激しく胸痛が30分以上続き、呼吸困難、意識障害を伴います。肺動脈血栓塞栓症は急に息苦しくなります。特発性食道破裂は急激な強い胸痛・上腹部痛、その後呼吸困難をきたし、胆石症でも腹部より胸部痛が主のことがあります。急性膵炎では激しい左の上腹部痛〜左背部痛、胸痛、吐き気・嘔吐、発熱を伴います。

【健診医からコメント】とにかく今までにない強度の胸痛では、救急車対応です。胸痛が起こったら、発症の時期、部位、程度、持続時間、吐き気や熱など随伴症状の特徴を可能な限り観察・整理し、医師に伝えることが大切です。健診の場で胸痛を訴える方はたいへん多いですが、"ちくちく"とか"きりきり"といったものが多く、心配ないものがほとんどです。今まで経験したことがないような不安感を伴うような胸痛が問題です。

Q：270：突然の呼吸困難、どうする？
A：[担当科]：救急科、呼吸器科

【概要】一般社会では3〜25％の人が息切れを自覚した経験があり、入院症例の15〜25％が呼吸困難を主訴に来院するともいわれます。呼吸困難(こきゅうこんなん)は本人が訴える愁訴であり、そうした症状を生ずる病気は呼吸不全(こきゅうふぜん)といわれます。● 呼吸困難をきたす病気としては、実際には生命予後に無関係のちょっとした気持ちによるものから、緊急を要するものまでさまざまです。また重大な病気の症状の一つであることもあります。実際に呼吸困難が起こる病気はいろいろあり、また急に起こる場合と慢性に続く場合とがあり、それぞれ病気の種類が違ってきます。● 突然の呼吸困難をきたす病気としては多種多様あり、呼吸器疾患(こきゅうきしっかん)(気道・肺など)、心臓・血管疾患(しんぞうけっかんしっかん)(梗塞(こうそく)・塞栓(そくせん)など)、血液疾患(貧血・播種性血管内凝固症候群(はしゅせいけっかんないぎょうこしょうこうぐん);DICなど)、代謝性異常(しゃせいいじょう)(甲状腺機能亢進症(こうじょうせんきのうこうしんしょう)、糖尿病性アシドーシスなど)、神経筋疾患(呼吸中枢抑制(こきゅうちゅうすうよくせい)など)、心因性疾患(しんいんせいしっかん)(過換気症候群(しょうこうぐん)、神経症など)、酸素不足(高山病など)、ガス中毒などさまざまです。この中から比較的身近なものは次の通りです。● 呼吸器疾患としてはまず、気道への「異物吸引(いぶつきゅういん)」があります。餅(もち)などをつまらせた場合です。救急車手配の一方で、両手で患者さんの後ろから腹部を強く締め上げる"腹部突き上げ法"(ハイムリック法)を試みます(☞別項参照Q：180)。また「自然気胸」という病気があります。背の高い若い男性にみられがちです。肺が破れて空気が肺と胸郭の間(胸腔(きょうくう))に漏れて肺が急速に縮む状態です。この場合も、片方の肺が縮むだけなら苦しくてもすぐに命にかかわることはありませんが、「緊張性気胸(きんちょうせいききょう)」といって、漏れた空気によって、胸腔内の圧力が高まり(陽圧)、太い血管や心臓を圧迫して命にかかわる緊急事態となることもあります。そのほか、「気管支喘息(きかんしぜんそく)」(☞別項参照Q：074)の発作や「肺炎(はいえん)」(☞別項参照Q：312)、「肺塞栓(はいそくせん)(エコノミークラス症候群)」(☞別項参照Q：316)などがあります。● 心臓疾患としては「うっ血性心不全」があります(☞別項参照Q：030)。「心筋梗塞」(☞別項

参照Q：086)においても冷や汗とともに呼吸困難を訴えます。◉血液疾患では貧血で呼吸困難・息苦しさが出てくることがあります。また重症の病気の際、全身の細い血管内で血液が固まってしまう「播種性血管内凝固症候群」という病気があります（☞別項参照Q：320）。◉代謝性異常としては甲状腺機能亢進症（☞別項参照Q：121）、糖尿病性ケトアシドーシス（☞別項参照Q：256）などがあります。ともに息切れ・息苦しさを訴えます。◉神経筋疾患としては脳血管障害（脳卒中）で呼吸中枢が障害された場合や呼吸筋が麻痺する「ギランバレー症候群」や「重症筋無力症」などがあります。元の病気の手当てとともに、呼吸管理が必須になります。◉心因性疾患としては過換気症候群（☞別項参照Q：046）があります。また、胸痛、動悸、息切れ、呼吸困難、めまいなど、心臓病によくみられる症状を示しながら心臓に異常がない心臓神経症があります。これはこころの病気といえます。

【健診医からコメント】死んだ状態を心肺停止といいます。呼吸困難は"心の病"的なものから生死にかかわる重大な症候でもあります。多種多様な疾患を含んでおり、必ず医療機関、時には救急医療対応となります。

Q：271： 突然の頭痛、どうして？

A：[担当科]：救急科、脳外科、神経内科、眼科

【概要】頭痛は頭に特別の異常のない一次性頭痛と、何か頭に関連して変化（器質的異常）が起こったことが原因で生じる二次性頭痛に分けられます（☞別項参照Q：006）。いつもの頭痛と違う「突然の頭痛」、「経験したことのない頭痛」、「悪化傾向のある頭痛」は、生命の危機につながる可能性のある二次性頭痛を疑わせるサインです。これは問題です。◉そういった頭痛としてはくも膜下出血、脳出血、髄膜炎（感染症）、脳腫瘍、脳動脈解離、慢性硬膜下血腫、脳梗塞、急性緑内障など多岐にわたります（☞いずれも関連項参照）。ほとんどがそのままにはできない重い病気です。◉急な頭痛の典

型例としてはくも膜下出血があります。脳を覆う3層(外から硬膜、くも膜、軟膜)の髄膜のうち、2層目のくも膜と3層目の軟膜の間の空間「くも膜下腔」に出血するものです(☞別項参照Q：100)。そのほかの上記疾患については大部分それぞれの項で述べてあります。
● 項目にない脳動脈解離というのは、血管壁3層のうち内膜に亀裂が生じてそこから血液が壁内に入り込み、動脈の壁が裂けてしまう病気で、格闘技などのスポーツや日常生活で何気なく首をひねったり伸ばしたりしただけでも起こることがあるといわれています。●
髄膜炎は後頭部が強く痛んで首すじが硬直し(首が固くなって前後に動かしにくい)、吐き気や嘔吐、38〜39℃の高熱を伴う場合は、くも膜や軟膜の炎症による髄膜炎が疑われます。髄膜炎の頭痛は、体を動かしたり、頭を振ったりすると痛みが強まる点も特徴です。原因としてはウイルスの感染によるウイルス性髄膜炎、細菌性髄膜炎があります。後者では治療が遅れると死に至るケースもみられるので、高熱を伴う強い頭痛が起こったときは細菌性髄膜炎を疑って、早急に医療を受けます。● 緑内障(☞別項参照Q：397)は目の病気ですが、眼球内を満たしている眼房水の圧力(眼圧)が急に高くなり、頭痛を誘発します(急性緑内障)。失明につながるので重大な疾患です。

【健診医からコメント】「今まで経験したことのない頭痛」など、いずれ二次性頭痛と考えられるものは内科や救急科を経て、即刻専門科を受診すべきです。対応が早いほど予後は良好です。

Q：272：突然の不安発作とはどんなの？
A：[担当科]：精神科

【概要】何のきっかけもなく急に胸がドキドキし、息が苦しくなり、めまいや吐き気などの発作のような症状が急激にあらわれ、強く不安を感じる精神疾患です(パニック発作)。不安と関係する脳の働きが乱れて、思い込んだり行動したりする気持ちが敏感になり、不安と心配のため落着きをなくし、疲れやすく、睡眠障害や死の恐怖

を感じたりするようになります（☞別項参照Q：327）。◉100人に1人ぐらいの割合で起こる病気で、日本では男女ほぼ同じくらいの割合で発症しており、発症年齢は男性では25歳から30歳位にピークがあり、女性では35歳前後の発病が最も多くみられています。◉パニック症は、「パニック発作」「予期不安」「広場恐怖症」「非発作性不定愁訴」という四つの症状があるといわれます。「パニック発作」はパニック症の中心となる症状で、不意に理由なく激しい恐怖感または不快感とともに、発汗、手足のふるえ、呼吸が早くなり、心臓がどきどきしたり、息苦しさや胸の痛みまたは不快を感じたりします。◉「予期不安」とは、パニック発作を繰り返すうち、発作の経験が頭から離れなくなり、発作がないときでも「また発作が起きたらどうしよう」と不安になることです。◉「広場恐怖症」（広い場所にいるときに理由のない恐怖を感ずる症状）はパニック症になる人はすでに広場恐怖症がある人が多いことが最近明らかにされているといわれ、広場恐怖症は17歳前後の発症が多く、家族のなかに広場恐怖症で困っている人がいる場合に発症しやすいといわれています。◉「非発作性不定愁訴」とは慢性期になると、パニック発作症状が穏やかにそして持続的に出現するようになります。理由のない軽い不安感（浮動性不安）、波が押し寄せるように出現する軽い離人症状（現実感が薄れたり、自分をもう一人の自分が見ている感じ）、そして種々な自律神経症状があるといわれます。◉パニック症の治療法には、"薬物療法"と"心理療法"があり、両方とも取り入れるとより有効性が高いといわれています。パニック症は発作を繰り返すたびに不安感が強まるため、まずは発作を抑えるために薬物療法を開始するのが一般的といわれます。そして患者さん自身がこの病気や症状を理解し、対処法を身につけていくことが大切といわれます。そのために心理教育や心理療法が重要な回復のカギになるといわれています。

【健診医からコメント】パニック障害の頻度は、人口の1〜3％に達するといわれ、珍しいものではありません。あまり理由がなく、とっ

さに不安、気持ちが浮かない（抑うつ）、さらに乗り物・外出が酷く心配(恐怖)になるといったことがあれば、精神科を受診すべきです。薬物の効果が十分に期待できる一方で、発作症状や苦手な状況を避けないで、慌てずに直面していくことが重要であるといわれます。

Q:273: 突然の腹痛（急性腹症）、どうする？

A:[担当科]: 消化器内科、救急科

【概要】腹痛はほとんどの人が経験するありふれた症状です。腹痛にはその強度、部位、痛みの特徴、随伴する症状などさまざまですが、一般には三つにタイプ分けされます。自分でもある程度そのタイプを知っておくことが大切です。三つのタイプは「内臓痛」、「体性痛」そして「関連痛」といわれるものです。◉ 内臓痛は一番よくあるタイプで、胃、腸、尿管、胆嚢などの「管腔臓器」が無理やり伸びたり、縮んだりした時に起こる痛みです。きりきりとうずくような痛みが一定の時間をおいて繰り返し、疝痛と呼ばれます。吐き気や嘔吐、顔面蒼白、冷や汗などの自律神経症状を伴うこともあり、痛みの場所は漠然としています。◉ 体性痛は突き刺すように鋭く、内臓痛より強い痛みが長く（30分以上）続くのが特徴です。痛む場所ははっきりしていて、疼痛部位（炎症を起こしている場所）を押すと強く痛み手を急に離すとき、ピンと体を動かすほど痛みが一段と強くなります。体を動かすことで痛みが増すことも多く、歩くと"ひびく"ことがあります。◉ 関連痛といわれるタイプは、炎症を起こしている部分の刺激があまりにも強いときに、隣接する神経線維を刺激することによって別の部位に起こる痛みで、肩など腹部以外にも痛みが走り、放散痛と呼ばれます。痛みの原因となる臓器によって、関連痛の場所がある程度決まっており、診断にも役立ちます。◉ 突然起こる強度の腹痛があります。とっさには診断はつきにくくても、様子から急いで何とかしなければならないといった状態です。「急性腹症」といわれ、放置できない重大な病気を含んでいる場合です。痛みの様子が重度の場合転げまわるような痛みで（七転八倒）、多く

は体性痛です。痛みだけでなく、ショック症状（血圧の低下、意識障害など）を伴う場合もあり、早急な診断治療が必要です。● 急性腹症に含まれる疾患としては、穿孔性腹膜炎（胃や腸などの管腔臓器に孔があいて胃・腸液が腹腔にもれて腹膜炎を起こす）、急性虫垂炎の穿孔、急性胆嚢炎、急性胆管炎、急性膵炎、絞扼性イレウス（腸がねじれて循環障害を起こす）、ヘルニアで飛び出した腸が、戻らなくなり循環障害を起こした状態（腸壊死）、また、おなかの大動脈の瘤（こぶ）の破裂、腸の動脈・静脈の急性の閉塞などがあります。そのほか泌尿器科、婦人科の疾患も含まれます（☞それぞれの該当項参照）。

【健診医からコメント】強まったり弱まったりする軽い腹痛は少し様子を見てよいでしょう。下痢や吐き気を伴えば近医で診てもらいます。強い痛みが持続するときは病院の消化器科や救急科を受診すべきです。経験したことのないような急性腹症と思われるときには救急車対応です。あまり我慢しすぎないようにすることが大切です。

Q:274: 突発性難聴ってどんな病気？
A：[担当科]：耳鼻咽喉科

【概要】突発性難聴は生来健康で耳の病気をしたことのない人が、明らかな原因もなく、あるとき突然に通常一側の耳が聞こえなくなる病気をいいます。きわめて稀に、両側に起こるものも報告されています。厚生労働省研究班の診断基準は、主症状は、①突然の難聴、②高度な感音難聴（内耳や聴神経の部分に機能障害が起こる）、③原因が不明または不確実とされますが、副症状として耳鳴り、めまい、および吐き気や嘔吐を伴うといわれます。● 年間3万人～4万人が発症するといわれ、誰にでも起こりうる病気です。50～60歳台に多く、男女差はありません。ウイルス感染説や内耳循環障害説などの仮説が報告されています。ストレスが原因ともされていますが、はっきりとした原因はわかりません。● 耳の構造はたいへん複雑で耳たぶから鼓膜までの「外耳」、鼓膜から耳小骨（音を伝える3個の微

小な骨)を含む「中耳」、耳の奥で頭蓋骨に埋まっている「内耳」の3エリアに分かれます。内耳は、聴力をつかさどる蝸牛(カタツムリに類似)という部分と、平衡感覚をつかさどる三半規管に分かれています。この内耳の循環が悪くなるのではないかとの仮説もあります。◉ 急性期の治療として最も重要なものは安静といわれます。発症前に精神的、肉体的疲労感(ストレス)を感じていることが多く、心身ともに安静にして、ストレスを解消することは重要です。難聴の程度によっては入院治療が望ましい場合もあります。突発性難聴に対してはさまざまな治療法が検討されていますが、どのような治療法が最も有効であるかは未だ明らかではありません。◉ できるだけ早期に治療を開始するほど予後が良好である(聴力が改善する)といわれています。遅くても発生から2週間以内に治療を開始することが望まれます。◉ 突発性難聴はおよそ1/3は完治し、1/3は回復するが難聴を残し、1/3は治らずに終わるともいわれます。早期治療の効果が高く、治療開始が遅れると効果が低下し、精査、治療が急がれます。薬物としてはステロイドなどが用いられます。

【健診医からコメント】健診の場でも何人かの方々がこの疾患の経験があり、難聴を残している方も少なくありません。突然聞こえが悪くなったら、様子を見ていないで即刻耳鼻科専門医を受診すべきです。

Q:275: トランス脂肪酸ってからだに悪いの？

A：[担当科]：食養科、健康管理科

【概要】トランス脂肪酸とは、その化学的な成り立ち(構造)がトランス型(通常はこれに対するシス型が多い)の不飽和脂肪酸のことです。トランス型不飽和脂肪酸、あるいはトランス酸ともいわれます。◉ トランス脂肪酸は、天然の植物油にはほとんど含まれず、化学的に水素を結び付けることで、液体の油脂から固体ないし半固体へと変化させ、それからマーガリン、ファットスプレッド、ショートニングなどができ、これらを原料とするパン、ケーキ、ドーナッツ、クッ

キーといった洋菓子類、スナック菓子、生クリームなどがつくられています。● これの一定量を摂取するとLDLコレステロール（☞別項参照Q：005）を増加させ心臓疾患のリスクを高めるといわれ、2003年以降、トランス脂肪酸を含む製品の使用を規制する国が増えています。● 揚げ物を調理する際にも油脂を高温で加熱するため、熱によって揚げ油に含まれる不飽和脂肪酸中のシス型二重結合の一部がトランス型二重結合に変化し、トランス脂肪酸が生成する可能性も指摘されています。● しかし、農林水産省が実施した調査研究では、通常の調理条件下における油脂の加熱（160〜200℃）では、同じ油を何度も繰り返し加熱したとしてもトランス脂肪酸はごく微量しか生成せず、その影響は無視できることが確認されています。● 植物油や魚油などから得られる天然の不飽和脂肪酸の場合、ほとんどすべての二重結合はシス型をとっています。● 摂取に伴うリスクとして指摘されているのは、主として虚血性心疾患（冠動脈の閉塞・狭心症・心筋梗塞）の発症と認知機能の低下（認知症）といわれます。トランス脂肪酸は心臓病のリスクとなりますが、癌への関与は知られていません。● 消費者庁では、工業的に作られたトランス脂肪酸は、冠動脈性心疾患にかかるリスクを高め、冠動脈性心疾患につながるLDL（悪玉）コレステロールを増やすだけでなくHDL（善玉）コレステロールを減らす、としています。● 今後の課題として現在、WHOでは集団におけるトランス脂肪酸の平均摂取量は最大でも総エネルギー摂取量の1％未満と勧告していますが、摂取が高い人々のことを考慮すれば、このレベルを考え直す必要があると認めています。● 米食品医薬品局（FDA）は、食用油などに含まれ、肥満や心臓病との関連が指摘されるトランス脂肪酸を、2015年7月までに食品添加物から全廃しています。わが国では結論が出るまで時間がかかるのは間違いないといわれています。

【健診医からコメント】法律はどうあれ、今までの知見からトランス脂肪酸を含むマーガリンやケーキ類は食べ過ぎないようにしなければなりません。メタボにならないことが肝心です。また揚げ物の油

は酸化するので何度も使わないようにしましょう。「マーガリンがバターより健康的」なんていわれたのは今はもう昔の話です。

Q：276：動悸がする、どうして？
A：[担当科]：内科、循環器科、救急科、心療内科

【概要】動悸とは、自覚症状であり、"心臓がドキドキする"などと表現され、普段は意識しない心臓の拍動を不快なものとして感じる症状です。精神的なものもありますが、心臓疾患や心臓以外の疾患によって動悸が感じられることがあります。動悸は頻脈（脈拍が100以上/分）になった時に起きやすいですが、徐脈で起きる場合もあります。また重大な病気のサインということもあります。● 心悸亢進という言葉がありますが、これは動悸とともに心臓部の不安感や心臓の存在感を伴うもので、動悸よりも広い捉え方といわれます。● 動悸をきたす心臓の病気としては、急性心不全や心臓弁膜症（呼吸困難や咳を伴う）、心筋炎（発熱や胸痛を伴う）、肥大型心筋症および拡張型心筋症（息切れ、浮腫を伴う）、房室ブロック（心臓の刺激伝導システムの障害）、期外収縮、発作性上室性頻脈（心房あるいは房室接合部の異常）、発作性心房細動などがあります（☞それぞれの該当項参照）。● 心臓以外の病気としては鉄欠乏性貧血、慢性骨髄性白血病、甲状腺機能亢進症、低血糖症、COPD、パニック障害、過換気症候群、心臓神経症などがあります（☞それぞれ項参照）。このように原因疾患は多様です。● 心因性、情動的なものは大事に至ることはありませんが、ほかはきちんとした治療が必要なものが少なくなく、早めに近医の内科を受診する必要があります。問題があれば専門医に紹介してもらうことになるでしょう。

【健診医からコメント】健診の場で動悸を訴える方が少なくありません。しかしたいていは心臓には問題ないか、心室性期外収縮であることがあります。また場合により甲状腺機能亢進症ということなどもあります。発作的な著明な動悸を自覚したら、循環器科ないし救急対応が必要なことがあります。

Q:277: 動脈硬化症ってどんな病気?

A:[担当科]:循環器科、内科

【概要】国民の死亡原因第1位はがんですが、2位、3位(ないし4位)は動脈硬化関連疾患で、合わせるとがんに迫る頻度です。体のすみずみまで酸素や栄養素を運ぶ重要な役割を果たしている動脈が年齢とともに老化し、弾力性が失われて硬くなったり、動脈内にさまざまな物質が沈着して血管が狭くなったりして、血液の流れが滞る状態が動脈硬化です。● 大事なことは動脈硬化という病気の成り立ちが不適切な生活習慣に大きく影響されるということです。つまり幼少からの適切な生活習慣により動脈硬化はかなり予防が可能な病気であることです。● 動脈硬化は、(1)粥状硬化、(2)細動脈硬化、(3)中膜硬化の3種類に分類されます。動脈は内膜、中膜、外膜の三層からなっていますが、(1)は太い、または中等度の太さの動脈の内膜に起きる変化で、アテローム(粥状)硬化ともいわれます。(3)は中膜に主に変化が起きます。一方、(2)は末梢の細い動脈が硬化するものです。臨床的に問題になるのは(1)と(2)です。● 粥状硬化は大動脈や脳動脈、心臓の冠動脈などの比較的太い動脈に起こる動脈硬化です。動脈の内膜にコレステロールなどの脂肪からなるドロドロした粥状物質(お粥のようなもの)がたまってアテローム(粥状硬化巣)ができ、次第に肥厚して動脈の内腔が狭くなります。● 細動脈硬化は脳や腎臓の中の細い動脈が硬化して血流が滞るものです。高血圧症が長く続くことによって起こることが多い特徴があります。● 中膜硬化は動脈の中膜に石灰質がたまって骨化します。中膜が壊れやすくなり、血管壁が破れることもあります。大動脈や下肢の動脈、頸部の動脈に起こりやすい動脈硬化です。● 粥腫(粥状物が積もって高まりをつくる:アテローム)のもとになる悪玉コレステロール(LDLコレステロール)は、動物性脂肪に多く含まれています。一方、善玉コレステロール(HDLコレステロール)は、動脈硬化を抑える作用があります。中性脂肪も動脈硬化を促すといわれています。中性脂肪値は、糖分やアルコールの摂取な

どで上昇します（☞別項参照Q：236）。● 動脈硬化を起こしたり、進めたりする原因を"危険因子"と呼びます。脂質異常症（高脂血症）、高血圧、糖尿病、喫煙、高尿酸血症、肥満、運動不足、ストレス、遺伝素因などがあげられます（☞それぞれの項参照）。また、これらの危険因子は相互に関係しており、因子が増えれば雪ダルマ式に動脈硬化の危険性が高まります。治療にも予防にも、これらの危険因子を減らすことが大変重要です。● 動脈硬化によってもたらされる病気はたくさんあります。脳の動脈硬化により血流障害が起こると、めまい、頭痛、耳鳴りが生じ、記憶力が低下し、気が短くなったり、怒りっぽくなったりします。ボケ（認知症）などの症状も現れやすくなります。完全に血流が途絶えると脳梗塞に、破れて出血すると脳出血となります。狭心症や心筋梗塞も同様にして起こります（☞それぞれの該当項参照）。● そのほか大動脈が硬化して弱くなり、膨らんでくると大動脈瘤といわれるものです。こぶが徐々に大きくなり、ついに破裂して大出血を起こし、死亡します。また高血圧が長期間続くと腎臓のなかの細い動脈に硬化が起こり、腎機能が衰えて腎硬化症となります。さらに動脈硬化が下肢の動脈に起こり、血流が滞ると、足がしびれたり、冷たく感じたり、歩行中に痛くなったりする閉塞性動脈硬化症（☞別項参照Q：354）を引き起こします。● 予防が大切です。食事は動物性脂肪をとりすぎず、植物性脂肪からできたものを利用し、蛋白質では魚肉や大豆を増やすようにします。一方、ジョギングやウォーキングを継続して実践し、合わせてメタボにならないことが第一です。

【健診医からコメント】脳梗塞、心筋梗塞はじめ非常に多くの疾患が動脈硬化を基としています。そして動脈硬化は生活習慣病の代表であり、糖尿病との併存などにより生活習慣の不適切などでさらに悪化します。健診で高血圧、糖尿病、肥満を指摘される受診者が少なくなく、しかも放置している方も珍しくありません。まず生活習慣是正の自身の決断が根本です。

Q:278: ドライアイってどんな病気?
A:[担当科]:眼科

【概要】涙は常に少しずつ分泌され、眼の表面(角膜・結膜の表面)を常に薄い涙の膜でおおって保護し、栄養を与えています。涙は3層からなり、角・結膜側から外方向に向かって順に粘液層、水層、油層の順になっています(涙液層)。ドライアイ研究会では2016年にドライアイの定義を改定し、「ドライアイは、さまざまな要因により涙液層の安定が低下する疾患であり、眼不快感や視機能異常を生じ、眼表面の障害を伴うことがある」としています。◉ 涙液減少型ドライアイと蒸発亢進型ドライアイとがあります。前者は涙が減少するタイプで、後者は涙が乾きやすいタイプです。一般的には、涙液の分泌は年齢とともに低下してゆき、とくに女性のほうが乾きやすくなる傾向があります。さらに近年、コンタクトレンズ、エアコン、コンピュータ作業などはドライアイを助長する3大要因といわれています。そのためもあり、最近の日本で爆発的に患者さんが増えているといわれます。◉ 一般には軽い程度のドライアイが多いですが、特別な病気による場合もあります。シェーグレン症候群(指定難病:中年女性に好発する涙腺と唾液腺が主に侵される自己免疫疾患)では重症のドライアイがあります。この場合の原因は自己免疫といって、自分の唾液腺と涙腺を自分の抗体(対抗物質)が攻撃し、破壊することによって生じます。そのため、眼が乾くだけでなく、のども渇くというのが特徴で、また、関節リウマチなどの他の自己免疫疾患をしばしば合併しています。◉ また、スティーブンス・ジョンソン症候群(SJS)といわれる皮膚病があり、後遺症として最重症のドライアイを起こし、強い角結膜の瘢痕性混濁を伴って著しく視力が低下し、眼疾患のなかでもとくに難治となります。◉ 眼が乾く、目の玉がごろごろするというような症状が一般的ですが、軽いタイプのドライアイでは充血する、眼が疲れるといった症状の場合もあります。重症の場合は、視力も低下してきて、ごろつきをとおり越して眼痛を訴えることもあるといわれます。通常は両眼性です。◉

涙液の分泌を増やすのが理想ですが、残念ながら現在まだそういう治療は確立していません。そのため、外から人工涙液を点眼して補うか、あるいは、分泌された涙を眼の表面で長く保たせるようにします。

【健診医からコメント】ドライアイは、環境要因がその病状を非常に左右する病気です。コンタクトレンズ、エアコン、コンピュータ作業はドライアイを助長するので、症状がひどい時は、コンタクトレンズの装用をやめるとか、コンピュータの作業時間を減らすなどの注意が必要です。自分の部屋に加湿器を備えるなど周囲の環境を乾燥しにくいようにアレンジしていくことも重要です。乾くからといって点眼薬を使いすぎると、角膜の表面が余計に傷んでしまいます。

Q:279: 内科疾患に伴う精神障害（特にうつ病）ってどんな病気？
A:[担当科]：関連各科、精神科

【概要】内分泌疾患、代謝疾患、血液疾患、自己免疫疾患、感染症など多くの内科系疾患においてさまざまな精神症状が生じることがあります。出現する精神症状としては、うつ状態、躁または軽躁状態（軽い躁の状態）、不安症状、幻覚・妄想、せん妄（意識混濁に加えて幻覚や錯覚を伴うような状態）など多彩です。● うつ状態が生じうる身体疾患は、大きく分けると内分泌疾患（ホルモンバランスの異常）、脳疾患（脳の異常）その他があります。ホルモンは身体にさまざまな作用をもたらしますが、精神的な作用をもたらすものも少なくありません。● 甲状腺機能低下症でうつ状態を引き起こすことがあります。甲状腺ホルモンは、身体の代謝を上げる働きがあります。甲状腺ホルモンが少なくなると、代謝が落ち、抑うつ気分、倦怠感・疲労感が出て活動性が低下します。● クッシング症候群も抑うつ気分、意欲の低下、不安、焦り、不眠などをきたしがちです。

【健診医からコメント】ある病気がお互いに別な病気を誘うことがあり、そのことを知っておくことが重要です。つまり内科的な疾患が

精神的な症状を示したり、逆に精神科的疾患が内科的疾患の現れであったりするわけです。また内科的疾患の治療に使うことがある薬剤、例えばステロイドホルモンがうつ状態を誘（さそ）うこともあるわけです。いろいろの病気を治療してもらう場合、そうした疾患同士の関係や薬剤の影響を知って治療してもらうことも大切になります。

Q：280： 内視鏡検査ってどんなもの？
A：[担当科]：消化器科、対応各科

【概要】「百聞は一見に如かず」といわれます。実態を見ることほど確かなものはありません。ところで身体は肉眼では内部は見ることはできません。その内部を見ようとするのが内視鏡です。内視鏡の歴史は古く、明治元年（1868）のクスマウルによる胃鏡が始まりといわれます。内視鏡の対象は圧倒的に消化管ですが、他に多くの医療分野（耳鼻科内視鏡、気管支鏡、関節鏡など）で活躍しています。◉ 消化管内視鏡機器は文字通り日進月歩の目覚ましい進歩をたどり、全体としては、わが国は内視鏡技術では世界一といってよい段階にあります。消化管内視鏡は現在全消化管を観察でき、しかも病変の一部の組織を採取して、確定診断が同時にできます。また拡大観察も自在にでき、さらに観察光の波長を変えることにより、診断に役立てています。また病変の質や壁深達度が判断できる超音波内視鏡（ちょうおんぱないしきょう）も通常に使用されています。◉ 受診者にとっては内視鏡は苦手と敬遠されがちですが、受診者にやさしい機器が開発されており（例えば経鼻内視鏡（けいびないしきょう））、また鎮静剤の使用などで容易に受けることができるようになっています。診断確定、広い範囲の治療には内視鏡なしでは不可能であり、ことに早期の癌を発見・治療するためには不可欠な機器になっています。また内視鏡検査・治療は所定の専門医によれば危険はほとんどありません（☞別項参照Q：231）。

【健診医からコメント】内視鏡の適応範囲は広がるばかりで、今後の発展も期待できます。この内視鏡の恩恵をより享受するためには病気を早期の段階で発見し、内視鏡によりより容易に治療することが

大切です。それには検診（健診）の機会を大いに利用し、早期発見・治療に努めるべきです。

Q：281: 内視鏡的胆道結石除去術ってどんなもの？
A：[担当科]：消化器科、肝胆膵科

【概要】胆石症の項（☞別項参照Q：223）で述べた通り、肝臓で作られた胆汁を集めて肝臓内の細胆管が漸次合流して左右の胆管となり、さらに肝臓の出口で合流して1本の総胆管となります。この総胆管には胆のうが胆のう管でつながっています。胆汁は胆のうで濃縮されて総胆管を通り十二指腸へと向かいます。● 十二指腸乳頭部といわれる出口で十二指腸に胆汁を注ぎます。乳頭の出口にはオッディ筋という出口の門を調整する筋肉があり、出口は狭められており、いろいろの理由で胆道、ことに総胆管には結石ができやすくなります。● 胆石は胆汁中のコレステロールやビリルビンが結晶となり形成されるものです。総胆管に石ができたものを総胆管結石といいますが、胆嚢内の石（胆嚢結石）が総胆管に出てくることもあります。● 結石が胆管をふさぐことにより右上腹部に痛みを生じますが、結石が胆管にはまり込んでいない場合は無症状のこともあります。特に高齢の患者さんでは、吐き気や食欲不振といった軽い症状しか自覚しないこともあります。● 結石が胆管をふさぎ細菌感染を伴うと発熱、悪寒（さむけ）、黄疸（皮膚や眼球結膜が黄色くなること）、褐色尿を呈し急性胆管炎の状態となります。一度胆管が閉塞すると、細菌が血液中に広がり敗血症という状態になり、意識障害やショックを伴い致命的となることがあります。また、胆管の出口には膵臓の管（膵管）も合流しているため、出口（十二指腸乳頭部）に結石がはまり込むと急性膵炎を発症することもあります。● したがって胆管結石は症状を伴う時などは特に、除去してやらないと大変なことになります。現在は手術に代わり、内視鏡をその部まで挿入し、内視鏡の先端から電気メスを出して、狭い乳頭部を切開してやり、滞った胆汁や結石を排出させます。たいていは結石が

大きく、そのままでは出にくいので、胆管内に石を捕まえる装置（バスケットカテーテル）を挿入して石をつかんで引き出します。これが内視鏡的胆道結石除去術です。

【健診医からコメント】こうした治療法ができる前は、急性閉塞性化膿性胆管炎という状態になると、ほとんど救命できない時代がありました。健診などで胆のう結石を指摘されているような場合は、右上腹部痛や上記の症状が出てきた場合には我慢せず、即刻消化器内科を受診すべきです。

Q:282: 長く歩けない、どうして？
A:[担当科]:整形外科、循環器科

【概要】少し歩いただけで足が痛くなって歩けなくなる、でもしばらく休めば楽になってまた歩けるようになる。といったことを繰り返すようになる病気があります。とびとびにびっこを引く（跛行）ようになることから「間欠性跛行」といわれます。● これは単一の病気ではなく、「腰部脊柱管狭窄症」、「閉塞性動脈硬化症」および「閉塞性血栓血管炎」などの病気になると現れる症状です。適切な治療のためには診断をはっきりさせることがまず重要です。●「腰部脊柱管狭窄症」は加齢などに伴い頻度の高い疾患です（☞別項参照Q:203）で、神経圧迫が原因です。この病気は姿勢によって症状が増強しますが、閉塞性動脈硬化症では影響ありません。進行すると腰、足の痛みやしびれだけでなく、足の感覚が鈍くなったり、筋力が低下します。さらに排尿や排便にも支障をきたします。●「閉塞性動脈硬化症」は血管の病気です。別項（☞別項参照Q:354）で述べてある通り、血管が狭くなって血流が悪くなり足の運動が困難になるものです。悪化するにつれて、安静にしているときにも痛みが出るようになります。そして血行が悪いために足先にできたちょっとした傷の治りも悪くなり、場合によっては一部死んだ状態（壊死）になることがあり、時には脚の切断ということにもなりかねません。●「閉塞性血栓血管炎」はバージャー病（ビュルガー病）ともいわれ、

原因不明の指定難病です。別項で述べてある通り国内患者さんは1万人ほどとされ、そのうちの95％は男性患者さんです。20〜40歳台で多く発病し、原因も不明ですが、患者さんのほとんどが喫煙者で、喫煙が深く関係していることは確実とされ、歯周病菌とも何らかの関係があることがわかってきているといわれます。閉塞性動脈硬化症を含めて上腕収縮期血圧と足関節部の収縮期血圧（上腕に比し低い。足関節上腕圧比；ABI）に差がみられます。◉ 以上の疾患はそれぞれの項で述べてあるように、きちんと診断してもらっておくことがまず重要で、「腰部脊柱管狭窄症」では排尿や排便がコントロールできなくなる（膀胱直腸障害）以前に手術治療が必要です。「閉塞性動脈硬化症」では狭心症、心筋梗塞、脳梗塞になってしまう可能性もあるのでその点の注意が必要です。また「閉塞性血栓血管炎」は減少してきている疾患といわれますが、普段のときから歯周病の予防、禁煙が大切です（☞別項参照Q：354）。

【健診医からコメント】間欠性跛行は休めば症状も楽になるため、すぐには病院を受診せずに様子をみるということもあるかもしれません。しかし症状がどんどん進行してからの治療は効果が低くなるといわれます。血管性の病気は全身病ですので、普段の適切な生活習慣の重要性がこの病気でも指摘されます。「腰部脊柱管狭窄症」の手術療法は膀胱直腸障害が出てからでは効果が低いといわれます。手術の効果は高いようです。

Q：283：2型糖尿病ってどんな病気？

A：[担当科]：糖尿病代謝科、内科

【概要】糖尿病は、インスリン（血糖値の安定性を保つ膵臓から出るホルモン）作用の不足による慢性高血糖を主な症状とし、種々の特徴的な代謝異常を伴う疾患群です。その発症には遺伝因子と環境因子がともに関与します。長期にわたる代謝異常で特有の合併症をきたしやすく、動脈硬化症をも促進します。代謝異常の程度によって、無症状から血液が極度の酸性になるケトアシドーシスや昏睡に至る

幅広い病気のかたちを示します。● 糖尿病の大部分を占めるのが2型糖尿病です（1型糖尿病は世界に比べて少なく、全糖尿病の数％程度）。糖尿病は遺伝の要素もありますが、生活習慣病の代表的な疾患であり、2010年の国勢調査を基に2012年に糖尿病および糖尿病予備軍総数は2,050万人と報告され、いまや国民の5人に1人が該当するといわれます。● 1型糖尿病（☞別項参照Q：021）は急激に発症し、危険なケトアシドーシス（血液が酸性化）になりやすい傾向があります。● 一方、2型糖尿病はゆっくりと発症し（1型にも一部ゆっくり型があります）、いつから糖尿病になったのかわからないこともあります。高血糖による症状としては、口渇、多飲、多尿、多食、体重減少、体力低下、易疲労感、易感染などがあります。尿に糖が多量に排泄され、その甘い匂いで発見されることもあります。ケトアシドーシスをきたせば、著しい口渇、多尿、体重減少、倦怠感、意識障害などのほかに、消化器症状（悪心・嘔吐、腹痛）が特徴的です。重症では呼吸は深くゆっくりしたクスマウル呼吸となり、甘酸っぱいアセトン臭があり、最終的には昏睡をきたします。● 糖尿病かどうかの検査は、①空腹時血糖値が126mg/dl以上、②75gブドウ糖負荷試験（OGTT）で2時間値が200mg/dl以上、③随時血糖値（受診時に任意の条件下で測定された血糖値）が200mg/dl以上、④HbA1cが6.5％以上のいずれかを認めた場合は、「糖尿病型」と判定します。● HbA1c（ヘモグロビンエーワンシー）は大変大切な検査で、糖尿病の診断、治療やその効果、経過観察等に簡易で必須の検査の一つです。患者さん自身、自分のHbA1cの数値を知っておくことが必要です。ただし、HbA1cのみの反復検査だけで診断することはできません（☞別項参照Q：355）。● HbA1c（グリコヘモグロビンともいいます）は赤血球中のヘモグロビン（Hb）にブドウ糖が非酵素的に結合したもので、赤血球の寿命が120日であることから、HbA1cは少なくとも過去1～2ヶ月の平均血糖値を反映します。HbA1c測定値の国際基準（NGSP）での正常値は4.6～5.9％で、5.6～5.9％は正常高値（将来糖尿病になるリスクがある）で、6.0～6.4％は境界型糖

尿病（糖尿病予備軍）とされ、6.5％以上は糖尿病と判定されます。私達は基準値を5.5％に設定しています。● 糖尿病は合併症が大きな問題ですが、糖尿病治療の目標値は、血糖正常化を目指す際の目標は6.0未満であり、合併症予防のための目標は7.0未満とされています。なお治療目標は年齢、罹病期間、臓器障害、低血糖の危険性、患者さんの周りの環境などにより設定されるといわれます。いずれ治療は糖尿病専門医に委ねるのが理想です。● 1型糖尿病では、生涯にわたるインスリン治療が必要になります。2型糖尿病では、過食や肥満、運動不足などの生活習慣の乱れを、食事療法や運動療法で改善することで血糖値は低下します。食事療法や運動療法のみで不十分な場合には、インスリン分泌を刺激する薬剤やインスリン抵抗性を改善する薬剤、ブドウ糖の吸収を遅らせる薬剤等が必要になります（☞別項参照 Q：260）。

【健診医からコメント】健康診断などで尿糖や血糖が高いと指摘されたら、内科、あるいは糖尿病代謝科などを受診すべきです。1型糖尿病の治療はインスリンに頼らなければなりませんが、大多数を占める2型糖尿病の治療の進歩は目覚ましく、次々新薬が出ています。しかし糖尿病の治療の骨子は別項で述べてある通り、食事療法と運動療法が基本です（☞別項参照 Q：261、262）。薬物にだけ頼るべきものではありません。健診の場でみていますと糖尿病の患者さんの多くは、自助努力が不足していると痛感します。症状がないか少ないこともあり、途中で治療を放棄している人も少なくありません。常に糖尿病の恐ろしい合併症（☞別項参照 Q：257、258、259）のことを念頭に置くべきです。

Q：284： 肉眼的血尿ってどんな病気？
A：[担当科]：腎臓内科、泌尿器科
【概要】尿を目で見て血の色が認識できるものを肉眼的血尿といいます。排尿時痛など自覚症状を伴っているものを症候性肉眼的血尿、全く痛みなどを伴わないものを無症候性肉眼的血尿といいま

す。血尿があれば症状がなくても重大な病気を含んでいる可能性があり、すぐ医療機関を受診することが必要です。● 症候性肉眼的血尿の原因としては、腎結石、尿管結石、膀胱結石、出血性膀胱炎、尿道炎、前立腺炎、腎外傷(打撲などで腎そのものが損傷された時)などがあります。何らかの自覚症状がありますので自ら受診する気持ちにもなり、また医療側も症状を頼りに病気の診断は比較的容易です。● また尿の色が血液そのものでなく、茶色やワイン色などもあり、尿がごく少量だったり(無尿)、頻尿などの異常を伴うこともあります。そうした尿の様子、付随する症状などは、診断の役に立ちます。● 血尿に加えて気になる症状として多尿やむくみがあれば「慢性糸球体腎炎」(☞別項参照Q：001)が、乏尿であれば「急性糸球体腎炎」が考えられます(☞別項参照Q：042)。● 尿の色が赤色〜赤褐色であり、むくみや高血圧を伴えば「急性糸球体腎炎」や「慢性糸球体腎炎」が疑われます。同様に腹部・腰部・背部痛を伴えば「尿管腫瘍」、「腎癌」、さらに高熱をともなえば「急性腎盂腎炎」が疑われます(☞それぞれの該当項参照)。● また悪心嘔吐があれば「腎臓結石」や冷や汗が出るような痛みがあれば「尿管結石」が疑われます。残尿感や排尿痛さらに下腹部痛を伴えば「急性膀胱炎」、「慢性膀胱炎」、「前立腺癌」、「膀胱結石」などが疑われます(☞それぞれの該当項参照)。

【健診医からコメント】血尿を示す上記疾患についてはそれぞれの項で述べてありますが、いずれも放置できないものがほとんどです。また腎臓や膀胱などの癌は早期の頃は血尿が唯一の症状であることが少なくありません。したがって、肉眼的血尿が1回でも出たらすぐ専門科の受診が必要です(☞別項参照Q：364)。

Q：285：二次性高血圧症ってどんな病気？
A：[担当科]：循環器科

【概要】高血圧といえばほとんどが原因不明の本態性高血圧です。しかし中に原因がはっきりしており、根本治療が可能な高血圧があ

ります。それが二次性高血圧です。二次性高血圧は、血圧が上昇する原因が明らかで、原因を根本から治療できれば、完治させることができる高血圧です。あるいはまた治療法の違う高血圧といえます。
● 現在、日本では、4,000万人以上の高血圧(140/90mmHg以上)の患者さんがいると推測されています。そして、高血圧の5～10％が二次性高血圧だといわれています。したがって、たかくみて10％が二次性高血圧の患者さんとすると、全国に二次性高血圧の患者さんは400万人もいることになります。● 二次性高血圧の主なものとしては、腎実質性高血圧、腎血管性高血圧、原発性アルドステロン症、褐色細胞腫、大動脈炎症候群、甲状腺疾患、副甲状腺疾患など、さらに薬剤などによる高血圧など多種類に及びます(☞それぞれ関連項参照)。この中から主なものをあげてみます。●「腎実質性高血圧」は最も頻度の高いもので、全高血圧の2～5％を占めます。腎臓病、糖尿病、膠原病などの基礎疾患をもとに腎臓が悪くなったという病気のかたちで、腎臓そのものの障害により、高血圧になります。その理屈はよくわかっていませんが、腎機能をはっきりさせることが大切で、血圧のコントロールに加え、尿蛋白など腎機能に対する配慮が大切になります。● 次いで「腎血管性高血圧」があります。別項(☞別項参照Q：187)で述べる通り、腎動脈が狭くなることで、血圧関連ホルモンに異常をきたして高血圧になります。頻度は全高血圧の1％程度です。そとから狭窄血管を広げる(経皮的血管形成術)ことなどで治癒させることができます。●「原発性アルドステロン症」があります。昇圧物質であるアルドステロン産生副腎腺腫のことをいいます。以前は全高血圧の0.3～1％と報告されていましたが、近年の診断法の進歩により、その頻度は10％前後と決して少ないものではないことが明らかになったといわれます。●「褐色細胞腫」があります。全高血圧の0.1～0.2％と稀ですが著明な高血圧を示すことがあります。発症に男女差はなく、年齢も10～80代まで幅広くみられます。褐色細胞腫の2/3は、普段は無症状ですが発作的に症状が現れる発作型です。治療はアルドステロン産生副

腎腺腫とともに外科的に腫瘍を摘出することで治癒します。
【健診医からコメント】いろいろの二次性高血圧がありますが、高血圧（140/90mmHg以上）と指摘された場合は、すぐ治療をするわけでなくとも、一度は循環器専門科で高血圧が本態性か二次性かの正確な診断をしてもらっておくことが重要です。

Q：286：二次性貧血ってどんな病気？
A：[担当科]：血液内科、担当各科

【概要】血液疾患以外の基礎疾患によって引き起こされる貧血のことです。特に高齢者でよくみられる軽度から中程度の貧血の大部分は、元々の基礎疾患から引き起こされた二次性貧血であるともいわれています。また高齢者ではことに消化器をはじめとした悪性腫瘍が原因となっている可能性が高くなっています。● 二次性貧血は原因が基礎疾患によるものですから、基礎疾患ごとに二次性貧血の原因となる理由が違ってきます。したがって治療もその基礎疾患ごとに違ってきます。基礎疾患としては膠原病、腎疾患、肝疾患、内分泌疾患、悪性腫瘍に伴う貧血などがあげられます。● 膠原病（☞別項参照Q：120）はいろいろの疾患が含まれていますが、慢性関節リウマチ（☞別項参照Q：060）、全身性エリテマトーデス（☞別項参照Q：209）など慢性炎症においてつくられる炎症性サイトカインという成分が赤血球造血の抑制、鉄の利用障害、赤血球の造血を刺激する液性因子エリスロポエチン産生を抑制するなど、複数の要因により小球性〜正球性貧血（粒つぶは小さいが血色素は正常）がみられます。● 腎疾患では腎性貧血ともいわれます。赤血球の造血を刺激する液性因子エリスロポエチンは、腎臓が悪いと、その産生低下により赤血球の産生低下が起こり、また腎臓の排泄機能の低下により造血抑制や溶血（赤血球が壊れる）が亢進されます。● 肝疾患では脾機能亢進（赤血球が壊れる）、赤血球膜の脂質の異常による溶血、消化管の出血、鉄や葉酸の欠乏、循環血漿量の増大などが原因で貧血がみられます。● 悪性腫瘍では原因はさまざまで、出血、二

次感染、吸収障害、骨髄転移による造血抑制、また癌治療による貧血もあります。

【健診医からコメント】健診ではよく貧血を指摘されます。多くは若年女性の鉄欠乏性貧血、ないし子宮筋腫による月経過多が最も多く、このように基礎疾患がわかっている場合は、それぞれの疾患の専門医の診察が必要です。基礎疾患がわからない二次性貧血の場合は、血液疾患と鑑別するために血液内科の受診が必要です。なお、高齢者の場合は、消化器系の悪性腫瘍が基礎疾患であることが多いので注意が必要です。

Q:287: 乳がん検診ってどのようにするの？
A:[担当科]: 乳腺外科

【概要】厚生労働省で勧める五つのがん検診（ほかに胃がん、子宮がん、肺がん、大腸がん）があります。いずれも有効性が確立したがん検診で、利益が不利益を上回ることが基本条件となっています。乳がん検診はその一つで、ほかのがん検診と同様、早期発見・早期治療を目指した対策型検診です。これは都道府県自治体の行う検診で当該地域の住民の当該のがんによる死亡率減少を図るものです。市町村が日本対がん協会支部と協調して行われるものです。● 検診の対象者は40歳以上の女性で、検診回数は2年に1回となっています。乳がん検診を受けられる日時、場所や方法などの詳細は、あらかじめ市町村の担当部署から通知されます。問い合わせ先は各地方自治体（都道府県、市町村、特別区）となっています。● 検診方法は問診と乳房X線検査（マンモグラフィ）となっています。従来規定されていた（乳房）視触診については2015年7月に指針の改訂があり廃止となっています（行ってはいけないという事ではありません）。あくまでもマンモグラフィが中心となっています。● マンモグラフィは斜めに乳房を挟む形をとります。40歳台の乳腺の豊富な（高濃度乳房）かつ有病率の高くなる年代では、斜め方向に加え上下に乳房を挟んで撮影する「2方向撮影」を行ったり、さらに超音波検査

を追加したりしている施設もあります。超音波検査の付加については、前向き研究（RCT；J-START）が行われ、その有効性が判明しています。指針として法的に取り入れられるかもしれません。◉これで異常があれば精密検査が必要とされ（要精検）、各種精密検査が行われ、癌と診断されれば治療となります。検診で発見される乳癌は、圧倒的に早い病期が多く、術後生存率も良好です。

【健診医からコメント】癌は早期発見・早期治療が原則です。早期発見のためには症状のない時期に行う検診が最良の策です。そして検診になじむ疾患として上記の五つのがん検診があります。以上のような市町村で行う対策型検診に対して、任意型検診と称して、同様の方法で任意にも行われます。健診の一環として扱われるがん検診はこれに入ります。われわれの行う毎年4万人前後の対策型検診では、検診発見乳癌の5年相対生存率はたいへん高いもので、95％前後になります。難点としては受診率が欧米に比較してかなり低いことです。

Q：288：乳癌ってどんな病気？
A：[担当科]：乳腺外科

【概要】乳癌はわが国の女性における最も発生頻度（罹患）の高い癌です。欧米では罹患率、死亡率ともに減少傾向にありますが、わが国では罹患率においてこの30年間で約5倍に増加し、死亡率も増加傾向にあります。推計によりますと、罹患は10人に1人で、他臓器の癌と比べ、若い年齢からの発症が一つの特徴で、罹患の好発年齢は40歳台後半、死亡年齢は60歳台前半となっています。罹患率は第1位、死亡率も年齢調整で大腸がんに替わり1位です（2016）。◉乳汁を分泌する乳腺小葉（細胞の集まり）上皮、あるいは乳管までの通り道である乳管の上皮が悪性化したものであり、小葉癌と乳管癌とに大別されます。乳管内、あるいは小葉内にとどまっていて血管やリンパ管に浸潤していないものを、非浸潤癌といいます。浸潤癌は血管やリンパ管から全身への血流にのり、リンパ節、骨、肺、肝

臓、脳などに転移します。◉ 特殊な乳癌として頻度は少ないですが、乳頭や乳輪の湿疹状のただれを症状とする予後の良いパジェット病、また乳房全体が炎症状に赤く腫脹（はれる）し、すみやかに全身への転移を起こす炎症性乳癌という極めて予後の悪いタイプがあります。◉ 乳癌の原因は単一ではなく、リスク（危険因子）としては、近親者に乳癌にかかった人がいること、過去に乳頭腫（癌ではないが顔かたちの悪い乳管上皮増殖症）や線維腺腫（良性のしこり）などのリスク病変にかかったこと、片側の乳癌にかかったことなどが最も重要視され、ほかにも出産を未経験、授乳をあまりしていないことなどがあります。◉ 症状は、90％以上は痛みを伴わない乳房のしこり（腫瘤）です。患者さんは自分で腫瘤を触れることができます。また一部の乳癌では血性の分泌物が認められることがあります。その他、乳頭や乳輪の湿疹様のただれのこともあります。◉ 乳癌の診断は視触診（目で見て手で触ってみる）が基本ですが、検診では必須検査ではなくなっています。それは視触診は診察法として正確性に欠ける場合があり、補助的画像診断として行う乳房X線撮影（マンモグラフィ）や超音波検査に重きを置くからです。◉ 乳癌は、比較的予後が良い癌です。また、早期に発見できればできるほど、治癒率は高まり、乳房を温存（残す）できる可能性も高くなります。検診や自己診断（☞別項参照Q：289）では病気の早いものが多く治癒率も高くなります。◉ 治療は手術とともに、放射線療法、化学療法、ホルモン療法などが行われます。薬物療法では脱毛が避けられないことがありますが、数ヶ月すれば再生します。

【健診医からコメント】乳癌の診断・治療は専門性が高く、自己触診などでおかしいと思ったら、乳腺の専門医がいる総合病院を受診すべきです（☞別項参照Q：289）。もちろん乳がん検診はぜひ受診すべきです。受診間隔は法定では2年に1回となっていますが、その間におかしいと思えば専門医を受診すべきです（中間期癌といわれるものがあり、進行速度が速い場合があります）。乳癌の治療は長期にわたるので、担当医との信頼関係が重要です。また乳癌は術後

5年以上経過してからの再発もめずらしくないので、長期経過観察が必要です。

Q:289: 乳房自己診断ってどのようにするの？
A:[担当科]:乳腺外科

【概要】乳癌の60％以上はセルフチェック（自己検診）によって発見されています。このことはたいへん重要で、女性はすべからく自己検診を行うべきです。一方、乳がん検診は自己検診のうえにくわえて勧められます。● 月に1回のセルフチェックと、年1回（法定の対策型検診では2年に1回）の定期検診を欠かさないようにすることが大切です。セルフチェックは視触診ということになります。● まず、鏡に乳房を映して、正面、斜め、前屈、背屈をして、さまざまな角度と光線の方向を工夫、両腕あげと降ろした組み合わせで左右乳房の均整の具合を調べます。皮膚の色や表面のくぼみ、盛り上がり、発赤、浮腫などをみます。腰を両手ではさむように力を入れて胸の筋肉（大胸筋）を収縮させて、乳房にくぼみ（えくぼ徴候）ができるかどうかを視ます。乳頭からの分泌物、ただれの有無を視ます。● 次いで触診です。手のひらを5本の指を揃えて撫でるように深く触ってみます。さらに第2〜第4指（なか指3本）を揃えて触診（指腹法）します。触診方向はまわしてみる、"の"の字を描いたり、平行（肋骨に沿って）や放射線状（乳首を中心に）とさまざまありますが、どれか二つくらいの方法に慣れるとよいといわれます。えくぼ徴候の出し方はしこりを摘んで押し下げるようにします。● しこりが触れたらその特徴を視ます。痛みはほとんどありません。あるとしたら乳腺症が合併しているときなどです。硬さはごりっとした抵抗があります（芯がある）。周囲にくっついている感じかあるかどうかをみます。ついでに3本の指で反対側の腋の下を奥の方から乳腺の近くまで触ってみます（リンパ節のしこりの有無）。● 視触診する時期については、月経が終わって一週間以内の乳腺の張りがなく柔らかな時に視ます。閉経後の方は、毎月一回、日にちを決めて実行

します。頻回に触ることで自分の乳房に慣れていることが大切です。そうすることでちょっとした変化に気づきやすくなります。

【健診医からコメント】セルフチェックで発見される乳癌が6割を超えているということをよく知ることが大切です。改まって考えないで、セルフチェックを一つの癖として励行することが大切です。なお、検診は"しこり"として触れる前の段階の乳癌も見つけます。

Q:290: 乳腺症ってどんな病気？
A:[担当科]:乳腺外科

【概要】乳腺症は一つの独立した疾患としては扱われません。乳腺が長年にわたって、卵巣ホルモンの影響下に増殖と萎縮を繰り返している間に、乳腺内に増殖をしている部分と萎縮、線維化している部分が混在し、腫瘍性、炎症の病変を除く生理的変化の一環とみなすことができると考えられています。しかし、乳癌との鑑別で重要となります。● 症状と月経とが密接に関連していることから、卵巣ホルモンの周期的な変化に乳腺が次第に同調できなくなることが原因と推定されていますが、明らかな原因は不明です。● 30代後半から閉経期にかけて、乳腺の疼痛や腫瘤の触知、乳頭分泌など多様な症状を示します。乳癌との区別が繰り返し強調されます。乳腺症の症状が最も著しいのは、月経直前です。症状が多様なだけに素人判断は危険です。● 症状としては、腫瘤・硬結(しゅりゅう こうけつ)を認め（おでき様にかたく触れる）、痛みを伴うものが多く、しばしば圧痛(あっつう)（押してみて痛む）も伴います。圧痛が主体ですが、自発痛もよくみられ、周期性で月経との関連が強く、月経前にみられることが多いですが、無関係のこともあります。ときに乳頭分泌もみられ、水様、漿液性(しょうえきせい)（水っぽい）、乳汁様、血性などさまざまです。● 臨床症状、乳腺X線撮影（マンモグラフィ）、超音波検査で、乳腺腫瘍との鑑別が行われますが、診断が難しい場合もあるといわれます。● 乳腺症は、治療の対象にはなりませんが、乳腺症の著しい乳房は、触診しても大小さまざまの腫瘤に触れるために、画像診断などを併用して乳癌を見落

とさないように注意が払われるといわれます。
【健診医からコメント】乳癌は、乳腺症と違い初発症状として乳房痛はほとんどありません。月経前に増悪し、月経開始後に改善する乳房痛は乳腺症に多く、経過観察が行われます。しかし、乳腺症自体の診断は難しいので、経過を慎重に観察しなければならないことも多いようです。腫瘤(しゅりゅう)、乳頭分泌など乳癌と共通する症状があれば、専門医の診察を受けて精密検査を行います。検診では画像診断で鑑別が行われます。

Q:291: 尿検査ってどんな意味があるの？
A:[担当科]:健康管理科、関係各科

【概要】尿検査は健康診断の最も基本的な検査の一つです。血液にのって身体をめぐっている種々の物質が腎臓(じんぞう)に運ばれ、その中の不要物は余分な水分といっしょに尿として体外に排泄されます。こうして腎臓は不要物(老廃物(ろうはいぶつ))を処理するとともに、全身の血液や体液の成分を一定に保っています。● 腎臓や身体のどこかに異常があると、尿の成分や性質、量などに影響が出ます。尿を検査することで体の異常がある程度チェックできます。通常は主に、尿蛋白(にょうたんぱく)、尿糖(にょうとう)、尿沈渣(にょうちんさ)、尿潜血(にょうせんけつ)、尿比重(にょうひじゅう)、酸・アルカリ度などを調べます。● 尿蛋白検査は尿中の蛋白質の量を調べるものです。血液は腎臓で不要物だけがろ過され、尿中に排泄されます。正常であれば血液中の蛋白は腎臓でほとんどが再吸収されます。腎機能が低下すると体にとって必要な蛋白が腎臓からもれ出てきます。基準値は陰性(-)で、要注意(+)、(±)、異常(2+以上)と判定されます。● 次いで尿糖を調べます。血液中の糖の濃度がある値(おおよそで160〜180mg/dl)を超えると腎臓で再吸収しきれなくなり尿中に糖が漏れ出てきます。糖尿病(とうにょうびょう)、甲状腺機能亢進症(こうじょうせんきのうこうしんしょう)や腎性糖尿(じんせいとうにょう)などで陽性となります。腎性糖尿とは血糖値が高くなくても、尿糖が陽性になる異常で問題ありません。基準値は陰性(-)ですが、要注意(±)、異常(+)と判定されます。● 尿沈査があります。これは尿を遠心分離器(えんしんぶんりき)に

かけて中に含まれていた沈殿物を集めて調べます。さまざまな物質があり、その種類によってどのような疾患に由来するかを判断します。● 尿の中に血が混じっていないかどうかを調べるために、潜血検査があります。試験紙に浸して反応をみます。試験紙に反応があれば、尿の通り道のどこかに出血源があることが考えられます。尿路結石、膀胱炎、糸球体腎炎などで陽性となります。女性では病気がなくても陽性になる率が高めです。基準値は陰性（−）ですが、要注意（＋）、（±）、異常（2＋以上）と判定されます。● 尿の重み、比重をみます。蒸留水に対する尿の重さを調べます。尿の中には、さまざまな物質が含まれているため、普通の水に比べて比重が高くなります。この比重の変化を調べることで腎機能の異常などを発見することができます。腎臓は体内の状況に応じて、ホルモンの働きなどで水分を適切に調整します。尿比重が高い場合は糖尿病、脱水症などで、逆に低い場合は腎不全（☞別項参照Q：087）、尿崩症という病気が疑われます。● そのほか、肝臓や胆道系に異常があったりすると、尿ウロビリノーゲンが検出されます。健康な人でもわずかに尿ウロビリノーゲンが出ているため、弱陽性（＋）か偽陽性（±）なら正常です。● ビリルビンとは、胆汁色素のことで、通常は肝臓から胆汁となって腸内に排出され、尿中には出てきません。肝臓や胆道に障害があると、血中にビリルビンがふえて尿中ビリルビンも増加します。検査結果が陰性（−）であれば正常です。弱陽性（＋）、偽陽性（±）の場合は、体質性黄疸などが疑われます。陽性（2＋）では、肝炎、肝硬変、肝癌などが疑われます。

【健診医からコメント】正しい尿の採り方は中間尿といって、最初の1/3〜1/2の尿は捨てて、その後の尿だけをコップに採ります。こうすることにより尿道の常在菌や分泌物の混入を防ぐことができます。また、女性の場合、清拭綿などで陰部を拭いてから排尿するのがよいといわれています。

Q:292: 尿酸ってどんなもの？

A:[担当科]: 健康管理科、代謝科

【概要】尿酸が痛風という病気の原因であることを別項（☞別項参照Q:242）で述べてあります。ここでは尿酸の本体、尿酸値の増減に関係することは何か、尿酸が多く含まれる食品、などについて述べます。◉ 尿酸は生物の情報とエネルギーとに関連した役割を果たす物質（DNA）の最終産物です。つまり、遺伝子（情報）を構成するDNA（デオキシリボ核酸）、エネルギーを担当するATP（アデノシン3リン酸；エネルギーの放出・貯蔵、あるいは物質の代謝・合成の重要な役目を果たしている）が分解されると尿酸ができます。尿酸はそうした物質が分解されてできた老廃物です。◉ 人間は他の動物と違って、尿酸を分解する酵素（尿酸酸化酵素）が遺伝的に欠損しており、尿酸がたまる傾向があります。普通の人の体内では一日約0.6gの尿酸が作られます。この尿酸の産出が多くなったり排泄が低下したりすると尿酸は体内に蓄積し、痛風を起こします。◉ 痛風はかつて美食、大酒の習慣をもつ上流階級の病気と考えられていましたが、現在では食生活の欧米化やアルコール摂取量の増加により、誰もが高尿酸血症や痛風になる可能性があります。◉ 一般に尿酸値が気になる人はプリン体（☞別項参照Q:352）を控えればよいというイメージがありますが、実はプリン体よりも肥満が問題です。肥満になると中性脂肪が増えますが、中性脂肪には尿酸の産生を促す働きがあります。実際、高尿酸血症の人の約80％がなんらかの生活習慣病を合併しているといわれています。◉ 尿酸値が高くなる原因は、遺伝要因と環境要因があります。遺伝要因は解消できませんが、プリン体の多い食品の摂り過ぎ、激しい運動のし過ぎ（急激な運動によりプリン体が多く産生されるため）などです。尿酸値を下げるための基本は、まず肥満の解消です。◉ 主食＋主菜（肉や魚、卵などおかず）＋副菜（野菜や海藻など）をバランスよく組み合わせた食事をとることが大切です。プリン体は水に溶けるため、煮る、ゆでるなどで約2/3まで減らすことが可能といわれています。◉ プリン

体をたいへん多く含む食品としては煮干し、鰹節、干し椎茸、鶏レバー、マイワシの干物、イサキ白子などが、次に多いものとしては豚レバー、牛レバー、大正エビ、マアジの干物、オキアミ、マイワシ、カツオ、サンマの干物などとなっていますが、いずれも酒の肴ということです。もちろん一回の摂取量にも関係します。◉ プリン体が少ない食品としてはカリフラワー、貝割れ大根、ブロッコリー、豚ロース、牛ヒレ、ベーコン、ウナギ、ホタテなどで極めて少ないものとしては白米、もやし、オクラ、そら豆、冷奴、魚ソーセージ、スジコ、イクラ、チーズなどとなっています。◉ 美食よりもむしろ過食が問題です。ストレス、大量飲酒は避けるようにします。プリン体は、ビールに最も多く含まれ、ウイスキー、ブランデー、焼酎などの蒸留酒はあまり含まれていません。ビールが痛風を増やし、蒸留酒も少し増やし、これに比較してワインは少し減らすといわれます。

【健診医からコメント】健診では尿酸値は基本検査です。基準値は男女とも 7.0mg/dl 以下ですが、女性の場合は 6.0mg/dl 以下が望ましいという説もあります。痛風発作を起こさなくとも高くならないように注意すべきです。調査によると、肉食は痛風を増やし、海産物も痛風を少し増やします。野菜は痛風を減らし、乳製品も減らすと考えられています。とはいってもバランスの取れた食生活、適度の肉・魚は必要です。また痛風だけでなく、痛風腎（☞別項参照 Q：241)、腎・尿管結石（☞別項参照 Q：190）にも注意しなければなりません。なお、高尿酸血症の治療に当たっては、医師は薬物等でゆっくり下げるようにします。

Q：293：尿素窒素とクレアチニン検査ってどんなこと？

A：[担当科]：健康管理科、臨床検査科、腎臓内科

【概要】ともに主として腎臓の力をみる検査です。尿素窒素とは血液中に含まれる尿素のことです。肉などの食物から摂取された窒素化合物は最終的に安全な尿素の形にして貯えられ、たまったら捨てられます（残余窒素）。尿素は体内で蛋白質が分解されてできる最終

代謝産物(老廃物)です。尿素窒素は尿素由来の窒素量を示す単位です。◉ 尿素は、腎臓の糸球体でろ過されて、尿中へ排泄されますが、一部は尿細管で再吸収され血液中へと戻ります。腎臓の働きが低下すると、ろ過しきれない分が血液中に残ってしまいます。そこで尿素窒素は、クレアチニン(尿酸や尿素窒素と同様の老廃物)とともに腎機能検査として用いられます。老廃物の残り具合で腎臓の力をみるという事です。◉ 尿素窒素は基準値が9〜21mg/dl です。これより多くても少なくてもいけません。9mg/dl 以下と低い場合は肝臓が極度に悪いか低蛋白食の時などです。軽度上昇(21〜30mg/dl)の場合は消化管出血、脱水、心不全などです。中等度上昇(30〜60mg/dl)では腎機能障害、消化管出血などです。高度上昇(60mg〜/dl)では腎不全(人工透析の準備を要するような数値)、ときに認められる疾患としては心不全、肝不全や癌の末期などです。◉ 腎機能の指数として尿素窒素/クレアチニン比がよく用いられます。通常は10:1の比が保たれていますが、この比が10以上の場合は尿素窒素の上昇が腎臓以外の原因(腎外性因子)を、10以下の場合は腎臓由来の原因(腎性因子)を考慮します。◉ 尿素窒素は、クレアチニンと同じように腎機能検査として用いられていますが、早期の腎機能低下では値の上昇が軽微で、糸球体ろ過値(GFR)がだいたい30%以下まで低下しないと基準値を超えるような高値を示さないことがあり、早期の腎機能異常を見過ごしてしまうことがあります。◉ クレアチニンは腎機能の指標であり、筋肉を動かすときに必要なクレアチンという、アミノ酸が分解されたあとに出てくる老廃物です。クレアチニンは体には不要な物質なため、尿として排出されます。しかし、腎臓が病気になるとろ過機能が衰えて、クレアチニンが尿ではなく血液に戻されてしまうことがあります。そのため、血液中のクレアチニンの量を測ることで、腎臓の状態を把握できると考えられています。◉ 健康診断での血液検査でクレアチニンを計ります。クレアチニンの基準値は、男性が〜1.00mg/dl、女性が〜0.70mg/dl です(2012年4月変更)。クレアチニンは食事の影響を受けず、常に一

定量生産され、ほとんど腎臓からのみ排泄されます。◉慢性腎臓病（CKD ☞別項参照Q：371）は、その重症度に応じて、ステージ1からステージ5の5段階に分けられています。その指標となるのが推算糸球体濾過量（eGFR）です。これは、腎臓にどれくらい老廃物を尿へ排泄する能力があるかを示しており、この値が低いほど腎臓の働きが悪いということになります。eGFRは血清クレアチニン値と年齢と性別から計算できます。

【健診医からコメント】健診では通常クレアチニンが計測されます。さらに尿素窒素も測定されることがあります。通常はクレアチニンが一定以上の数値で腎臓の精密検査の指示が出ます。あるいは軽度上昇では経過をみることとなります。精密検査の段階で臨床の場でeGFR等が検査され、腎機能異常の診断が行われます。健診結果でクレアチニンの値には気をつけなければなりません。

Q：294：尿沈渣ってどんなこと？
A：[担当科]：健康管理科、泌尿器科、腎臓内科

【概要】尿沈渣（にょうちんさ）とは臨床検査の一つで、尿を5分間ほど遠心分離機（えんしんぶんりき）にかけると、尿の液状成分と固形成分とが分離します。沈殿してくる赤血球や白血球、細胞、結晶（けっしょう）成分などを固形成分といいます。これらを顕微鏡で観察し、尿沈渣の数の増加や内容を調べて、腎臓などの異常の診断や病状の経過観察を行います。この検査は、一般には尿蛋白や尿糖、尿潜血などの定性検査で陽性（＋）と出たときに行われますが、健診では最初から行うこともあります。◉顕微鏡の一視野の中にあるこれらの数をそれぞれに数えて、通常より増加していないか、あるいは健康時ならみられないものが見えていないかを調べます。基準値としては赤血球が1視野に1個以内、白血球が1視野に3個以内、上皮細胞は1視野に少数、円柱細胞（えんちゅうさいぼう）が1視野に陰性（－）、結晶成分は1視野に少量となっています。◉円柱というのは、尿細管上皮から分泌されるタンパクの一種（ムコタンパク）と尿中の血漿タンパク（主にアルブミン）とがゲル状（こんにゃく様）に凝固沈

殿し、尿細管腔を鋳型としてつくられたもので、円柱のようになります。円柱には上皮円柱、赤血球円柱、白血球円柱、脂肪円柱などがあります。尿中に出現した円柱の種類や数量を確認することで、大まかに腎の状態を知ることができます。◉ 炎症が考えられるときは細菌検査や培養が、その他おもに腎臓内科や泌尿器科で尿中成分の定量検査、尿素窒素、クレアチニン、電解質などの血液検査、超音波検査、X線CT検査、腎盂（尿路）造影などの詳しい検査が必要により行われます。

【健診医からコメント】尿の検査で多くのことが想定されます。簡単ですが基本的で重要な検査です。健診で行われた検査で要精密検査の判定が出た場合には泌尿器科なり、腎臓内科なりをぜひ受診すべきです。症状がないことも多く、放置されることが散見されます。

Q：295：尿失禁ってどんな病気？
A：[担当科]：泌尿器科

【概要】トイレでうまく排尿できなくなった状態のことをいいます。さまざまな尿路機能障害によって起こる症状で、単一疾患名ではありません。◉ まず男女で排尿機能に差があります。性差は、尿道の長さと尿道まわりの構造にあります。女性の尿道は3〜4cmと短く、まっすぐです。一方、男性の尿道は17〜20cmと長く、しかも途中で2カ所折れ曲がっています。また、尿道の開閉をつかさどる骨盤底の筋肉群も男性の場合は女性より強力で、男性は前立腺が尿道のまわりを取り囲んでいます。また、男性の場合、尿道がたるんで、折れ曲がった球部尿道といわれるところに尿が残り、排尿後に無意識に尿が垂れたりすることもあります。◉ 尿は腎臓でつくられ、尿管を通って、膀胱に蓄えられます。この経路に問題が出てくるわけです。それらの原因となる排尿機能の障害には、大きく分けると「蓄尿障害」と「排出障害」の二つがあります。我慢できないでもれてしまうのが「蓄尿障害」による尿もれ、尿を出し切れなくて膀胱から尿があふれてもれてしまうのが「排出障害」による尿もれです。

● 蓄尿障害には膀胱機能の問題として過活動膀胱（膀胱が勝手に収縮する）があります（☞別項参照Q：045）。また排尿筋の不順によっても起こります。尿道機能として尿道が緩い（不全）、尿道括約筋の不全、尿道過活動があります。● 排出障害（出し切れないでもれる）として膀胱機能が弱かったり無収縮（膀胱が収縮しない）だったり、また排尿筋の活動が弱いことがあります。さらに尿道機能の問題として前立腺肥大症（☞別項参照Q：212）などによる尿道閉塞があります。● そのほか尿失禁（思わず出てしまう）のタイプがあります。咳やくしゃみなどで起こる腹圧性尿失禁、予期せず膀胱収縮を伴う強い尿意切迫感がでてくる切迫性尿失禁、排出障害が基礎疾患としてあり、尿閉状態となり尿が溢れてしまう溢流性尿失禁、運動機能の障害や、認知症などのためにトイレに間に合わない、など多様な状態があります。

【健診医からコメント】健診の場でもこうした尿関連の愁訴がよく聴かれます。ことに加齢とともにその頻度も大変高くなります。多くは男性では前立腺の関係、膀胱の抑えが効かなくなる「過活動膀胱」（前出）、女性では"つい漏れてしまう"といった排尿機能低下が多くみられます。排尿障害があればまずいろいろの原因があるので、泌尿器科専門医を受診すべきです。

Q：296：人間ドックってどんなもの？
A：[担当科]：健康管理科

【概要】船の建造・修理などはドック設備で行われます。人体も時にはドックのような施設で健康状態のチェックが必要であるという発想でしょう。1953年に社団法人ライフ・エクステンション倶楽部が初めて行い（当時の呼び名は成人病精密総合診断）、短期入院を伴う人間ドックはその翌年1954年7月12日に保健同人社の発意により開始されたといわれます。● 今ではなじみになっていますが、受診者の身体状況のデータをもとに医師の問診、診察を受け、生活習慣病の予防や治療、その他の健康問題について助言、指導を受ける仕

組みです。概ね、人間ドックの専門病院、専門診療所で受けるのが通例です。オプションで追加した検査項目により、検査時間も延長します。半日の日帰りで済むものから1日、もしくは2日というコースが一般的です。◉ 人間ドックで異常が見つかりやすい項目は、肝機能障害、高コレステロール、肥満、腎・膀胱疾患、高中性脂肪などで、いわば生活習慣病チェックに最適です。こんにち、いろいろのオプションがあり、循環器関係に力を入れるもの、がん関係に力を入れるものなどさまざまです。さらに特定化して「脳ドック」、「メンズドック」、「レディースドック」、さらに「アンチエイジング・ドック（抗加齢ドック）」といったものもあります。◉ 日本では、人間ドックは医療保険の対象ではありませんが、加入している健康保険組合によっては年齢などの条件（35歳あるいは40歳以上）を満たせば一定額の補助が出ます。人間ドックは労働基準法、労働安全衛生法で定められている健康診断に含まれます。◉ 人間ドックで行われる検査項目は施設により違いがありますが、かなり広い範囲の検査が選べます。また行われる検査は当然のことながら医療の進歩に合わせ、新しい方法が取り入れられるようになっています。

【健診医からコメント】本書でなんども繰り返されますが、疾病対策は「早期発見・早期治療」につきます。理想的には国民すべからく人間ドックが望まれますが、費用とマンパワーに限界があります。通常は一般検査を行いながら、折を見て幅広い検査を行うということでも健康管理にはかなり違うと思います。

Q:297: 妊娠悪阻ってどんな状態？
A:[担当科]:産婦人科

【概要】妊娠悪阻は「つわり」ともいわれます。ほとんどの妊婦さんが経験する"吐き気や嘔吐"などの症状です。心配ないことが多いのですが、悪化して「妊娠悪阻」になることもあります。妊娠悪阻は、最悪の場合、意識障害などを引き起こすこともある危険な病気です。単なる「つわり」と「妊娠悪阻」を区別しなければなりません。

● 「つわり」は、妊娠初期、妊娠5〜6週から12〜16週に発症します。50〜80％の妊婦さんにみられ、悪心（吐き気）、嘔吐、食欲不振、嗜好の変化など消化器系の訴えが多く、その大部分は、軽症で自然に軽快します。● 「妊娠悪阻」は「つわり」様の消化器症状が悪化して、食物の摂取が不十分になり、栄養障害、代謝障害、臓器障害を起こす場合をいいます。稀には生命に危険が及ぶことがあります。入院を必要とするような妊娠悪阻は妊婦全体の1〜2％に発症するといわれています。● 原因は未だはっきりしていませんが、両者とも妊娠によるホルモンバランスや代謝の変化が関係していると考えられています。● 妊娠悪阻の症状は、第1期から第3期へと段階的に悪化するので、できるだけ早く対処することが大切といわれています。第1期は何度も嘔吐を繰り返し、脱水症状による口の渇き、だるさがあります。2期になると食べ物をほとんど食べられない摂食障害、脱水症状による口の渇き、だるさ、めまいなどが起こりやすくなります。3期には、めまい・幻覚・幻聴などの脳神経症状が現れ、肝臓や腎臓にも機能障害もみられ、妊娠継続が難しくなり、母体も命の危険になります。● 病院受診のタイミングとしては、「1日に何度も嘔吐している」、「水すら飲めない」、「体重が急激に減少している」といった症状がみられたときには、できるだけ早く受診しましょう。

【健診医からコメント】つわり、妊娠悪阻を軽くみることはできません。妊娠当初から妊婦健診を受けたり、かかりつけ専門医を決めたりしておくことが大切です。妊娠悪阻になる前に手当てしてもらうことです。

Q：298：妊娠中毒症（妊娠高血圧症候群）ってどんな病気？
A：[担当科]：産婦人科
【概要】妊娠により高血圧がみられる病気で、以前は「妊娠中毒症」といわれていましたが、現在は「妊娠高血圧症候群」といわれます。母体死亡や低出生体重児出生の原因疾患の一つであり、母児双方に

重要な影響を及ぼす疾患です。● その定義は「妊娠20週以降、分晩12週まで高血圧がみられる場合、または高血圧に蛋白尿を伴う場合のいずれかで、かつこれらの症状が単なる妊娠の偶発合併症によるものではないもの」とされています。「つわり」とはまったく別物ということがわかっています。● 症状が出やすいのは妊娠8ヶ月以降の後期で、約1割程度の妊婦さんが発症します。妊娠中期などに早めに発症した方が悪化する傾向があり、母子共に大変危険な状態になるといわれます。● 原因については、はっきりとわかっていません。妊娠初期の胎盤が作られる時期に、母体が順応できないためと考えられています。● むくみ（浮腫）は現在は定義から外されていますが、一般的に起こるむくみとは違い、朝起きたときにむくみが取れないようなら注意が必要といわれています。高血圧の判定は最高血圧が140mmHg以上、最低血圧が90mmHg以上のことをいいます。健康時にはみられない尿蛋白が出ます。30mg/dl以上（＋）出ていると陽性と判定されます。● 妊娠高血圧症候群（にんしんこうけつあつしょうこうぐん）になりやすい人は糖尿病（とうにょうびょう）、高血圧（こうけつあつ）、腎臓病（じんぞうびょう）を持っている人、また家族がこれらの病気の経験がある場合といわれます。太りすぎ、痩せ過ぎの人も問題があります。35歳以上の高年初産と15歳以下の若年出産も要注意といわれます。● 病気のかたちとして、高血圧のほか子癇（しかん）といわれる状態があります。妊娠20週以降に初めてけいれん発作を起こす場合です。脳血流量が増加し、高血圧性脳症（こうけつあつせいのうしょう）様けいれん発作を起こすものです（子癇発作）。● さらに重症で、ヘルプ症候群（HELLP症候群）という状態があります。母体に末梢血管内の血液が固まる播種性血管内凝固症候群（はしゅせいけっかんないぎょうこしょうこうぐん）（☞別項参照Q：320）、多臓器障害（たぞうきしょうがい）、肝梗塞（かんこうそく）、肝出血（かんしゅっけつ）などたいへんおもい致死性状態を引き起こすものです。

【健診医からコメント】妊娠・分娩までは大変な危険を伴う大仕事です。稀ではあるものの、妊娠初期より妊婦健診を定期的に継続し、不測の事態を回避しなければなりません。

Ⅲ．Q＆A

Q：299：妊娠と感染症とはどんな関係？
A：[担当科]：産婦人科、該当各科

【概要】何らかの微生物（細菌、ウイルスなど）がお母さんから赤ちゃんに感染することを「母子感染」といいます。妊娠前から元々その微生物を持っているお母さん（キャリア）もいれば、妊娠中に感染するお母さんもいます。「母子感染」には、赤ちゃんがおなかの中で感染する胎内感染、分娩が始まって産道を通る時に感染する産道感染、母乳感染の三つがあります。● 妊婦健康診査（妊婦健診）で検査が行われるものもあるので、この点でも健診はきちんと受けなければなりません。また日頃から手洗いやうがいなどの感染予防に努めることが大切です。● 厚生労働省では次のようなことをパンフレットで示しています。妊婦健診で調べる感染症として、①Ｂ型肝炎ウイルス：赤ちゃんに感染しても多くは無症状ですが、稀に乳児期に重い肝炎を起こすことがあります。将来、肝炎、肝硬変、肝癌になることもあります。②ヒト免疫不全ウイルス（HIV）：赤ちゃんに感染して、進行するとエイズ（後天性免疫不全症候群）を発症します。③風疹ウイルス：お母さんが妊娠中に初めて風疹ウイルスに感染した場合、赤ちゃんに胎内感染して、聴力障害、視力障害、先天性心疾患などの症状（先天性風疹症候群）を起こすことがあります。④性器クラミジア：赤ちゃんに結膜炎や肺炎を起こすことがあります。⑤Ｃ型肝炎ウイルス：赤ちゃんに感染しても多くは無症状ですが、将来、肝炎、肝硬変、肝癌になることもあります。⑥梅毒：赤ちゃんの神経や骨などに異常をきたす先天梅毒を起こすことがあります。⑦ヒトＴ細胞白血病ウイルス-1型（HTLV-1）：赤ちゃんに感染しても多くは無症状です。一部の人が、ATL（白血病の一種、中高年以降）などを発症します。⑧Ｂ群溶血性連鎖球菌：赤ちゃんに肺炎、髄膜炎、敗血症などの重症感染症を起こすことがあります。（これらの感染を調べる検査を実施するかどうかは、医療機関などによって、また、お母さんと赤ちゃんの経過によっても異なります。）

【健診医からコメント】感染症については妊婦健診にあたって、担当医の指導を受けながら、必要な指示に従うようにします。母親自身は自ら通常の時とは別であることを自覚し、感染症だけでなく、赤ちゃんを気遣う生活をしなければなりません。風邪を引かないように注意するとか、胎児への影響が大きいたばこは絶対にやめるべきです。一般的に、妊娠5～7ヶ月頃（妊娠16～28週）を合併症を起こしにくい安定期と呼びますが、実際にどれだけ安定しているかどうかは個人差があり、あくまで一つの目安です。

Q:300: 妊娠と薬との関係、どんな注意が必要？
A:［担当科］：産婦人科

【概要】薬は使い方では毒にもなりかねません。また、特別な状況の場合は薬の作用は予定通りの効果を発揮しなかったり、使ってはいけない場合もあります。妊娠という特別な状況下での薬の使い方を知っておかなければなりません。本人のためにも赤ちゃんのためにも大切なことです。● 国立成育医療研究センターでは2005年10月より、「妊婦・胎児に対する服薬の影響」に関する相談・情報収集を実施しています。2016年度にはこうした拠点病院は全国38施設に拡大しており、厚生労働省としては将来、全国に薬剤相談の「拠点病院」を指定する予定であるといわれます。● 結論的には、ほとんどの薬には心配するような危険性はありません。妊娠中に薬を飲んでいなくても、ちょっとした先天異常（奇形）は100人に2人くらいの割合でみられます。通常の薬剤は服用したとしても、確率的に同等のリスクであるといわれています。先天異常の原因はよくわかっていませんが、その多くは遺伝的要因と環境要因の兼ね合いと考えられています。現実には100％安全な妊娠・出産というのはありません。● 環境要因の具体的な例としては、妊娠時の感染症（たとえば児に小頭症などの風しん症候群、水頭症などを起こさせるトキソプラズマ症）、病気（たとえば未治療の糖尿病やてんかん）、高温、食事（多量のレバー等）、栄養不足（極端な偏食やダイエット）、アルコー

ル、たばこ、食品添加物等々、そして薬があげられます。実際に薬の影響を受けて奇形ができる頻度は非常に少ないと推測されています。◉ 妊娠に気づかずに飲んだ薬がどう影響するかについては、多くの場合、心配するほどのことではないといわれます。◉ 日常的な病気の薬、たとえば風邪薬、頭痛薬、胃薬などを通常の範囲で使用されていたのであれば、まず問題ないと考えられています。

【健診医からコメント】妊娠・出産にあたって、市販薬を含めて通常の薬剤は問題ないと考えられています。もし疑問がある場合には担当医に相談するか、各地にある「妊娠関連の薬剤相談拠点病院」で相談するとよいでしょう。

Q:301: 妊娠と腎臓、どんな関係？
A：[担当科]：産科、腎臓内科

【概要】妊娠と腎臓は大いに関係します。腎臓の働きの程度がどうかにより、妊娠を継続できないこともありますし、最初から妊娠は無理な場合もあります。腎臓の役割は妊娠前に比べ妊娠中は非常に増大します。たとえば、腎血漿流量（腎臓を通る血液量）は妊娠前に比べ30％、糸球体濾過値は50％増加するといわれます。◉ つまり妊娠中に腎臓には経験したことがないほど仕事が増えるので、腎機能に異常がある場合、妊娠前に腎臓のはたらきを評価しておかなければなりません。妊娠が判明してから同様の診断がなされた場合も、中絶を行わなければ母体の生命に危険が及ぶことがあります。◉ 妊娠中は、増大した子宮や怒張した卵巣静脈による尿管の圧迫、増加したプロゲステロン（黄体ホルモン；妊娠を継続させる）による尿管の弛緩（ゆるみ）から尿の膀胱尿管逆流が生じやすく、この結果、尿路感染症が生じやすくなります。妊娠中に考慮すべき腎臓病には、急性腎炎、慢性腎炎、ネフローゼ症候群、尿路感染症などがあります（☞いずれも該当項目参照）。◉ また通常に妊娠しても、妊娠中にむくみ、高度の蛋白尿、高血圧の3大症状が現れた場合には、妊娠高血圧症候群（妊娠中毒症）の疑いが強くなります。早期に兆

候(きざし)をつかんで対処することが重要です。本症の原因は不明ですが、母親や姉妹が本症にかかったことのある女性は、そのつもりであらかじめ対処しておくべきです。産科医、腎臓内科医との連携が必要です。● 軽症の場合でも、できるだけ安静を守るようにします。こころの安静も大切です。食事の内容は、蛋白質、ビタミン類を多くとり、エネルギー(カロリー)と食塩をとりすぎないようにします。● 予防するには、妊娠したらなるべく過労を避け、睡眠を十分にとり、食事は薄味にします。また、定期的に検尿や血圧の測定も受けます。体重の測定も重要で、毎週500g以上体重が増えた場合には要注意です。

【健診医からコメント】妊娠により腎臓は仕事量が増え、そのため腎臓の大きさは約1cm大きくなるといわれます。多少の蛋白尿などが認められることも少なくありませんが、産科医の指導を得ながら、軽症の場合でも、できるだけ安静を守るようにします。こころの安静も大切です。

Q:302: 妊娠と放射線検査はどんな関係？
A:[担当科]:放射線科

【概要】妊娠中に、あるいは妊娠を知らないで医療として放射線を浴びることがあります。通常は許容範囲で行われていることですが、妊娠にあたっては放射線障害が心配になります（☞別項参照Q:253）。日本放射線技術学会の出版物からの引用として、「100mGy以下の胎児線量では、放射線被曝による妊娠中絶に医学的な正当性はありません」とあります。通常の多くのX線診断検査において用いられる線量は、100mGy（ミリグレイ：放射線のエネルギー量）という胎児線量を超えることは極めて稀です（一部癌治療では高線量のことがある）。● 放射線の国際単位は、吸収線量Gy（グレイ）と実効線量Sv（シーベルト）があります。1グレイは1,000ミリグレイ（mGy）です（同様に1シーベルトは1,000ミリシーベルト）。吸収線量とは放射線をどれだけ受けたかを表し、これに特殊な係数をかけ

ると実効線量になります。骨や胸部の検査では0.01〜1.49 mGy、0.05〜2.44 m Sv です。同様に胃のバリウム検査では3mGy（30mSv）、大腸バリウム検査では7mGy（50mSv）、胸部CT検査7.8mGy（15〜20mSv）、腹部CT検査7.6mGy（20〜50mSv）です。● したがって、通常に実施された多くのX線診断検査による出生前の被曝線量では、出生前死亡や奇形、精神発達障害のリスクは自然発生率を上回ることはありません。● 両親のいずれかが、妊娠する以前に生殖線への放射線被曝があったとしても、それにより生まれてくる子供に、癌あるいは奇形が増加するという科学的な根拠はありません。

【健診医からコメント】母体の医療で用いられる放射線は母体を含めて胎児に悪影響はありません。診断治療のためのメリットの方がはるかに大きいのです。以前、妊娠に気づかずに腹部X線CT検査を行い、そのために中絶手術を行った事例が報道されました。放射線被曝とその影響についてみれば、これが中絶に値するレベルの放射線被曝でないことは明らかで、いうなれば不必要な中絶がなされたものといわれています。

Q：303：認知症ってどんな病気？
A：[担当科]：精神科

【概要】認知症は今や国家的な問題です。厚生労働省は全国で認知症を患う人の数が2025年には700万人を超えるとの推計値を発表しています。65歳以上の高齢者のうち、実に5人に1人が認知症に罹患する計算となります。認知症高齢者の数は2012年の時点で全国に約462万人と推計されており、約10年で1.5倍にも増える見通しと考えられています。認知症対策のための国家戦略「新オレンジプラン」が策定されています。● 認知症は以前「痴呆」という不適切な用語が用いられていました。認知症は「正常に発達した知能が脳の後天的な障害によって正常なレベル以下に低下した状態」を指し、「知能の発達がもともと悪い状態（知的障害）とは区別が必要である」と定義されています。● 脳は人間の活動のほとんどをコント

ロールしている司令塔です。認知症とは、いろいろな原因で脳の細胞が死んでしまったり、働きが悪くなったりしたためにさまざまな障害が起こり、生活に支障が出ている状態のことです。●認知症をきたす主な疾患としては(脳の)変性疾患(アルツハイマー病、レビー小体病など)、脳血管障害(脳梗塞、脳出血など)、脳外科的疾患、感染症、内分泌・代謝・中毒性疾患などさまざまです。この中で変性疾患(細胞や組織などが徐々に変質・脱落)としてのアルツハイマー病は認知症全体の40〜60％、脳血管性認知症は20％程度、レビー小体病がそれに続き、この三つの認知症が代表的です。●アルツハイマー病(☞別項参照Q：014)は、臨床的に進行性の認知症を呈し、びまん性(広い範囲の)脳萎縮があり海馬(記憶などにかかわる脳の中枢)や大脳皮質(思考などの中枢)の神経細胞の著明な脱落があります。血管性認知症は多発梗塞性認知症や小血管病変性認知症、脳出血性認知症などがあり、レビー小体型では認知症が出現する前に、認知機能の変動、具体的な内容の幻視(見まちがい)や妄想が自覚されるものです。●認知症においても、早期発見・早期対応が大切です。それにより認知症にならずにすむこともあります。例えば正常圧水頭症のような予防可能な認知症、治療可能な認知症もあるといわれます。●厚生労働省はもし次のようなことがあれば専門医に相談すべきとしています。「今日の年月日や曜日、今何時頃かわからない」、「少し前のことや、話したことを全く覚えていない」、「同じことを何度もいったり、会うたびに同じ内容の話をしたりする」、「使い慣れた単語が出てこなく、代名詞が多い」、「話の脈絡をすぐに失う」、「質問されたことと違うことを答える」、「話のつじつまを合わせようとする」といったことです。●認知症の多くは加齢も加わり、治療は困難です。上記のように早期発見が大切で、病勢を抑えるなにがしかの薬物療法が行われています。●認知症を予防する対策は大きく分けて2種類で、日々認知症になりにくい生活習慣を心がけることと、認知症で落ちる三つの能力(＊体験したことを思い出す"エピソード記憶"、＊複数のことを同時に行う

Ⅲ．Q＆A

"注意分割機能"、＊段取りを考える"計画力")を簡単なトレーニングで鍛えるものがあります。これらを長く続けていくことで、認知症を発症せずに過ごせたり、認知症になる時期を遅らせたりできる可能性が高まるといわれます。

【健診医からコメント】認知症予防はこんにちたいへん身近な問題です。適切な生活習慣のあり方で、かなり防いだり発病を遅らせたりすると考えられています。食習慣としてはバランスの良い献立で、野菜・果物、魚(青魚など)が推奨され、週3日以上有酸素運動(ウォーキングなど)を心掛け、人付き合いを良くし、文章を書いたり、読んだりして知的行動を習慣づけ、30分未満の昼寝をし、太陽によく当たることなどが大切といわれています。なお健診の一環としてアミロイドベータ（Aβ）の測定による早期診断も試みられています（☞別項参照Q：014）。

Q：304：熱中症ってどんな病気？
A ：[担当科]：救急科

【概要】熱中症は高温による障害です。時期が来ると、毎年死者も出る軽くみることのできない疾患です。運動や暑さ(暑熱)から起こる体の障害の総称といわれます。時期が来たら予防することが何より大切です。熱射病や日射病と呼ばれているものは、重症の熱中症のことです。● 熱中症は、きちんとした基準はありませんが、体温調節中枢(脳の視床下部)の体温を正常に保とうとする機能が低下して、汗がとまってしまい、体温が40℃を超えて、死に瀕する極めて緊急性の高い状態です。● 基礎疾患のある高齢者や肥満、糖尿病やアルコール依存症の方は、熱射病に陥りやすいといわれます。車内に残された幼児の発症例などいろいろの事例がありますが、通常は灼熱環境下での運動や作業を無理に続けた時に発生するといわれています。● 熱中症は、軽症の熱痙攣、中等症の熱疲労、重症の熱射病の三つに分類されます。「熱けいれん」(ひきつけ)は赤ちゃんや幼児によくみられる症状です。「熱疲労」は、外気の温度上昇に

よって、体から大量の水分・ナトリウムが失われた状態、または夏の暑さでひどく疲れ切った状態をいいます。「熱射病」は体温の上昇を伴います（日射病）。◉ 具体的には、頭痛や疲労感を主とするいわゆる「暑気あたり」、筋肉がこむら返りを起こす熱けいれん、脱水が主体で頭痛や吐き気をもよおす「熱疲労」、発汗中枢が効かなくなり体温が40℃を超え、意識障害をきたす最重症の熱射病までさまざまです。◉ もし誰かが熱中症とみられたら、まず休息・冷却・水分補給です。衣服をゆるめ、涼しい場所で休ませます。風通しのよい日陰、クーラーの効いた部屋に移動します。また、氷嚢、氷塊などで腋の下、首のまわり、脚の付け根（太い動脈の通り道）などを冷やします。そして水分やスポーツドリンクなどを補給します。意識障害や吐き気がある場合は、即刻、救急対応です。

【健診医からコメント】熱中症シーズン到来の前から、①水分をこまめに補給し、②汗をかく習慣を身につけ、③自分や周囲の人のリスクファクター（高齢、心臓や腎臓の持病、体調が不良、肥満など）を把握しておきます。シーズンになれば、④熱中症情報を収集して、⑤暑さを避けるように行動し、⑥通気性のいいものを身につけ、⑦お互いの体調に気を配ります。熱中症の予防は個人だけでなく、家族、職場や学校、地域社会などの集団で行うことが重要といわれています。

Q:305: ネフローゼ症候群ってどんな病気？
A:[担当科]: 内科、腎臓内科

【概要】ネフローゼ症候群は指定難病の一つです。稀な病気で、小児から高齢者までみられ、男性に多い病気です。本症（ネ症）の病的な成り立ちは、血液をろ過して尿を作る糸球体から大量のアルブミン（血漿蛋白の主要素）が漏れ出してしまう事であり、低アルブミン血症とともに全身性の浮腫をきたすことです。この病気は急性に起こったり慢性に続いたりもします。平成22年度厚労省研究班の診断基準では、蛋白尿が3.5g/日以上（正常はゼロ）持続し2次的に血

清アルブミン値が3.0g/dl以下（基準値は3.8〜5.3g/dl）となることが診断の必須条件となっています。● 腎臓自体に病気が起こりネ症となる一次性（原発性）ネ症と、糖尿病腎症、膠原病などの全身の病気の随伴症状としてネ症が起きる二次性（続発性）ネ症に分けられます。15歳以下の多くは、微小変化型ネ症（リンパ球の機能異常で急に始まる）が原因となりますが、50歳以上になると膜性腎症（慢性糸球体腎炎）などが原因疾患としてあげられます。● 低蛋白症のため、顔や手足がむくみます。時に全身浮腫（むくみ）が著しくなり、胸部や腹部に水がたまる（胸水、腹水）こともあります。尿が出にくくなり、腎機能の障害や血圧の低下を認めることもあります。また、ネ症では血液が固まりやすい（凝固）状況になるので、腎静脈や下肢深部静脈に血栓症（エコノミークラス症候群のもと）を起こすことがあります。● 血液検査では、低蛋白血症、低アルブミン血症、高コレステロール血症などが認められます。腎機能は正常から低下例までさまざまです。尿中にどのような大きさの蛋白（化学的に）がもれ出ているかをみる検査があり、これは元となった疾患の鑑別やステロイド薬による治療への反応性の予測に用いられています。● 治療は長期にわたる傾向があります。約20%を占める難治性ネ症では、ステロイド薬や免疫抑制薬の投与により免疫低下状態になるため感染予防が大切になってきます。

【健診医からコメント】むくみが出たら早めに内科を受診します。蛋白尿があれば腎臓内科紹介となります。健診でも尿検査で2＋（異常）では要精査となります。治りにくくなる場合もあり、早期に専門医を受診すべきです。子供は小児科、大人は内科もしくは腎臓内科を受診します。

Q:306: 眠れない、どうして？
A:[担当科]：精神科、心療内科

【概要】適切に睡眠をとることは健康上大変重要です。しかし、睡眠に関していろんなトラブルが時としてあり、睡眠障害といわれます。睡眠障害にはいくつかの型があります。①不眠症、②睡眠関連呼吸障害、③結構眠っているのに眠り足りない「過眠症」、④体内時計の障害ともいわれる「概日リズム睡眠障害」(睡眠ホルモンであるメラトニンの分泌障害)、⑤睡眠中に異常行動を伴う「睡眠時随伴症」、⑥時に太ももがむずむずして眠れなかったり(レストレスレッグス症候群：鉄欠乏のことも)、睡眠麻痺といわれる金縛りといった「睡眠関連運動障害」などです。● ここでは①不眠症（インソムニア）について述べます。不眠症は夜間に適切な寝床についてもよく眠れず、そのため日中に生活の質(QOL)の低下がみられる場合です。● 不眠症状には、なかなか寝付けない「入眠困難」、何度も目覚める「中途覚醒」、朝早々に目覚めてしまう「早朝覚醒」、ぐっすり眠れない「熟眠困難」があり、不眠によって起こりうるQOLの低下としては、いらいら感、集中困難、気力低下など精神的悪影響、易疲労感、頭痛、筋肉痛、胃腸の不調などがあります。● 原因になるようなはっきりとした疾患がないのが一次性不眠症です。最も多いのは眠れないのではないかという不安や恐怖のため慢性的な不眠に陥るものといわれています（「精神生理性不眠」）。● 改善策としては、＊睡眠を規則正しくとる、＊就寝前の活動パターンを決める、＊眠りやすい環境を作る、＊寝室は眠るためだけに使用する、＊睡眠の妨げになる飲食物を避ける、＊定期的に運動する、＊リラックスする、といったことが示されています。● 睡眠補助薬を用いる場合があります。睡眠薬は使わないで済めばそれに越したことはありません。習慣性になったり、効きが悪くなったり、さらに過量になったり、ことに老人では有害反応もありえます。使用にあたってはもちろん医師の処方・指導が必要です。よく使用されている薬剤としては、鎮静薬、マイナートランキライザー、抗不安薬です。薬そのものは

年々改良されていますし、多くは安全です。

【健診医からコメント】自らの睡眠衛生(すいみんえいせい)(睡眠環境はどうか、間違った睡眠習慣ではないか、睡眠を妨げているものはないかなど)をまずチェックする必要があります。日中運動などで体を疲れさせるとかして、眠気を誘うような自分なりの工夫も必要です。就眠時間にこだわる必要はありません。眠るためにアルコールを用いるのはよくありません。昼寝は30分以上はしてはいけません。睡眠時間にはあまりこだわらないようにすべきです。長期に眠れない傾向がある場合には、我慢せず、専門医に相談することです。

Q:307: 脳梗塞ってどんな病気？

A:[担当科]:神経内科、脳神経外科、循環器科

【概要】脳梗塞(のうこうそく)は一般に急に起こる病気です。「急性期脳梗塞」の項(☞別項参照Q:081)で詳細は述べています。また脳梗塞に発展しやすい「一過性脳虚血発作」(☞別項参照Q:022)でも述べています。脳梗塞は世界的に見ても主な死因となるのみならず、障害(後遺症を含め)をもたらす原因としても注目されています。ここでは症状のうえで病気のかたちがわかりにくく、高血圧の治療が大切なラクナ梗塞を中心に述べます。◉ 脳梗塞の病気のかたち(他にアテローム硬化性および心原性)の一つとしてラクナ梗塞があります。穿通枝(せんつうし)といわれる脳内主幹動脈(のうないしゅかんどうみゃく)から直角に枝分かれした細い動脈であり、その閉塞で生じる小梗塞です。したがって症状も弱く、運動麻痺やしびれなどの感覚障害が主に起こります。高血圧が最大の要因といわれています。脳梗塞の半数近くを占め、日本人では一番多いタイプです。症状を出さないことも多く、その場合、無症候性脳梗塞(むしょうこうせいのうこうそく)といいます(ラクナ症候群)。◉ ラクナ梗塞では高齢者に多く、症状はゆっくりと進行します。意識がなくなることはなく、夜間や早朝に発症し、朝起きたら手足のしびれや言葉が話しにくいという症状で気づくという場合も多いようです。◉ このような脳梗塞を疑われるような症状があれば、様子をみるのではなく、いち早く専門施

設を受診すべきです。それは他のタイプと同様、治療上時間を争う理由があるからです。詰まった状態が続くと、脳は元に戻らなくなるからです。● 最近は脳の検査法が非常に進歩して、脳卒中はCTやMRIを使うと早期に確実に診断ができるようになりました。しかし病気による変化が画像にはっきりと出てくるまでには時間がかかります。そういうことも見通して診断が急いで行われます。● 発症したばかりの脳梗塞で述べてあるように（☞別項参照Q：081）、治療は主に内科的な薬物療法が主体になります。ラクナ梗塞の場合は病気がさらに進展しないようにする抗血小板薬、脳保護薬（エダラボン；有害物質を除去する薬）などがあります。● 脳梗塞全体では、設備の整った専門病院にかなり早期に入院した方では、脳梗塞発作そのもので亡くなる人は10％以下といわれます（昔は3割が死亡、3割が後遺症）。発作を起こした人のだいたい45％くらいが完全に社会復帰しています。残りの人は残念ながら何らかの後遺症で悩むことになります。ラクナ梗塞の場合は症状は軽いですが、積極的なリハビリテーションと、多発脳梗塞を起こさないような注意が何より大切です。

【健診医からコメント】脳梗塞の予防はまず生活習慣の適正化が一番です。健診などで高血圧、糖尿病、脂質異常症などがチェックされたら、かかりつけ医の指導に従って、治療すべきです。病気になってからでは対応がたいへんですし、苦労も多くなります。脳梗塞を発症する前に、自ら生活習慣病を排除する努力が何よりも大切です。もしも上記のような症状がでたら、可能な限り早期の治療開始をはかることが大切です。

Q：308： 脳梗塞の再発予防はどうするの？
A：[担当科]：神経内科

【概要】脳梗塞の項（☞別項参照Q：307）で述べてありますが、脳梗塞は日本人4大死因の一つで、再発しやすい病気であり、その予防が大切になります。年間再発率は5％といわれ、その比率は発症後

早い時期ほど高い傾向があるといわれています。ところで、脳梗塞の再発は日常生活の中のちょっとした心がけで減らすことができるともいわれています。● まず生活習慣病の適切な管理が再発予防に重要です（☞別項参照Q：198）。食事の改善があります。脳梗塞の発症リスクを高める食品・食事、なかでも糖尿病・脂質異常症・高血圧などに繋がりやすい食生活については、とくに改善が必要です。● 規則正しい食事時間・栄養バランスを心がけるとともに、糖尿病などの現病があれば、とりわけ食生活が重要となります（☞別項参照Q：261）。日頃から脳梗塞予防のために避けたい食品をチェックしておくとともに、積極的に摂取したい食品をチェックしておくべきです。なかなかバランスよく摂取できないという方は、健康食品などで栄養を補うという方法も一つの手段ですし、医療としてもそうした薬剤が使われると思います（☞別項参照Q：081、307）。● 心原性脳塞栓症では抗凝固薬を再発予防の目的に続けて投与するのが一般的です。アテローム血栓性脳梗塞でも同様、血液が固まりにくくする薬剤（抗凝固剤；アスピリンやクロピドグレルなど）が使われます。ラクナ梗塞では血液を固まらせる血小板の作用を抑える薬剤（抗血小板薬；シロスタゾールなど）が予防に有効といわれます。● 高血圧は脳梗塞の最大の危険因子であり、140/90mmHg以下にするようにします。糖尿病の方は厳密な血糖維持が大切で、HbA1cは6.5％以下にします。これらは10年後の長期予後を改善するといわれています。脂質異常症の方は脳梗塞後には食事療法、薬（スタチンなど）でLDLコレステロールを120mg/dl以下、HDLコレステロール40mg/dl以上、中性脂肪150mg/dl以下になるように努力することが大切です（☞別項参照Q：236）。医療上のことは主治医が管理してくれるはずですが、自らもそれに沿うように努力しなければなりません。

【健診医からコメント】一概にはいえませんが、脳梗塞は生活習慣病の一つでもあり、治療・予防には自らの努力が必要です。ことにリスクが高い、高血圧・糖尿病・心房細動・脂質異常症・肥満・喫煙者

などは要注意です。健診の場で生活習慣とこの病気との密接な関係が強く感じられます。

Q：309：脳出血ってどんな病気？

A：[担当科]：神経内科、脳神経外科、他

【概要】脳出血とは頭の中（頭蓋内）での出血性病変の全体を指しています。これには脳内出血（脳出血）とくも膜下出血（☞別項参照Q：100）とがあります。脳出血とは脳内の血管が何らかの原因で破れ、脳のなか（大脳、小脳および脳幹などの脳そのものの中）に出血した状態です。その最大の原因は高血圧です。脳出血による死亡はかつてより減少していますが、それは高血圧の治療が進んだことによるといわれます。● 原因として最も多いのは慢性の高血圧（70％を占めます）で、特に脳内穿通細動脈（太い動脈から分かれて深部に入る細い動脈）が死んでしまい（壊死）、小さな血管のこぶ（小動脈瘤）などができ出血に至ると考えられています。出血部位は大脳の深いところの大事な部分（基底核）や運動や平衡などに関係する小脳核（小脳内部に存在）、意識や生命を維持する脳幹などいずれも大切な部分に多くみられます。次いで頻度の高いものは血管の変性（脳アミロイド血管症；老廃物アミロイドがたまって血管を弱める：認知症にも関連）に伴う脳内出血であるといわれます。● 最も頻度が高いのは認知機能などに関与する大脳基底核の一部といわれる被殻の出血（40％）と視覚、聴覚、体性感覚などを伝える視床の出血（35％）で、この二つが約3/4を占めます。● 意識障害・運動麻痺・感覚障害などの症状が現れます。さらに出血による血の塊（血腫）が大きくなると脳がむくみ（浮腫）、中の圧力（頭蓋内圧）が高くなって脳ヘルニア（生命を維持装置を圧迫する）を起こし、重い場合は死に至ります。● 症状を出血部位ごとにみますと、大脳基底核の一部である被殻の出血では片麻痺、感覚障害、同名性半盲（両眼とも片側半分が見えなくなる）などが、視覚・聴覚・体性感覚などに関与する視床の出血では被殻出血と同様のほか、感覚障害が優位のことがあり、

知覚と運動機能の統合に関与する小脳の出血では突然の回転性のめまい、歩行障害が現れ、頭痛や嘔吐も起こります。◉ 診断はCTが最も有用といわれます。必要により脳血管撮影も行われます（MRA）。◉ 治療はそれ以上の出血が起こらないようにし、脳の腫れを防ぐようにします。血圧を調整し、場合により手術が考えられることもあります。いろいろの合併症がありうるので、それに対する処置も行います。◉ 脳出血を起こすと、意識障害とともに呼吸障害を伴う場合が多く、嘔吐物による窒息、誤嚥を避けなければなりません。

【健診医からコメント】脳出血死亡は減ってきましたが、その最大の理由は高血圧の内科的治療が広く行きわたり、血圧のコントロールが良くなったためといわれます。戦後日本人の死亡率はそれまでの「結核」から「脳卒中（主に脳出血）」が第1位となり、1981年になり「がん」と入れ替わりました。健診では、それでもなお高血圧をそのままにしている方が少なくありません。自覚症がほとんど無いからです。

Q:310: 脳腫瘍ってどんな病気？

A：[担当科]：脳神経外科、放射線科、神経内科、他

【概要】頭蓋内にできる腫瘍です。もともと脳にできた原発性脳腫瘍と、よその臓器にできた腫瘍が脳に飛び火してきたもの（転移性脳腫瘍）があります。原発性脳腫瘍には脳そのものから発生する脳実質内腫瘍と、脳を包む膜や脳神経、下垂体などから発生するものとあります。原発性脳腫瘍の年間発生率は、人口10万人に10〜15人といわれています。◉ 脳の表面を覆うくも膜から発生する髄膜腫が25％強、神経細胞の間を埋めて神経細胞を支えるように保護しているにかわ様（膠；グリア）のグリア細胞からは25％、下垂体腫瘍が約20％、神経線維（軸索）を包む鞘（さや）のような透明な弾性薄膜細胞（シュワン細胞）である神経鞘から出る神経鞘腫が約10％、これらで約80％以上を占めます。◉ また脳腫瘍の種類によって発

生しやすい年齢があり、成人に多く発生する腫瘍は大脳と呼ばれる脳の上半分に多く、小児では小脳と呼ばれる脳の下半分や脳の中心である脳幹(のうかん)に多く発生します。多くの脳腫瘍は脳のなかに一つだけできます(転移性脳腫瘍や悪性リンパ腫では複数も)。◉脳腫瘍の一般的な症状は、朝方に起こる強い頭痛といわれます。固く包み込まれている頭蓋骨内(ずがいこつない)に腫瘍ができると、頭蓋内の圧がたかまります。このような頭蓋内圧亢進症状(ずがいないあつこうしんしょうじょう)(脳圧亢進(のうあつこうしん))としては、頭痛、吐き気、嘔吐、眼がぼやけるなどの症状があり、進行すると意識が低下する場合があります。やがて徐々に麻痺や感覚障害、言語の障害、物が欠けて見えたり(視野欠損(しやけっそん))します。◉CTやMRI、そのほかの検査で専門的に診断されます。治療は手術が原則です。良性腫瘍の場合も同様です。悪性の場合は手術のほか、放射線療法が行われます。放射線治療は長径3cm以下の小さな手術後残存腫瘍や再発腫瘍には、ガンマナイフといわれる病巣だけを集中的に狙う放射線治療(定位放射線治療(ていいほうしゃせんちりょう))が行われます。◉多くの原発性良性腫瘍は、手術により全部切除することが可能といわれます。一方、原発性悪性脳腫瘍は周囲の神経に沿って発育していることが多いので、手術でその大部分を切除したあと放射線治療や抗がん剤を使った化学療法、免疫療法が行われます。

【健診医からコメント】専門性の高い分野です。大変進歩はしていますが、手術は容易でないともいわれます。手術は組織学的な検査をすることも大きな目的で、全体の治療に役立ちます。健診受診者の中にはガンマナイフで治療して元気で過ごしている方もいます。良性腫瘍では術後劇的な回復がみられます。

Q:311: 脳ドックってどんなもの?
A:[担当科]: 健康管理科、脳外科

【概要】通常の人間ドック(☞別項参照Q:296)には一般に脳に関する画像診断は組み込まれていません。一方、生活習慣病はじめ、脳に関係する疾患は少なくないのが現状です。高齢化とともに脳卒(のうそっ)

中(脳出血、くも膜下出血、脳梗塞)、認知機能障害、なかには脳腫瘍(☞別項参照 Q：310)やモヤモヤ病などがあります。● 例えば、脳の動脈にこぶ(瘤)ができ、破裂すると生命の危険をはらむ「未破裂動脈瘤」があります(☞別項参照 Q：375)。また症状のない脳梗塞(無症候性脳梗塞)がある方は、そうでない健康な人に比べて、本格的な脳梗塞を起こすリスクが高いといわれます。こうしたことが未然に察知されていれば、救命につながるかもしれません。脳ドックの意義が出てきます。● ドックの検査法として最も信頼されるのは脳のMRI(核磁気共鳴画像)およびCT(コンピューター断層撮影)です。MRIの最大の特徴は、脳の構造や病巣の様子、性質までもが詳しくわかり、CT検査では運動に関係する小脳や生命維持機能の密集した部分(脳幹部)の鮮明な画像を得ることができます。MRIは並行して脳血管を重点的に調べるMRA(核磁気共鳴血管造影)が行われ、血管異常をあぶりだします。● 脳ドックは費用が高価で(3〜10万円程度)、誰にでもというわけにはいきませんが、リスクを抱える方には望まれる検査です。MRIやCTのような高価な設備でなくても、近年利用されているものに頸動脈の超音波検査(エコー)があります。● 頸動脈壁の厚さは年齢とともに厚くなりますが、それが病的に厚くなっているかどうか、エコーでは血管の内膜と中膜の厚さ(IMT："脂汚れの厚さ"と称されます)を正確に計測でき、またプラークと称する動脈硬化巣に存在する内膜のこぶ状病変(斑状肥厚性病変)を診断できます。これは生活習慣の是正である程度可逆的であることが示されています(☞別項参照 Q：103)。● 日本脳ドック学会では生活習慣病、喫煙・飲酒習慣、肥満などの危険因子を複数抱えている方は、検査基準をクリアした施設で1日かけて脳の状態をチェックすべきとしています。

【健診医からコメント】脳卒中はじめ脳の不測の病気予防には脳ドックは理想とされます。しかし誰もが簡単に受診できるわけではないので、日頃の検診を活用して自分の現状・リスクを把握、家族歴なども考慮して、脳ドックを受けることが大切です。一度受ければそ

れで終わりではなく、要すれば生活習慣の是正に反映させます。

Q:312: 肺炎（市中肺炎）ってどんな病気？
A:[担当科]:呼吸器科

【概要】肺炎は日本人の死因順位では、癌、心臓病に次いで3位に駆け上っています。肺炎は細菌やウイルスなど病原微生物が肺内へ侵入・増殖することで引き起こされる肺そのものの急性炎症性疾患です。肺炎にはガス交換を担う肺胞に起こる「肺胞性肺炎」と肺胞どうしの間を埋める周囲組織（間質）に起こる「間質性肺炎」（☞別項参照Q:058）に大別されます。肺胞はガス交換という肺機能の根本的な部分で、肺全体を占めています。◉ 通常、肺炎といえば肺胞性肺炎のことです。一般に日常生活を送っている人が、病院や診療所以外のところで感染、発病した肺炎は、「市中肺炎」といわれます（院内感染と区別している）。◉ 肺炎（市中肺炎）は風邪（かぜ症候群）やインフルエンザをこじらせたときに起こるケースが多く（☞別項参照Q:048、028）、ほとんどの場合早めに適切な治療をすることで完全に治ります。これに対し、他疾患で入院後(48時間以降)にかかった肺炎のことを「院内肺炎」と呼び、抵抗力が低くなっていたりして、市中肺炎に比べて予防や治療が難しく、死亡率も高くなります。◉ 肺炎球菌、インフルエンザ菌、黄色ブドウ球菌などの細菌が原因のものと、マイコプラズマ、クラミジアなど一般の細菌とはタイプの異なる微生物などが原因である場合（非定型肺炎）や、インフルエンザウイルス、麻疹ウイルス（はしか）などによるウイルス性肺炎があります。◉ 発熱、全身倦怠感、食欲不振などの全身症状と、咳、痰、胸痛、呼吸困難などの呼吸器症状がみられます。成人の市中肺炎の大半は菌血症を伴わない肺炎であり、その20〜40％が肺炎球菌性肺炎で、悪寒、発熱、頭痛、咳、痰を5大症候とし、そのほか全身倦怠感、食欲不振などの全身症状がみられます。◉ そのほか、タイプ別での特徴としては、マイコプラズマ肺炎では15〜25歳の若年者に比較的多く、頑固な乾いた咳（からせき）がみられます。マイコ

プラズマは細菌より小さな病原体で、肺炎の10〜20%がこの病原体によるといわれます。クラミジア肺炎では鳥類との接触歴のある人に多く、高熱、乾いた咳、頭痛、筋肉痛などがみられます。クラミジア(クラミジア・トラコマチス)はヒトの細胞にも寄生する微生物で、性感染症の原因ともなりますが、成人の肺炎は稀とされます。ウイルス性肺炎を起こすウイルスは、呼吸器系ウイルス(向肺性ウイルス)の頻度が高く、インフルエンザウイルスがその代表であり、これに引き続く細菌の二次感染(肺炎球菌、インフルエンザ菌)による肺炎(インフルエンザ後肺炎)がほとんどです。● 治療は化学療法が主体となります。並行して全身管理とともに患者さんの年齢や抵抗力なども考慮し、補助薬剤(白血球を増やす薬、免疫力を高める製剤)などが用いられることもあります。

【健診医からコメント】古くから風邪(かぜ症候群☞別項参照Q:048)は万病の元といわれます。風邪を軽く見てはいけないという事です。感染症予防はすべからく、日常のうがい、手洗い、マスク、口腔内清潔などの基本が大切です。また年齢とともに、からだの抵抗力は低下します(肺炎で亡くなる方の約95%が65歳以上☞別項参照Q:132)。日頃、肺炎球菌ワクチン、インフルエンザワクチンなどは完了しておくべきです。ことに高齢の方は、風邪かなと思ったらまずは近医を受診、必要に応じて呼吸器専門医を受診すべきです。

Q:313: 肺がん検診ってどのようにするの？

A:[担当科]: 呼吸器科、健康管理科

【概要】あらゆる癌の中で肺癌による死亡率は男性では圧倒的に第1位を続けています。女性では乳癌、大腸癌に次いで第3位となっています(2016)。罹患率の点では肺癌は男性では胃に次いで第2位、女性では乳房、大腸、胃に次いで第4位となっています(2016)。● 厚生労働省で勧める五つのがん検診(ほかに胃がん、子宮がん、大腸がん、乳がん)があります。いずれも有効性が確立したがん検診で、利益が不利益を上回ることが基本条件となっています。肺がん検

はその一つで、ほかのがん検診と同様、早期発見・早期治療を目指した対策型検診といわれ、集団全体の死亡率減少を目的として実施するものです。これは都道府県自治体の行う検診で当該地域の住民の当該のがんによる死亡率減少を図るものです。通常は日本対がん協会支部と協調して行われるものです。◉ 肺がん検診の対象者は40歳以上の男女で、検診回数は1年に1回となっています。肺がん検診を受けられる日時、場所や方法などの詳細は、あらかじめ市町村の担当部署から通知されます。問い合わせ先は各地方自治体（都道府県、市町村、特別区）となっています。◉ 40歳以上が該当し、検診方法は問診と胸部Ｘ線検査及び喀痰細胞診で、喀痰検査は50歳以上で喫煙指数（ブリンクマン指数：1日の喫煙本数×喫煙年数）が600以上の人（ハイリスク者）となっています。6ヶ月以内に血痰のあった人は直接医療機関の受診が勧められます。◉ 検査結果は、検査後10日～1ヶ月ほどで主に文書で通知されます。

【健診医からコメント】癌は早期発見・早期治療が原則です。それには無症状の時期に行う検診（健診）が最良の策です。同様の検診は職域検（健）診としても盛んに行われています。検診発見肺癌の5年相対生存率は五つの検診の中で最も低く、その点が問題視されています。肺がん検診に「低線量CT」を用いる検診が研究的に行われています。今後の研究が期待されます。

Q:314: 肺癌ってどんな病気？
A：[担当科]：呼吸器科

【概要】肺がん検診で述べてあるように（☞別項参照Q：313）、他の臓器の癌に比較して肺癌は治しにくい病気です。しかも頻度が高く、肺癌対策は以前から重要な問題であり続けています。肺の悪性腫瘍（肺癌）は、肺（気管支を含む）から発生したもの（原発性肺腫瘍と呼びます）と、他の臓器に発生したものが肺に飛び火してきたもの（転移性肺腫瘍）に大別されます。◉ 肺にはいろいろな種類の悪性腫瘍が発生しますが、その大半は肺癌です。肺癌は、気管支や肺を形成

している細胞（上皮細胞）から発生します。肺癌は、病理学的な立場から、小細胞癌と非小細胞癌として扁平上皮癌、腺癌、大細胞癌の四つに分類されます。このうち小細胞癌と扁平上皮癌の二つはたばこの因果関係が強く、腺癌や大細胞癌はそれほど強くありません。肺癌全体の約10〜15％が小細胞肺癌、残る85〜90％が非小細胞肺癌です。小細胞肺癌と非小細胞肺癌とでは、病気の特徴や薬の効きめが大きく異なっています。治療法や予後予測の点から両者をきちんと区別することが大切です。● すべからく癌は遺伝子異常に基づき発癌しますが、その原因は何かが問題になります。原因の第一はたばこです。たばこの煙のなかには、多数の化学物質が含まれており、そのうち約200種類は有害物質で、40種類以上は発癌促進物質であることが知られています。たばこ以外にも、体質（遺伝的素因）、大気汚染、食事、職業などさまざまな要因がありますが、たばこの影響の深刻さに比べるとわずかなものといわれています。● 肺癌に特有の症状はありません。またピンポン玉のような大きなおできになってもなお症状がない方もいます。そのために肺がん検診は大変重要になりますが、残念ながら必ずしも他のがん検診ほどには成果が十分とはいえません。● めだった症状はないものの、明らかな原因がないのに咳や痰が2週間以上続く場合や、痰に血が混じる時は（血痰）、即刻、医療機関を受診しなければなりません。実際にはこれでも早期発見にはつながらない場合があることから、肺癌の治療は大変難しいといえます。それは肺自体の構造にも関係します。● 肺癌が疑われた場合には種々の検査があります。ヘビースモーカーでは肺がん検診にも取り入れられている喀痰検査があります。癌細胞を探すものです。また腫瘍マーカー（しるし）というものがいくつかありますが、これで癌を早期に診断することはできません。あくまでも補助診断です。標準的な場合、精密検査として気管支内視鏡検査、CT、MRI検査等々精度の高い検査が多数あります。● 肺癌の治療法は、細胞型と進行度で決められます。細胞型というのは、前述の小細胞肺癌か非小細胞肺癌かということです。肺癌の標

準治療では、可能な限り手術で完全に癌を取り去ることですが、なかなかそううまくいかないのが現状です。● 次にあげられる選択肢は、化学療法（薬物療法）や放射線治療です。手術療法と併用されることもあります。化学療法については癌細胞を直接攻撃する抗がん剤のほか、分子標的療法といわれ、ターゲット（標的）とする癌化した遺伝子にピンポイントで作用し、副作用が少なく抑えられます（現在、ゲフィチニブなど5種類あります）。ほかに免疫療法といわれるものもありますが、現在のところ、国で認めた標準治療にはなっていません。しかし最近、がん免疫治療薬ニボルマブ（オプジーボ）は「切除不能な進行・再発の非小細胞肺癌」に標準治療（健康保険）として使用できるようになりました。

【健診医からコメント】たばこの害は絶大といわれています。たばこをたくさん吸うほど、吸い始める年齢が早いほど肺癌になりやすいこと、禁煙すれば肺癌のリスクが減少することなどが、口酸っぱくいわれていますが、なかなか禁煙に結び付かない人も少なくありません。健診をしていて、喫煙者には毎年、中身を変えながらリーフレットを渡し、『たばこをやめれば大儲けですよ！肺だけじゃなく心臓にも悪いよ！』といいながら、禁煙外来を紹介するようにしています。少しずつはよくなっていますが、たばこ対策はなかなかです。「新型たばこ」も推奨はされません。

Q:315: 敗血症ってどんな病気？

A:[担当科]：感染症科、血液内科、内科

【概要】敗血症とは感染症に対して、全身が反応して生命が危険な状態（重篤状態）になる病気で、「感染症に起因する"全身性炎症反応症候群（SIRS：サーズ）」と定義されています。これと別に菌血症という状態がありますが、これは血液の培養で、血中に細菌が証明されるというだけの状態です。● 以下の四つの状況のうち、2項目以上が満たされればサーズと規定されます。①体温が36℃以下または38℃以上（低すぎたり高すぎたり）。②脈拍が90回以上/分（頻脈）、

③呼吸数が20回以上/分(頻呼吸)、あるいは血液のPaCO$_2$(炭酸ガス圧)が32Torr以下(トール；圧力の単位；低い)。④白血球数が1万2,000以上/mm^3、あるいは4,000以下/mm^3、または10%を超える幼若球の出現(幼若球；骨髄にあるような幼若な白血球)。● 悪性腫瘍、血液疾患、糖尿病、肝・腎疾患、膠原病(☞それぞれの該当項参照)といった基礎疾患があるとか、高齢者、手術後といった状態で起こしやすい病気のかたちです。原因となる感染巣(細菌のたまり場)としては、腎盂腎炎といった尿路感染症、肺炎などの呼吸器感染症のほか、胆管炎、腹膜炎などがあります(☞それぞれの該当項参照)。● 悪感(寒気)や戦慄(ふるえ)を伴う発熱が始まりますが、病気が重い場合にはかえって体温は低くなることもあります。脈拍数や呼吸数の増加もみられ、血圧低下、意識障害を起こしショック状態となる場合もあります(敗血症性ショック)。● 一般状態(重症感)や血液検査、炎症反応の測定などで診断されます。臓器障害が起こりがちで、肝機能障害や腎機能障害も認められます。発熱時の血液培養による原因菌の検索も重要です。● 病状が進むと、血液の凝固能(固まる力)が高まる場合もあり、こうした場合は播種性血管内凝固症候群(☞別項参照Q：320；DIC)を併発していると考えられます。この状態は全身の細い血管の中で血液が固まってしまう恐ろしい状態です。DICとは瀕死の状態に近く、進行すると全身の臓器がやられて、「多臓器不全」という状態に発展し死の危険が高まります。● 治療は急がれます。診断後1時間以内に積極的な抗菌薬治療を開始します(経験的治療)。原因菌がわかるまでのんびりしてはいられません。

【健診医からコメント】急に寒気がして、がたがたふるえるような場合は早めに近医を受診します。状況により専門医に紹介となります。敗血症は近年の抗菌薬の進歩によって治療成績が改善しましたが、治療が遅れたり合併症の程度によっては、致命的となる重篤な疾患であることに変わりありません。

Q:316: 肺血栓塞栓症ってどんな病気？
A:[担当科]：呼吸器科、救急科

【概要】心臓から肺に血液を送る肺動脈に血の塊(血栓)がつまる(塞栓)ために起こります。血栓は主に下肢などの静脈内で血液が固まってしまい(凝固)、それが血液の流れに乗って肺に達します。大きな血栓が肺動脈を塞ぐと、酸素を取り込めなくなって心臓から血液を押し出せなくなり、突然死の原因にもなることがあります。年間10万人に6人くらい発症するといわれます。● 血液は流れが滞ると固まりやすくなり、血栓ができやすくなることがあります。下肢や骨盤の静脈に起こりがちといわれます(深部静脈血栓)。航空機などで長時間下肢を動かさなかったりして発症することから、"エコノミークラス症候群"といわれたりします。また、大きな手術の後や重症な病気、災害後などで動かないでいる時間が長くなると発症しやすくなります。● それほど症状が出ないこともあれば、意識障害や心停止が最初に起こる場合もあります。一般には突然はじまる息切れ、胸の痛み、せき込みなどの症状がみられます。下肢のむくみや痛みが先行することもあります。他にも遺伝、さまざまな疾患、薬剤、加齢などによって血栓が生じやすくなることがあります。● 診断にはCT(造影併用)が活用されます。治療には血栓を溶かすようにしたり(溶解剤)、さらに固まらないようにしたりする治療(抗凝固薬)が行われます。重症な場合にはカテーテル治療や外科手術をしたりする場合もありますが治療は困難です。● 予防には、血栓ができないような処置をします。いろいろの病気の術後しばらく安静を保つような場合は、下腿に巻き付けて循環を補助する装置が使われます(電動式)。長時間の航空機、あるいは災害後のように静止を強いられるときには、脚の屈伸運動が勧められます。

【健診医からコメント】いったん発症すれば緊急の対応が必要となります。平常時には、状況を見ながら、下肢の屈伸運動をしたり、長時間の座位を避けたりし、脱水にならないように水分を十分にとることが予防になります。また発症してしまうと、一定期間、抗凝固

薬(ワルファリンなど)の服用が必要になります。ワルファリンを内服している場合、ビタミンKの多い食品(納豆や野菜のモロヘイヤなど)を避けるなどの注意が必要になります。効果が薄まるからです。

Q:317: 排尿困難ってどんな病気？
A:[担当科]:泌尿器科

【概要】尿を出す動作(排尿)は、膀胱内に一定の尿をためる働き(蓄尿)と、膀胱にたまった尿を排尿する動作の二つがあります。排尿を開始してからすぐに出なかったり、終了まで時間がかかったりして、スムーズな排尿に支障をきたすのが排尿困難です(☞別項参照Q:042)。● 上記のような症状のほかに、尿がもれる(尿失禁)、尿が出る回数が多い(頻尿)、尿が出る時に痛い(排尿時痛)といった症状は排尿障害に入ります。● 原因としては下部尿路(膀胱～尿の出口)がふさがる場合(閉塞)と膀胱排尿筋の活動が低下している場合が考えられます。代表的疾患には中高齢男性の前立腺肥大症(☞別項参照Q:212)があり、頻度が最多です。女性の排尿困難は僅かですがあります。● 高齢男性では尿が出にくい、頻尿があるという場合は、前立腺肥大症、あるいは膀胱を支配している神経に異常がある神経因性膀胱(☞別項参照Q:163)が考えられます。● 高齢女性の排尿困難、頻尿では、過去の子宮癌の手術などによる神経因性膀胱が原因になっていることが多いといわれます。稀に、子宮筋腫による膀胱の出口の圧迫、尿道狭窄、膀胱結石が原因になっていることもあります。● 診断には原因疾患が何であるかをはっきりさせなければなりません。それには、排尿についての特徴をきちんと記録して医師に伝える必要があります。● 結石予防には、日常、トイレは我慢せずに、水分は多めにとり、下半身を冷やさないように注意することが大切といわれます。尿中のカルシウム濃度を低下させる働きがある酢や柑橘類が勧められ、ウォーキングなどの軽い運動習慣が結石予防になるといわれます。

【健診医からコメント】健診でも尿に関するトラブルは非常に多くみられます。我慢しないで泌尿器科専門医に相談することです。排尿障害の治療は一般的に難しいことが多いといわれますが、排尿日誌をつけて、排尿状態をきちんと観察することにより、はじめて診断、治療が円滑に行われます。なお、突然尿がない場合は病気のかたちが違ってきます（☞別項参照Q：042）。

Q：318：白癬ってどんな病気？
A：[担当科]：皮膚科（口絵：Q：318参照）

【概要】白癬（はくせん）とは水虫（みずむし）とその関連の病気です。たいへんありふれた病気で皮膚科外来患者さんの10〜15％を占めるといわれます。真菌（きん）（カビ）の一種である皮膚糸状菌（ひふいとじょうきん）（白癬菌（はくせんきん））が皮膚や爪に感染して起こる病気です。頭部白癬、体部白癬（顔面白癬、股部白癬を含む）、足白癬（手白癬）、爪白癬というように、部位により分類されます。皮膚の炎症が強くなったものはケルスス禿瘡（とくそう）（はげ）といわれます。
● 原因として白癬菌が感染して発症するのが普通です。高温、多湿などの環境因子、不潔、多汗などの皮膚の状況が関係したり、長靴の着用などの生活習慣で起こることが多くなります。● 皮膚にできた場合、輪を描くような発赤（環状の紅斑）が出て、その中心部は褐色調で、辺縁は炎症が強く、小水疱や丘疹（盛り上がり）が認められます。痒（かゆ）いことも痒くないこともあります。● 区別が必要な皮膚病が多数あるので、顕微鏡を使った検査（直接鏡検）で診断します。白癬菌は少し褐色調で、枝分かれする傾向のある菌糸などを見つけることで診断します。培養検査は、菌種をはっきりさせるために行われます。● 白癬の治療の基本は、白癬菌に対して抗菌力のある抗真菌薬（こうしんきんやく）を塗り薬として用います。皮膚の角質が厚くなる角質増殖型足白癬、爪白癬、ケルスス禿瘡などの病型、あるいは広範囲、難治性、再発性の症例では内服薬も使われます。外用療法の長所は、症状の消失や環境への菌の散布の抑制が早いこと、全身的な副作用がないことといわれます。短所は、毎日続けて塗布することが必要で、面

倒さのため適切に行われないことがあることや塗り残しなどがあることです。

【健診医からコメント】白癬では、治療を始めると症状が残っていても顕微鏡を使った検査で陰性化してしまうことがあります。そうなると正しい診断がつかないので、治療を行う前に皮膚科専門医を受診してきちっと検査を受けて正しい治療をしてもらうことが大切です。近年、治しにくい爪白癬などにも効果の良いぬり薬も出ています（エフィナコナゾール）。

Q:319: 白内障ってどんな病気？
A：[担当科]：眼科

【概要】目で見ている像は、角膜、水晶体（カメラのレンズ相当）を通った光が網膜面で像を結んだもので、水晶体が濁ってくると物が霞んで見えるようになります。白内障はさまざまな原因で無色透明のレンズである水晶体が濁る病気です。昔から「しろそこひ」と呼ばれています。● 原因は主に加齢によりますが、その他ステロイド（副腎皮質ホルモン剤）などの薬剤、放射線・外傷・炎症・先天性（風疹症候群）・糖尿病・ぶどう膜炎（☞別項参照Ｑ：350）などにより起こります。● 水晶体全体が濁り、視力は0.1以下まで下がった状態を成熟白内障といい、手術治療のいい頃合いとなります。成熟白内障をさらに放置すると、過熟白内障と呼ばれる末期状態になります。たとえ過熟白内障になっても光覚さえあれば、手術で水晶体を摘出し、視力を回復する可能性は残されるといいますが、そうならないうちに早期に専門医に判断してもらうべきです。● 原因として多いのが加齢によるもので、一般に老人性白内障と呼ばれます。● 水晶体の濁る部分によりそれぞれに症状が違います。暗く見えにくくなる場合、光の乱反射が起こりやすい場合、眩しさを感じたり、霞んで見えたり、視力の低下が速く進んだりします。● 白内障の治療は、ごく初期の白内障は点眼薬で進行を遅らせることができる場合もありますが、濁った水晶体をもとに戻すことはできま

せん。進行した白内障に対しては、濁った水晶体を手術で取り除き、眼内レンズを挿入する方法が一般的に行われます。

【健診医からコメント】かすみ目などに気づいたら、まず眼科を受診し、白内障だけなのか、ほかに病気がないかを調べてもらうことが大切です。白内障だけであれば、手術に適した時期まで経過観察されることもあります。ごく僅かですが手術の合併症によって重篤な視力障害が生じる場合もありますので、眼科医とよく相談して決める必要があります。

Q：320：播種性血管内凝固症候群ってどんな病気？
A：[担当科]：血液内科、感染症科、救急科

【概要】播種性血管内凝固症候群（DIC）とは何らかの原因で、全身の細い血管の中で血液が固まってしまう（血栓）、危険な病的状態です。播種性とは全身に広がって変化が起こる状態です。◉ もともと正常な血管内では、血管の内皮の働きで血が固まらないような性質（抗血栓性）や血液そのものの中にある血が固まらないようにしている物質（抗凝固因子）のはたらきにより、血液は固まらないような仕組みになっています。それが、本来出血箇所のみで働く血液が固まる変化（血液凝固反応）が、全身の血管内で無秩序に起こる症候群です。◉ DICはそれ自体が一つの病気ではなく、他の病気で全身の状況が悪くなった時に起こる変化で、そうしたことをもたらす病気としては（DICの基礎疾患）、急性前骨髄球性白血病（急性骨髄性白血病の一種で、前骨髄球ががん化する白血病、出血を起こしやすい。レチノイン酸などで治療）・前立腺癌・肺癌などの悪性腫瘍、羊水塞栓と呼ばれる重篤な産科疾患、外傷、敗血症など、さまざまな重症の疾患が原因となります。◉ これらの基礎疾患の悪化に伴い、生体内の血液が固まらないようにする働き（抗血栓性）の程度をはるかに超える大量の血液を固めようとする凝固促進物質（組織因子といわれる一種のタンパク質）が血管内に流入（出現）することがDICの原因と考えられています。◉ DICでは、全身に多発する血栓

形成に伴って血を固める働きの血小板や凝固・線溶因子が使われすぎて不足状態に陥り、皮膚の紫斑や点状出血、下血、血尿など全身の出血傾向が出てきます。また、全身性に多発する微小血栓のために組織や臓器の血液のめぐりが悪くなり（虚血性循環障害）、さまざまな臓器の機能が悪くなります。腎臓での乏尿、無尿、肺での呼吸困難、消化管では急性潰瘍による下血、中枢神経系では意識障害などを生じ、多くの臓器が働けなくなる"多臓器不全"をきたして死に至ることも稀ではありません。◉ DIC を未然に防がなければなりません。これには上記のような DIC を引き起こしそうな基礎疾患に遭遇した場合の担当医の義務です。血液の検査で血小板をはじめとした血液検査とともに、凝固・線溶系という仕組みの変化をすかさず検査追跡しなければなりません。◉ 凝固系（血液凝固因子）というのは出血を止めるために体が血液を凝固させる一連の仕組みであり、そうして固まった血栓を溶かして分解するのが線溶系（線維素溶解系）といわれるものです。体の中ではこの二つがいつも働いています。◉ DIC が起こりそうかどうかいち早く察知して、対処しなければなりません。そのための努力が払われます。

【健診医からコメント】入院治療を行っている際に、もとの病気が悪化して DIC を発症する場合がみられます。担当医はそうした基礎疾患を治療しながら、いつも DIC を起こす危険性があることを念頭に対処するはずです。大けがやひどい感染症でも起こりうるので、自らもそういう病気のかたちがあることを知っておくことが必要です。

Q:321: 破傷風ってどんな病気？
A：[担当科]：感染症科

【概要】破傷風は口が開けなくなったりする破傷風菌による感染症です。どこの土壌中にも存在することのある破傷風菌が傷口から感染して起こります。破傷風菌は空気を嫌う菌で、嫌気性菌と呼ばれ、土中などに存在します。したがって、災害などで土壌中にひろく常

在する破傷風菌がけがなどの傷口から体内に進入し、菌が出す毒素によって全身の筋肉が痙攣・麻痺する病気です。● 1950年には報告患者数1,915人、死亡者数1,558人であり、致命率が高い（81.4％）感染症でしたが、1952年に破傷風トキソイドワクチンが導入され、さらに1968年には予防接種法によるジフテリア・百日咳・破傷風混合ワクチン（DTP）の定期予防接種が開始されてから発症数は激減しています。平成23年（2011）の全国統計によれば、年間118例といわれています。● 感染すると、通常3〜21日の潜伏期を経て菌の毒素により特有の症状を呈します。破傷風菌が産生する毒素には、神経毒（破傷風毒素、別名テタノスパスミン）と溶血毒（赤血球を壊してしまうテタノリジン）の2種類があります。破傷風の主症状である筋肉が突っ張ってしまう（テタニー；強直性痙攣）原因は、主に神経毒によると考えられています。● 診断は主に病歴と臨床症状から決定されます。治療は毒素中和（毒消し）のため、ただちに抗破傷風免疫グロブリンの投与を行いますが、いったん体に取りついた毒素は中和できません。対症療法として、全身の管理を集中治療室で行います。● 予防接種が有効ですが、たとえ小児期に接種を受けていても、5〜10年で予防効果は薄れます。そのため、成人の外傷の場合は、追加接種が行われています。事故などで破傷風を発症するおそれのある場合には、発症の予防を目的に、沈降破傷風トキソイドと呼ばれる予防薬が投与されます。

【健診医からコメント】土まみれのところでもしもけがをしたら、医師の診断を受けることが必要です。発症が心配されるような状況のときには上記のトキソイドが注射されます。破傷風は、5類感染症全数把握疾患に定められていますので、診断した医師は7日以内に最寄りの保健所へ届け出る必要があります。

Q：322： ハチ刺症ってどんな病気？
A：[担当科]：内科
【概要】ハチに刺されると（ハチ刺傷）、時には死亡することさえあり

ます。そうしたこともあり、健診でハチ毒に対する抗体（ハチ毒にアレルギーがあるかどうかをみます。皮膚検査と血液検査があります）をみる検査を希望する職場があります。電気工事（電柱に登る）の会社、山林業などでハチに刺される危険の多い職場です。● 2016年9月に発表された前年のハチ刺傷による死亡者は23人で、その前年の14人から9人増加しています。男女別の内訳は男性20人、女性3人で男性に多くなっています。最も死亡者が多かった1984年には、全国で73人が亡くなっています。大部分がスズメバチによるものと考えられますが、一部アシナガバチ等によるものも含まれています。● ハチ刺症で問題になるのはアシナガバチ、スズメバチ、ミツバチ、マルハナバチ類の約20種といわれます。これらのハチは、餌をとるためではなく外敵を攻撃するのに毒針を持っています。被害は7～10月に多いですが、冬にも発生するといわれます。● 刺された直後には、通常は刺傷部の痛み、赤く腫れますが、痛みは数時間から1日で消失し、かゆみを伴って硬さを残します。毒の注入量が多い場合や一度に多数カ所が刺された場合は、ハチ毒による中毒として、頭痛、発熱、嘔吐・下痢などの消化器症状や、呼吸困難、さらには痙攣などの全身症状が現れ、多臓器不全から死亡することもあります。● アナフィラキシーショック（☞別項参照Q：009）は、刺されてから15～20分以降に起こります。前回刺された時に、局所の症状が激しかった場合、アナフィラキシーショックを引き起こす可能性が高いとされているので、注意が必要です。アナフィラキシー反応の場合は血圧低下、急な脱力状態（虚脱）、呼吸困難、声門浮腫（呼吸困難が起こる）、痙攣、昏睡などの危険な状態になります。● 局所の疼痛、搔痒感（かゆみ）、発疹、熱感などに対する対症療法と感染予防が行われます。重症の患者さんでは呼吸・循環管理を中心にした抗ショック療法を行います。山林業などに従事する人々を対象に、アナフィラキシーショックによる死亡を回避するため、刺された現場で注射できる自己注射用アドレナリン（エピペン；血圧を上げる作用）が日本でも2003年から発売されています。

【健診医からコメント】山林業など、ハチ刺傷の可能性のある方で、すでに抗体検査で何種類かのハチに陽性を示している人では、かかりつけ医を決めておき、自己注射セットを処方してもらっておき、山などでの仕事中はいつも携帯しておくことです。なお、このセットは自費となります（1万5,000円程度）。

Q：323：鼻血（はなぢ；鼻出血）、どうすればいい？
A：[担当科]：耳鼻咽喉科

【概要】鼻血(はなぢ)は子供から大人までよくある病気です。多くの人が経験しています。鼻出血(はなぢ)の大部分は鼻を左右に分けているしきり(鼻中隔)の前方下端から出ます。この部位はキーゼルバッハ部位と呼ばれ、比較的鼻の穴から近いところにあり血管（毛細血管）が網目状に多く集まり表面に浮き出ているため出血しやすく、ここからの出血がはなぢの約90％を占めているといわれます。◉ はなぢには、高血圧や動脈硬化症、肝炎などの病気で起こる原因がはっきりしている場合（症候性）と、突然に出血して、原因が不明の特発性があります。多くは、原因のはっきりしない特発性です。◉ はなぢはかゆみで鼻を強くこすったり、指を鼻に入れる習慣でも起こります。非常に稀な疾患（急性白血病やオスラー病）などが否定されれば、通常は病気として扱われないといわれます。何か原因疾患がある場合は、続けて何度も繰り返すとか、なかなか止まりにくいといった特徴があります。◉ 小鼻（鼻の左右に膨らんだところ）を強く押さえれば、数分で止血できます。小鼻を親指と人差し指でつまむと（小鼻をつまむ）、キーゼルバッハ部を圧迫することになります。また一時的にチリ紙や綿を詰めて圧迫することで止まります。頻繁な出血で生活に支障があれば、耳鼻科で専門的に診断のうえ、タンポン（圧迫止血用具）で止めるとか、種々の止血法があります。◉ いろいろの応急処置をしても出血が止まらない場合は、鼻の奥からの出血であったり全身疾患が存在したりしている可能性もあるため、できるだけ早く耳鼻科を受診すべきです。

Ⅲ．Q＆A

【健診医からコメント】普段高血圧があるとか肝臓が悪いといった基礎疾患があれば主治医に相談します。心筋梗塞や脳梗塞などの既往があり、治療として血液抗凝固薬を使用している場合も同様です。また、はなぢが出ると、上を向いて首筋の後ろを手でたたく人がいます。「はなぢの止め方」として紹介されていることもありますが、これは出血を止める効果はないといわれます。また鼻血を止めようと上を向いてはいけないといわれます。

Q：324：歯の欠損と補綴、インプラントってどんなこと？
A：[担当科]：歯科補綴科、口腔外科

【概要】歯の欠損は、先天的な場合もありますが、通常はむし歯と歯周病（しゅうびょう）（両者半々）などで後天的に欠損する場合がほとんどです。歯の欠損は物を噛むことができない（咀嚼障害（そしゃくしょうがい））ばかりか、発音や見た目もよくありません（審美障害（しんびしょうがい））。◉ 歯が欠損した場合、補綴治療（りょう）が行われます。補綴とは、歯が欠けたりなくなった場合にかぶせるものや入れ歯などの人工物で補うことをいいます。現在では治療は主に以下の三つがあります。①長い歴史をもつ着脱式の、床（台；だい）（しょう）と人工歯により構成される有床義歯（ゆうしょうぎし）、いわゆる入れ歯です。②続いて開発されたのが金属を主体とした鋳造物（ちゅうぞうぶつ）で、歯と歯に渡しかけて欠損部を埋めるようにするブリッジです。③近年、新しく普及してきたインプラント治療です（インプラントとは、失われた歯のかわりに使える人工の歯のこと）。◉ 有床義歯（入れ歯）は患者さんの口腔形態を3次元的に印象して（いんしょう）（歯型を取ること（はがた））合成樹脂で床（しょう）を作製し、人工歯を固定するもので、患者さんの負担は小さく、調整も容易で、1歯の欠損から全部の欠損まで広範囲の患者さんに長く用いられてきました。◉ 固定性のブリッジは欠損部に隣接して残っている歯（隣在歯（りんざいし））に橋渡しをする歯（橋脚歯（きょうきゃくし））としてセメントで接着して固定する治療法です。安定性や装着感は良好ですが残存する歯の状況によっては適応しにくい欠点があります。◉ インプラントといわれるものは、顎骨（がっこつ）（あご骨）のもともと歯が生えてい

た場所に、金属のチタンを直接結合させる方法で近年発達が著しい治療法です。チタンが完全に顎骨に結合した場合は安定性や装着感、発音などに優れているといわれ、可能であればインプラントが選択されるケースが増えてきているといわれます。ただしこの場合、外科処置と治療終了まで長期の期間が必要となります。● 現在、顎骨が不足している症例に人工的に骨を造成するというサイナスリフト(骨造成術、上顎洞挙上術)といわれる技術が普及しつつあります。

【健診医からコメント】健康維持には健全な歯、そしてきちっと食物をかみ砕ける力(咀嚼機能)が不可欠です。まず毎日の歯磨きの習慣を基本としながら、歯の調子が悪くなればすかさず治療をしてもらっておくことがたいへん大切です。早いほど安価に早く治ります。健診受診者の口腔を見せてもらっていますが、健全な歯の持ち主は多くないのが現状です。

Q:325: ばね指ってどんな病気？
A:[担当科]:整形外科

【概要】弾発指ともいい、指が折れ曲がり部分(指節関節)でスムーズに屈曲できず、手指を屈伸しようとするとギクンとはじける状態になる病気です。手指のなかの節(親指を除いて基節骨、中節骨、末節骨のふし、親指にはない)が手のひら側(手掌部)で、指を折り曲げる指屈筋腱と腱鞘(腱の浮き上がりを防ぐ鞘のような組織)との間の機械的刺激により起こる運動障害です。靱帯性腱鞘(丈夫な結合組織線維でできたトンネル状の鞘)が終わる指の付け根付近に力がかかり炎症を生じやすいところがあります。初期には圧痛、腫脹(はれ)、熱感があり、症状の進行に応じてひっかかり(弾発現象;屈曲ではじける)が生じます。● 本来はつるつる動けるような仕組みになっていますが、その部分の鞘(腱鞘)が「腱鞘炎」を起こし、さらに進行すると屈伸時に腱が引っ掛かり、ようやくトンネル(鞘)を通り抜ける際に指がはじけるように伸びます(ばね現象)。● 手指の酷使によるとされていますが、女性では妊娠、出産、更年期に生じ

ることも多いようです。母指（親指）に最も多く、次いで中指に多くみられます。次いで環指（薬指）、小指、示指（人差し指）にもよくみられます。手の使いすぎやスポーツをよくする人にも多いのが特徴です。糖尿病、リウマチ、腎臓が悪くて透析している患者さんにもよく発生するといわれます。● 診断は手掌指節皮線（指関節の横しわ）のやや近位に高まりを触れ、押すと痛く、指を屈曲させて伸ばそうとすると、バネのように弾発現象（跳ね返り）が起きます。● 保存的な治療が第1選択とされ、安静、固定、非ステロイド性抗炎症薬の内服が行われます。改善がない場合はステロイドを患部の真上に注射します。この注射は有効で、おおむね3ヶ月以上は無症状なことが多いですが、再発することも少なくありません。改善しないときや再発を繰り返す場合は、腱鞘の鞘を開く手術（腱鞘切開）を行います。切開するのは腱鞘の一部だけです。小さな傷で済みます。狭窄性腱鞘炎（ドケルバン病）は類似の理屈で起こる疾患です（☞別項参照Q：094）。

【健診医からコメント】健診の場でも主に中年の女性の方に時々みられますが、慣れてしまうためか、あまり苦にしない方もいます。ことに女性では家事仕事などに支障をきたす場合もありますので、一度、整形外科に相談すべきです。注射療法は何度も行うものではないようですが、1回の注射で再発なく経過することもあるようです。それとなく手指の使い方を加減するようになるためかもしれません。

Q：326：パーキンソン病ってどんな病気？
A：[担当科]：神経内科

【概要】50歳以降に発症することが多く、脳内神経の変性脱落により手足が震える、筋肉がこわばる、動作が遅くなる、歩きづらくなるなどの特徴的な症状を示し、徐々に症状が進行し、十数年後には寝たきりになる患者さんもいます。高齢化に伴って患者さん数は増加しており、有病率は人口10万人あたり150人程度といわれています。

● 原因は現在も不明です。中脳の黒質といわれる部分の変性により神経細胞が脱落し、神経伝達物質であるドーパミンの産生が減少して起こる病気です。● 初発症状は、片方の手のふるえや歩きづらさが多く、前かがみで小きざみに歩くようになります。筋肉のこわばりや手足のふるえは初めは片側だけですが、進行すると反対側にも現れます。全体に動作が遅くなり、寝返りがしにくくなります。体に足が追い付かず、トッ・トッ・トッと前のめりになりそうになります。前のめりの姿勢を立て直せずに転倒することもあります。表情が乏しくなり、おでこや頬が脂っぽくなります。便秘や立ちくらみも現れ、うつ状態もみられることがありますが、一般には知能は正常に保たれます。● 同様の症状を示す病気に脳血管性パーキンソニズムや薬物性パーキンソニズムなどがあり、これらを除外することが必要になり、頭部 MRI などでそのほかの疾患を除外したり、薬剤性の場合、服薬を中止したりすることで症状が改善します。● 治療の基本は、抗パーキンソン病薬の内服治療です。脳内のドーパミン不足を補い、さらにドーパミン不足によって生じた神経回路網の不均衡を是正することが治療の基本とされます。ドーパミンは中枢神経系に存在する神経伝達物質で、運動調節、ホルモン調節、快さの感情、意欲、学習などにかかわる物質です。

【健診医からコメント】手のふるえには、病気によっていくつかの種類があるので、神経内科専門医を受診することが必要です。薬物治療とリハビリテーションは、運動症状治療における車の両輪といわれます。転倒して骨折したり、便秘などの予防が大切です。手のふるえなどがあったら、早めはやめに神経内科を受診すべきです。治療が遅れないようにしなければなりません。新薬も開発されつつあり、iPS 細胞による再生医療の臨床治験が開始されました (2018.11)。指定難病です。

Q:327: パニック障害と全般性不安障害ってどんな病気？
A：[担当科]：精神科、心療内科

【概要】以前、不安神経症（ふあんしんけいしょう）と呼ばれていた病気のかたちが、現在はパニック障害と全般性不安障害の二つに分けられています。パニック障害は発作性（ほっさせい）（突如として起こる状況）の不安症状を繰り返す精神疾患であり、全般性不安障害は何事にも不安が付きまとい「取り越し苦労」をきたす精神状態です（☞別項参照Q：272）。● パニック障害の原因はよくはわかっていませんが、脳内化学物質（セロトニンなど）と関係した脳機能異常説が有力視されています。発作性（ほっさせい）の動悸や過呼吸（☞別項参照Q：046）を伴う自律神経症状と死の恐怖などの精神症状をきたし、数分以内にピークに達します。同様のことが2度以上、きっかけなく突然起こるのが特徴です。● 全般性不安障害は不安を調整する脳内中枢の機能異常と認知・行動面で余計に反応してしまうことによって、非発作性（ひほっさせい）の不安症状が持続する精神疾患です。さまざまな出来事や仕事などについての過剰な不安や心配が、少なくとも6ヶ月間認められ、その心配をコントロールすることが難しいと感じる状況で、不安と心配は、落着きのなさ、疲れやすさ、睡眠障害などを伴います。● 精神科での専門治療が必要です。治療法には、薬物療法と認知行動療法（情緒障害（じょうちょしょうがい）や気分障害（きぶんしょうがい）などに対する治療技法の一つ）があります。気分障害とはこれまで躁（そう）うつ病といわれていたものです。

【健診医からコメント】診断には内科疾患を除外する必要があります。過換気症候群（過呼吸症候群）などの病名で、パニック障害が見過ごされている場合も少なくないといわれます。これはと思ったら、精神科か心療内科の専門医の診察を受けるべきです。本格的な認知行動療法を行う場合は、専門とする精神科医や臨床心理士に指導してもらいます。

Q：328：非アルコール性脂肪性肝障害、非アルコール性脂肪肝炎ってどんな病気？

A：[担当科]：消化器内科、肝胆膵科

【概要】お酒類（アルコール）を常用して肝臓に脂肪がたまる（☞別項参照Q：149）という状態がありますが、アルコールを飲まないのに肝臓に脂肪がたまり肝臓を障害することがあります。これは非アルコール性脂肪性肝障害（NAFLD；ナフルド）と呼ばれ、単なる脂肪肝から、肝硬変へ進展する脂肪肝炎という状態までいろいろの度合いがあります。◉ こんにち、健診での腹部エコー検査で、脂肪肝が日常的に認められますが、成人の8％程度はNAFLDであるといわれています。NAFLDは肝細胞に脂肪が沈着するのみの単純性脂肪肝と、脂肪沈着とともに炎症や線維化が起こる脂肪肝炎（NASH；ナッシュ）に大別されます。◉ NASHは肝硬変に至り、肝細胞癌を引き起こす可能性があります。成人の約1％程度がNASHであると考えられています。NASHは、決して軽くみることのできない病気です。NASHかどうかは専門医に判断してもらっておくことが勧められます。◉ なぜNASHになるかは必ずしも明確ではありませんが、その基礎として、①肥満（内臓脂肪蓄積）（☞別項参照Q：334）、②糖尿病（☞別項参照Q：260、283）、③脂質異常症（☞別項参照Q：145）、④高血圧症（☞別項参照Q：104）、⑤急激な体重減少や急性飢餓状態、⑥薬剤（ステロイドなど）、⑦完全静脈栄養などがあげられ、はっきりしたウイルス肝炎などが原因のものは除かれます。◉ 症状はありません。治療・予防は食事療法と運動療法が基本です。簡単そうで難しいのが現実で、それには自らの固い決意で、日々の行動を変える心構えを持つことが重要です。

【健診医からコメント】こんにち、健診の場で肥満者は数多くみられます。検査上でも肝機能障害（AST、ALT上昇、AST/ALT比は1.0以下など）を伴う場合があり、精査の指示にもなかなか従わない方が少なくありません。本人は全く症状がなく、快調に過ごしていることもあります。食事は"早食い"が多くみられます。夕食が遅く、

食べてすぐ寝るパターンも多くみられます。『ゆっくりよく噛んで食べるように、歩くだけから始めてもよいので、毎日運動をするように』と説得しています。なお原則として症状はありませんが、人により右上腹部の張った感じ（痛み）を伴う人がいます。肝臓の被膜痛(まくつう)ではないかと思われます。

Q：329：ヒステリーってどんな病気？
A：[担当科]：精神科、心療内科
【概要】ヒステリーというのは女性などが感情的になって急にわめいたりすることではありません。ヒステリーという病名は現在はだんだんと使われなくなっていて、「転換性障害(てんかんせいしょうがい)」、「解離性障害(かいりせいしょうがい)」あるいは「身体表現性障害(しんたいひょうげんせいしょうがい)」などといわれています。ここでいわれる転換性というのは、心の問題が身体の症状に転換されるという意味のもので、症状と身体所見が不一致（解離性障害）で、基本的には身体には異常はありません。● 患者さんの訴えに見合う身体的な異常や検査結果がないにもかかわらず、痛みや吐き気、しびれなど多くの身体的な症状が長い期間にわたって存在する病気です。症状は体のさまざまな場所に生じ、しばしば変化します。患者さんの中には、その理屈をなかなか受け入れられないのが特徴で、精神科受診に至るまでかなりの時間がかかってしまうといわれます。● ヒステリーの改善には思い切って自分の心の傷と向き合う作業が必要になるといわれます。この作業は本人にとってつらい仕事であることが少なくなく、気持ちの整理を一つひとつつけながら、一方で自分自身も力をつけて、その傷を受け入れる準備をしていくことだといわれます。カウンセリングや精神療法というのは、こうした回復への道筋のお手伝いをしていくものだと理解する必要があるといわれます。● 治療は原則として精神療法であり、薬物療法は対症療法的に用いられます。健忘(けんぼう)（忘れてしまうこと、記憶の喪失(そうしつ)）、遁走(とんそう)（日常から抜け出す）、昏迷(こんめい)（外部刺激にも反応しない状態；訳がわからなくなった状態）、けいれん（痙攣(けいれん)）などの深刻な症状を認める場合には入院

加療が必要になることもあるといわれます。医師は患者さんの不安や苦痛を受け止め、最終的に症状の成因を患者さんが理解し、対処法を身につけて症状を消退させることが目標となります。

【健診医からコメント】身体所見の不一致(解離性)とは別に上記の症状のほか、運動麻痺(歩行障害、失声、立つことができなくなる失立など)や知覚麻痺(視野障害、聴覚障害、温痛覚障害など)など顕著な症状を示すことがあります。本人は不本意でも、精神科を受診すべきです。

Q：330：肥大型心筋症ってどんな病気？
A：[担当科]：循環器科

【概要】心筋の細胞が大きくなって(肥大して)心臓の機能異常をきたす遺伝性の疾患で、指定難病の一つです。心臓の仕組みについては拡張型心筋症で説明してあります(☞別項参照Q：047)。高血圧などの原因なしにとくに心室(通常は左室、時に右室)の心筋が方々で厚くなる病気(心筋症)で、そのため左室の拡張機能が悪くなって(血液を送り出しにくくなる)不都合を起こします。500〜1,000人に1人くらいの患者さんがいるといわれています。● 遺伝子異常が認められ、家族発生もありますが、原因不明の場合もあります。無症状かわずかな症状を示すだけのことが多く、たまたま検診(健診)で心雑音や心電図異常をきっかけに診断されるケースが少なくなく、症状を有する場合には、不整脈に伴う動悸やめまい、運動時の呼吸困難、胸の圧迫感などがあります。閉塞性肥大型心筋症例(肥大のため狭くなる)での流出路狭窄の程度は運動中よりも運動直後に強くなるといわれ、失神や突然死は、運動中のみならず運動直後にもみられるといわれます。● 現段階で肥大型心筋症に対する根治療法はなく、また予後改善が期待できるような治療もありませんが、生涯無症状で経過する例も多く、全例に薬物療法が必要なわけではありません。心不全症状のある症例には、慢性心不全の薬物療法に準じた治療が行われます。● 左室の流出路(全身に血液を送り出

す）付近が狭まる閉塞型心筋症については、かつては流出路の筋肉を切って血液が流れやすくする手術が多く行われていましが、最近では、手術療法に代わる治療法としてペースメーカーの植え込みによる治療が行われるといわれます。

【健診医からコメント】指定難病ではありますが、いろいろ治療法が考案されてきています。無理な運動は禁止となります。無症状のまま天寿を全うする方も少なくないといわれます。一方で、危険な不整脈や、心機能の低下が進行性に認められることがあり、定期的に専門医のもとで経過観察を受けることが重要です。

Q：331：皮膚癌ってどんな病気？

A：[担当科]：皮膚科（口絵：Q：331参照；ほかにも種類があります。）

【概要】皮膚は表皮（上皮）と真皮からなり、どちらからも悪性腫瘍がでますが、皮膚癌は上皮から出る有棘細胞癌、基底細胞癌、パジェット病が最も多くみられます。また前癌病変といわれる皮膚変化もみられます。皮膚腫瘍は他の皮膚疾患とともに、自分で気づきやすい体表面の病気であるためか、一般に予後も良好です。これらとは別に皮膚の悪性腫瘍には悪性黒色腫があります（☞別項参照Q：003）。● 発癌因子として日光紫外線やヒト乳頭腫ウイルス、発症しやすい母地（もととなる皮膚）として遺伝情報の壊れたDNA修復機構に異常をもつ色素性乾皮症、慢性潰瘍、熱傷や外傷後の瘢痕性病変などがあるといわれています。高齢者の顔面や手背など露光部に徐々に増大する赤いおでき（紅色腫瘍）があり、瘢痕部では腫瘍化に先立ち治りにくい潰瘍ができるといわれています。● 基底細胞癌は高齢者の頭や首、とくに眼のまわりや鼻、耳の周囲などに好発する黒色から灰黒色の盛り上がり（結節）で、ゆっくり増大するとともに中央が崩れて潰瘍をつくるようになります。最も多い癌で、中規模病院で毎年4〜5人以上はみられるといいます。転移を生じることはほとんどありません。黒いできものを生じた場合は一度皮膚科の専門医を受診すべきです。● 有棘細胞癌は皮膚表面から外側

に向けて盛り上がったできもの(隆起性腫瘍)で、その表面はびらん(ただれ)あるいは厚いかさぶた(角質塊)に覆われます。時に盛り上がりがジュクジュク(湿潤)した病巣となったり、盛り上がりその中央に潰瘍を形成したりすることもあり、しばしば悪臭を伴います。やけどの傷跡が盛り上がったり潰瘍を生じた時は要注意です。外科的切除や放射線療法が行われます。◉ パジェット病は乳房にできるものと乳房外のものとがあります。乳房外のものは境界が比較的はっきりした淡紅色から褐色調、あるいはびらんや粉(鱗屑)をのせた斑点状の病巣(斑状局面)としてみられます。外科的切除が原則ですが、放射線療法も行われます。

【健診医からコメント】皮膚癌は日光(紫外線)との関係が密接です。成層圏オゾン層の破壊による紫外線量の増加と皮膚癌との関係は改善されています。紫外線を浴びる量を減らす多数の方法が知られています。サンスクリーン(日やけ止め)もその一つです。長引く皮膚変化があれば放置しないで専門医に診てもらいます。

Q：332：皮膚瘙痒症ってどんな病気？
A：[担当科]：皮膚科

【概要】皮膚に発疹などの変化がないのに、痒みをきたすような場合には皮膚瘙痒症(痒くてかゆくて困る状態)が考えられます。その場合、かゆみのために引っかき傷がよくみられます。お年寄りに認められがちです。全身が痒い場合(全身性皮膚瘙痒症)とどこか部分的に痒い場合(限局性皮膚瘙痒症)があります。◉ 環境変化による皮膚の乾燥や皮膚の老化により起こる場合が多いのですが、全身性のものでは全身性疾患や内臓疾患が原因となる場合もあります。慢性腎不全、肝疾患、痛風、糖尿病、甲状腺疾患、血液疾患(多血症や鉄欠乏性貧血など)、悪性リンパ腫、がん、寄生虫疾患、精神神経疾患、薬剤中毒などが原因になりうるといわれています。◉ そうした原疾患に注目したり、内服中の薬剤が原因となっていないか、スキンケア(肌のお手入れ)が影響していないか、日常生活における何

か皮膚刺激となるものはないか（衣類など）、などに注目しなければなりません。● 基礎疾患がある場合には、まずその治療を行います。皮膚に対しては、尿素軟膏（にょうそ）やワセリンを使用して皮膚の保湿を行います。抗ヒスタミン薬の内服で、かゆみはいくらか軽減します。慢性肝疾患や腎不全での血液透析に伴う皮膚掻痒症にはナルフラフィン塩酸塩（レミッチカプセル）が用いられます。持続する痒みは専門医に診てもらっておく必要があります。

【健診医からコメント】長引くかゆみがある際には、かゆみのために引っかくと症状が悪化するので、引っかかないように気をつける一方、早めに皮膚科専門医の診断、治療を受けるべきです。内臓疾患等治療中にかゆみ（瘙痒（そうよう））があれば、もとの疾患と関連することが少なくないので、主治医に申し出なければなりません。専門の対処法が必要なことがあります。

Q：333：飛蚊症ってどんな病気？
A：[担当科]：眼科

【概要】健診でよく質問される事柄の一つです。白い壁を見たり、お空を見上げたりするととくに、視野にひものようなものやごみのようなものが見えます。目を動かしても、影は同じ方向に移動し、あたかも蚊が飛ぶように見えるので飛蚊症（ひぶんしょう）といわれます。● ほとんどの場合は、老化など生理的変化（生理的飛蚊症（せいりてきひぶんしょう））によるものなので心配はいりませんが、稀に網膜剥離（もうまくはくり）（☞別項参照Q：382）などの重い病気の前触れであることがあるので注意が必要です。生理的飛蚊症は硝子体（内容は透明なゼリー状のもの）が年齢が進むとともに眼球の内壁から硝子体が離れて、線維の塊が眼球内をふわふわするものです。● 病的な飛蚊症として、網膜裂孔（もうまくれっこう）、網膜剥離、硝子体出血（しゅっけつ）、ぶどう膜炎（まくえん）など（☞それぞれの該当項参照）があり、これは要注意です。● 網膜裂孔・網膜剥離というのは、網膜に穴が開いてしまったり（網膜裂孔）、網膜が剥（は）がれてしまったりした状態（網膜剥離）で、しばしば飛蚊症を伴います。光視症（視界に閃光（せんこう）が見える症状）

を自覚することがありますが、無症状のこともあります。病状が進んでくると視野欠損や視力低下が起きます。適切な治療を行わないと、失明する危険性が高い病気です。● 硝子体出血は糖尿病や高血圧、外傷などが原因で硝子体の中に出血することがあります。ひどい出血の場合は、目の前に墨が垂れてきたような見え方や、霧がかかったような見え方をしますが、出血が軽度の場合は飛蚊症として自覚されます。この場合も要注意です。● ぶどう膜炎というのがあります（☞別項参照 Q：350）。一部のぶどう膜炎では硝子体に濁りを生じるため、飛蚊症を引き起こします。ぶどう膜炎の場合は、羞明感（まぶしく感じる）・眼痛・霧視（かすみ目）・充血・視力低下を伴うことが多いといわれます。

【健診医からコメント】大部分は生理的な心配のない、治療を必要としない飛蚊症です。しかし、時に失明にもなりかねない病気があります。たとえ重篤な病気だとしても、今は優れた治療法があるので悲観することはありません。ただ早めに治療した方が治りがよいことはいうまでもありません。飛蚊症を自覚したら、念のため時間をおかず眼科専門医を受診すべきです。

Q：334：肥満症は何が問題なの？
A：[担当科]：代謝内科

【概要】肥満は、体重が多いという事ではなく、脂肪が過剰に蓄積した状態で、BMIが25以上のときとされています。さらに肥満に関連する健康障害を合併するか、CTによる内臓脂肪面積が100cm^{2}以上（ウェスト周囲長が男性85cm以上、女性90cm以上に相当）で、医学的に減量を必要とするものと定義されています（☞別項参照 Q：378）。● 問題の肥満は内臓脂肪の過剰（リンゴ型肥満）で特徴づけられますが、この脂肪が腸管を取り巻いて悪さ（炎症）を起こすと考えられています。● 肥満に関連する健康障害としては、①耐糖能障害（2型糖尿病・耐糖能異常など）、②脂質異常症、③高血圧、④高尿酸血症・痛風、⑤冠動脈疾患（心筋梗塞・狭心症）、⑥脳梗塞、

⑦脂肪肝、⑧月経異常・妊娠合併症、⑨睡眠時無呼吸症候群・肥満・低換気症候群、⑩整形外科疾患（膝など変形性関節症、腰痛症）、⑪肥満関連腎臓病などです（☞それぞれの該当項参照）。● 肥満と健康については別項で述べてありますが（☞別項参照Ｑ：378）、なぜ肥満になるのでしょう。以下のようなことが考えられています。まず、遺伝と環境があります。人類は歴史的に獲得したエネルギーを脂肪として蓄える体の仕組み（倹約遺伝子ないし肥満遺伝子）のおかげで生存してこられたと考えられます。次いで食べ過ぎがあります。レプチン（脂肪細胞よりつくられる飽食シグナル⇒満腹中枢を刺激）などによって私たちは食べすぎないようになっていますが、レプチンが効きにくくなるなどの満腹中枢の機能障害、さらに夜の過食や運動不足も加担します。● 肥満の自覚症状として頻度の高いものは呼吸障害です。睡眠時無呼吸症候群（☞別項参照Ｑ：138）があり、日中の注意力障害、居眠りを起こしたりします。さらに重症になると、多血症、右室肥大、右心不全など心臓に過度に負担がかかってきます。過度の体重負荷により、下肢の関節（股関節、膝関節）、腰椎が障害され、腰痛、下肢痛などを起こします。2型糖尿病、高血圧、動脈硬化症、脂肪肝は肥満により2〜5倍合併しやすくなります。● これらの合併症は、皮下脂肪型肥満よりも内臓脂肪型肥満のほうに起こりやすいことがわかっています。体型から「上半身肥満（リンゴ型肥満）」と「下半身肥満（洋ナシ型肥満）」に分けられることもありますが、前者は内臓脂肪型肥満、後者は皮下脂肪型肥満にほぼ対応します。内臓脂肪蓄積に基づいて複数の病気が重なった病気のかたちは、「内臓脂肪症候群」（メタボリックシンドローム）と呼ばれており、動脈硬化などを起こしやすいものとして注目されています。こうしたことから、内臓脂肪型肥満はハイリスク肥満とも呼ばれています。

【健診医からコメント】健診していると肥満と疾患（特にいわゆる生活習慣病）の関連が密であることを強く実感します。『3キロでも5キロでも体重を落としなさい！そうでないと病気を誘うから！』と

繰り返し話しています。国全体としてもメタボリックシンドロームは激増しており、警鐘が鳴らされています

Q:335: 日和見感染ってどんな病気?
A:[担当科]:感染症科

【概要】日和見とは天気をみて行動を決めるかのように、「形勢を見て有利な方に決める」ことであり、通常は悪さをしない病原体が、相手(宿主；病原体が住み家とする相手)が弱いとみると襲いかかってくる感染症です。したがって宿主は細菌や、ウイルスを排除するような力(免疫力)が弱ったり無くなったりした状況にあります。このようなときの感染症が日和見感染です。● 日和見感染症と普通の感染症とでは、原因となる菌が違う傾向にあります。また、日和見感染を起こす病原体の中には薬剤耐性(薬剤が効きにくくなっている)を獲得しているものも含まれており、いったん発病した場合にその治療に有効な薬剤が限定されることから、医学上の大きな問題になっています。免疫力の低下により感染しやすくなった人のことを易感染宿主といいます。● 日和見感染を起こす代表的な病原体としてはセラチア菌、アスペルギルス症、カンジダ症、結核菌、サイトメガロウイルス感染症、帯状疱疹、MRSA(メチシリン耐性黄色ブドウ球菌☞別項参照Q：036)、緑膿菌などさまざまです。● セラチア菌は免疫力が低下した人に感染すると、肺炎や腸炎、さらには敗血症を引き起こすことがあります。● アスペルギルスは、通気口やエアコンの吹き出し口、空気中のほこりの中などに普通に存在している真菌(カビ)です。健康な人であれば病気を発症しませんが免疫力が低下している人や、もともと肺や呼吸器に病気がある人が感染すると、肺の中に真菌の塊(フングスボール)を形成します(肺アスペルギルス症)。カンジダも同様真菌ですが、女性の性器に感染したりします。● 結核菌は肺結核を引き起こす病原菌ですが、感染しても、健康な状態であれば発病はしません。しかし、他の病気によって免疫機能が働かなかったりした場合に、肺結核を発症さ

せてしまうことがあるといわれます。◉ そのほか帯状疱疹や公衆浴場などで集団感染することのあるレジオネラ症などがあります。◉ 病気の治療に用いられる薬の中には、免疫力を低下させる薬があります。関節リウマチやさまざまな自己免疫疾患などでは、過剰な免疫応答を抑えるためにステロイドや免疫抑制剤が使われます。癌に対して使用される抗がん剤では、副作用で骨髄の機能が低下し、免疫を担当する白血球が減少するため免疫力が低下することもあります。◉ 日常、免疫力が低下しないように努めなければなりません（医療者側が中心）。加齢や喫煙は血管の収縮と炎症を引き起こし、血行不良によって血液中の免疫細胞の働きを阻害するといわれます。ストレスや疲労、睡眠不足なども、免疫力を低下させます。インスタント食品や加工食品などに偏り、蛋白質やビタミン、ミネラル類が不足したバランスの悪い食生活も免疫力の低下につながります。

【健診医からコメント】健康な人には発症しない感染症です。逆に健康を裏付ける免疫力の整った身体を維持するような生活習慣が求められます。加齢はある程度仕方がない面があるものの、要するに生活習慣病のもととなるような食生活、喫煙、運動不足、ストレスなどを排除しなければなりません。

Q：336： B（ビー）型肝炎ってどんな病気？
A：[担当科]：肝臓内科、肝胆膵科、消化器内科

【概要】B型肝炎ウイルス（HBV）にはいろいろのタイプ（遺伝子型）があり、また急性肝炎と慢性肝炎があります。成人に感染した場合、急性肝炎は稀に激烈な経過をとり（劇症肝炎ないし急性肝不全昏睡型、1〜2％以下といわれています）死亡することがありますが、通常は全快します。問題は慢性肝炎です。◉ 免疫力の発達していない乳幼児期に、HBVに感染すると抗体（対抗物質）ができず、ウイルスは体のなかに存在し続けることになります。これを持続性感染といい、これらの人をウイルス保有者（キャリア）といいます（☞

別項参照Q：034）。この中の一部の人に慢性肝炎をはじめとした肝臓病がでてきます。● HBVは輸血によって感染した時代がありますが、成人の場合、こんにちでは性行為等で感染することがあります（水平感染：人から人へ）。出産時ないし乳幼児の場合は母親が妊娠中に子宮内、産道で感染するものです（垂直感染：母から子へ）。● 症状は急性肝炎の場合、感染して1～6ヶ月の潜伏期間を経て、全身倦怠感、食欲不振、悪心、嘔吐、褐色尿、黄疸などが出現します。上で述べるとおり、稀にいわゆる劇症肝炎（現在、急性肝不全昏睡型といわれます）をきたすこともあります。一般には、数週間で肝炎は極期を過ぎ、回復過程に入ります。● 発症時にはウイルスの表面のカケラ（HBs抗原）やウイルスの内側にあり、ウイルスがどんどん増える際のカケラ（HBe抗原）が血中に出てきます（陽性化）が、1～2ヶ月でともに陰性化し、その後ウイルスに対抗するHBc抗体、HBe抗体、HBs抗体など対抗物質が順次出現します。たとえばHBc抗体はウイルスの内側にあるカケラ（HBc抗原）に対抗するものです。● B型慢性肝炎は出産時ないし乳幼児期においてHBVが垂直感染し、持続感染に移行したものです。生後数年～十数年間は肝炎の発症はなく、感染したHBVは排除されないまま症状なく過ぎます（無症候性キャリア）。思春期を過ぎ、自己の免疫力が発達するとHBVを異物として認識できるようになり、白血球（リンパ球）がHBVを体内から排除しようと攻撃を始めます。この時リンパ球がHBVの感染した肝細胞も一緒に壊してしまうので肝炎が起こり始めます。● そうすると、一般に10～30歳台に一過性に強い肝炎を起こし、HBVはHBe抗原陽性の増殖性の高いウイルスからHBe抗体陽性の比較的おとなしいウイルスに変化します（血清内容の転換；セロコンバージョン；抗原から抗体へ）。HBe抗体陽性となった後は、多くの場合そのまま生涯、強い肝炎を発症しません（非活動性キャリア）。こうして肝機能が安定したままの人がおよそ80～90％ですが、残りの10～20％の人は慢性肝炎へと移行し、さらにその中から肝硬変、肝癌になる人も出てきます。● 肝炎の治療はこん

にち非常に発達しており、インターフェロン（ペガシスなど）や抗ウイルス薬（バラクルード、テノゼットなど）が用いられます。しかし治療はかなり専門化しており、肝臓専門医に依頼すべきです。● 予防についても進歩しています。垂直感染予防にはHBグロブリンやB型肝炎ワクチンが用いられます。また垂平感染に対しても自分が抗体をもっていない場合でも、ワクチンを受けることで感染のおそれはなくなります。性行為による感染も心配ありません。

【健診医からコメント】この数十年で肝炎治療は大きく進歩しています。肝炎⇒肝硬変⇒肝癌の構図も抑制がかかり、肝癌死亡率は低下し続けています。健診でもB型、C型ウイルスの有無はどうかの検査が日常的に行われています。自分の感染状況はどうなっているか（ウイルスマーカー）を一度は調べておくことがたいへん重要です。

Q:337: ビタミン欠乏症・過剰症・依存症ってどんな状態？
A:[担当科]: 代謝科

【概要】生物の生存・生育に微量に必要な栄養素のうち、ビタミンは炭水化物・蛋白質・脂質以外の有機化合物の総称です。栄養素のうち無機物はミネラルです。ビタミンがどういうものかはほとんどの人に漠然と認知されていますが、その作用や欠乏症、過剰症についてはよく知られていない面もあります。● ビタミンには体内の脂肪に溶けて貯蔵されるビタミン（脂溶性ビタミン：A、D、Eなど）と水に溶けて尿となって排泄されるもの（水溶性ビタミン：B類、Cなど）があります。水溶性ビタミンは体内貯蔵が不十分なため数週間で欠乏に至りますが、脂溶性ビタミンは欠乏までに数年かかるといわれます。● 通常の食生活をしているかぎり、ビタミンは不足や過剰ということはあまり心配する必要がないと思われます。ビタミン類が欠乏して問題となるのは現在、発展途上国や、わが国では極端な偏食者、アルコール依存症の場合といわれています。● かつてビタミンの知識がない時代に、例えばB_1欠乏症による脚気で多

数の人が亡くなっています。経口的に食事がとれない状態で、点滴が行われますが、ビタミンが添加されないと現在でも危険な状態になりかねません。また過剰症は医療用ビタミンDでみられることがあります。● 人は体の中で3大栄養素（蛋白質、炭水化物、脂質）がTCAサイクル（クエン酸回路；効率の良いエネルギー生産の仕組み）という化学反応（代謝）を転回することでエネルギーを産生して生存しています。この回路が回転するためには、ビタミン類（B_1、B_6、C、ニコチン酸、B_{12}、B_2、パントテン酸）がなければなりません。これによって活力の元であるATP（高エネルギー産生化合物）が生み出されます。● ビタミン欠乏症ではいろいろの症状が現れます。＊ビタミンAでは、摂取不足や吸収不良が原因で夜盲症や皮膚乾燥症状を示し、＊B_1（チアミン）ではアルコール依存症などにみられ、脚気(かっけ)による多発神経炎(たはつしんけいえん)など、＊B_2では口角炎などが、＊ニコチン酸（ナイアシン）では皮膚炎などを、＊B_6では舌炎や脂漏性湿疹などを、＊B_{12}は胃全摘後などで、悪性貧血などが、＊Cはアルコール依存症や喫煙者でみられ、皮膚出血や歯肉炎症状出血を、＊Dは魚食不足や胃切除後で日光浴不足の高齢者に骨軟化症としてみられ、＊Eは腸の吸収不良症候群などでみられ、末しょう神経障害を起こし、＊葉酸はアルコール依存者や消化管の吸収障害でみられ、巨赤芽球貧血を起こします。● 欠乏症が稀であるから、気にしなくて良いかというと、そうではありません。好きなインスタント食品ばかり食べたり、極端なダイエットをしたりしている若者に欠乏症が急増しているといわれます。インスタント食品を食べてはいけないのではありません。偏食することがいけないのです。高齢者や中年の方でも不足状態の方が増えているといわれます。● 過剰症は蓄積しやすい脂溶性ビタミンで問題になります。ビタミンAを取り過ぎると、頭痛や顔面が紅潮、皮膚が乾燥してむけ、筋肉痛、食欲不振などが現われ、またビタミンDを摂り過ぎると、骨からカルシウムが分離し、骨がもろくなったり、食欲不振、吐き気、頭痛、皮膚のかゆみなどが現われます。したがってAやDは過剰摂取に注意が必要とい

われます。遺伝性である「ビタミン依存症」は稀で、水溶性ビタミンにみられることがあります。

【健診医からコメント】ビタミン不足と思われる方に接することは現在はほとんどありません。しかし、表面に出なくても上記のようなことがありますので、何より日常の食生活は偏らないことと、まんべんなく多種類の食品を含むことが大切です。さらにAやDのように体脂肪に蓄積するものは、過剰摂取に注意が必要です。

Q:338: PSA（ピーエスエー）検査ってどんなもの？
A：[担当科]：泌尿器科

【概要】PSAは「前立腺特異抗原(ぜんりつせんとくいこうげん)」といわれるものの略語で、前立腺の上皮細胞から分泌されるタンパクです。腫瘍が存在するかどうかの検査として腫瘍マーカーといわれるものが多種多様ありますが、多くはこれで腫瘍を早期に発見することはできません（☞別項参照 Q:152）。しかしこの中で、PSAは早期発見につながるすぐれた腫瘍マーカーであり、前立腺癌(ぜんりつせんがん)の検出に健診の場でも大いに利用されています。● 採血だけで前立腺癌のスクリーニング検査として簡便です。PSAが高い場合に考えられる疾患は①前立腺癌、②前立腺肥大症、③前立腺炎、などです（☞別項参照 Q:211、212、210）。この中で、もっとも重要な疾患が前立腺癌です。● PSAの値が高くなるに従って、癌である確率が高くなります。また、同じPSAの値でも、前立腺のサイズが大きい場合には癌が発見される確率が低くなるといわれます。さらに、PSAは血液中でさまざまなタンパク質と結合していますが（PSA-T）、一部がPSAそのものとして血液中に存在します（遊離型(ゆうりがた)PSA：PSA-F）。PSA全体に占める遊離型PSAの割合を全体で除した遊離型/全体比（F/T比）とよんでいますが、一般的にF/T比が低い場合には癌の確率が高く、F/T比が高い場合には前立腺炎や前立腺肥大症の確率が高いとされています。● 基準値は4ng/ml（1cc当り4ナノグラム）に定められていますが、基準値前後の場合でも約30％の方に癌が発見されます。● 基準値を

超えている場合、まず泌尿器科専門の施設を受診していただき、精密検査がさらに必要かどうか相談することが大切です。一般的にはPSAをもう一度測定し、値の変動があるかどうかをみることが多く、直腸診で前立腺が腫大しているかどうか・硬い部分があるかどうかなどをみます。必要に応じて、さらに前立腺の一部を何カ所にもわたって生検し、組織検査で癌細胞があるかどうかをみます。● 治療は手術や放射線療法、内分泌療法（ホルモン療法）が行われます。

【健診医からコメント】前立腺癌の罹患率は男性の癌では最も増えています。しかし癌の中で前立腺癌の5年生存率は最も高く、治療成績の良い癌です。健診で中年以降の男性は特に、年に1度のPSA検査が勧められます。

Q：339：ピロリ菌抗体検査ってどんなもの？
A：[担当科]：消化器内科

【概要】ピロリ菌の概要は慢性胃炎の項（☞別項参照Q：367）で述べてあります。また、関連して行われることのあるペプシノゲン検査についてもその意義をABC検診（☞別項参照Q：033）の項で述べてあります。● ピロリ菌の検出方法についてはいくつかあり、現在健康保険で認められている検査は①迅速ウレアーゼ試験、②鏡検法、③培養法、④ピロリ菌抗体測定、⑤尿素呼気試験、⑥便中ピロリ菌抗原検査です。このうち①②③は内視鏡で胃の中の組織をとって調べる検査です。④〜⑥は受診者にとって簡便で、負担が少なく、検診（健診）になじみやすい検査です。そしてこれらはどの検査も感度・特異度が90％以上です。感度・特異度とは検査の有用性を評価する指標です。● 保険ではこれらの検査はピロリ菌関連疾患（萎縮性胃炎、胃・十二指腸潰瘍、胃癌など）があり、ピロリ菌感染が疑われる場合に検査できます。● そして感染の有無を確認する目的で行う感染診断では上記①〜⑥のうちいずれか1項目を算定できます。ただし検査の結果、陰性となった場合には異なる検査をさらに1項目算定できます。これとは別に、①＋②、④＋⑤、④＋⑥、⑤＋⑥が初

回実施に限り認められています。◉ 除菌後の感染診断には除菌終了後4週以上経過した時点で、上記6方法のうち1項目に限り算定できます。治療後が陰性である場合に限り、さらに異なる検査法1回に限り算定できます。◉ こんにち胃疾患を中心にピロリ菌関連疾患への対処にはピロリ菌抜きには問題が解決しない面が少なくなく、ピロリ菌が陽性であれば、その除菌はまずもって最初に行わなければなりません。◉ ピロリ菌の検出・除菌により胃を取り巻く医療は大きく改善し、すでに国民に大きなメリットをもたらしておりますが、いまだ問題は解決したわけではありません。それはピロリ菌の確認・除菌が全国的には必ずしも進んでいない現状にあり、一方、ピロリ菌を確認・除菌したとしても、最大の目標である胃癌については除菌により発がんが皆無になるのではなく、除菌成功例でも約1/3の方々は発癌の可能性のあることがはっきりしているので、除菌したから安心ということではありません。◉ 当初、ピロリ菌の判定には内視鏡検査が主体でしたが、X線でも萎縮性胃炎は判定でき、ピロリ菌の存在が推定できます。対策型胃がん検診（☞別項参照Q：019）は従来から一次検診としてはX線検査（バリウム使用）が主体でしたが、2015年度から厚生労働省の指針で内視鏡検査でも可能となりました。しかし、内視鏡検査を中心とした場合、検査担当医のマンパワーはまだまだ不足しており、マスを対象とする胃がん検診全体から見ればX線による検診を当分は続けざるを得ないと考えられます。◉ したがって、毎年検診を受診している方々は胃部X線写真上で萎縮性胃炎と判定すれば、仮にピロリ菌検査を行わずともピロリ菌の存在が推定でき、胃癌リスク群として検診対象を集約できるものと考えられます。

【健診医からコメント】健診の場でもピロリ菌検査はよく行われるようになってきています。一番の目標である胃癌の予防のためにはまず菌の確認・除菌が必要です。そして上記の通りピロリ菌既感染者は年1回の胃がん検診は当分は受けるべきです。胃・十二指腸潰瘍は除菌により再発は激減しています。

Q：340：不安定狭心症ってどんな病気？

A：[担当科]：循環器科

【概要】狭心症は急に、強い胸の痛みや圧迫感などきたす病気です。心筋を養う冠動脈の血流が不足して起こるものです。心臓を養う冠動脈に生じた動脈硬化で、アテローム（粥腫；脂肪の塊のようなもの）が破れ、それに引き続いて生じる血液の塊（血栓）ができて血管を狭くしたり、血管が細く縮んだりして（攣縮）、冠動脈の血流が著しく障害され、冠血流が滞ったり（遮断）、再び流れ出す（再灌流）現象が繰り返される病状です。● 心筋梗塞のときには心電図でST上昇（特徴的変化）という波の変化が起きます（☞別項参照Q：170）。不安定狭心症では、持続的にSTが上昇しないまま障害部位が梗塞と同じように変化をきたすことがあります。その際は心筋梗塞といってもよく、「非ST上昇型心筋梗塞」とも呼ばれ、これらを含めて「急性冠症候群」と呼ばれます。● 胸痛を伴いますが、一般に持続時間は数分から長くても20分程度です。場所がはっきりしにくい前胸部痛であることが多いのですが、下顎、頸部、左肩または両肩、心窩部に放散することもあります。軽微な労作で誘発されたり、安静時にも症状がでたりします。● 症状が似ている病気としては急性心筋梗塞、心膜炎、不整脈、大動脈解離、肺梗塞などの心・血管系の病気以外にも、胸膜炎、自然気胸、肋骨骨折、肋間神経痛などがあります。また、逆流性食道炎、胃潰瘍、急性胆のう炎、膵炎などの消化器系の病気と区別しなければなりません。● 心電図検査、心エコー（超音波）検査は救急外来でも即座に負担なく行えます。診断確定には冠動脈CT、冠動脈造影検査などが行われます。● 本格的な心筋梗塞に移行しないように治療が進められます。血が固まって血管をふさぐ傾向を抑えたり（抗凝固療法）、冠動脈を広げてやるような薬（冠拡張剤）などが使われます。状況によりPCIや血行再建（冠動脈バイパス手術、冠動脈形成術）がたいへん有効です。

【健診医からコメント】いったんこうした病気になると大変になりま

す。こうした病気の下地には糖尿病、脂質異常症、高血圧などがあります。もしこうした持病があれば前もって専門医の指導を受けながら、自らの生活習慣の改善、適切な治療に専念し、狭心症や心筋梗塞を予防するように努めなければなりません。

Q：341：副甲状腺機能亢進症ってどんな病気？
A：[担当科]：内分泌代謝科

【概要】副甲状腺は上皮小体ともいい、首の下方前面にある甲状腺に隣接してヒトでは2対計4個あり、内分泌腺の1種です。パラソルモン（PTH）というホルモンを血中に分泌し、ビタミンD、カルシトニン（傍濾胞細胞から分泌されるホルモン）とともに血中のカルシウムを調節しています。そのホルモンの過剰分泌を特徴とする疾患群です。● この病気は閉経後の女性に多いことより、50歳以上の女性に限ると1,000人に1人くらいの頻度と推定されています。また尿路結石の患者さんでの頻度は5％前後と報告されています。
● 血中カルシウム（Ca）濃度が低下すると、副甲状腺のCa感知装置（受容体）が働いてPTH分泌を促進します。この病気は、高Ca血症、低リン（P）血症をきたし、主に高Ca血症による症状が問題となる原発性副甲状腺機能亢進症と、慢性腎臓病（CKD；☞別項参照Q：371）などにより低Ca血症が起こると2次的にPTH分泌が亢進する続発性（2次性）副甲状腺機能亢進症とがあります。● 原発性副甲状腺機能亢進症の原因には、副甲状腺の腺腫（良性の腫瘍）、過形成（異常増生）、癌があります。● 多くの場合、あまりはっきりした症状はみられません。高カルシウム血症の症状としては、倦怠感、食欲不振、吐き気、多尿、口の渇きなどがみられますが、上昇が軽度（11〜12mg/dl以下；基準値8.6〜10.2mg/dl）の時にはほとんど無症状で経過します。● 最近は、健診などで血中カルシウム濃度を測定する機会が増えたため、偶然発見する場合もあります。しかし、急速に病気が進行して高度のカルシウム血症（15mg/dl以上）をきたすと、意識障害などを伴った生命にかかわる状態（高カルシウムクリーゼ；

危険状態)になることもあります。● 症状に乏しい場合でも、副甲状腺機能亢進症が長く続くと、骨粗鬆症になったり、尿路結石や腎障害を生じたりすることがあります。また、この病気には胃潰瘍、膵炎、高血圧の合併もみられます。● 治療は手術です。なお、機能低下症もあります。亢進症とは逆に低カルシウム血症、高リン血症などをきたす病気です。かなり稀な病気で指定難病になっています。テタニー（手足のけいれん）を起こします。

【健診医からコメント】健診ではカルシウムの測定は必要と認められた場合以外は行いません。上記のような症状があり、高カルシウム血症を指摘されたら、内分泌の専門医の診察を受けなければなりません。それほど稀ではない病気ですし、高齢化とともに用心しなければなりません。

Q：342：副腎腫瘍ってどんな病気？
A：[担当科]：内分泌科

【概要】副腎は小さな臓器ですが、たいへん大きな働きをする内分泌器官の一つで、この異常によっていくつかの重要な病気が引き起こされます。副腎は重さ5グラム前後で、腎臓の頭側に、腎臓が帽子をかぶったように左右一つずつ存在し、腎臓と一緒に脂肪に包まれています。副腎は表層部分（皮質）と中心部分（髄質）から成り、それぞれで異なったホルモンをつくっています。皮質では、アルドステロン（体の水分や電解質の調節を行う）、コルチゾール（主に糖代謝にかかわる）などがつくられ、髄質ではアドレナリンとノルアドレナリン（血圧を上げる物質）などがつくられています。● 副腎腫瘍のほとんどは良性腫瘍を指します。この中には原発性アルドステロン症、クッシング症候群、褐色細胞腫（副腎髄質、交感神経細胞にできた腫瘍）などがあります。副腎腫瘍は、なんらかの症状があって精密検査で見つかることもあれば、健診で偶然発見されることもあります。良性腫瘍であってもホルモンの異常をきたすことがあり、手術で切除せざるを得ないこともあります。● アルドステロン症

はアルドステロンを過剰分泌する腫瘍です。約80％が副腎皮質腺腫ですが、ごく稀（約1％）に癌のこともあります。アルドステロンは腎臓に作用し、体のなかにナトリウムと水分を蓄えるため高血圧になります。また、尿のなかにカリウムを排泄する作用をもつため、このホルモンが過剰になると血液中のカリウムが減り、筋力が低下したりします。もともと稀な病気と思われていましたが、最近、検査法の進歩に伴い、高血圧症の患者さんの5〜10％がこの疾患といわれています。● クッシング症候群はコルチゾール（血圧・血糖・免疫などを調整する必須ホルモン）を過剰分泌する腫瘍です。満月様顔貌や、高血圧、中心性肥満（リンゴ型）など独特の症状がみられます。● 褐色細胞腫は、別項で述べるように二次性高血圧を特徴とするものです。● いずれにも稀に癌があります。良性を含め、治療は外科的に行います。

【健診医からコメント】リンゴ型の異常な肥満、異常な高血圧などがあれば内分泌内科で一度診てもらう必要があります。頻度の高い高血圧においては、初診のときに二次性高血圧かどうかをみる場合も少なくありません。

Q：343：腹痛ってどんな病気で起こるの？
A：[担当科]：消化器科、該当各科

【概要】別項で突然の腹痛について述べてあります（☞別項参照Q：273）。急いで手当てが必要な腹痛（急性腹症）を主として述べてあります。ここではほとんどの人が経験するよくある腹痛を述べます。● 多種多様な原因がありますが、腹痛の程度や部位、性質、吐き気などの一緒にみられる症状（随伴症状）などから原因となる病気がある程度推測できる場合も多いのです。また腹痛は急性、慢性（再発性、持続性）に分けられ、さらに別項で述べてあるように内臓痛、体性痛、関連痛と分けて考えるとわかりやすいと思います。ここでは主に内臓痛について述べます。● 内臓痛は一番多く、一般に痛みとしては穏やかで、消長する（痛んだり治まったり）傾向がありま

す。胃、腸、尿管、胆嚢などのくだの臓器(管腔臓器)が無理やり伸びたり、強く縮んだりした時に起こる痛みです。きりきりとうずくような痛みが一定の時間をおいて繰り返し起こるのが特徴で、疝痛(せんつう)と呼ばれます。さらに、内臓痛は吐き気や嘔吐、顔面蒼白、冷や汗などの症状(自律神経症状(じりつしんけいしょうじょう))を伴うこともあり、痛みの場所は漠然としています。しかし稀には、体性痛に移行する場合もあります。
◉ おなかの痛む場所を上部左右中央の三つに、同様中部三つ、下部三つの九つに分けてみることがあります。上部には食道、胃・十二指腸、肝臓、胆道、心臓、などがあり、中部には腸、腹部血管、胃などが存在します。下部には大腸、泌尿器系(ひにょうきけい)、婦人科系の臓器があります。それぞれの異常で、該当部位に腹痛を感ずることがあります。
◉ 部位ごとに注目される病気を一部あげると、＊心窩部(しんかぶ)(みぞおち):胃潰瘍、心筋梗塞など、＊右上腹部(右季肋部):胆石症、肝炎、肝膿瘍など、＊左上腹部(左季肋部):急性・慢性膵炎など、＊へそ部:腸炎、腸閉塞など、＊左右側腹部:腎疾患、＊左右下腹部:虫垂炎〈右下腹部〉、虚血性腸炎、過敏性腸症候群、尿管結石など、＊下腹部:膀胱疾患、慢性前立腺炎、子宮疾患、卵管疾患などです。◉ 腹痛だけなのか、嘔気・嘔吐や吐下血を伴うかで疾患の軽重が違ってきます。我慢しにくい疼痛、吐下血を伴う場合は救急対応です。

【健診医からコメント】軽い内臓痛などは腹部を温めて様子を見ます。内臓痛と思われる場合でも、すぐ治まるが頻回に出没する場合には消化器専門医を受診します。持続したり発熱を伴う場合には、体性痛に移行する可能性があり、即刻、専門医ないし救急施設を受診すべきです(急性腹症(きゅうせいふくしょう)の可能性)。

Q:344: 副鼻腔炎(鼻副鼻腔炎)ってどんな病気?
A:[担当科]:耳鼻咽喉科
【概要】従来、副鼻腔炎は蓄膿症といわれることがありますが、鼻の病変も巻き込むので、鼻副鼻腔炎(びふくびくうえん)といわれます。鼻は空気が通る鼻腔(びくう)と、鼻腔に隣り合わせて副鼻腔という骨の空洞があり、お互い小

さな穴で連絡されています（自然口）。● 副鼻腔には四つの骨でできた洞穴（ほらあな）状のもの（上顎洞、篩骨洞、前頭洞、蝶形骨洞）があり、なかは複雑です。ここに炎症が起こると、急性鼻副鼻腔炎、長引く状態のものは慢性鼻副鼻腔炎といわれ両者で病気のかたちも治療法も異なります。これらの疾患で耳鼻咽喉科を訪れる患者さんが一番多いといわれます。● 急性鼻副鼻腔炎はインフルエンザ菌、肺炎球菌、さらにアレルギーが加わったりして炎症を起こしますが、発症から4週間以内の鼻副鼻腔の感染症とされ、鼻閉（鼻づまり）、鼻漏（はなみず、鼻汁）、後鼻漏（鼻汁がのどのほうに流れる）、咳嗽（せき）といった呼吸器症状を呈し、頭痛、頬部痛、顔面圧迫感などを伴う疾患と定義されています。● 副鼻腔の炎症は高度のことが多く、とくに眼や脳への炎症の進行が疑われる場合には、耳鼻科専門医により、早急な治療が行われます。● 慢性鼻副鼻腔炎は、自然口が感染によるはれでふさがってしまい、副鼻腔にたまったうみが鼻腔に排泄されにくくなることにあり、この症状が3ヶ月以上持続している状態とされています。● 鼻汁が絶えず出てきてよく鼻をかむ、鼻が常につまっていて、口で呼吸をしている、いびきをかくなどの症状が持続します。両側に症状が現れることが普通です。そのほか、鼻汁がのどにまわる（後鼻漏）、臭いがわからない、頭痛などの症状が現れたりします。● 治療は鼻のなかにたまった鼻汁を吸引して取り除き、有効な抗菌薬と消炎鎮痛薬が用いられます。難治性の場合は内視鏡下の手術が行われることがあります。

【健診医からコメント】鼻風邪を通り越したような症状があれば耳鼻科専門医を受診すべきです。また成人になってから気管支喘息にかかったりして、臭いがわからなくなったり、鼻汁や鼻閉感が現れたときも同様です。稀に副鼻腔の炎症が眼や脳に進むことがあるので注意が必要といわれます。

Q：345：不正性器出血があったらどうする？
A：[担当科]：産婦人科

【概要】健診で自覚症状をチェックする際、項目の中に必ず「不正性器出血」があります。ことに女性ではいろいろの病気のサインであることがあり、重要です。女性性器からの出血のうち、生理的でないものをすべて不正性器出血と呼びます。● 原因疾患は多種類あり、女性の年齢に合わせた出血時期による分類や、部位別の分類などがありますが、疾患部位としては子宮体部、子宮頸部、腟、外陰、尿路系と分けられます。このうち、子宮体部では妊娠によるものや腫瘍性のものが重要です。子宮頸部では腫瘍性のものが、腟および外陰では腫瘍性のもののほか炎症性の疾患が重要です。尿道では尿道カルンクル（中年以降の女性の良性尿道腫瘍）があります。● 診断にあたっては、まず妊娠反応を調べます。陽性の場合、産科的な対応が行われます。陰性の場合、出血部位が尿路系・腸管系（肛門・直腸など）の出血を含めてさらに、外陰部（外陰潰瘍など）、腟部（腟炎など）、子宮頸部（子宮頸癌など）の疾患が原因かどうかを確認します。● 子宮内腔からの出血の場合、超音波検査が行われ、内膜肥厚を認めた場合は、子宮体癌などを含め詳しい検査が行われます。病理検査で異常がない場合は、さらにソノヒステログラフィー（子宮内腔に生理食塩水を注入して超音波検査を行う）や子宮鏡検査で診断が進められます。● 最も重要な病気である腫瘍のスクリーニング（ふるい分け）検査が行われます。細胞診で異常所見がみられた場合は、組織診などの精密検査が必要となります。● 機能性出血といわれるものは、月経や疾患によるものが除外された場合、卵巣ステロイドホルモンの分泌異常によるものと考えられており、基礎体温の計測やホルモンの測定が診断に役に立ちます。また特に治療はいりません。

【健診医からコメント】不正出血は婦人科臓器の腫瘍、ことに子宮体癌などの警鐘役になることがあります。その意味で不正出血があればすみやかに専門医を受診すべきです。その際、出血が起こっ

たきっかけがないか、同時に起こる症状はないか、月経との関係はどうかなどをまとめておき、基礎体温を測った記録があれば持参します。

Q：346：不整脈を感じたらどうする？
A：[担当科]：循環器科

【概要】健診時、自覚症状を聴くなかで、「脈が乱れる」と訴える人は少なくありません。また健診の結果不整脈を指摘され、なかには精密検査を勧められることがあります。心臓というポンプは、巧みな電気系統で調整されて作動しており、この電気系統の故障が不整脈です（洞不全症候群・房室ブロックなど）。● 不整脈という場合、不整脈の種類は心拍のタイミングが予想の時期より早く生じる「期外収縮（脈が飛ぶ）」、脈の遅くなる「徐脈」、速くなる「頻脈」の3タイプがあります。また不整脈があっても自分で気づかない人もいます。● ドキドキッと動悸がしたり、脈をとってみると速かったり遅かったり、また時々飛んだりすることで自覚します。脈の自動リズムを決めるのは洞結節です。洞性頻脈、洞性徐脈といわれます（洞性不整脈）。期外収縮としては心房性と心室性があります。洞からの信号で徐脈の場合は洞不全症候群、房室ブロックがあります。頻脈としては心房頻拍、心房細動（粗動）、WPW症候群などがあります（それぞれ該当項参照）。徐脈には洞不全症候群、房室ブロックなどがあります。● 不整脈には生命に危険のないものが多いですが、心停止に結び付く危険なものもあります。しかしこんにちでは、ほとんどの不整脈は、専門医、専門施設の治療によれば、治らないものはないといわれています（抗不整脈薬、ペースメーカーやカテーテルアブレーションなどによる治療；☞それぞれ該当項参照）。● 心配な不整脈にはどんなものがあるでしょう。①何もしないのに「ふらふらっ」となったり、「急に失神」したりするのは最も危険です。早急に救急や専門医を受診しなければなりません。次に②「脈拍数が1分間40以下」と遅くなる場合です。体を動かす時に、強い

息切れを感じたりします。心臓がついていけなくなっている（心不全）可能性があります。③突然、始まる動悸です。この場合、頻脈が起こっていると考えてよく、「脈拍数が1分間に120以上で、突然始まり、突然止まる」あるいは「まったく不規則に打つ」場合です。
● ③の不整脈は、なかでも心筋梗塞などの心臓の病気のある人に心室頻拍という不整脈が出てきた場合は、より怖い心室細動という不整脈に移行することがあるため要注意です。● 自覚症状がほとんどないのに、健診の心電図検査で異常が指摘されるうち、精密検査ないしは専門医の受診を勧められる場合があります。心房細動（☞別項参照Q：172）は心房の中で電気が空回りしている状態で、不整脈のために死ぬようなことはまずありませんが、この状態が続くと、一部の人では心房の中に血のかたまり（血栓）ができ、それが脳にとんで、脳梗塞を起こすことがあり（心原性脳梗塞）、血液を固まりにくくする治療が必要な場合があります。● 同様に健診の心電図検査で不整脈ではありませんが、心電図の波形異常が指摘されるものにブルガダ症候群があります（☞別項参照Q：351）。サドルバック型心電図ないしコーブド型心電図を示した際には、一度は精密検査ないしは専門医の受診を勧められる場合があります。突然死（ぽっくり病）につながる場合があるからです。

【健診医からコメント】上記のような自覚症状（失神様、高度徐脈、高度頻脈）がもし出たら、救急ないし循環器専門医の診断が必要です。健診ではほとんどの人が心電図検査をします。自覚症状はなくても、絶対数は少ないですが精査が必要なことがあります。大抵の人は様子をみるだけ（経過観察）と判定されます。不整脈で精密検査を勧められた場合は、自覚症状がないか、軽い場合でもぜひ循環器専門医を受診すべきです。

Q：347: 不明熱ってどんなもの？

A：[担当科]：感染症科、総合診療科

【概要】不明熱とは発熱の原因がなかなかわかりにくい（診断がつき

にくい)場合にいわれます。「症状が3週間以上続き、熱が38.3℃以上あり、入院後1週間経過しても発熱の原因が不明」なもと定義されています(1961)。医学の変遷もあり、1991年になり、これに＊病院内での不明熱、＊好中球減少時の不明熱、＊HIV（エイズ）患者さんの不明熱の四つに分けられています。● 発熱の原因は多岐にわたっており、これまでの臨床研究から不明熱の最終的な原因は、感染症、悪性腫瘍、膠原病、その他の四つが主体といわれます。予後は原因によると結論されていますが、自然軽快する場合は予後が良好であり、悪性腫瘍では当然予後はよくないのが一般的といわれます。● こんにちでは種々の検査があり、原因は絞られやすくなってはいますが、それでも約30％は診断が未定に終わるともいわれます。見逃されやすい感染症領域では、感染性心内膜炎、骨髄炎、腹腔内膿瘍、副鼻腔炎などといわれます。また熟練医でも診断に苦慮するものとして、結核、マラリア、梅毒などがあるといわれます。成人の遷延する発熱で、鑑別すべき疾患は、いろいろのウイルス性感染症、ウイルス性肝炎、エイズなどといわれます。

【健診医からコメント】とにかく38℃以上の発熱が持続する場合には、感染症科ないし総合診療科を受診すべきです。その後の動向によって専門科で治療することとなる場合もあります。心配なのは、悪性腫瘍が隠れているかもしれませんし、虫歯などからも思わぬ心内膜炎などを起こしていることもあります。

Q：348： ＶＤＴ（ブイディーティー）作業による障害ってどんなの？

A：[担当科]：眼科、該当各科

【概要】ＶＤＴ作業による障害とは、コンピューター画面（VDT）で長時間作業したときに出てくる体の不具合のことですが、「眼精疲労」（☞別項参照Q：066）が主な病気のかたちです。作業は視機能への負担が大きいこと、長時間拘束姿勢を強いられることがあります。そのほか頸肩腕障害（☞別項参照Q：101）、キーを打つ（打鍵）作業

による手指伸筋部の腱鞘炎、精神神経系の疲労症状が出てくる可能性があります。◉ 基本的に眼精疲労といわれるものは一つの病気ではなく、目の症状を中心とした不都合な症状の集まりで（症候群）、VDT作業によってどのような原因で眼精疲労に陥っているかを明らかにして、それに対処することが大切です。◉ 目の疲れには、単なる目の使い過ぎでちょっと休めばまもなく回復する「疲れ目」と異なり、休憩をとっても目の痛みやかすみ（霞）、頭痛や肩こりなどの症状が残るものを「眼精疲労」といいます。◉ 眼精疲労を引き起こす原因はさまざまで、主に視器要因・環境要因・心的要因の三つに分類されています。視器要因には屈折異常（近視・遠視・乱視）や調節異常（老眼）など、眼の各種疾患があります。環境要因としては、VDT作業におけるモニターの高さ・モニター画面への映り込み・部屋全体の明るさ・乾燥・エアコンやパソコン、周辺機器が発する騒音などがあげられるといわれます。◉ 眼精疲労の主な自覚症状は目に関するものとして、疲れによる充血、かすみや視力の低下など。また目以外でも、身体の痛み、胃痛や食欲不振、便秘などが起こることがあります。さらに進行すると、イライラや不安感、抑うつといった症状へ発展することもあります。◉ 対策には作業管理・作業環境管理を徹底することが最も重要で、個人個人にあった環境づくりが重要です。◉ 連続作業時間も長くなりすぎないように注意し、適切に休憩時間をとることも重要です。できるだけリラックスできるような環境を作ることが大切です。◉ 精神神経系症状が中等度以上では専門医の指導により、薬物療法や作業軽減・休業が必要になることもあります。

【健診医からコメント】今やVDT作業はいろいろの職場で不可欠になっています。勢い健診の場でも若い健康そうな人でさえ、目の疲れ、肩こり、首が回りにくいなどの症状を有する人が少なくありません。そういう方に『コンピューターを使っていますか』と問えば、『朝から晩まで』と答える人が実に多くいます。ひどそうなときには『上司に相談するといいね！』とコメントしています。なお、作業時

Ⅲ．Q＆A

に個人にあった適切な環境が必要です。厚生労働省からは障害予防の指針が示されています。

Q：349：物理アレルギーってどんな病気？
A：[担当科]：アレルギー科

【概要】寒さ、光といった物理刺激によりアレルギー症状を起こす病気（現象）で、Ⅰ型アレルギー反応です。Ⅰ型からⅣ型まで分けられているアレルギー反応のうち、通常、Ⅰ型アレルギー反応（即時型、アナフィラキシー型）は、特定の原因物質（アレルゲン）に対して特異的な対抗物質（IgE抗体：免疫グロブリン）が関与してアレルギー反応を起こします。この物理アレルギーではIgE抗体と関係なく物理刺激（運動、温度、光線など）でじん麻疹、浮腫、呼吸困難などの症状を誘発します。◉ 反応に際して、肥満細胞（丸っこい細胞；炎症や免疫反応などの生体防御の役割）からヒスタミン（血圧降下などの作用物質）などの化学伝達物質が出てきて、その作用によって気道の収縮やじん麻疹症状が生じ、時にはショック症状などを引き起こすこともあります。◉ アナフィラキシーとは生体にとって不都合な反応で、しばしば命にかかわる危険な状態です。運動誘発アナフィラキシーおよび食物依存性運動誘発アナフィラキシーは、運動単独もしくは特定の食物（小麦、エビやカニなど）を摂取直後に運動することにより全身性のアレルギー症状が引き起こされるもので、全身紅斑、血管性浮腫、ショックなどの症状を呈します。◉ 運動誘発性喘息では運動によって喘息発作が誘発される現象です。運動によるオーバーな呼吸運動が気道粘膜を刺激して化学物質ヒスタミンが出てきて発症すると考えられています。そのほか、バラ科の果物（リンゴ、モモなど）やウリ科の植物（メロン、スイカ）で発症する口腔アレルギーや、ゴム（ラテックス）にもアレルギーを起こすことがあり、職業上ゴム手袋を用いる場合に注意が必要になります。◉ 運動誘発の場合は、運動の制限および運動前の抗アレルギー薬投与で予防します。食物依存性の場合は、原因食物の摂取後2時間は

運動を控えます。

【健診医からコメント】体質が原因で幼少期から発症する可能性があります。原因物質を回避するなど個人それぞれの予防方法がありますので、アレルギー専門医の指導を受けておくことが重要です。最も怖いアナフィラキシーショックを起こす可能性のある場合には、緊急治療薬エピペン（アドレナリンという昇圧薬）の自己注射の用意などを勧められる場合もあります（☞別項参照Q：322）。

Q：350：ぶどう膜炎ってどんな病気？
A：[担当科]：眼科

【概要】ぶどう膜炎は、眼の中のぶどう膜に炎症を起こすもので、「内眼炎」とも呼ばれます。なかなか治しにくく、失明に至る重症なものもあり、さまざまです。ぶどう膜は眼球を包む血管が豊富な組織で、前部に瞳（カメラの絞り）を形成している虹彩、毛様体、後部の網膜の後ろを包む脈絡膜で構成されており、あたかもぶどうの上皮のような部分です。● ぶどう膜炎は一つの病名でなくぶどう膜の炎症を含め、眼内の炎症性疾患、それに伴う変化の総称です。ぶどう膜炎は数ヶ月から数年、病気によっては持病として付き合っていかなければならない難しい病気の一つで、専門医の指示に従ってきちんと治療しなければなりません。● ぶどう膜炎が生じると、目の中の透明な前房と硝子体に炎症性細胞が浸潤するため、霧視（かすみがかかる）や虫が飛んでいるように見える飛蚊症（☞別項参照Q：333）と羞明感（まぶしく感じること）、その他、視力低下、眼痛、充血などがみられます。片眼だけ、両眼のこともあり、両眼交互に症状が現れることもあります。症状の経過は、一進一退です。● ぶどう膜炎の原因は感染症によるもののほか、ベーチェット病、サルコイドーシスなどの自己免疫疾患（☞それぞれ該当項参照）によるもの、外傷や腫瘍によるもの、原因がはっきりしないものが半数近くあるといわれます。● 一般的な眼科検査、蛍光眼底造影や網膜断面構造解析といった眼科特殊検査に加えて、血液検査・胸部X線検

査など内科的広い検査も行われます。しかし、ぶどう膜炎の患者さんの3人に1人は原因不明といわれます。● 治療は基本的には薬による内科的治療です。多くのぶどう膜炎では、原因疾患がわかっても根治療法は困難であり、治療の目的は炎症を抑えて視力障害につながる合併症を予防することが主眼といわれています。

【健診医からコメント】ぶどう膜炎は放っておけば失明にもつながるとても重大な病気なので、早期発見・早期治療がたいへん大切です。また、ぶどう膜炎でみられる症状は、他の目の病気でも共通してみられる症状です。さらに全身性の疾患が原因となる場合もあるため、いっそう早い検査・診療が望まれます。不適切な点眼や通院の自己中断はぶどう膜炎の活動性を高め、予後を悪化させてしまうので、眼科医の指示に従って通院し、適切な点眼、内服治療を受けることが必要です。

Q:351: ブルガダ症候群、そして突然死ってどんな病気？
A:[担当科]:循環器科

【概要】我が国では年間約10万人の突然死があり、このうち約6万人が心臓の異常が原因となる心臓突然死といわれます。2012年の統計では、病院以外で突然の心停止によって死亡した件数は6万8,000件以上で、これは交通事故死の15倍といわれます。この原因はほとんどが死に直結する心室細動（☞別項参照Q:165）と考えられています。● 心筋梗塞（☞別項参照Q:086）は頻度も高い疾患ですが、心筋梗塞を発症して数日以内におよそ1割の方に心室細動を生じるとされています。さらに冠動脈に問題がなくても拡張型心筋症や肥大型心筋症（☞別項参照Q:047、330）も心室細動を起こしやすいことで知られています。● さらに、このように目に見えて心臓の筋肉や血管に問題がある場合だけではなく、見かけ上何ら心臓の構造や機能に異常がなくても（非器質的）、心臓の規則的な収縮に必要なナトリウムやカリウムなどのイオンの流れに異常がある場合、例えばQT延長症候群やブルガダ症候群にも心室細動が生じる危険性があ

ります。◉ 健診での心電図検査でブルガダ症候群といわれる心電図を示す場合があります。ブルガダ症候群は上記の通り突然死につながる恐れがあることから、所見の程度により、リスク評価のため精密検査が必要とされる場合には、基本的には専門医に紹介されます。精査のうえ、もし必要と考えられた場合には、突然死（ぽっくり病）の原因となる「心室細動」を未然に防ぐ装置（自動除細動器）を内蔵しておくことも考慮されます。QT延長症候群も同様です。◉ 1992年にブルガダら（Brugada兄弟、スペイン）が提唱した症候群で、心電図上特徴的な変化を指摘したものです。それ以来、ブルガダ症候群として広く知られるようになりました。多彩な臨床像を示す「症候群」であり、決して単一の疾患ではなく、先天的あるいは後天的ないくつかの原因が何らかの電気的異常をきたし、大事に至ることもある症候群です。◉ 心電図上、コーブド型（coved type；1型）とサドルバック型（saddle back type；2型）と二つの型があります。1型の場合は原則的にすべて専門医に精査をお願いします。2型であっても、失神の既往がある場合や突然死（50歳以下）の家族歴がある場合は専門医にお願いしなければなりません。◉ ブルガダ症候群が考えられる場合の検査は、まず外来では心電図、運動負荷心電図、加算平均心電図（微小な電位を描き出し、心室性頻拍を起こしやすさの素地を精査する）、心エコーといった検査が行われます。必要に応じて24時間心電計（ホルター）で不整脈の発生や日常生活下での心電図の変化（入浴、食事等）を確認します。◉ こういった検査で必要と認められる場合、入院した上で薬剤負荷検査が行われます。不整脈の治療に使う薬で負荷（負担）をかけてみて、逆に心電図の異常や不整脈が悪化してしまうことがあります。この検査はもちろん、モニター心電図監視下で行われます（安全のため）。さらに詳しい検査を行い、非常にリスクが高い（心室細動発作をきたす危険性が高い）と判断された場合、植え込み型除細動器（ICD）の植え込み手術を行います（☞別項参照Q：029）。しかし的確に発作を起こす危険性の高い人を見分ける検査は残念ながらないといわれます。◉

健診の場では失神等の症状が無く、心電計の自動診断により初めてブルガダ型心電図という所見がつく頻度が増えているといわれます。しかしながら、こうした心電図異常がある方のほとんどは、生涯ブルガダ症候群による不整脈発作(心室細動)を起こさないと考えられています。無症状の方が発作(心室細動)を起こす危険性は100人中、2年に1人程度とされています。●日本循環器学会のブルガダ症候群の治療ガイドラインでは、不整脈発作が起こっていない方は、①失神の既往、②カテーテル検査での心室細動誘発(人工的に起こしてみる；電気生理学的検査)、③突然死の家族歴の3項目中2項目が当てはまる場合、除細動器治療が勧められるといわれます。
【健診医からコメント】一般に行われるようになっている心電図の自動解析(診断)ではブルガダ型の所見が示されることが時々ありますが、指示により循環器科での精査を勧められた場合には、自身の安心のためにも一度受診しておくことが肝要です。とくに家族歴でいわゆる「ぽっくり病」があったりしていればなおさらです。近年、人の集まる場所には「自動体外式除細動器；AED」(☞別項参照Q：182)が設置されておりますが、「心肺停止」(脈も取れない、呼吸もしない)と見たら、心マッサージ(☞別項参照Q：169)を行う一方で即刻AEDを使用しなければなりません(できるだけ3分以内)。この場合、心室細動(☞別項参照Q：165)である可能性が高いと思われます。

Q：352： プリン体ってどんなもの？
A：[担当科]：代謝科、内科

【概要】プリン体は、穀物、肉、魚、野菜など食物全般に含まれる成分で、主に旨みの中身にあたります。ヒトの体内でも生成、分解されています。体内でつくられるプリン体には二つの作られ方(代謝)があります。一つは、細胞が古くなったものから新しい細胞へ作り替えられる(新陳代謝)ときに生まれるDNA、もう一つは、生体のエネルギー源であるアデノシン3リン酸(ATP)が分解されたあとに

できるものです。どちらも生命維持には欠かせない仕組みです。● このプリン体の最終代謝産物が尿酸(はじめ尿の中で見つかった)で、この尿酸の量が多すぎる(高尿酸血症 ☞別項参照Q:125)と、痛風(☞別項参照Q:242)が発症することになります。高尿酸血症は、産生過剰あるいは排泄低下で起こってきます。生活習慣の欧米化で生活習慣病の一つとして大きな問題を提起しています。● それは食事です。プリン体を含む食事は一般に美味しいので、そうした食事に偏ってしまうことが問題です。実際は高尿酸血症には体質も関係し、食事だけではありませんが、調整できる食事対策をまず考えなければなりません。それとともにストレスはじめ生活環境全体が関係してくることに注意しなければなりません。● 「高尿酸血症・痛風の治療ガイドライン」には1日400mgを目安にしたプリン体の摂取制限が示されています。食物ごとにプリン体の含有量が異なるので、その点を注意して日常の食事の構成を考える必要があります。さりとて一般には、細かな計算はできないので、プリン体がどんなものに多いのか概略を知っておくことが役に立ちます。● プリン体を多く含む食品は、レバー類(210〜320mg/100g)、白子(300mg/100g)、一部の魚介類としてエビ、イワシ、カツオ(210〜270mg/100g)が、乾燥品である干椎茸や魚の干物があります。● 高尿酸血症の方は体質的なものを除くと、一般に大食家、大酒家、肥満者に多くみられます。基本的には食事量を全体的に減らして、その中に美味しいものを少し入れると良いといわれます。プリン体は重要な栄養源ですので、減らしすぎても困るわけです。それと適度な運動をし、ストレスを減らす生活が勧められます。● 高尿酸血症治療薬は産生過剰に対するもの(尿酸合成阻害薬)と排泄低下に対するもの(尿酸排泄促進薬)とがあり、医師は患者さんに合わせて適切と思われる薬剤を用います。

【健診医からコメント】美味しいものを美味しく食べることは大変大事なことです。さりとて、程度が過ぎては困ります。まさに生活習慣病全体の予防対策がそのまま高尿酸血症対策にも当てはまりま

す。美味しいものを適度に食べて、からだをよく動かすこと（運動）です。尿酸の基準値は7.0mg/dlですが、10.0mg/dl前後でも痛風発作を起こさない方が結構あり、放置されがちです。痛風以外にも病気を引き起こしますので、健診等で指摘されたら、本気で対策を講ずるべきです（☞別項参照Q：125）。

Q：353： 閉塞性黄疸ってどんな病気？
A：[担当科]：消化器内科

【概要】肝臓の病気などで、白目の部分（眼結膜）や、やがて皮膚が黄色（ビリルビン色）になることがあります。これを「黄疸」といいます。たくさんある肝臓の働きのうちの一つに「胆汁」という主に脂肪の消化・吸収に役立つ成分が作られています。この胆汁は、肝臓の中の枝のような「胆管」を通って集められ、最後は肝臓の出口の太い総胆管にたどり着いて、十二指腸に排出されます。その途中には「胆嚢」があり、胆汁を一時蓄え、食後に胆嚢が収縮して胆汁を出し、効率よく消化を補助します。◉ 大便の黄色は胆汁色素によるものです。この流れの途中で石や腫瘍など邪魔者（閉塞物）ができると流れが滞り、胆汁が胆管の中に溜まってしまいます。そのため胆管が太くなり（拡張）、やがて胆汁の成分（ビリルビン）を血液の中に再吸収（逆流）して、皮膚や白目が黄色くなるのが閉塞性黄疸です。正常のビリルビン値は1.0mg/dl以下ですが、3.0mg/dl以上になると黄疸はじめいろいろの症状が出てきます。◉ 問題は閉塞が何によって起こっているかです。悪性腫瘍が大きくなって管を塞いでいることがあり、したがって、閉塞性黄疸は一大事の症状ということになります。原因として一番多いのは胆管結石です（☞別項参照Q：223）。その他の原因には、胆管腫瘍・胆管炎・胆嚢炎（胆嚢が腫れた状態）や、胆嚢の腫瘍、胆管そのものが狭くなる場合や、膵炎・膵臓の腫瘍・肝臓の腫瘍・リンパ節腫大など、胆管が周りから押されて狭くなったり（狭窄）、詰まったり（閉塞）する場合などがあります。◉ 原因が何であるかの診断はこんにち、専門施設で各種生化学検査

に加え、超音波、CT、MRI、内視鏡、細胞診などを駆使すれば比較的速やかにされることが多くなっています。しかしかつては、診断も治療も困難な時代があり、胆管炎を併発することも多く、この状態になると急激な経過をとり、ショックや意識障害を伴う重症胆管炎へ移行し、閉塞性化膿性胆管炎となると救命困難でした。● 診断だけでなく、治療には経口内視鏡機器が大活躍します。最初に行き場を失った肝臓の中の胆汁を外に出してやる治療（ドレナージ；減黄減圧処置）が行われます。体外から針を刺してそこから胆汁を引き出す「経皮経肝胆道ドレナージ」、内視鏡で装着する「内視鏡的逆行性胆管ドレナージ」といった処置です。さらに内視鏡を用いて原因である胆石を掻き出したり、石を砕いて取り出したりします（内視鏡的砕石術）。● 閉塞が悪性腫瘍による場合は、手術となりますが、手術できない場合もあり、その場合には根本治療は困難です。そこで内視鏡により永続的なドレナージ装置を装着して、病状の緩和を図ります。

【健診医からコメント】もしも黄疸が出たら（尿も黄褐色になる）、閉塞性黄疸を含めて重大な徴候なので、すぐ消化器内科を受診すべきです。閉塞性黄疸と判断される場合には専門施設による診断治療が必要です。なお黄疸には、ほかに赤血球が壊れて起こる溶血性黄疸（小児）、肝細胞性黄疸（急性肝炎）、体質性黄疸などがあります。

Q：354：閉塞性動脈硬化症と閉塞性血栓血管炎（バージャー病）ってどんな病気？

A：[担当科]：循環器科、関連各科

[はじめに：時々休まないと歩けなくなる病気があります。下肢の動脈硬化で血管が狭くなり、十分血液が行き渡らなくなるためです。これが閉塞性動脈硬化症（ASO）です。全く同じような症状で、原因が下肢動脈内膜の炎症で起こるバージャー病といわれてきた閉塞性血栓血管炎があります。ここでは後者を少し述べ、主に患者さんの多い閉塞性動脈硬化症について述べます。]

【概要】末梢性動脈疾患（PAD）といわれるいろいろの病気のなかに、時々休まないと歩けない状態になる（間欠性跛行；休みやすみ、びっこを引いて歩く）病気があります。これは主に下肢動脈の内膜の炎症により動脈の狭窄・閉塞をきたし、血流障害が生じる病気で、閉塞性血栓血管炎（バージャー病）と呼ばれている指定難病の一つです。● 患者さん数は、国内で約1万人と推計されています。男女比は10対1と男性が多く、20～40歳を中心に青・壮年に多く発症します。原因は不明ですが、発症には喫煙が深く関係しています。病気の原因別にみた場合、1970年代以降、このバージャー病は減少の一途です。● こんにちでは動脈硬化を原因とする同症状を伴う「閉塞性動脈硬化症」がほとんどを占めており、実質上PADはASOと同じ意味として扱われるようになっています。ここでは圧倒的に多いASOを中心に述べます。● 生活習慣の変化、糖尿病患者さんの増加、人口の高齢化などにより、ASOが増加しています。バージャー病と違い、発症は高齢男性に多く、間欠性跛行があれば5年間に約5％が重症の下肢血行障害（重症下肢虚血；血液が下腿に行き渡りにくくなる）となり下肢を切断しなければならなくなります。● ASOは脳血管障害や冠動脈疾患（心臓）などを合併する多血管病であることが多く、その死因の75％は全身性のアテローム血栓症（血管壁にできるお粥のような脂肪の塊が破れて血管を塞いでしまう）であるといわれています。● ASOは、通常は症状に乏しくはっきりとは病気の姿が見えにくく、あまり知られず、病気自体も軽くみられる傾向があり、治療も不適切に行われているといわれます。つまり、ASOを四肢動脈の疾患と軽視せず、全身に起こるアテローム血栓症の一部として捉え、心血管疾患発症予防において重要な病気のかたちとして向き合わなければなりません。● この病気の特徴と診断は間欠性跛行であり、下肢の血流を一定時間保つことができない状態であり、足の血圧が確保されないことが証明されます。その結果、脚と腕の血圧比（足関節上腕圧比；ABI）が1より高くなります。なお、正常は $0.90 < ABI \leq 1.00$ であり、予防的に家庭血圧と

しても朝晩、およそ同じ時間ごろに測定・比較が勧められます。◉予防には禁煙は必須であり、運動、食事を中心とする生活習慣の改善を行います。悪玉コレステロール（LDL）は100mg/dl以下（ハイリスクでは70mg/dl以下）、HbA1cは7%以下、血圧は140/90 mmHg（糖尿病や慢性腎臓病〈CKD〉があれば130/80mmHg）以下を目指し、必要に応じて薬物療法を追加します。またすべてのASO患者さんに少なくとも1剤以上の血が固まりにくくする薬剤（抗血小板薬；こうけっしょうばんやく バイアスピリンまたはプラビックスなど）を投与します。

【健診医からコメント】運が悪いと脚を切断しなければならなくなります。もちろん普段からの適切な生活習慣が必要ですが、運悪く間欠性跛行が出てしまってからでも、上記のような生活習慣の改善、薬物治療がかなり効を奏します。糖尿病など基礎疾患の治療と合わせ、適切な対処が必要です。絶対禁煙が強調されます。

Q:355: HbA$_{1C}$（ヘモグロビンエーワンシー）ってどんな検査？
A :[担当科]：代謝科、糖尿病代謝科、内科

【概要】HbA$_{1c}$はグリコヘモグロビンともいわれます。一般にはHbA1cと表記されます。これは赤血球の蛋白であるヘモグロビン（Hb）とブドウ糖（グリコ）が結合したものです。赤血球の寿命はおよそ120日なので、その間に出来たグリコヘモグロビンは、過去1〜2ヶ月の血糖値を反映し、この間に高血糖であればHbA1c値も高くなります。したがって、HbA1c値は過去1〜2ヶ月の平均的血糖値を示し、この値により、糖尿病であるかどうか、また糖尿病治療中であればその治療状況がどうであるかを示すことになります。糖尿病の診断基準の一つはHbA1cが6.5%以上となっています。◉HbA1cの基準値は年齢・性で異なりますが、男性では20歳から70歳では5.3%から5.9%、女性では5.2%から5.8%とされています。したがって正常といわれるものは男性で5.9%以下、女性では5.8%以下となります。5.9%の状態を放置しておくと、数年以内に6.0〜6.9%になる可能性が高くなります。◉6.0〜6.9%を放置しておくと

多くの人が数年以内に7.0〜7.9%になります。ここまでは合併症の危険は少ないグループとされていますが、油断なくこの数値を観察する必要があるといわれます。◉ 7.0〜7.9%を放置しておくと多くの人が8.0%以上になります。もちろん数値が高い人ほど悪化する確率が高くなります。合併症も少しずつ進みますのでこの状態を放置しておくのは良くありません。◉ 8.0%以上では合併症が進みやすい状態です。8.4%以上の状態が続いていると、5年程度で両脚のしびれが始まり、足の感覚が麻痺し痛みがひどくなります。7〜10年で視力の低下、最悪の場合は失明に至ります。◉ こんにち、糖尿病治療中の方は合併症予防のための数値としてHbA1c値を7.0%未満にすることは大切です。しかし、限りなく正常値に近づけることは必ずしも生命予後をよくするとは限らないといわれており、血糖調整は厳格過ぎないほうが良いようですが、あくまでも主治医と密に相談のうえ、HbA1c値に関心を持ち続けなければなりません。

【健診医からコメント】糖尿病は合併症が最大の関心事です。普段の血糖の動向を知るにはHbA1c値の測定が最も有効・簡便です。健診では現在、糖尿病の有無、その程度評価はHbA1c値を中心に、血糖、尿糖で判断します。糖尿病治療中の方で、自身のHbA1c値に無関心な方が少なくなく、そうした方は病気の治療を他人任せの感じがあり、したがって、食生活・運動をはじめとした自助努力が足りないことが明瞭です。治療中の方はHbA1c値を主治医から聞き出し、主治医と共同して治療しなければなりません。私達の健診ではHbA1cの基準値を5.5%としています。

Q:356: 変形性膝関節症（関節水症）ってどんな病気？
A:[担当科]:整形外科

【概要】膝関節（ひざ）は長年の使用で、はじめは関節軟骨が変形したりすり減ったり（摩耗）してつるつるした膜に炎症が起こり、水がたまり（水腫）、関節面の不整や関節周辺の骨がとげとげになり（骨棘）、硬くなり、やがて、末期になると関節面がでこぼこになり、次

第に関節全体が変形し、痛みを伴います（☞別項参照：Q：059）。◉ 主な原因は加齢変化によるものですが、肥満やスポーツ・職業歴とも関係あり、外傷やほかの疾患による関節炎のあとに生ずる場合もあります。中高年の女性に多く、わが国では膝関節が外に向くような変形（内反変形：O脚）をきたすことが多いといわれます。◉ 初期には膝のこわばり感や、歩き始めや階段の上り下り、ながく歩いた時などに膝に痛みが起こります。炎症が強い時期には関節内に関節液がたまり、関節がはれて膝を曲げたときに強い痛みを伴うことがあります（関節水症）。◉ 症状や病的所見のほか、X線検査で関節軟骨のすり減りや骨の増殖（骨棘：トゲトゲになる）の程度、O脚やX脚といった変形から診断されます。他疾患を除外したり、膝がはれて関節液がたまっている場合には、注射器で関節液を抜いて関節液の検査を行う場合があります。◉ まず保存的治療が行われます。痛みに対して安静、足底装具、膝サポーター、湿布、塗り薬、痛み止めなどが試みられます。太ももの前面の筋肉（大腿四頭筋）や関節周囲の筋肉を鍛えるようにします。関節液を除去したあと、関節内にヒアルロン酸やステロイド薬を注射することもあります。また状況により手術が行われます。

【健診医からコメント】健診の場で、肥満の方はしばしば膝の痛みを訴えます。長引く膝の痛みやはれ、O脚やX脚変形、正座ができないなどの症状があれば変形性膝関節症の可能性もあるので、整形外科を受診すべきです。普段から歩行運動などで、関節周囲の筋肉を鍛えておくことも大切です。

Q：357： ベーチェット病ってどんな病気？
A：[担当科]：内科、リウマチ科、消化器科、眼科、皮膚科
【概要】指定難病の一つで厄介な病気です。遺伝的素因に免疫異常（病気に対抗する力が不十分だったり自分を攻撃してしまうなど）を伴ういくつもの原因が重なる病気です（多因子疾患）。病気のかたちとしては、慢性再発性の全身性炎症性疾患です。免疫異常の一つで、

もともと備わった免疫の仕組み(自然免疫)が関与する自己炎症症候群といわれる病気のかたちと考えられています。生まれつきの自然免疫の異常とみられます。● 初めて報告したベーチェット(トルコの医師)にちなんでこの病名がありますが、中国・韓国・日本・中近東などシルクロード周辺に多くみられる病気です。20〜40歳に多いといわれ、男女差はあまりありません。現在1万8,000人ほどの患者さんがいると考えられています。全身性に種々の臓器に障害をもたらします。臓器としては口腔、外陰部、目、皮膚、関節、消化器、血管、中枢神経などいろいろです。● まず、口腔や外陰部に治りにくい潰瘍ができるのが特徴です。毛囊炎といって、毛の生えている部分に炎症が起きたり、結節性紅斑といわれる全身性の、特に脚に盛り上がった赤い発疹ができたりします。これらがそろうとベーチェット病と診断されます。● 消化器の症状としては腹痛、下痢、血便などがみられますが、腸に治りにくい潰瘍ができて、腸を狭くして腸閉塞を起こしたり、出血を起こしたりします(消化管ベーチェット)。類似の炎症性腸疾患であるクローン病(☞別項参照Q：037)との鑑別が必要になります。● 目の炎症が起こりがちです。眼球を覆っているぶどう膜や虹彩に炎症が起き、強い眼症状を起こし(ぶどう膜炎、虹彩炎)、場合により失明することもあります。ベーチェット病の約60％には目の症状があり、20％は失明するといわれています。● 中枢神経系に炎症が及ぶと、発熱や嘔吐をきたしたり、ものが二重に見えたりします。さらに意識障害、人格変化、運動まひ、痴呆(認知症)に進展する場合もあります。● ベーチェット病の主な症状に加え、動脈の炎症や、静脈内に血の塊である血栓がみられた場合、足への血液の流れが悪くなることで足が腫れたり、脳梗塞などの血管の病気を引き起こしたりするリスクがあります。● 治療は粘膜や皮膚の病変には副腎皮質ステロイドの外用薬を使います。症状の強い場合や重篤な臓器病変を合併する場合の治療には炎症を抑えるために、コルヒチン(痛風の薬)や副腎皮質ステロイド、さらにサイクロスポリンやメトトレキセートなどの免疫抑制薬を使

用します。強力な治療を必要とする難治性網膜ぶどう膜炎に対しては生物学的製剤であるインフリキシマブ(ティーエヌエフアルファ TNFα阻害薬；レミケードなど)が保険適応となっています。

【健診医からコメント】口腔と陰部に潰瘍ができ治りにくいときは内科、あるいは口腔外科や婦人科を受診します。有名な病気なので、どの科の医師もある程度わかります。それから必要に応じて専門科を受診します(初診医から紹介されると思われます)。最終的には専門医により総合的に診療してもらう必要があります。

Q:358: 便潜血検査ってどんな意味があるの？
A：[担当科]：消化器科、消化管科

【概要】便の中に目では見えない血液成分が含まれているかどうかをみる検査です。腸管内に出血を起こすような病気が隠れていないかどうかを間接的にみる検査ということになります。現在、この検査の最大の目的は大腸癌の早期検出です。大腸がん検診(☞別項参照Q:228)はこの便潜血検査を一次スクリーニングとして行われています。● 本来、より正確に癌を早期に発見しようとすれば、現在高度に進歩している大腸内視鏡検査で調べるのが最も確かです。しかし、膨大な人たちにこの検査をすすめることはマンパワーおよび費用の点で不可能です。これでは死亡率減少にはつながりません。次善の方法として、ある程度の有効性が確かめられている便潜血検査が行われるわけです。この検査で多くの人の中から病気を有している可能性が少しでも高い人を絞り込むわけです。● 現在用いられる便潜血検査は、本人の血液に反応する免疫学的潜血検査(昔は化学法といわれる検査)といい、魚や肉などに含まれる血液には反応しません。したがって、もし出血していれば簡便にそれを知ることができ、大変有意義ですが、病変があっても出血していなかったりするので、病変があれば検出できるというものではありません。
● この検査の限界を知っておくことが大切です。いろいろの報告がありますが、私達は毎年11万人以上の人々を便潜血検査により検

診していますが、100人中、約7人（7％）程度の方が潜血陽性となります（2日法といい、1日分あるいは2日分ともに陽性であれば"陽性"と判定）。● 陽性者100人を精密検査すると（精検受診率85～90％）、約2人の大腸癌が見つかります（狙いをつけた人々から本当に癌であった人＝陽性反応的中率は4％強）。そのほか痔疾患だとか大腸ポリープだとかで約20％になります。あとは異常なしと判定されます。発見大腸癌は早期癌が6割強、進行癌は4割弱ですが、進行癌であっても病院発見大腸癌に比べて予後はたいへんよく、実測5年生存率は90％以上、相対5年生存率は100％に近い成績です。● 上記の通り、便潜血検査は癌診断のためには完全なものではなく、約半数の癌が見逃されるといわれます。しかし大腸癌は進行速度がそれほど速いものではなく、毎年潜血検査を受けていれば見落とされる癌はさらに半分ということになり、受診継続で早期癌率が高くなり、進行癌率が低下してきます。精密検査は一般に全大腸内視鏡検査です。

【健診医からコメント】大腸癌死亡は女性では1位、男性では肺癌、胃癌に次いで3位になっています（2016）。多くの方々を大腸癌から救うには便潜血検査による検診が次善の策です。検診は連続して毎年受けてこそ信頼性があります。血便のある方は検診でなく、直接医療を受けるべきです。精密検査処理能力も限界があり、CTによる仮想大腸内視鏡（CTC）や大腸カプセル内視鏡（通常の内視鏡が困難な場合）も普及してくると思われます。

Q：359：便秘ってどうすればいいの？

A：[担当科]：消化器科、内科

【概要】便秘は非常に多くの人が経験するありふれた症状ですが、便秘症として決め込むにはなかなかむずかしいところがあります。下痢を含めた便通異常を厳密に定義することは必ずしも容易ではないといわれます。欧米では1週間に2回以下の便通状態を特発性便秘（原因がはっきりしない）、また日本内科学会は「3日以上排便がない状

態、または毎日排便があっても残便感がある状態」を便秘と定義しています。● 便秘には実にたくさんの原因（病気）がありますが、実際には習慣性のものが大部分です。急に便秘になり、なにがしかの症状を伴う場合は早急な医療が必要なことがあり、この場合は病院を受診しなければなりません。通常はここで述べる慢性の便秘が問題となります。● 便秘にはいろいろの分類がありますが、日本では弛緩性便秘（腸の送り出し運動〔蠕動〕が弱くなり、便をうまく押し出すことが出来ない便秘）、痙攣性便秘（精神的なストレスや生活環境などが影響、下痢のこともあり）、直腸性便秘（直腸まで降りてきた便が詰まってしまう）と分類されることが多いようです。このうち、痙攣性便秘の大部分は、過敏性腸症候群（☞別項参照Q：051）に相当し、心身医学的な対応も必要となります。● どういう便秘でありどんな対応が必要であるかの目安は、いつから自覚するようになり、排便回数はどうか、便通が規則的かどうか、便の量や硬さはどうか、排便困難や便が残った感じはないかどうかなどで通常は対応が決まってきます。何か薬を服用していないかどうかも大切です。血便と腹部症状を伴う急な便秘の場合には、すぐ受診が必要です。● 器質的疾患や全身性疾患に基づく便秘は、原因疾患の治療が優先されます。通常多くみられる機能性便秘（何か詰まる原因がない便秘）の治療は、まず発生要因を取り除き自然の排便リズムへ導く生活改善（規則正しい生活、十分な食物繊維の摂取、適度な運動、十分な睡眠、規則的な排便習慣）を心がけます。その場合、直腸・結腸運動が最大となる早朝のサーカディアンリズム（概日リズム；体内時計）や胃・結腸反射（食べ物が胃を刺激し、胃の動きが大腸を刺激する）をたくみに利用して、朝に排便してしまうように習慣づけます。● 次いで、必要に応じて薬物療法を行います。それぞれの病気のかたちに即して、医師は適切な薬剤を選択すると思います。高齢化に伴って、便秘の頻度も増しますが、最適な薬剤（自分に合った薬剤）を見つけることです。最近新しい機序の薬剤ルビプロストン（アミティーザ）といったものも出ていますが、あくまでも医師の

指示に従って服用します。

【健診医からコメント】1週間に1回といった排便の人も稀にいますが、全く症状や影響がなければ治療は必要ありません。乳酸飲料を摂取するようになって、便通が良くなる人もいたり、自転車乗りのような脚の運動をするようになって便秘が改善したりする人もいます。排便時の姿勢も関係します（前かがみを強くする）。市販薬もしばしば使われます。

Q：360：発疹が出た、どうする？
A：[担当科]：皮膚科

【概要】発疹（一般用語としては"はっしん"）といわれる皮膚の変化があります。皮疹と同じ意味です。多くは全身性の皮膚変化で、はしか（麻疹）のときの赤い斑点や蕁麻疹のときの赤い盛り上がり（丘疹）など広い意味で使われます。発疹は皮膚自体の病気のこともありますし、薬物や化学物質、花粉といった皮膚以外の病気やストレスなどが原因のこともあるといわれます。● 皮疹は、健康な皮膚に初めから出るもの（原発疹）と他の発疹から二次的に生じるもの（続発疹）に大別されます。原発診としては①紅斑、②紫斑、③色素斑、④白斑などです。続発疹としては①萎縮、②鱗屑（鱗のようになる）、③痂疲（かさぶた）、④胼胝（たこ）などで、多くは病気に特徴的です。
● 紅斑（赤い発疹）を特徴とする病気として、多形滲出性紅斑、全身性エリテマトーデス、皮膚筋炎（皮膚や筋肉をおかす膠原病）、結節性紅斑、帯状疱疹（☞それぞれの該当項参照）などがあります。●
紫斑（赤紫色）は単純性紫斑、特発性血小板減少性紫斑病などがあります。● 皮膚の色素に異変が起きる病気があります。色素異常で疑われる病名として肝斑（いわゆる「しみ」で、顔面に淡褐色斑として現れます）、尋常性白斑、悪性黒色腫（☞別項参照：Q：003）があります。肝斑は、頬やひたいなどに地図のようにシミが現れる病気です。30代から40代の女性に多く発症します。妊娠、出産、ピルの服用などによる発症があるため、女性ホルモンとの関連が考えられ

るものの、詳細な原因は不明です。尋常性白斑は、皮膚に白い斑点ができる病気です。"尋常性"はありふれたという意味です。◉ 丘疹は、ブツブツと盛り上がった吹き出物のことです。毛嚢炎(毛穴の奥で毛根を包んでいるところにブドウ球菌が感染して起こる)などがあります。◉ 水疱は、皮膚にできる水ぶくれで、これができると、天疱瘡、汗疱、帯状疱疹などが考えられます。◉ 結節(こぶや腫れ)がみられる病気もあります。比較的有名なものとして関節リウマチ(☞別項参照Q:060)、手における変形性関節症、皮膚癌(☞別項参照Q:331)などがあります。◉ 皮膚にびらんや潰瘍ができることもあります。この場合は皮膚癌(有棘細胞癌)、下腿潰瘍(静脈瘤などでできる☞別項参照Q:181)、ベーチェット病(☞別項参照Q:357)などがあります。びらんと呼ばれるのは比較的浅い「ただれ」の状態で、深いところまで症状が進行すると「潰瘍」になります。

【健診医からコメント】発疹あるいは皮疹と呼ばれるものはいろいろの病気のかたちを示していますが、この皮膚のサインが全身病の存在を示していることが少なくありません。長引く皮疹があれば、早めに専門医に相談すべきです。早期に全身病の治療を開始することができるかもしれません。また、帯状疱疹などでは治療を早く始めないと、神経痛を長く残すことになります。

Q:361: 本態性振戦ってどんな病気？
A:[担当科]:神経内科

【概要】手が震えて字が書きにくくなったり、自然に頭を振らしたりしている人を見かけることが時々あります。何かの病気だとか、病気の後遺症などでこうした症状を示す方もいますが、原因がはっきりしないまま同様の症状を示し、自分では歳のせいだと思っていることがあります。原因不明のこうした症状を示す病気を本態性振戦といいます。本態性とは原因が明らかでないものをいいますが、この疾患の場合、原因としては体質性あるいは家族性ともみられています。◉ まず、こうした症状を示す病気を知ることが大切です。甲

状 腺機能亢進症（バセドウ病；☞別項参照Q：121）、脳卒中の後遺
症で、手足のふるえが続くことがあります。飲酒を習慣的に長期間
続けていると依存性ができて、アルコールが切れたときに手がふる
えたり、精神的に不安定になったりします。パーキンソン病（☞別
項参照Q：326）で手足のふるえ、動作が緩慢になることがあります。
元の疾患に伴うふるえでは、ふるえ以外の症状も出てきます。とき
に喘息薬などの副作用ということもあります。● ふるえはだれに
でも起こり得る自然なふるえもありますが、この疾患の場合は、自
然な状態ではっきりしたふるえが前面に出てくるのが特徴です。そ
して「ふるえ」だけが症状ということになります。ふるえが気になっ
て受診する人の多くは、パーキンソン病かこの病気です。●"振戦"
とは自分の「意志に反して起こる規則正しいリズミカルなふるえ」
という意味です。手指や頭、声のふるえによる日常生活の支障や、
精神的な苦痛を伴うことがあります。そしてこれらのふるえは、じっ
としているときよりも、なにかをしようとするときや、ある特別の
姿勢をとったときに現れるのが特徴です。この病気から何か別な病
気に発展することはありません。● はっきりこの病気とわかれば、
本人が気にしなければ治療はいらないといわれます。薬物治療では
保険適用薬はアロチノロールというのがありますが、β遮断薬（交
感神経のアドレナリン受容体のうち、β受容体のみ遮断）という高
血圧や狭心症などの治療によく使用されている薬も有効です。なお
近年、脳の局所に超音波を当てる治療法が開発されているといわれ、
保険で利用されるようになるかもしれません。

【健診医からコメント】精神的な緊張・ストレスが強いと交感神経が
たかぶり、ますます症状が強くなりがちです。良性の病気なので、
自分に言い聞かせてリラックスすることが大切です。相手にも「ふ
るえが持病」とでも話してわかってもらっていた方が気も楽かもし
れません。治療を始めるに当たっては、たとえば喘息の治療中であ
るとか、現状をはっきりと申告しておくことが大切です。

Q:362: 膀胱炎ってどんな病気？

A:[担当科]:泌尿器科、内科

【概要】膀胱炎は膀胱に細菌が感染して起こる病気ですが、一般に、膀胱炎といえば急性膀胱炎のことを指し、ここでは急性膀胱炎を中心に述べます。10代後半から20～30代の女性に多く発症します。女性は外尿道口が膣の付近に開口して汚染されやすく、尿道が男性と比較して短いため細菌が膀胱内に侵入しやすくなっているためです。● 多くは大腸菌の感染によりますが、細菌以外の原因としては、稀にウイルス感染、放射線、薬剤によるものなどがあります。ほとんどが細菌性である理由は、細菌が豊富に存在する膣や肛門と尿道との距離が近いことなどによります。● トイレに行きたい感じ（尿意）が強く、何度もトイレに行き（頻尿）、排尿時に痛んだり（排尿痛）、尿が濁ったり（混濁尿）、排尿してもまだ残っているような感じ（残尿感）などの特徴的な症状が現れます。下腹部の不快感も伴い、しばしば我慢しにくい状態になります。これらの症状は急激に現れます。急性腎盂腎炎（☞別項参照Q:185）は高熱が出たり、腰部が苦しくなったりしますが、膀胱炎だけではそういうことはありません。● 前述の症状に加えて、尿中に一定数以上の白血球と細菌を認めれば膀胱炎と診断されます。尿の細菌培養検査も同時に行います。培養検査で細菌が検出されない場合は、薬剤性膀胱炎や間質性膀胱炎などの特殊な膀胱炎が疑われます。● ほとんどの膀胱炎は細菌感染症なので、抗菌薬がよく効きます。服薬して1日ほどで効果が出て、3日もするとほぼ治ります。治療に当たっては水分を十分摂り、細菌を洗い流すようにします。● 複雑性膀胱炎といわれる病気のかたちがあります。泌尿器科の基礎疾患が原因となっている膀胱炎のことで、単に抗菌薬の投与だけでは症状を改善させることができません。また、間質性膀胱炎といわれる病気のかたちもあります。40歳以降の女性に多い病気で、膀胱内に尿が充満すると下腹部から陰部に痛みを生じます。早めにきちんと診断を受けることが大切です。● 健診などで、無症候性細菌尿といわれるものがあ

り通常は治療を要しません

【健診からコメント】はっきりした症状が現れるので、放置されることはないと思いますが、症状が出たら早めに泌尿器科を受診します。ことに複雑性膀胱炎や間質性膀胱炎では専門医による治療が必要です。急性単純性膀胱炎であれば、内科でもたいていは治療可能です。なお、日ごろ尿意をあまり我慢しないようにし、下腹部を冷やさないようにすることが大切です。飲水量を増やして頻回の排尿による尿路の自浄作用を促すことも大切です。

Q:363: 膀胱・尿道結石ってどんな病気？
A:[担当科]:泌尿器科

【概要】膀胱ないし尿道に石のできる病気です。膀胱・尿道結石（下部尿路結石）は全尿路結石症の約5%程度といわれます。ここに石ができるわけは、上部尿路結石が膀胱内へ下降して増大する場合と、最初から膀胱に石ができる場合とがあります。尿道が狭いとか、膀胱から尿道への出口にある前立腺が肥大していたりすると石が自然に排出されず膀胱内で大きくなる場合があります。尿道結石のほとんどは膀胱結石が尿道にはまり込んだ状態（嵌頓：元に戻らない）です。◉ 膀胱結石の95%は男性に起こります。膀胱内の尿の濃度が高くなり、内容物が結晶化して沈殿することにより起こります。石の成分は男性ではカルシウム結石が70%、尿酸結石、感染結石の順です。ストルバイト結石といわれるものがあり、これはマグネシウム、アンモニウム、リン酸の混合物で、感染のある場合にのみ尿中で形成されるため、感染結石とも呼ばれます。女性では感染結石とカルシウム結石が多くみられます。◉ 症状は排尿時痛、頻尿、残尿感などの膀胱刺激症状といわれるものと、血尿や膿尿がみられます（☞別項参照Q：362）。また結石が膀胱頸部（出口）や尿道にはまり込む（嵌頓）と尿線（尿の流れ）の減弱や尿閉が起きます。◉ 多くは腹部単純X線撮影、腹部超音波検査で診断されます。尿道膀胱鏡で検査するのは確実な方法です。◉ 治療は、体外衝撃波装置で

体外から石を砕く、内視鏡を用いて尿道から膀胱に達し、レーザー装置で石を砕く（経尿道的内視鏡下でレーザー破砕器）、振動棒（リンクラフト）水圧波で砕く、超音波などにより砕く（破砕）などして、砕けた細片を吸引器や取り出しばさみ（鉗子）で摘出します。● 尿路結石予防には食生活が重要です。肉が主となる食生活はよくありません。動物性蛋白質を食べ過ぎると、シュウ酸や尿酸といった結石の原因となる物質が増えます。肉類中心の食生活はほかに生活習慣病の促進因子にもなりよくありません。

【健診医からコメント】上記のような症状があれば泌尿器科専門医を受診すべきです。食生活が重要で、偏った食生活はよくありません。シュウ酸を多く含むホウレンソウ、チョコレート、ナッツ類、タケノコ、紅茶など、これらを過度に摂取するのはよくありません。健康飲料などでビタミンCの摂りすぎや塩分の過剰もよくありません。

Q：364：膀胱腫瘍ってどんな病気？

A：[担当科]：泌尿器科、腫瘍科

【概要】腎臓でつくられた尿を一時的に貯める腎盂、それに続く尿管、さらに続いて尿を貯める膀胱それぞれの臓器の内面を貼りつめている尿路上皮は移行上皮といわれる粘膜でできており、腫瘍はここにできます。膀胱腫瘍の90%以上が悪性腫瘍であり、その90%以上が移行上皮癌です。● 好発年齢は50歳以上で、男女比は4：1で男性に多くなっています。膀胱癌による死亡率は10万人当たり男性で8.7、女性で5.8です（2014）。● 危険因子はたばこで、喫煙者は非喫煙者に比較して2〜4倍の発癌率といわれます。また化学染料を扱う職場で認められ、職業性膀胱癌といわれますが、1972年に施行された労働安全衛生法により、原因と考えられる4種類の芳香族アミン類という化学物質の製造、使用、輸入が禁止されました。さらに骨盤臓器（子宮など）に対する放射線治療の際に生じる膀胱への被曝が尿路上皮癌の発生要因となりうるといわれます。● 膀胱

癌は多発傾向があり、再発もしやすい癌です。また膀胱同様、移行上皮を有する腎盂・尿管・前立腺部尿道といった他の尿路に病変を合併することも多く、膀胱癌を診断した際には尿路全体をスクリーニングする必要があるといわれます。● 膀胱癌が発見されるきっかけとなる症状は、血尿(無症候性肉眼的血尿、顕微鏡的血尿)、膀胱刺激症状(頻尿、排尿時痛、残尿感等)です。何の前触れもなく、血尿が出る場合は膀胱癌である可能性が最も高く、13〜28％に達するといわれます。一方、健診などで基本的にチェックされる顕微鏡的血尿の場合は、膀胱癌の頻度は0.4〜6.5％と報告されています。● また頻尿などの膀胱刺激症状は、膀胱癌症例の約1/3で認められますが、膀胱壁内筋層へと侵す筋層浸潤癌や、高異型癌細胞が粘膜表層に広がる上皮内癌に伴うことが多いといわれ、膀胱炎との区別が慎重に行われます。● 膀胱腫瘍ではまず診断と治療を兼ねて尿道経由で内視鏡的に癌を切除します(経尿道的膀胱腫瘍切除術)。ほかに癌の芽はないか、膀胱粘膜の多部位の生検を同時に行います。治療後でも、病変がぶり返す恐れがあれば、予防に結核に対するワクチンであるBCGの膀胱内注入が有効といわれます。さらに再発の有無などを考慮し再発予防にBCG膀胱内注入療法のほか化学療法が行われます。さらに進行していれば手術です。

【健診医からコメント】女性の不正性器出血と同様、血尿がみられたら即刻専門医を受診すべきです。上記のように膀胱癌である可能性があります。健診などで基本的にチェックされる顕微鏡的血尿の場合でも一定以上の陽性所見があれば精密検査の指示が出ますが、通常は全く無症状であることもあり、放置している方が少なくありません。50歳以上での顕微鏡的血尿症例における膀胱癌の頻度は、若年の症例群に比較して有意に高いと報告されており、ことに高齢者では注意が必要です。なお、BCGは腫瘍部位に付着し、その細胞内部に取り込まれます。すると、BCGと腫瘍細胞に対する免疫を生じ、強い炎症反応が起こり、癌は軽快します。

Q:365: 房室ブロックってどんな病気?

A:[担当科]:循環器科

【概要】洞結節(どうけっせつ)に発した刺激は房室結節(ぼうしつけっせつ)へ伝わり心臓が活動することになりますが、この伝導経路(でんどうけいろ)のどこかで異常が生ずると、伝導時間が伸びたり途絶したりします。この、心房から心室への刺激の遅延ないし途絶が心房→心室間のブロック(伝導が間延びしたり途絶する)で、房室ブロックといわれます。場合により死亡につながることもある重大な心臓の変調といえます。● 房室ブロックは急に起こる場合と徐々に進行する場合とがあります。急に起こる場合は原因疾患としては重篤(じゅうとく)な(重い)心臓病(心筋梗塞(しんきんこうそく)、異形狭心症(いけいきょうしんしょう)、心筋炎(しんきんえん)など、☞それぞれの該当項参照)、薬剤性(βベータ遮断薬(しゃだんやく)、降圧剤など)そして急な体調変調(高カリウム血症)や迷走神経の過度の緊張などです。ゆっくり起こってくる場合は冠動脈疾患(かんどうみゃくしっかん)、心筋症(しんきんしょう)、膠原病(こうげんびょう)などです(☞それぞれの該当項参照)。● 心電図の波形から三つに分けられます。心房→心室の伝導時間が病的に長い第Ⅰ度ブロック、心房→心室への刺激の一部が心室に伝わらない第Ⅱ度ブロック、心房→心室への伝導が完全になくなって、まったく心室に伝わらない第Ⅲ度ブロックです。第Ⅱ度・第Ⅲ度ブロックでは脈が遅くなり途絶えたりすると、予備の刺激中枢から発生する刺激により心臓が興奮します。これを補充調律(ほじゅうちょうりつ)といい、ブロックを起こしたからといってすぐ心臓が止まるわけではありません。● ブロックは起こり方によって、持続性のものと時々現れるもの(一過性、間欠性)があります。一過性、間欠性の場合には房室ブロックが現れた時にのみ徐脈(じょみゃく)になります。持続性房室ブロックでは、補充収縮(ほじゅうしゅうしゅく)(刺激伝達が来ないと、心室が自動で作動しだす)の出現回数の程度により症状もさまざまですが、徐脈の持続により心不全(息切れ、浮腫など)に至ることもあるといわれます。● 心臓の不調から脳への血液の供給が大きく低下ないし停止して、脳の酸素低下をきたし、その結果、めまい・失神・けいれん(アダム・ストークス症候群)が起これば、緊急・一時的に心臓を体外から刺激する(ペーシングする)方法が

必要かつ確実です。静脈から電極カテーテルを右心室に入れて、1分間に60回以上刺激しますが、β刺激薬（交感神経刺激薬、プロプラノロールなど）やアトロピン（けいれんなどを鎮める薬）の投与がペーシング実施まで行える有効な方法です。◉ 徐脈が続く場合には、恒久的にペースメーカーを植え込む必要があります（☞別項参照Q：168）。

【健診医からコメント】めまい・失神・けいれんなどがあれば原因の如何を問わず救急対応が必要です。また高血圧や頻脈性不整脈の治療のために使用している薬剤が房室ブロックをきたす可能性もあります。強心剤であるジギタリス製剤、降圧薬のＣａ遮断薬（拮抗薬）、交感神経を抑えるβ遮断薬などですが、不調を感ずれば薬剤内服法について主治医に至急指示をあおぐ必要があります。また、ペースメーカー治療などについては当然、循環器専門医の指示に従う必要があります。房室ブロックによく似ていますが、重症徐脈性不整脈のもう一つの代表が、洞不全症候群です。

Q：366：マイコプラズマ感染症（肺炎）ってどんな病気？
A：[担当科]：呼吸器科

【概要】マイコプラズマ感染症はマイコプラズマによって起こる感染症ですが、マイコプラズマ肺炎がその中心的な病気です。多くは小児の病気ですが、高齢者まで幅広い年齢層で発症します。マイコプラズマは市中肺炎（☞別項参照Q：312）の原因菌としては肺炎球菌に次いで多い微生物です。本菌による肺炎は比較的軽症であることが多く、10〜30代の若年成人に好発するのが特徴です。◉ 通常の肺炎は肺炎球菌など、細菌によって起こりますが、マイコプラズマ肺炎の菌は小さく細胞膜がない菌で、潜伏期は1〜3週間で、39℃にも及ぶ高熱、激しい乾性咳嗽（からせき）で発症することが多いです。また気道や肺内病変に加え、胸膜炎（胸痛）、多形滲出性紅斑、心筋炎、心膜炎（心臓を包んでいる膜の炎症）などを合併することもあります。◉ 肺炎としては重症度が低く、細菌学的に診断するには時

間がかかることもあり、治療が優先しがちです。そのため本症であることの診断には、日本呼吸器学会がマイコプラズマ肺炎を中心とした非定型肺炎を疑う項目を公表しています。その骨子は、①年齢60歳未満、②基礎疾患がない、あるいは軽微、③頑固な咳がある、④胸部X線所見上変化が乏しい、⑤喀痰がない、あるいは迅速診断法で原因菌が証明されない、⑥抹消白血球数1万未満であることなどがあげられており、非定型性肺炎6項目中4項目以上、細菌性肺炎では6項目中3項目以下といったことが提唱されていますが、患者さんの立場からは、60歳以上の方でも、特別の病気は持っていず、熱は高く、から咳が強ければ本症の可能性があります。◉本症を考えた場合には、病気の確定診断を待たずに、本症に効く薬剤を使ってみます。市中肺炎に使うペニシリン系などではなく、マクロライド系抗菌薬(エリスロシン、クラリスなど)を第一選択に使用します。ニューキノロン系も適応ですが耐性を心配して第二に選択するといわれます。

【健診医からコメント】異形肺炎とか非定型性肺炎などともいわれます。治療は本症と見込んだら確定検査結果を待たずに有効薬を使います。こうした治療は「経験的治療」(エンピリック治療)とも呼ばれ、人から人へ、例えば家族内(小集団内)でうつるのを防止します。周囲の人たちがマイコプラズマ肺炎と診断されていて、頑固な咳が続く場合には病院を受診すべきです。また、世間一般に広く使用されている抗菌薬(ペニシリン系、セフェム系)が効かない場合は、医師に申告することです。

Q:367: 慢性胃炎ってどんな病気?
A:[担当科]:消化器内科

【概要】慢性胃炎という病名は内容のうえで歴史的に大きく変遷してきました。現在はピロリ菌(1983年、ウォレンとマーシャルが発見、ここではピロリ菌と呼びます)の感染による組織学的な胃炎として捉えられており(ピロリ菌関連胃炎)、みぞおち(心窩部)の不快感

や嘔気などの、従来のいわゆる胃炎症状は上部消化管の機能の異常として捉えられ、「機能性ディスペプシア（☞別項参照Q：078）」といわれるようになりました。● 慢性胃炎の意義は、ピロリ菌感染を中心に、慢性萎縮性胃炎（および慢性活動性胃炎）のほか胃潰瘍、十二指腸潰瘍、胃癌などに関連することにあります。したがって、これらの疾患ではピロリ菌対策が焦点となります。2013年2月にピロリ菌の診断・除菌に対して健康保険が適用になりました。同年6月には「機能性ディスペプシア」に適応とされる薬剤（アコチアミド塩酸塩水和物錠；アコファイド）も保険適応になっています。● ピロリ菌関連疾患としては上部消化管疾患以外にも心・血管疾患、血液疾患、神経疾患、皮膚疾患などピロリ菌が幅広い影響を及ぼしていることが想定されています。ピロリ菌除菌の意味は、ピロリ菌に関連する上部消化管疾患やそれ以外の疾患の治療ないし予防に有効であると判断されているからです。● 当面、保険が適用される疾患は、内視鏡検査又は造影検査において以下の場合です。①胃潰瘍又は十二指腸潰瘍の確定診断がなされた、②胃MALTリンパ腫（モルトリンパ腫；悪性リンパ腫の一つ、非ホジキンリンパ腫）、③特発性血小板減少性紫斑病、④早期胃癌に対する内視鏡的治療後、⑤内視鏡検査において胃炎の確定診断がなされた患者さん、となっています。● 最も大きな目標は胃癌の罹患・死亡を減らそうとするものです。胃癌はほとんどがピロリ菌感染胃炎を素地に発生します。現時点では胃癌の内視鏡治療後、後日、他部位に発生する胃癌が除菌により対照にくらべて約1/3に減少します。● 除菌治療は、2種類の抗生剤と強く胃酸を抑制する薬剤（PPI；プロトンポンプ阻害薬）1剤の計3種類を7日間服用し（一次除菌）、4週間以上たってから除菌できたかどうかを判定します。除菌率は60〜70％といわれていますが、新しいPPI（ボノプラザン）では90％以上に達します。一次除菌が不成功の場合は二次除菌（除菌薬は抗生物質の一つを原虫駆除剤であるメトロニダゾールに置き換えます）を行います。● 慢性胃炎（慢性萎縮性胃炎）は除菌が成功しても、炎症はある程度収ま

るものの、すっかり元に戻ることはなかなかありません。ことに腸上皮化生という変化をきたせば、回復は困難と思われます。除菌により胃癌発生は減少はしますが、ゼロになるのではないので、年1回の胃がん検診は必要です。

【健診医からコメント】慢性胃炎の歴史は混乱に満ちています。こんにち、ピロリ菌除菌により従来の症状が消失、すっきりしたという人もあれば、そうでない人もいます。逆にピロリ菌が証明されないきれいな粘膜の胃でも、いわゆる胃炎症状が持続する人もいます。胃酸がこうした胃症状に関連していると思われる場合もあり、胃酸の抑制剤（H_2ブロッカーなど）で緩和したり、アコファイドで効果があったりします。さらには神経安定剤が有効なこともあり、慢性胃炎は症状の面では、"いわゆる慢性胃炎"として扱わざるを得ないようなときもあります。またピロリ菌除菌後に胃食道逆流症（GERD：別項参照：Q：099）の症状が強くなることもあります。

Q：368：慢性硬膜下血腫ってどんな病気？
A：[担当科]：神経内科、脳外科

【概要】僅かな頭部の外傷ののちしばらくして頭蓋のすぐ内側で脳を包んでいる硬膜と、さらにその下の網目状のくも膜との間に膜で包まれるように液状の血液のたまりができ、こぶ（血腫）になる状態です。包んでいる膜は弱く、その新生血管から出血が繰り返され、血腫が増大し脳を圧迫すると症状が出てきます。● 中高齢者（50～60歳以上）に多く、約2～3割は外傷の既往がない慢性硬膜下血腫といわれます。血液が固まりにくくする薬（抗凝固薬や抗血小板薬）の服用中などのこともありますが原因不明のこともあります。● 高齢者では脳萎縮があるため頭痛・嘔気などの頭蓋内圧亢進症状（頭蓋内の圧力が高くなった状態⇒脳を圧迫するときの症状）は少なく、「頭部外傷後に頭がすっきりしない、ボーッとする」などで受診することが多いようです。血腫がある程度の大きさになると頭重感、頭痛、記憶障害、認知症様の症状、または片麻痺（左右で片側のまひ；

片麻痺ともいいます)、言語障害などが出てきます。● 血腫が増大していけば意識障害が進行して昏睡状態(意識喪失状態)になり、さらに血腫による圧迫が脳ヘルニア(脳が隙間に押し出される状態)まで進行すると、深部にある生命維持中枢(脳幹)が侵され、呼吸などができなくなり、最終的には死に至ります。● 診断は上記の症状を頼りに、頭部CTまたはMRIで頭蓋骨と脳表の間の血腫を確認することで判断されます。専門医は外傷の急性期、亜急性期(急性と慢性の間)、慢性期という流れで所見を考えて治療法の検討に役立てます。

【健診医からコメント】頭部外傷を受けても、無症状か頭痛程度の症状しかない場合は、病院を受診しない人がほとんどです。しかし血腫は徐々に大きくなり、少しずつ症状を現してきますので、一定の強さの頭部外傷を受けたときは、なんでもなくても専門医を受診しておくべきですし、異常なしといわれても数ヶ月は自覚症状に注意しなければなりません。また別な病気で、血液サラサラの薬(抗凝固薬)などを服用中であれば、もし上記の症状が出たときには素早く主治医に申告しなければなりません。

Q：369：慢性骨髄性白血病ってどんな病気？
A：[担当科]：血液内科

【概要】血液腫瘍(血液がん)の一つです。白血球が著しく増加する病気で、健診の場でも稀に見られます。血液はすべて基となる血液細胞(造血幹細胞)から作られますが、この段階でいまだ完成しきれない血球(未熟な血球)の遺伝子に変化(フィラデルフィア染色体上で起こる)が生じることで起こる病気です。遺伝性のものではなく、子孫への影響はありません。通常、病気の進展に伴い、慢性期、移行期、急性期に分けられます。● 健診で発見されるような場合は自覚症状がない段階で、白血球増加を指摘されます。慢性期には、全身のだるさ、体重減少、皮膚のかゆみなどのほかに、肝臓あるいは脾臓の腫大が認められることがあります。● 急性期(急性転化とい

います）では、動悸・息切れ・全身のだるさなどの貧血症状、皮下出血・鼻血・歯肉出血などの出血症状、発熱などの感染症状のほか、関節痛、骨痛などが現れる場合があります（急性白血病と似た症状）。● 診断は異常な染色体であるフィラデルフィア染色体を確認することで判定されます。この結果、新たに異常な遺伝子（BCR-ABLと呼ばれる）が形成され、これが慢性骨髄性白血病の発生原因と考えられています。● 慢性期の診断は、血液検査で白血球数のかなりの増加が認められます。健常人では成熟した白血球のみが血液中に認められますが、この病気では原則として幼若（完成していない）な細胞から成熟した細胞まで、すべての段階の白血球が出現するのが特徴です。● 急性期における診断は血液検査では、慢性期と異なり幼若な白血球がはっきりと目立って増加してきます。また、血液3要素のうち赤血球や血小板にも変化をきたし、貧血や血小板数の低下の進行を認めます。● 2001年に不都合な病的分子（BCR-ABL遺伝子産物）を攻撃目標とした分子標的薬として最初の、チロシンキナーゼ阻害薬（TKI；イマチニブ；グリベック）が保険で認可されて以降、個々の患者さんに適した標準量のTKI内服を継続することにより、約9割が安定した分子遺伝学的効果といわれる根本的に急性悪化（急性転化）をせず維持できるようになっています（治った状態：完全寛解）。

【健診医からコメント】 診断・治療は血液内科専門医によらなければなりません。こんにち、診断・治療ともにずいぶん進歩しています。とくに分子標的治療という方法が定着して、予後が良くなっています。慢性期では、食事、運動など日常生活全般についての制限はほとんどありません。治療中は定期的な血液検査を受けることが大切です。

Q:370: 慢性腎炎症候群ってどんな病気？
A：[担当科]：腎臓内科

【概要】 従来、慢性腎炎と呼ばれる病気がありました。尿に蛋白が出

たり、潜血が認められたりするような状態です。しかし、その中身はいろいろなので、整理・区分けされるようになりました。健診などでよく見受けられる全く症状もない、実害もなさそうな状態が続くものは、「無症候性蛋白尿・血尿症候群」としてあつかわれることになりました。一方、同じように蛋白尿や血尿があったりして、これがだんだん悪くなり、腎臓が働けなくなる状態（腎不全）になる場合もあり、これは慢性腎炎症候群といわれるようになりました。
● 慢性腎炎症候群は、蛋白尿や血尿が持続的にあり、病気の進行とともにむくみや高血圧（腎性高血圧）など、腎臓のはたらきの低下がみられる病気です。その原因である糸球体（血液をろ過して尿を作る）の病気は、もとになる別の病気がなくて腎臓が障害される原発性の糸球体疾患と、ある病気が原因で慢性的に腎臓が障害を受ける続発性の糸球体疾患に大きく分けられます。● ここで気をつけなくてはならないことは、これらの原発性糸球体疾患は、慢性腎炎症候群だけでなく、急性腎炎症候群、急性進行性腎炎症候群、無症候性蛋白尿・血尿症候群、ネフローゼ症候群（☞別項参照Q：305）など、すべてが慢性腎炎症候群の原因になりうるといわれていることです。● ここで急性腎炎症候群とは、腎臓の糸球体が障害されることによって、蛋白尿、血尿、浮腫（むくみ）、高血圧などの症状が急激に出てくる症候群です。ふつうは、風邪など上気道の感染が先に起こって、自然によくなる場合が多いものです。● 全身の病気に伴う続発性の慢性腎炎症候群でよくみられるのは、糖尿病腎症（☞別項参照Q：257）、全身性エリテマトーデス（☞別項参照Q：209）に伴うループス腎炎です。●蛋白尿により、尿に泡立ちがみられたり、風邪をひいた後に目で見てわかるような血尿がみられたりすることがあります。尿量が減少したり、浮腫がみられたりすることもあります。全般に自覚症状に乏しいため、診断と治療が遅れないようにしなければなりません。無治療では腎不全に至る可能性があるので医師の指示に従うようにしなければなりません。● 現在、慢性腎炎症候群を完全に治す方法はないといわれます。できることは、日常

の生活において、必要に応じて安静にし、食事療法や薬物療法を加えて、腎臓の機能が低下しないようにできるだけの手をうつことといわれています。● 血圧の調整が最も重要といわれます。いろいろの血圧薬（降圧剤）がありますが、降圧目標は糖尿病を合併しているかどうかでも変わってきます。高血圧はCKD（☞別項参照Q：371）の発症・進展に影響するので、CKDの進行および心血管疾患（CVD）発症を抑制するため、糖尿病を合併しているCKDの降圧目標は、130/80mmHg未満、糖尿病を合併していない場合の降圧目標は、140/90mmHg未満といわれます。● 喫煙はCKDを発病させ、悪化させる原因であるといわれ、禁煙しなければなりません。蛋白質の摂取量については、一般的には0.8g/kg体重/日程度の制限は腎機能低下の進行を抑制する可能性があると考えられています。いずれ蛋白摂取量、運動などは一定に決めることはできず、個々の患者さんの病気の程度や社会的な縛りも考慮して決められます。

【健診医からコメント】 無症候性蛋白尿・血尿症候群は、慢性腎炎症候群から除かれることになりますが、この病気でも、15〜20年後になって徐々に血圧の上昇や腎機能の低下が現われ、慢性腎炎症候群になっていく方もあるといわれますので、健診での尿検査は経過次第で必要な指示が出ることもあります。自分でも注意深く経過をみる必要があります。

Q：371：慢性腎臓病ってどんな病気？

A：[担当科]： 腎臓内科

【概要】 慢性腎臓病（CKD）とは一つの病気ではなく、さまざまな原因による腎障害が3ヶ月以上持続している状態のものを集めたものです。軽度の腎機能障害から、透析療法（人工腎臓）を必要とする慢性腎不全末期の患者さんまで含まれます。● 米国腎臓財団から発表されたCKDの概念と病期分類によると（2002）、CKDとは、糸球体濾過量（GFR：老廃物を尿として排泄する力）で表される腎機能の低下が3ヶ月以上続いているか、もしくは腎臓の障害を示す証

拠が3ヶ月以上続いている状態とされます。● CKDの大事な点は、末期腎不全になって透析療法へと進行することと、CKDの病気の程度が進むほど、心血管疾患（心臓や血管が悪くなる）の発症リスクが高くなることです。● 日本にはCKDの患者さんは1,320万人いると推定されています。CKDの原因はさまざまな疾患があげられますが、最近の日本人の高齢化、生活習慣の変化により、糖尿病、高血圧、動脈硬化といった、いわゆる生活習慣病関連の疾患を原因としています。● CKDが悪くなっていく段階は5段階（時期）に分けられていますが、その病期1〜2までは、無症状、病期3では夜間尿、軽度の高窒素血症（健診で調べる尿素窒素；BUNの軽度増加）、高血圧（軽症）が、病期4では多尿、貧血、中等度の高窒素血症（BUNの上昇）、代謝性アシドーシス（血液が酸性に傾き、危険なことも）、高リン・低カルシウム血症、高血圧（中等度）が認められます。さらに病期5では、著明な高血圧、浮腫（むくみ）、貧血、消化器症状（悪心、嘔吐など）、循環器症状（うっ血性心不全、不整脈、胸痛など）、皮膚症状（かゆみ、色素沈着など）、神経症状などの症状が出現し、放置すると死に至ります。● CKDとしてひとくくりにすることの重要な点は、このように無症状の段階から透析治療、種々の重症の合併症へと病気が進行していくものであり、早い段階から手立てをすることがとても大切だということです。● もともと糖尿病の方は血糖管理をHbA1c（☞別項参照Q：355）が7.1％未満に調整が必要といわれます。糖尿病腎症（☞別項参照Q：257）の進展とともに、大血管障害の合併リスクも高まるため、肥満、脂質異常症、喫煙などの危険因子を除くように努力しなければなりません。● 高尿酸血症は末期腎不全の危険因子であり、男性では7.0mg/dl以上、女性では6.0mg/dl以上でリスクが高まります。腎性貧血が発症します。貧血はCKD進行の危険因子であるとともに、CVD（心血管疾患）の危険因子でもあり、貧血の治療は重要です。また、適度な運動療法もCKDの進行にブレーキをかけてくれるといわれます。

【健診医からコメント】健診では一般の尿検査のほか、クレアチニン

(Cr；筋肉で作られる代謝産物：腎臓でろ過される)、BUN（血液尿素窒素；蛋白質の燃えかす、腎臓でろ過される）などで腎機能を調べます。この値から腎機能が推定され、様子をみるとか、詳しく調べておいたほうが良いなどの判定が出ます。その段階で専門医（腎臓内科）の指示に従うべきです。人工腎臓のお世話になる疾患の一番は糖尿病とともに本症であることも忘れてはいけません。本人にとっても医療経済的にも大きな負担になります。

Q：372：慢性膵炎ってどんな病気？
A：[担当科]：肝胆膵科、消化器科

【概要】長年のアルコール多量飲用などで膵臓に持続性の炎症が起き、ゆっくりと膵臓の細胞が壊れ、その間に線維質の成分が増え（線維化）慢性変化が生じ、進行すると膵臓の機能である内分泌（インスリン不足になり糖尿病を惹起）や外分泌（消化酵素不足で消化に関係）の機能が低下します。● 原因としてアルコールが最も多く（70％程度）、ほかに原因のわからない特発性や胆石性、遺伝性のものがみられます。年単位で進行し、外部に不都合が現れない潜伏期、膵臓の機能が低下していても何とかカバーされている時期（移行期：代償期）からやがて膵臓の力を補いきれない状態（非代償期）に至ります。● 2011年1年間の慢性膵炎（確診例および準確診）受診患者数は6万6,980例、有病率は10万人当り54.2人といわれます。慢性膵炎は近年は女性の患者さんの増加が目立ち、男女比は現在2対1とされています。発症年齢では男性50代、女性60代にピークがみられます。● 典型的な症状としては上腹部痛、腰背部痛があげられます。ほかの症状としては嘔気・嘔吐、食欲不振、腹部膨満感などがあります。上腹部を押されると痛みます。また、背中の中央あたりをこぶしでぽんぽんと叩かれると、背部から腹部にかけて広がるような痛みを感じることもあります（叩打痛）。疼痛は食後（油分の多い食事）や、飲酒後に比較的起こりがちです。● 非代償期では糖尿病や脂肪便、体重減少などの膵内外分泌障害に伴う症状が主体と

なり、健診での検査項目にあるアミラーゼの低下など、膵酵素は低値を示すことが多くなります。◉ 臨床所見の4項目（「反復する上腹部痛発作」「血中または尿中膵酵素値の異常」「膵外分泌障害」「1日80g以上（純エタノール換算；日本酒換算で3.5合、ビール3.5本、ウイスキー 3.5杯いずれか）の持続する飲酒歴」）のうち2項目以上陽性の症例を慢性膵炎疑診とし、内視鏡超音波検査（EUS）、内視鏡的逆行性胆管膵管造影（ERCP）による精査で早期慢性膵炎の画像所見が認められる症例は早期慢性膵炎と診断されます。また主膵管に膵石を認めることがあります。◉ 治療の基本は断酒（禁酒ではない）、禁煙です。また、食事やストレスなどの生活習慣の改善が重要です。脂肪の多い食事を避け（脂肪量を1日40g以下にする）、蛋白質も0.5〜0.8g/kg体重に制限します（60キロ程度の人で50グラム程度）。また、過食を避ける、コーヒーを飲みすぎない、香辛料の使用を制限する、心身の安静を保つ、なども重要となります。また膵石を有する例では体外からESWL（体外衝撃波結石破砕療法）で膵石の破砕を行います。

【健診医からコメント】健診で血清アミラーゼの異常を指摘された場合は消化器専門医の診察を受け、膵臓と関連するものか、膵臓とすれば慢性膵炎なのかどうか、きちんとした診断を受けることが重要です。それ以前に常習飲酒家（日本酒換算3合以上/日）、大酒家（日本酒換算5合以上/日、週5日間以上継続して飲む人）は10年以上過ぎると、高い確率で何がしかの疾患（膵臓、肝臓、精神神経など）に見舞われる可能性が高くなります。

Q：373：慢性リンパ性白血病ってどんな病気？
A：[担当科]：血液内科

【概要】血液腫瘍（血液がん）の一つです。急性リンパ性白血病（☞別項参照Q：092）に対比される疾患で急性の場合よりゆっくりした病気で、リンパ球がより成熟したもの（幼若リンパ球でない）です。ほとんどがB細胞で末梢血、骨髄、脾臓、リンパ節が主な病変の場所

となります。● 欧米で10万人当り2〜6人、本邦の発症頻度は欧米の1/10と稀です。欧米では全白血病の約30%を占めますが、日本では約2〜3%といわれます。高齢者、また男性に多いとされています。● 原因は不明ですが環境因子の影響、遺伝的要因、免疫学的異常などが一部関与していると考えられています。● リンパ節や脾臓の腫れ（脾腫）などがみられることで診断され、この時には末梢血白血球も著しく増えています（中身はリンパ球が主）。それでも25%の人は無症状であり、検診（健診）などで偶然見つかることがあります。● 病気の進み具合で病期が0〜4の5段階に分けられ、これらの分類は予後（生存期間はそれぞれ約150ヶ月、100ヶ月、70ヶ月、20ヶ月、20ヶ月）とよく相関するといわれます。● 治療は総合的に行われますが、なかなか治しづらい病気です。抗がん剤、副腎ステロイドホルモンなどが用いられます。

【健診医からコメント】健診の血液検査で指摘されることがあります。もしも頸部、鎖骨上窩（鎖骨の上のくぼみ）、腋窩（腋の下）に、触っても痛くなく、動きもいいリンパ節が触れたら、内科を、できれば血液内科を受診すべきです。治療は血液内科専門医の診察を受け、指示を受けなければなりません。

Q:374: 慢性甲状腺炎（橋本病）ってどんな病気？
A：[担当科]：甲状腺科、内分泌科、内科

【概要】慢性甲状腺炎は首の前面下方に位置して上に開く蝶が止まったような形の甲状腺の慢性炎症です。報告者の橋本博士にちなんで、通常は橋本病ともいわれます。甲状腺の機能低下症をきたす自己免疫疾患でたいへん多い病気です。● 自分の体の細胞に対してそれを敵に見立てた攻撃成分（自己抗体）ができて甲状腺の細胞が壊れ、細胞と細胞の間に線維化が起こる臓器特異的自己免疫疾患といわれるものです。女性に圧倒的に多く、その比率は約10対1かそれ以上の頻度といわれています。年齢は20歳を過ぎると多くなります。● 炎症といっても、化膿したりするわけではなく、何年も

かかってゆっくりと起こる炎症なので、痛みや発熱することはありません。甲状腺は全体に腫れて、ごつごつと固くなります。● 甲状腺の機能は大半が正常なので、橋本病というだけではとくに自覚症状もなく、治療の必要もありません。しかし、一部に甲状腺機能低下症(かしょう)（☞別項参照Q：122）がみられ、歳を取るにしたがって頻度が増え、最終的には程度の軽いものも含めると20〜30％になります。● 甲状腺機能低下症という立場から見れば、その原因の大部分は橋本病であるといわれます。甲状腺機能低下症になると記憶力・計算力の低下、寒がりになり、押してもへこまない脚などのむくみが出てきます。● 通常は自分の甲状腺を攻撃する自己抗体(抗甲状腺抗体(こうたい)(こうじょうせん))が陽性で、硬い甲状腺腫が認められれば慢性甲状腺炎と考えて経過をみることになります。腫瘍性の疾患を除外しておくことも兼ねて、超音波検査をします。● 甲状腺機能が正常で甲状腺の腫れ（甲状腺腫）が小さい時は、とくに治療は行いません。甲状腺機能低下症の時は、甲状腺ホルモンを投与します。血中の甲状腺ホルモン（FT4；遊離サイロキシン）や甲状腺刺激ホルモン（TSH）を時々測定して、機能を維持・調整します。

【健診医からコメント】 健診の場でこの病気で治療している方（ほとんどが女性）がすくなからずいますが、ほとんどが経過良好で、薬剤（チラーヂンSなど）を長期投与されて、あまり心配ないように見受けられます。橋本病と診断されても、あまり心配する必要はありません。この病気から甲状腺の腫瘍になったりはしません。

Q：375：未破裂脳動脈瘤ってどんな病気？

A：[担当科]： 脳外科、神経・筋疾患科、血管内治療科、神経血管内治療科

【概要】 動脈は次々枝分かれして、全身へと血液が送られています。この道路のところどころにお休み場所みたいな袋状の不要なこぶができていることがあります。このこぶが動脈瘤(どうみゃくりゅう)です。頭のなかにできるものが脳動脈瘤(のうどうみゃくりゅう)です。● 動脈瘤は血管の一部が弱く、限局

性に拡張したものと定義されています。頭蓋内の限られた空間で動脈瘤が破裂・出血したとすれば、脳出血（くも膜下出血）ということになり、周囲の脳組織を圧迫したり壊したりし、直ちに命にかかわりかねない大変なことになります（☞別項参照Q：100）。● こうした脳動脈瘤がありながら破れることなく、その存在が確認されているのが未破裂脳動脈瘤です。これ自体はほとんど症状なく、稀に神経を圧迫して視力低下、視野障害、複視（ものが二つに見える）などの眼症状が出ることがあります。● 動脈瘤発生の成因としては、血管壁の先天的異常、高血圧、動脈硬化が考えられていますが明らかでなく、家族性に動脈瘤が認められることもあります。● MRI（MRA）検査が普及するようになって、未破裂動脈瘤が発見される機会が増えています。動脈瘤の発生頻度は脳ドックでは1〜2％程度、未破裂動脈瘤の年間破裂率は1〜2％と推定されています。また5mm以下の小さな動脈瘤では破裂率が0.34〜0.36％と低くなっています。● 動脈瘤の破裂の危険因子として、動脈瘤の大きさ、形状、発生部位、多発性病変、もしくはくも膜下出血の家族歴が考えられています。国際研究の報告では10mm以上の動脈瘤、後交通動脈瘤（内頸動脈関連血管）の破裂率が高いといわれます。● 対策（予防治療）としては開頭手術で動脈瘤をクリップで閉塞してしまうクリッピング術は根治的治療として確立されています。開頭手術困難例に対しては、血管を経由して動脈瘤内にコイルを挿入して閉塞するコイル塞栓術（動脈瘤内で血栓をつくる）があり、開頭術と同等の成績であるといわれます。● 治療術には1〜5％のリスクがあるといわれます。年間破裂率との兼ね合いを考慮して治療が行われます。未治療の場合は半年から1年に1度程度のMRAによる経過観察が必要といわれています。

【健診医からコメント】いったん、くも膜下出血が起こると、約半数の方が生命にかかわります。また社会復帰できる方は、ざっと3人に1人といわれます。医療が進歩した現在でも、大変恐ろしい病気です。何もなくて脳動脈瘤が心配だからといってMRA検査を保険

で行うことはできません。通常は脳ドックでMRIやMRA検査が行われます。あるいは他の疾患の検査で偶然動脈瘤が見つかる場合もあります。その場合は脳外科専門医にきちんと診てもらい、専門医の判断で対策を決めなければなりません。

Q：376：耳鳴りはなぜ？
A：[担当科]：耳鼻咽喉科
【概要】健診の現場で耳鳴り（耳鳴）を訴える方は時々みられます。さりとて耳鳴りの苦痛を大げさに訴える方はほとんどありません。耳鳴は治りにくいことが多いので、あるいはあきらめているのかもしれません。さらには"耳鳴りは症状であり、病気ではない"といわれるゆえんでもあるのでしょうか。● 外界の音を遮断した無響室では、ほとんどすべての人に音が鳴っているように感じるといわれます。この感覚が日常生活で気になって不愉快という場合に病的な耳鳴として取り扱われるとされています。● 耳鳴りには本人しか聞こえない自覚的耳鳴りと他人にも聴取可能な他覚的耳鳴りとありますが、ほとんどが自覚的耳鳴です。自覚的耳鳴りが起こる仕組みははっきりしていませんが、内耳から脳に至る聴覚経路のどこかで、外からの音入力に関係なく、聞こえの神経が活性化される（昂っている）ことで生じると推測されています。また耳鳴りは、外界が静かになる夜や早朝に大きく感じることが一般的です。● 耳鳴りは、さまざまな病気に伴っても起こります。代表的なものは内耳性難聴に伴うもので、突発性難聴（☞別項参照Q：274）、音響外傷（内耳の蝸牛が突然強大音響のために受ける障害）、メニエール病（☞別項参照Q：379）などでみられます。● 音響外傷というのは内耳の蝸牛（かたつむり状聴覚感覚器官）が瞬間、強大音のために障害を受けて始まる難聴のことです。● 耳鳴りに対する内服治療では（血液）循環改善薬、筋弛緩薬（筋肉の緊張を緩和する）、精神安定薬、抗うつ薬などを用いられます。生活に支障が出るほど耳鳴りがひどい場合はダイレクティブ・カウンセリングが行われます。これは音

響療法(心と体を癒す音楽を聴く)とカウンセリング(抱える問題・悩みなどに対し、専門的な知識や技術を用いて行われる相談援助)から構成される耳鳴再訓練法(TRT)といわれるものです。● まず、医師による直接的なカウンセリングが行われ、一般的に、＊なぜ耳鳴りが聞こえるのか(実は、多くの人が耳鳴りを経験している)とか、＊患者さんの耳鳴りはどういうものなのか、＊どうして耳鳴りがひどくなるのか(なったのか)、さらに＊これからの治療ではどのようなことをするのかなど随時、治療上必要となる説明や知識・情報を提供します。● TRTの音響療法では、耳鳴りと耳鳴り以外の音(一般的には音響的ノイズ；雑音)を一緒に聞くことで次の二つのことを目指しています。すなわち、＊相対的に耳鳴りの音を下げる、＊耳鳴りの音から意識をそらすといったことです。● 可逆性の感音難聴(内耳・聴神経の部分に機能障害がある)に伴う耳鳴りは、難聴の治療に重点が置かれるといわれます。● 他覚的耳鳴はたいへん稀であり、医師にも聞き取れるものです。耳小骨についている筋肉のけいれんや耳周辺の大きな静脈や動脈内を血液が流れる時に生じる雑音だったりしますが、そのことを医師が説明することで症状や不安が解消することもあるといわれます。

【健診医からコメント】耳鳴りを起こす誘因や悪化させる要因としては、ストレス、寝不足、疲労、喫煙・カフェインの過剰摂取、低血圧、メタボ等があります。原因となる病気がはっきりしている場合はその治療が優先します。難聴を伴う耳鳴りでは補聴器をつけることで耳鳴りが緩和するといわれます。いろいろ手を尽くして(専門医に診てもらって)解消できない場合は、耳鳴りは生命の危険を伴うものでも痛みを生じるものでもないのだからと医師になだめられることで、不安が軽減する場合もあります。時間がたつにつれて次第に「耳鳴りはしているが、あまり気にならない」というように、耳鳴りと「平和共存」できるようになるのが一般的といわれます。

Q：377：むし歯、歯髄炎と健康の関係はどうなの？
A：[担当科]：歯科、歯周病科、口腔外科

【概要】むし歯（齲蝕）は、口のなかにいる細菌（ミュータンス菌）、砂糖を含む食物、むし歯になりやすい歯質（体質）の三つの要因が重なって発生するといわれます。歯の表面に付着する垢（歯垢；プラーク）の中の細菌が甘いもの（糖）を分解することで酸性になり、歯のエナメル質（生体で最も硬い組織：琺瑯質）表層下からカルシウムやリンなどのミネラルが溶けだし（脱灰）、歯質が軟らかくなり、壊れていく病気がむし歯です。● 日本では、食生活の変化とともに多くの人がむし歯に罹患するようになっています。しかし、1日に複数回歯を磨く人の割合は増加しており、歯科疾患実態調査（厚生労働省；2011）の結果では、日本歯科医師会が推進している「8020運動」の立場からみると、20本以上の自分の歯を有している80〜84歳の人では1985年には10％弱だったものが、2011年には30％に近づいています。● むし歯は一般に、ゆっくりと進行する慢性の病気です。はじめにエナメル質の脱灰、そののち徐々に象牙質（歯の主体をなす硬組織）、歯髄（歯の内部のまばらな組織で神経が通っている）へと進んでいきます。むし歯がエナメル質にとどまっている場合には、ほとんど症状はありません。表面の色がやや褐色から黒くなることがあります。象牙質へ進むと、冷たい食物がしみたり、硬い食物を噛んだりした時に少し痛みます。むし歯が歯髄へ到達すると、さまざまな痛みが起こってきます。放置しておくと、歯髄炎を起こして強い痛みを感じるようになります。● このようにむし歯を放置すると歯髄に炎症が及び、我慢できないほど痛みます。仕方なく神経を抜くようになりますが、そうすると歯が欠けやすくなるといわれます。神経を残せれば歯の寿命が延びます。炎症が続くと細菌とうみがたまりますが、外に散らないようにひとりでに袋ができ、歯茎の腫れや痛みを繰り返すようになります。● むし歯菌が顎の骨に感染すると骨髄炎になります。また上顎の奥歯は鼻の副鼻腔に近いため、根の先から出た細菌が副鼻腔に溜まり、副鼻腔炎や頭痛を引

き起こすことがあります。● 根の先の細菌が長く溜まっていると
アレルギーの原因となり、手や足に囊胞症状が現れ、掌蹠囊胞症（☞
別項参照 Q：173）になることがあります。金属アレルギーの方にも
同じ症状が出ることがあります。さらに脳梗塞や心筋梗塞、高齢者
では肺炎を引き起こすこともあるといわれます。● むし歯の診断・
治療はもちろん歯科医によらなければなりません。歯科医院では有
料で検診を受けられますが、歯科検診を定期的に受けている場合と、
むし歯がひどくなった時に治療にいく場合では、圧倒的に歯科検診
を受ける方がメリットがあるようです。多くの歯科医師は3ヶ月か
ら半年に一度の歯科検診を推奨しています。

【健診医からコメント】健診では口腔内の状態とともに歯も診ます
が、問題のないきれいな歯の持ち主は私が診ている範囲では15～
20％前後のようで、若い方がほとんどです。きちんと修理（治療）し
ていればそれはそれで問題はありませんが、修理していない方も稀
ではありません。歯周病（☞別項参照 Q：146）は重要ですが、むし
歯も軽くみることはできません。なお歯周病菌はむし歯の菌と異な
り、ジンジバリス菌といわれるものです。歯の病気は自分で予防す
ることができます。そしてむし歯になったとしても早いうちに手当
てをすれば大事に至ることもなく、費用も安くすみます。

Q：378： メタボリックシンドロームってどんな病気？

A：[担当科]：代謝科、内科、健康管理科

【概要】メタボリックシンドロームは内臓脂肪症候群（メタボ）とも
いわれ、いまや健診の大きな目玉の一つといえます。生活習慣病と
いわれるいくつもの病気や異常が重なっている状態を現しています。
おなかの突き出た「リンゴ型肥満」という外見にくわえ、多くは
高血圧や糖尿病、脂質異常症（高脂血症）などが重なっていること
を示しています。● 突き出たおなかは「内臓脂肪の蓄積」によるも
ので、生活習慣病の根源となっています。平成17年4月に策定され
た診断基準では、腹囲が基準値（男性で85cm、女性で90cm）を超え、

加えて以下の項目のうち、二つ以上が当てはまると「メタボリックシンドローム」とされます。＊中性脂肪値（TG）が150mg/dl以上、HDLコレステロール値が40mg/dl未満（いずれか、または両方）、＊血圧は収縮期血圧（最高血圧）が130mmHg以上、拡張期血圧（最低血圧）が85mmHg以上（いずれか、または両方）、＊空腹時血糖値が110mg/dl以上と決められています。なお、腹囲が基準値以下であっても、内臓脂肪面積が100cm^{2}以上の人は該当します。◉ 要するにメタボは生活習慣病の元凶(げんきょう)であり、高血圧、糖尿病、脂質異常症を考える前に、あるいは並行して対処しなければならない事柄です。ことさら内臓脂肪からアディポサイトカインという生理活性物質が分泌されます。この中には血糖を調節するインスリンの働きを妨げる物質（TNFα(てぃーえぬえふあるふぁ)；アディポサイトカイン；悪玉サイトカイン）や血圧を上げる物質（アンジオテンシノーゲン）、血栓を作り動脈硬化を促進する物質（PAI-1；パイワン）が高くなります。一方、生活習慣病を抑制する物質（レプチン、アディポネクチン；善玉サイトカイン）は減少します。◉ 基本的にはメタボにならないようにすることが大切ですが、すでにメタボの場合、メタボによってもたらされている糖尿病や高血圧などはそれ自体に対処しなければなりませんが、BMIを改善することにより、こうした病気も改善します。◉ メタボは遺伝的素因(いでんてきそいん)がもともとある上に、過食、運動不足などの不適切な生活習慣から腹部肥満(ふくぶひまん)が生じ、インスリン抵抗性、高インスリン血症、低アディポネクチン血症などをきたしているので、何よりも過食、運動不足を改善することが重要です。注意しなければならないことは、肥満が高じると運動もできないことです。◉ 実施可能な減量計画を立てる必要があります。管理栄養士、健康運動指導士などの協力が有効です。最終的減量目標はBMI 25以下が理想ですが、1日エネルギー摂取量は標準体重〔本人身長(m)^2×22〕kg×25kcalが目安となり、有酸素運動（ウォーキングなど少々息が切れる程度の運動）が同時に勧められます。

【健診医からコメント】健診の現場ではメタボの方々が少なくあり

ません。『体重が増えすぎると運動もできないので、まず食べるものを減らしましょう』、そして『歩くだけでいいから、少しずつ運動を増やしましょう』と話しています。ただ、食べる量を自分で制限するのはなかなか難しいので、『時間は少々かかるけれども、25回～30回とよく噛んで食べましょう。よく噛んでいると頭に信号が行って、食欲を抑えてくれますよ』と話しています。

Q：379：メニエール病ってどんな病気？
A：[担当科]：耳鼻咽喉科

【概要】「めまい」の代表的な疾患ですが、それほど多い病気ではありません。めまい自体はいろいろの病気でよくみられるので、その区別が大切になります（☞別項参照Q：380）。メニエール病は「難聴、耳鳴り、耳が詰まる感じなどの聴覚症状を伴うめまい発作を反復する」病気（診断基準）です。この症状は繰り返す（反復）のが特徴です。● 耳の一番奥にある内耳の内リンパ水腫（内耳膜迷路の水腫；リンパ液が増え、水膨れの状態）が病気のもとになっていますが、その原因はわかっていません。一般に、片側の内耳の障害ですが、時には両側のこともあります。その根底にはストレス・睡眠不足・疲労・気圧の変化・几帳面な性格などがあると考えられています。性別では女性に多く、好発年齢は30～40歳台です。本邦での有病率は10万人当り15～20人とされます。● 内耳には、①聞こえの細胞が詰まっている蝸牛（聴覚器官）と、②平衡機能をつかさどる三半規管（頭や身体の動きを捉える）と耳石器（傾きを感知する）があります。この両方もしくはどちらか一方が強く水ぶくれになることにより症状が異なります。● 蝸牛が強く水ぶくれになれば、めまいは感じず難聴だけを自覚します。水ぶくれが弱ければ難聴を自覚せず、「耳が詰まった感じ」や「耳鳴り」、「音が響く感じ」のみ出現する場合もあります。● 反対に三半規管・耳石器が強く水ぶくれになれば、めまいのみを自覚します。めまいの強さも「グルグル回転する激しい」ものから、「フワフワ雲の上を歩いている感じ」のものまでさまざま

です。めまいの持続時間は10分程度から数時間程度であることが多く、数秒〜数十分程度のきわめて短いめまいが主である場合、メニエール病ではないとみられます。● 日常生活としてはストレスを避け、塩分摂取を控えめにするなどが大切といわれます。発作期には利尿薬など薬物で様子を見ます。症状が治まっている期間（間欠期）に入ったと考えられれば薬剤は減量や中止されます。悪心・嘔吐を伴う強い回転性めまい（自分自身か周囲のもの、またはその両方が動いているか回転しているような感じ）発作時にはそれなりの薬物治療が行われますが、入院加療が必要となる場合もあります。
【健診医からコメント】この病気はなかなか治癒することがなく、気長に付き合って行く必要があり、状況に応じて、種々の薬剤が用いられます。発作期には回転性めまい発作が頻繁に起こる場合もありますが、そのうち治まるのが普通です。

Q：380：めまいはどうして？

A：[担当科]：神経内科、耳鼻咽喉科、救急科

【概要】「めまい」にはさまざまな病気のかたちや付随症状があります。どんな原因で起こっているめまいなのかをはっきりさせる必要がありますが、専門医は患者さんの話を聞くだけで、2/3は診断でき、あとの1/3は神経学的な検査をすることでどんな病気かわかるといわれます。つまり、病院で診てもらう際には、自覚症状を詳しく話す必要があります。● めまいは四つのかたちに分けられています。第1の「回転性めまい（自分自身か周囲のもの、またはその両方が動いているか回転しているように感ずる）」は内耳にある前庭神経系（体の位置状態を感知する平衡感覚に関係）の病的不均衡により起こります。病気が軽い場合や治ってきた場合にはフワフワする感じ（浮動感）があります。再発性・反復発作性の回転性めまいで頭の位置の関係で引き起こされるものは良性発作性頭位めまいが大部分です。そのほかメニエール病（☞別項参照Q：379）などいろいろの病気と関連するものがあります。● 第2の「浮動性めまい（体がふわ

ふわする感じ)」の多くは首などがからだの中心に対して感ずる筋肉の動きの感じと目で見る感覚との間にずれがあることによります。肩こりは、浮動性めまいの一番多い原因です。神経の病気では小脳疾患、脊髄病変、末梢神経障害、多発ラクナ梗塞(☞別項参照Q：307)などがあるほか、さまざまな全身疾患や薬物も原因となります。
● 第3の「失神しそうな感じ(前失神；立ちくらみ)」は脳の血流がうまくいかないためであり、原因として脱水、不整脈、起立性低血圧(ビタミンB_{12}欠乏症など)、過換気症候群(☞別項参照Q：046)および血圧の薬などの副作用のこともあります。● 第4の「起立/歩行時のふらつき」は内耳の平衡感覚の障害であり、蝸牛にある前庭神経、体性感覚(皮膚感覚と、手足の運動や位置を伝える深部感覚)、視覚などの信号がうまく伝わらなかったり、または中枢神経の病変によったりします。高齢者ではいろいろの原因が混じっていることがあります。● 心因性(心の状態による)といわれるものは上記第1〜4のいずれも訴え、しばしば自律神経症状や窒息感(息ができない感じ)、死んでしまいそうな恐怖感を伴います。狭い部屋や飛行機などの特定の空間や、行き詰まった対人関係などで現れることがあります。● 治療は原因によりまちまちであり、対応する科で診てもらうことになりますが、まずは神経内科で診てもらうとよいと思われます。必要により耳鼻咽喉科医に紹介されます。めまいに伴って激しい頭痛や意識障害、半身のしびれや麻痺などがある場合は脳血管障害の可能性が高いので、できるだけ早く救急病院などを受診すべきです。● めまいが出たときに共通して勧められる日常生活上の注意点は、①睡眠と休息を十分にとること、②ストレスを避ける工夫、適度の運動や趣味などによる気分転換、③禁煙が大切といわれています。とくに、メニエール病(☞別項参照Q：379)などの患者さんは几帳面、律儀で、仕事を完璧に仕上げないと気が済まない傾向があります。少しスローなライフスタイルに転換することも、めまいを克服するうえで大切なポイントといわれています。

【健診医からコメント】健診の場でめまいの症状を記載する人はた

いへん多くみられます。とくに若い女性に多いのが起立性低血圧(きりつせいていけつあつ)によるめまいです。日ごろから血圧が低めで、さらに急に立ち上がったり、長い時間立ち仕事を続けたりすると脳に十分な血液が流れなくなって、ふらふらしたり、気が遠くなったりします。逆に、急激な高血圧でもふわふわした浮動感、めまいを感じる人もいます。壮年以降で立つのも困難なめまい、ことに嘔気・嘔吐を伴う場合は救急車対応です。

Q:381: メンタル管理ってどんなこと？
A:[担当科]: 心療内科、神経精神科
【概要】現代社会におけるストレスは単純な業務のストレスだけではなく、長時間労働による心身の疲労や、パワハラ・セクハラに代表されるハラスメント（嫌がらせ）による精神疲労も軽視できないといわれます。職場の条件次第で、ストレスは溜まっていくためメンタル管理（心の状態のチェック）は必要となります。◉ストレスチェック（☞別項参照Q：197）で述べてあるように、「労働安全衛生法(ほう)」が改正されて、労働者が50人以上いる事業所では、2015年12月から、毎年1回、この検査を全ての労働者（労働条件等で対象外の人があります）に対して実施することが義務付けられました。労働者は、身体上の健康管理だけでなく、自殺の頻発などにみられるように（☞別項参照Q：178）、精神面の管理の重要性から制定された法規制です。◉まず自身は大丈夫と思っていても、客観的にチェックという形で自身のメンタル面を観察することが重要となります。プライバシーの観点から、チェックの結果は従業員に直接送られ、希望した従業員に対して、医師による面接を提供することを会社に義務づけています。ただしこの仕組みがスムースに行くためには、周囲の配慮が何より大切であり、さらに自身の積極性が必要です。◉日本精神神経学会から意見が出ています。＊このチェックを受けたからといって、メンタル疾患の早期発見につながるかのエビデンス（証拠）がないこと、＊結果を従業員個人の責任まかせにしてしまい、

労働者に必要な受診を促すために啓発などの対策を講じる必要があること、＊希望した従業員に対して、医師による面接を提供するには、精神科診断やストレス対処法に精通した産業医の育成が必要であること、＊会社側は必要な就業上の措置をとらないといけないことについて、精神科と産業医、それぞれが、職場と精神医学にもっと見識を持つべきこと、＊非正規労働者や産業医のいない小規模企業は配慮されていないことなどを指摘しています。つまり、この法はまだ不完全であり、これから育ててゆく必要があります。

【健診医からコメント】ストレスチェックが法制化されましたが、メンタル管理へのスムースな方式が定まったわけではありません。心身の健康面を管理する産業医と職場の健康管理者の密接な連携と、従来に増して精神面のより一層の観察・配慮が必要とされています。メンタルヘルス検診（ストレスチェック）を実施することにより問題があれば、それが顕在化し、もっと改善につながる道筋が見えてくると思われます。関係者みんなで育てていかなければなりません。

Q：382：網膜剥離ってどんな病気？
A：[担当科]：眼科

【概要】神経が一面に張り詰められている神経網膜がその下層の眼球壁側である網膜色素上皮から離ればなれになり（剥離）、その間に水がたまる病気です。網膜に孔が開いて剥離する場合（裂孔原性網膜剥離）と孔が空かない場合（非裂孔原性網膜剥離）とありますが、通常は網膜剥離といえば前者を指します。網膜剥離の発症頻度は約9,000人に1人といわれます。● 網膜はものを見るための神経の膜です。網膜は10層の組織から構成されていて、最も深い部分を網膜色素上皮と呼びます。上記のように網膜剥離は何らかの原因で網膜が網膜色素上皮から剥がれてしまう状態のことですが、それによりいろいろの程度に視力が障害されます。ものを見る中心部分を黄斑と呼び、ここは光に対して最も敏感な部分で、影響を大きく受けます。● 裂孔原性網膜剥離は網膜剥離の中で最も多くみられるもの

で、網膜に孔(網膜裂孔・網膜円孔)が開いてしまい、目の中にある水(液化硝子体)がその孔を通って網膜の下に入り込むことで発生します。● 一般に、はじめのうちは剥離した網膜の範囲は狭く、時間とともにだんだんこの範囲が拡大するというような経過をたどりますが、孔が大きいと一気に進みます。剥離が進行すればすべての網膜が剥がれてしまいます。● 網膜に孔が開く原因として、老化・網膜の萎縮・外傷などがあります。剥がれた網膜は光の刺激を脳に伝えることができません。また、剥がれた網膜には栄養が十分行き渡らなくなるため、網膜剥離の状態が長く続くと徐々に網膜の働きが低下してしまいます。そうなると、たとえ手術によって網膜が元の位置に戻せたとしても、見え方の回復が悪いといった後遺症を残すことがあります。● 網膜剥離は遠視・正視よりも近視、特に強度近視でより多くみられ、どの年齢でも網膜剥離になる可能性がありますが20代と50代の人に多いといわれています。● 若年者に多い格子状変性(網膜の周辺部に格子状の薄い部分ができる病気)内の円孔によるものは、丈の低い網膜剥離がゆっくりと進行します。このタイプでは網膜剥離が周辺部にとどまっている間は症状がなく、剥離が中心近くに達して視野の欠損や視力低下に気づいたりします。● 中高年に多い後部硝子体剥離による裂孔では、丈の高い網膜剥離が急速に進行することが多く、しばしば短時間で視野欠損、視力低下が現れます。飛蚊症(☞別項参照Q：333)、光が走るように見える光視症などの前駆症状がみられることも少なくありません。
● 網膜剥離の検査では、原因となった網膜裂孔をさがし出すことがとくに重要といわれます。● 治療は、ほとんどの場合は手術が必要です。方法は、眼球の外側の白色の膜である強膜をとおして行う経強膜法と角膜の横に小さな穴を開け、そこから器具を挿入して行う硝子体手術の2通りあります。網膜円孔や裂孔のみではレーザー光凝固術が行われます。

【健診医からコメント】網膜剥離にはいろいろの原因がありえますが、ボールなどで眼に衝撃を受けないように日頃の注意が大切です。

今までにない見え方がしたら、速やかに眼科を受診することです。網膜剥離の治療は急を要することが多いので、即刻眼科医に診てもらう必要があります。ことに剥離が黄斑部に達すると、治療が遅れれば視力の回復が困難になります。

Q:383:門脈圧亢進症ってどんな病気？
A:[担当科]:消化器科、肝胆膵科

【概要】消化管を流れた血液（腸で吸収した栄養などを含んでいる）が集まって肝臓へと注ぎ込む部分の特殊な血管である門脈（静脈）の圧力が上昇した状態で、血液が肝臓に流れにくくなっていることを示します。そうすると、肝臓方向以外の道筋（バイパス；側副血行路）を見つけて流れなければなりません。これが食道・胃静脈瘤、脾腫、腹水など二次的に現れる病的状態を作り出すことになります。● 門脈は、肝臓内に入ると多数の分枝に別れて、これと一緒に走る動脈とともに肝細胞間の類洞（肝臓・脾臓・骨髄などにある特殊な毛細血管で洞のような血管）に流入します。そして、血液は肝細胞との物質の交換を行ったあとは末梢の肝静脈に流出し、大きな3本の肝静脈に集められ、下大静脈を経由して心臓にもどっていきます。門脈圧は正常では100～150mmH$_2$O（水柱圧）に保たれています。その門脈圧が常時200mmH$_2$O（14.7mmHg；水銀柱圧）以上に上昇した結果としてさまざまな症状が出てくる病気の状態が「門脈圧亢進症」です。● 門脈圧亢進症を起こす病気は単一ではなく、肝硬変（進行した慢性肝炎を含む）、特発性門脈圧亢進症（原因がわからない）、肝外門脈閉塞症などがありますが、日本では90％以上が肝硬変によるものです。● 門脈圧亢進症によってもたらされる病的状態としては、生命にもかかわりかねない食道・胃静脈瘤が破れて出血することです。さらに腹水、脾腫などがあります。● 食道・胃静脈瘤についての内視鏡検査が最も重要で、早急を要します。出血の場合は緊急に内視鏡的止血術が行われます。これには予防的治療、待機的治療（治療に適したタイミングを待って治療する）も

行われます。内視鏡止血治療には種々の方法が発達しており、瘤内に血液凝固薬を注射して固めてしまう硬化療法、輪ゴムなどで瘤を結んでしまう静脈瘤結紮療法、瘤内にアルコールを注射して血液を固めてしまうアルコール塞栓療法などがあります。こんにちでは消化管科、消化器内視鏡科で安全に治療が行われます（☞別項参照Q：154）。● こんにち、肝硬変の原因となる肝臓の病的状態（ウイルス性慢性肝炎、アルコール性肝炎）に対する治療法が進歩しているので、肝硬変に至らないような注意が何より重要です。肝硬変になってしまうと元に戻りません。

【健診医からコメント】門脈圧亢進症の圧倒的原因は肝硬変です。ウイルス性肝硬変、アルコール性肝硬変、近年では生活習慣病に根差した非アルコール性肝障害（NAFLD、NASH、；☞別項参照Q：328）なども肝硬変の原因として注目されており、今後注意しなければなりません。さらにこれらは肝臓癌（☞別項参照Q：062）とも関連します。

Q：384：薬剤性肝障害ってどんな病気？
A：[担当科]：消化器科、肝胆膵科

【概要】薬品が市場に出るまでには動物実験、臨床試験等で何段階もの安全性が確認されます。薬物を処理する肝臓機能についても同様です。それでも実際に使われだすと副作用がでることがあります。それには薬剤の直接作用による中毒性肝障害と、個体側の薬剤に対する過敏反応によるアレルギー性肝障害に区別されます。しかし、実際の臨床ではアレルギー反応による場合が大部分といわれます。
● 薬剤中毒性肝障害は、投与された薬剤は肝臓に取り込まれ、薬物代謝酵素（薬物を処理する酵素；P-450と呼ばれます）の作用によって代謝されますが、その中間代謝産物によって肝細胞が障害されると考えられています。● これとは別に、ある種の薬剤は一定量以上服用すると、誰にでも起こってくる程度の肝障害があらかじめ予測されるものもあります（たとえば風邪薬、男性ホルモン剤のメ

チルテストステロン、経口避妊薬のピル、抗結核薬など)。● 薬剤アレルギー性(過敏性)肝障害では、アレルギー体質をもつ人に起こりやすく、肝障害を予測することは困難といわれます。薬剤の種類による発生頻度をみると、抗生物質、鎮痛・解熱薬、化学療法薬、麻酔薬、抗不整脈薬の順といわれます。● これには肝臓で作られた胆汁が腸に流れにくくなる胆汁うっ滞型があり、これは最も多いタイプで、薬剤としては抗生物質、抗精神薬(クロルプロマジンなど)、抗不整脈薬(アジマリンなど)などがあります。● 肝障害の程度によっては、症状がまったくないこともありますが、初発症状として全身のだるさや吐き気、食欲不振、腹痛などの不定の消化器症状を訴え、発熱、かゆみ、発疹、黄疸が半数以上に現われます。● 治療は使用中の薬剤をただちに中止します。黄疸を認める場合には、入院治療が必要です。

【健診医からコメント】肝臓は薬物処理にあたるので、肝臓自体が障害を受けることがあります。アレルギー体質の人やかつて薬剤性肝障害を起こしたことのある人は、医師や歯科医の治療を受ける場合には、必ず自分の体質のことや過去にどのような薬で肝臓を悪くしたことがあるかについて前もって申告する必要があります。薬剤の使用については、医師、歯科医の指示をきちんと守らなければなりません。

Q:385: 薬剤性腸炎ってどんな病気？
A:[担当科]:消化器科、消化管内科

【概要】病気を治すべき薬剤が腸管に対して副作用を起こしてしまうことがあります。この場合、薬剤による直接的な腸管粘膜傷害と、菌交代現象が関連した間接的な腸炎の発症機序が推定されます。菌交代現象(菌交代症)というのは、薬剤の使用等で生体における腸管内正常菌叢(普段みられる、いろんな種類の細菌の集まり)の減少などにより通常では存在しないあるいは少数しか存在しない菌が異常に増殖を起こし、正常菌叢が減弱し乱れる現象です(☞別項参照

Q：089）。● 薬剤の副作用として発生する腸管の病変を薬剤起因性腸炎といいます。薬剤の種類にもよりますが、病変は大腸だけでなく、小腸の内視鏡観察が普及するにつれ、小腸にも病変をきたすことが知られています。● 抗がん剤、抗菌薬、非ステロイド性抗炎症薬（エヌセイズ：NSAIDs、鎮痛・解熱薬で多種類あります）が原因となる場合が多いですが、最近、プロトンポンプ阻害薬（消化性潰瘍治療薬、PPI：胃酸抑制薬）やNSAIDsによる結合組織の一種の膠原線維束（コラーゲン）肥厚を特徴とする薬剤性大腸炎（collagenous colitis：膠原線維性大腸炎：下痢が特徴）の報告例が増加しています。また、山梔子（クチナシ：生薬で消炎、止血、解熱作用）を含んだ漢方製剤の長期使用により、腸間膜静脈硬化症を発症することがあることも知られています。● 頻度の高い病気で、偽膜性腸炎といわれるものがあります。大腸の内壁（粘膜）に小さい黄白色の円形の膜（偽膜）がみられる病気で、原因は、抗生剤（とくにセフェム系やリンコマイシン系）の服用により菌交代症が起こり、クロストリジウム・ディフィシルという菌がはびこり、毒素を出して大腸粘膜の循環障害を引き起こすものです（下痢、腹痛など）。● 出血性腸炎というのがあります。どうして起こるかはわかっていませんが、ペニシリン系抗生剤が何らかのアレルギー反応を引き起こし、大腸の血流を障害して粘膜にびらん（ただれ）を生じ、出血すると考えられています。● いろいろの症状がありますが、偽膜性腸炎は、他の病気で治療中の高齢者に多くみられ、抗生剤投与5～10日後に発生する水のような下痢が主な症状です。そのほか下腹部の鈍痛、腹部膨満感、38℃前後の発熱を伴います。出血性腸炎は比較的健康な若者に多く、風邪などの治療でペニシリン系抗生剤を投与した3～4日後に、突然の激しい腹痛と真っ赤な血性下痢（トマトジュース様）がみられます。● 診断には症状からの判断と多くは内視鏡検査が行われます。腹痛その他の症状には通常は対症療法となります。ほとんどの例が抗生物質の中止と輸液などの対症療法で改善します。まず原因薬剤の中止が重要になります。

【健診医からコメント】抗生物質、その他の薬剤の使用頻度が高いことから、薬剤性腸炎はしばしばみられる病気です。いろいろの薬が関係する可能性がありますので、民間薬などには注意が必要ですし、健康食品と称するものや一般用医薬品の可能性も念頭におく必要があるといわれます。

Q：386：薬剤性肺障害ってどんな病気？
A：［担当科］：呼吸器科、アレルギー科

【概要】薬剤性肺障害とは、薬剤を投与中に起きた呼吸器系の障害のなかで、薬剤と関連するものをいいます。すべての薬剤は肺障害を起こす可能性があり、医療機関から投与される薬剤に限らず、医薬品のほか、栄養食品、サプリメント、民間療法薬などいろいろのものが含まれます。その中から、身近な薬剤性肺炎について述べます。◉ 薬剤性肺炎は大きく分けて、抗がん剤などで発症する肺の細胞を痛めるような（細胞傷害性）ものと個人差のある免疫学的機序（アレルギー）で発症する場合があります。多種類の薬剤の中で、薬剤性肺炎に関連すると思われる薬剤肺傷害を記載している品目が50％近くに及び、また抗腫瘍薬では50％強に上るといわれます。◉ 発症の原因は免疫学的機序（抗原抗体反応）だけでなく、最近では直接免疫反応に作用するもの、抗不整脈薬のアミオダロン（アンカロン）のような脂質の代謝に影響する薬剤やインターフェロン（IFN）、白血球を増やしてくれる薬（顆粒球コロニー刺激因子：G-CSF）などによるサイトカイン療法、さらに、分子標的治療薬であるゲフィチニブによる薬剤性肺障害なども報告されています。◉ サイトカインとは、悪い細胞に特異的に戦いを挑む免疫細胞が産生するタンパク質のことで、免疫細胞同士の情報伝達に役立つ「インターフェロン（IFN）」や「インターロイキン-6（IL-6）」といわれるものです。分子標的治療薬というのはある特定の悪さ（がんなど）の根源となる分子を標的（ターゲット）として、その機能を制御することにより治療する薬です。◉ 薬剤性肺炎は一つの薬剤だけで起こるとは

かぎりません。時には複数の薬剤の相互作用によって発症しやすくなることがわかってきているといわれます。たとえば、C型慢性肝炎の治療に使われるインターフェロンと漢方薬の小柴胡湯（しょうさいことう）や、G-CSF（白血球を増やしてくれる顆粒球コロニー刺激因子）と抗がん剤などの併用で間質性肺炎（かんしつせいはいえん）（☞別項参照Q：058）が発症することがあります。● 自覚症状としては、呼吸困難、乾性咳嗽（かんせいそう）（からせき）、発熱などが多くみられます。また膿性痰（うみのようなたん）で始まった最初の細菌性肺炎（さいきんせいはいえん）が治り、この治療のために使った抗菌薬で薬剤性肺炎が発症してきた場合には、全身状態が細菌性肺炎に比べて比較的軽かったり、原因となった薬剤を服薬し始めた後に病気が起こり、皮疹や肝障害が認められることがあります。● 確実な診断法はないといわれますが、薬剤服用の事実や諸般の状況から判断されます。なお、薬剤リンパ球刺激テスト（薬剤によるリンパ球幼若化試験の反応）を見て診断されることもあります。● 基本的には、まず原因と考えられる薬剤を中止します。治療としては、多くはステロイド薬（副腎皮質ホルモン剤）の投与を行います。

【健診医からコメント】薬剤性肺障害には、まず医療者自身が十分に注意しなければならないことです。何かの病気で薬の投与を受けている場合に呼吸器症状があれば当座の主治医にいち早く相談すべきです。もちろん、呼吸器疾患もしくはアレルギーを専門とする科を受診するのもよいと思われます。その場合も使用している薬剤をきちんと申告しなければなりません。また原因となる薬剤には、健康食品や漢方薬も含まれますので、すべて主治医に報告しなければなりません。漢方薬は副作用がないと思い込んでいる方もありますので注意が必要です。

Q：387： 薬剤による精神障害ってどんな病気？
A：[担当科]：精神科

【概要】薬剤を用いることによって精神障害（せいしんしょうがい）をきたすことがあります。それは薬剤を使ったために起こる場合と、使っていた薬剤を減

量したり、中止したりすることによって起こる場合とがあります。増加する高齢者の医療では、いろいろの病気に対して、何種類もの薬剤を使う可能性が高く、薬剤による精神障害に注意しなければなりません。● 原因となる薬剤により不眠、不安・焦燥、抑うつ、アパシー（感情がわかなくなった状態；無感情）、情緒不安定、幻覚・妄想（実際にはないものをあると錯覚する・事実ではないことを本当であると確信する）、せん妄など出現する症状は多彩です。● 発症は、薬剤を使用し始めて間もなく症状が出てくる場合（急性発症）と、薬剤をしばらく使用したあとに発症する場合（続発性発症）とがあります。原則的には原因薬剤の中止や減量により症状は改善します。● 精神障害を引き起こす代表的な薬剤としては、強い炎症疾患などで使われる副腎皮質ステロイド薬、ウイルス性肝炎治療などに使われるインターフェロン、各種の向精神薬、循環器で使われるβ遮断薬、消化性潰瘍で使われるH_2受容体遮断薬や制吐薬（吐き気止め）などが原因になる可能性があります。● なお、ステロイドでは精神障害の出現頻度は2～6％とされ、症状は不眠、抑うつ（億劫さ、意欲減退）、躁状態、幻覚・妄想などの精神病症状の順に多くみられ、プレドニゾロン換算で40mg以上の高用量で出現しやすく女性のほうが多いといわれます。● もともとの向精神薬・中枢神経治療薬などを用いている場合には、離脱症状（薬を止めることにより症状が出る）のほか、常用量で起こる臨床用量依存（抜け出せなくなった状態）の可能性があり注意が必要であるといわれます。

【健診医からコメント】何らかの病気を治そうとして投与される薬剤が精神障害を起こすことがあるとすればたいへん問題です。著者は昔、ウイルス性慢性肝炎でインターフェロン治療中に病室から飛び降りを図った患者さんの事件に出合ったことがあります。通常の薬物の副作用も注意することが重要ですが、精神障害を引き起こすことも注目しておかなければなりません。もちろん、担当医が第一に配慮しなければなりませんが、薬剤治療中に自覚症状に異変を感じたら、主治医に即刻申告する必要があります。

Q:388: 薬疹ってどんな病気？

A:[担当科]: 皮膚科（口絵：Q：388参照）

【概要】 病気を治そうとして用いられる薬剤で、皮膚に吹き出物（発疹、薬疹）が出ることがあります。薬剤は時間とともに主に肝臓や腎臓で排泄されますが、薬疹は体内に摂取された薬剤やその代謝産物（薬剤が化学変化を受けて生成する物質）により引き起こされる皮膚や粘膜の発疹です。原因薬としては抗生物質や消炎鎮痛薬などの頻度が高く、体質等によりあらゆる皮疹型があります。● 発疹は通常はいろいろの病気で出るので、薬剤を用いていることが条件になります。基本的には、漢方薬やビタミンを含めたどのような薬剤でも起こりえますが、抗生剤、鎮痛薬、感冒薬、循環器用薬、てんかんなどで用いられる抗けいれん薬などで多く起こります。● 薬疹は、薬を内服、注射、点鼻、点眼などにより体内に摂取したあとに現れます。発疹は薬疹のタイプによって異なりますが、じんま疹型（☞別項参照Q：192）、固定薬疹型（同一の薬剤を用いるたびに同一部に類似の発疹が出る）、播種状紅斑型（広く赤インクをばらまいたようになる）、紅斑丘疹型（赤ぐろい盛り上がりがばらまかれたよう）、光線過敏型（日焼けしやすくなる）、湿疹型、紫斑型、多型滲出性紅斑型などがあります。● 非常に重いもの（重症型）として、眼や口などの粘膜に水ぶくれ（水疱）やびらん（ただれ）が現れるスティーブンス・ジョンソン症候群（SJS、指定難病）や、全身の皮膚がやけどのようにむけてしまう中毒性表皮融解壊死症（TEN）という指定難病の重い病気も含まれます（☞別項参照Q：389）。● 病気の起こり方はアレルギー性と非アレルギー性の仕組みがありますが、多くの場合はアレルギーによるものといわれます。アレルギーによる薬疹は、通常は初めて使用した薬剤では起こることはなく、1～3週間後に同じ薬剤を使って初めて症状が現れます。それが繰り返されるようになります。● 軽症の場合は薬剤の中止のみで軽快しますが、中等症ではステロイド薬の内服や外用治療が必要になります。重症の薬疹では入院のうえ、ステロイド薬の内服・点滴治療が必要

です。TENでは、しばしば敗血症、多臓器不全などにより死亡する場合があり、死亡率は20％〜40％といわれています。皮膚や粘膜の病変の範囲が広い場合、高齢者、コントロール不良の糖尿病、重症の循環器疾患や腎疾患を有している方では死亡率が上昇します。

【健診医からコメント】何らかの薬を飲んでいて38℃以上の高熱、口唇・口腔のびらん（ただれ）、眼の充血、皮膚の広範囲に紅斑（皮膚表面に発赤を伴った状態）が生じた場合には速やかに医師・薬剤師に相談する必要があります。すぐに薬剤を中止して、主治医や皮膚科専門医を受診しなければなりません。重症型薬疹では命にかかわることもあり、入院治療が必要になります。

Q:389: 薬物アレルギーってどんな病気？
A:[担当科]:皮膚科、内科

【概要】薬物そのもの、またはそれが体の中で変化を受けた物質（代謝物）などが原因となって、皮膚や粘膜あるいは全身に変化をもたらす場合をいいます。「薬疹」の項（☞別項参照Q:388）で述べていることと一部重複しますが、単なる皮膚変化から、生命にかかわる重症なものまであります。● 病気のかたちの現れ方は四つの仕組みに分けられていますが、体質や疲労などによる薬剤への閾値（変化を起こす最小の値）の変化（反応しにくい不耐症あるいは反応しやすくなる過敏症など）、防御を担当するリンパ球の反応性なども関係してきます。● 病気の出方は薬物またはその代謝物などが原因（抗原）となって、それに対して対抗物質（特異抗体）や感作（同じ抗原の再刺激に感じやすい状態になる）リンパ球が反応して出現してくる免疫反応の現れです。具体的にはペニシリンなどの抗菌薬や解熱鎮痛薬、抗けいれん薬などは二度目の使用で薬疹を起こしやすいものの代表です。また、高血圧や糖尿病の治療薬や検査に用いられる造影剤（画像検査でわかりやすくコントラストをつける物質）などが原因（抗原）になることが少なくありません。● 薬剤アレルギーでは、発熱などの全身症状、薬剤性貧血、肝障害、腎障害、腸

炎、間質性肺炎、皮膚症状(薬疹)などが出現します。このなかで特に重症で注意すべき疾患としてアナフィラキシー（☞別項参照Q：009）があり、発病の仕組みはⅠ型(即時型)です。● じん麻疹(☞別項参照Q：192)が主症状のことがあります。これもⅠ型(即時型)ですが、じん麻疹をきたす頻度の高い薬物として、リゾチーム塩酸塩(痰を出やすくする薬)、セファクロルやペニシリン、ミノサイクリンなどの抗菌薬、アスピリンなどがあります。● 重症なものでは、発熱とともに大きな赤い斑点が全身にみられるものや水ぶくれをつくるもの、さらにそれらの皮膚症状に加えて結膜や唇などの粘膜に症状を伴うもの(SJS)、皮膚の広い部分がびらんになるもの(TEN)などがあります(☞別項参照Q：388)。● 症状が軽い場合は疑われる薬剤を中止するだけで、回復します。重症な場合は、入院のうえ副腎皮質ステロイド薬の点滴が必要になります。またアナフィラキシーショックは緊急対応が必要となります。

【健診医からコメント】薬疹が疑われたら薬剤を中止し、処方医に報告します。漢方薬、ビタミン剤、胃薬などは安全と考えられがちですが、これらによる薬疹も時にみられます。薬を服用してすぐに症状が出るとはかぎりませんので、自分で安心と思い込むのは危険です。自分に合わない薬をしっかり覚えておき、原因薬剤名の書かれたアレルギーカード(カード型指導箋、医院で発行)を携帯することも大切です。

Q：390：薬物依存ってどんなもの？
A：[担当科]：精神科

【概要】薬物のなかには人間そのものといってもよいヒトの中枢神経系に深く結び付いて影響を与えるものがあります。その深い結びつきにより、さまざまな社会的、心理的、医学的弊害が生じることになりますが、それにもかかわらず、薬物使用がやめられず、続く状態が薬物依存です。● 近年、わが国の薬物関連障害患者が乱用している薬物としては、覚せい剤が最も多く、次いでいわゆる「危

険ドラッグ」や睡眠薬・抗不安薬という順になっています。◉ 薬剤依存かどうかの判断は、薬物を使用し始めてから、その量、使用頻度が明らかに増えている、そのために何らかの社会的、心理的、医学的によくないことが生じている、さらにそうした薬物を止めることや減らすことに失敗しているということが根拠になります。◉ 現在のところ、日本で流行している乱用薬物は覚せい剤（メタンフェタミン）、大麻、有機溶剤（シンナー、トルエンなど）が主なものですが、最近ではベンゾジアゼピン系の向精神薬（睡眠薬）も多くなっているといわれます。薬物依存の本質は、体の痛み、心の痛みに耐えきれずに、それを乗り越えようとする自己治療の努力がそのきっかけとなるといわれます。◉ 何とかして薬物を入手し「薬物中心の生活」をしている薬物依存者は、同時に周囲にいる家族にも依存しないと、一人ではその生活が成り立たず、家族を不安に陥れては、自分の薬物依存の生活を支えるように仕向ける傾向があるといわれます（「ケア引き出し行動」）。したがって治療を考える際には、リハビリ施設や家族そのものの支援が必要になることになります。◉ 薬物依存でみられる症状としては、乱用時の急性中毒症状、薬物にとりこになっている証拠である薬物を何とかして手に入れようとする行動（薬物探索行動）と他人を脅かしてまで薬物を使おうとする行動、各薬物に特有な離脱症状（禁断症状）、さらに薬物の慢性使用による身体障害と精神障害の症状がみられるといわれます。◉ その結果として、薬剤欲しさのあまり、同時に複数の医療機関を受診する（ドクターショッピング）のがみられたり、有機溶剤や覚せい剤の依存では、多額の借金をしたり、万引き・恐喝・売春・薬物密売などの事件を起こすこともしばしばあるといわれます。◉ 治療は非常に難しく、現在、薬物依存専門医療機関や、各都道府県政令指定市に設置された精神保健福祉センターの一部において、認知行動療法的内容をもつワークブックを用いた治療プログラムが実施されるようになっています。認知行動療法というのは、認知（判断や解釈に訴える）に働きかけて気持ちを楽にする精神療法（心理療

法)の一種です。認知というのは、ものの受け取り方や考え方という意味です。● また、民間リハビリ施設や自助グループがあり、そこで家族自身が薬物依存者に対し適切なかかわり方を身に着ける必要があり、精神保健福祉センターの家族教室、あるいは全国の薬物依存者家族会、薬物依存者家族の自助グループである「ナラノン」があります。● 医療者自身も薬物依存になりやすい薬剤の投与には十分注意しなければなりませんし、ことに身近な睡眠薬など、依存になりにくい薬剤の開発も行われてきています。

【健診医からコメント】依存者の「薬物中心の生活」に巻き込まれて、際限なく依存者の生活を丸抱えで支えている家族もいるといわれます。尻ぬぐいや転ばぬ先の杖を出しているかぎり、家族の努力は決して報われることはないといわれます。そのあたりを家族ともども理解しておく必要があります。また、日常睡眠薬はよく使われますが、睡眠薬にはベンゾジアゼピン系睡眠薬が大半を占め、どれもある程度依存性があります。副作用の少ない、非ベンゾジアゼピン系睡眠薬もあります。近年、主に用いられている睡眠薬の多くは、安全性が高く、危険なものではありませんが、自らも睡眠薬の意味を理解し、主治医とよく相談してこうした薬剤を用いる必要があります。

Q：391：腰痛症ってどんな病気？
A：[担当科]：整形外科

【概要】腰痛症は症状名であり、「いわゆる腰痛症」ともいわれ、下肢の痛みやしびれ、感覚障害、麻痺など（神経症状・障害）を伴わず、明らかな原因となる疾患や病んでいる場所を指摘できないような腰痛を総称する言葉です。一般的に「ぎっくり腰」と呼ばれる急性腰痛症と、痛みは軽いものの強くなったり楽になったりを繰り返す「慢性腰痛症」があります。また亜急性腰痛（発症からの期間が4週間以上、3ヶ月未満）と呼ばれるものもあります。● 腰痛は、触ることのできる肋骨の一番下と臀溝（左右のお尻の下部弯状に走る線状

部分：お尻のくびれ）の間くらいの範囲で、急性腰痛（発症からの期間が4週間未満）と慢性腰痛（発症からの期間が3ヶ月以上）とがあり、これといった原因が指摘できないもの（非特異的疼痛）と定義されています。◉ 腰痛に関してはそのメカニズムはよくわかっていないところもあり、非特異的腰痛といわれるわけですが、急性腰痛症は不意の動作、とくにひねり動作で急に起きることが多く、慢性的な腰痛症は日常生活での不良姿勢による腰の筋肉の疲労などが原因と考えられています。腰椎周囲の筋力が弱く、適切な姿勢が保持できなかったり、腰椎周囲の筋肉に過度の負担がかかったりすることが腰痛の原因になるといわれています。◉ この非特異的腰痛といわれるように、原因となる病理解剖学的診断が困難である腰痛の総称ですが、その多くは椎間板、椎間関節、体幹筋など脊柱構成体の変性・老化（退行性病変）に基づくものといわれています。腰痛の原因となる疾患は多種多様あるので、それらから非特異的腰痛を区別する必要があり、一度は専門医の診断を受けておくことが大切です。◉ 専門医を受診すると、問診と診察所見を中心に、X線検査などの画像診断による除外診断になります。ほかに特定すべき疾患がないことを確認し、内臓疾患を含むほかの重大な病気を見逃さないようにして腰痛症という診断がなされます。◉ 急性腰痛の場合、安静保持が必要となりますが、長期間に及ぶ安静保持は、筋力・体力の低下をはじめとしてかえってマイナスになることが大きいといわれます（廃用症候群；過度、長期間の安静は体をダメにしてしまう）。「絶対安静」は2日以内と限定し、可能な限り痛みに応じた運動回復をするようにし、それ以上の絶対安静はむしろ不要といわれます。また予防も大切です。重いものを持ち上げる際は、不用意に持ち上げず、構えるようにして、ものまでの距離を短くし、腰背部の筋肉にかかる負担を小さくすることです。◉ 慢性腰痛に対する薬物治療はあくまで運動療法の補助的治療と考えるべきです。関係する腰部の筋力を増強することが重要です。そのため腰痛体操が勧められています。◉ 腰痛体操は、まず①背筋力強化運動で、＊椅子に

掛け、＊背中全体でゆっくりと壁をできるだけ強く押します。朝昼晩、各5〜10回。②腹筋力強化運動で、＊背中をつけたまま、＊片足を上げて10秒保ち、腹筋と脚の筋肉を鍛えます。朝昼晩、左右交互に各5〜10回。③ストレッチングで、＊片膝を抱え込み、＊できるだけ胸に近づけて左右10秒保つ。④ストレッチングで、＊うつぶせに寝た状態から両肘をつき、反る様にして、＊その姿勢を30秒保つ（毎日10秒ずつ増やし、3〜5分保つことを目標とします）。なお、いわゆる「腰痛体操」はいろいろの方法があり、インターネットを参考にされるとよいと思います。

【健診医からコメント】健診の現場で腰痛を訴える方は実に多数おり、大部分は非特異的腰痛、「いわゆる腰痛症」であり、大事に至らずよくなったり、悪くなったりを繰り返します。頑固な腰痛が続くときには一度は整形外科で原因となる疾患の有無を調べてもらうことが大切です。その結果いわゆる腰痛症となれば上記のように自助努力で、腰に望ましくないような急激な動作を回避したり、日常、腰痛体操とか、全身の筋肉を強化するようなトレーニングが有効です。

Q：392：腰椎椎間板ヘルニアってどんな病気？
A：[担当科]：整形外科

【概要】脊柱はすべからく椎骨の間に座布団様のクッション（椎間板）があります。椎間板ヘルニアはその椎間板を構成する丈夫な線維性の組織が外力により破れてしまい、なかにあるクッションの本体である髄核（ゲル状の組織。周囲はコラーゲンを豊富に含む線維輪で取り囲まれている）が脱出して神経組織を圧迫する状態です。とくに腰椎（5個からなります）には一番外力がかかり、傷みやすい場所です。● 有病率は人口の約1％とされ、頻度の高い病気です。好発年齢は20〜40代で比較的若い人に多い病気です。発症すると腰や臀部（おしり）が痛み、下肢にしびれや痛みが放散したり、足に力が入りにくくなったりします。背骨が横に曲がり（疼痛性側弯）、

動きにくくなり、重いものをもったりすると痛みがつよくなることがあります。しびれは傷めた方のお尻から下肢外側方にひびきます。
◉ 椎間板が不自然な作業姿勢や加齢などにより変性し断裂して起こります。悪い姿勢での動作や作業、喫煙などでヘルニアが起こりやすくなることが知られています。下肢伸展挙上試験（膝を伸ばしたまま下肢を挙上し坐骨神経痛が出現する）や下肢の感覚が鈍いかどうか、足の力が弱くなっていないか等で診断します。なお、坐骨神経痛は症状名であり、お尻から下肢までの疼痛で、腰椎椎間板ヘルニアで起こりやすい症状です。◉ 診断は症状のほか、X線撮影、MRIなどで検査を行い確定されます。ただし、MRI画像で椎間板が突出していても、症状が無ければ多くの場合問題はないといわれます。さらに詳しい検査もあります。◉ 通常、保存療法を行います。急性期にはベッド上安静をはかったり、コルセットによる安静を行います。薬物療法としては、消炎鎮痛薬や筋緊張弛緩薬などが疼痛軽減に有効とされます。さらに疼痛が激しい場合は、硬膜外ブロックや神経根ブロックなどのブロック療法（疼痛部位から上行する知覚神経の神経節に局所麻酔薬やアルコールを注入）で痛みを除去します。ほとんどの場合、3ヶ月以内の保存療法で軽快します。進行性の麻痺症状がある場合など、保存的治療で改善しない場合は手術療法になります。同時に脊椎固定術を追加することもあります。◉ 予防としては、痛みが強い時期には安静を心がけ、コルセットをつけたりします。また、腰を温めるのも良いといわれます。痛みが軽くなれば、牽引を行ったり運動療法を行うこともあります。

【健診医からコメント】頻度の高い病気で健診の場でもしばしばみられますが、それぞれいろいろの治療を行っているようです。整骨院を利用されている方も少なくありませんが、一度は整形外科専門医に診断してもらっておくことが重要です。日頃腰に負担がかかりすぎるような無理な作業の際にはあらかじめコルセット等で補助してやるとか、意識して足腰を鍛えるような配慮が必要です。

Ⅲ．Q&A

Q：393：腰椎変形性脊椎症ってどんな病気？
A：[担当科]：整形外科

【概要】脊椎が加齢などによる萎縮とか変性といった退行性変化といわれるマイナス方向への弱体化、すなわち椎間板（椎骨と椎骨の間の座布団様クッション）が衰えて薄っぺらになり背が縮み、骨の一部がトゲのよう（棘状）に突出して椎間板を傷つけてしまうとか、椎間関節が厚ぼったく変形するとか、椎体のすべりや猫背のように後側弯変形（腰が曲がる）などの変化を起こすことによりいろいろの障害（疼痛など）が出てくる状態です。● こうした状態は腰椎のほか頸椎にも起こりやすく、腰椎に起こったものが変形性腰椎症、頸椎に起こったものが変形性頸椎症です。特に脊柱管（椎骨に開いた椎孔といわれる神経の通り道）が狭窄し、馬尾神経根（脊髄終末で分岐した31対の脊髄神経根）が圧迫され、神経症状を示す病気のかたちが腰部脊柱管狭窄症です。● 休み休みしか歩けない間欠性跛行が出てきますが、閉塞性動脈硬化症（☞別項参照：Q；354）による下肢への血流不足による、同様の間欠性跛行と区別しなければなりません。脊柱管狭窄症（☞別項参照：Q；203）では腰を曲げると（腰椎前屈）症状が改善し、下肢の脈拍触知も良好です。動脈狭窄症では、脚の脈が触れにくくなり、足関節／上腕血圧比（ABI）を計測することで区別されます（脚の血圧が腕より低くなる）。● 狭窄症になる前の症状は、腰がだるい、重い、鈍く痛むなどの症状が中心ですが、下肢にしびれや冷感をおぼえることもあります。痛みは、腰から臀部（お尻）にかけての広い範囲に感じるようになります。● 保存的治療としては温熱療法があります。腰を温めると症状がやわらぎます。家庭でおふろに入るのも、立派な温熱療法です。ぬるめのお湯にゆっくり入るのが勧められています。腰痛体操も勧められます。腰の周囲の筋肉をきたえると、さらに効果的といわれます。● 痛みが強いときには、コルセットの使用を勧められることがあります。コルセットをつけると、痛みがやわらぎ楽になりますが、つけっぱなしにしていると、筋肉が弱ってしまいます。痛みが強い

ときにだけ使うのがよいでしょう。◉ なお、変形性頸椎症では通常、肩こりや頸部の運動痛が最も多い症状で、背部痛も比較的多くみられます。長時間の同一姿勢や作業後にひどくなったりするので、適宜体勢を変えます。

【健康医からコメント】健診の場で、腰痛症(や)を病む方はたいへん多くみられます。時には診察のための寝起きさえ困難な方がいます。脚の不調、腰痛を病む方は一度整形外科で専門的に診てもらうべきです。いわゆる整骨院を選ばれる方もあり、小康を得ている方もあるにはあります。それぞれいろいろ工夫しているようですが、間欠性(かんけつせい)跛行(はこう)をきたすような場合には、手術療法に踏み切る方が多いようです。

Q:394: よく噛むと何がいいの？
A:[担当科]:健康管理科、歯科

【概要】体調不良や病気により食欲不振ということもありますが、通常は食べることは楽しみであり生きがいでもあります。何よりもむしろ本能です。したがってヒトは夢中で食べてしまうのが自然の姿といえましょう。しかし、健康管理を考えた場合、日常の食べ方にルールがあるべきです。◉ 健診の場では肥満症(ひまんしょう)(☞別項参照Q:334)の方の多くは早食いです。よく噛(か)まないで食物を飲み込んでしまうわけです。一気に胃に入った食物は、余分であっても胃腸はよく消化し吸収します。かくして必要以上のエネルギーは脂肪に変換され、蓄積されることになり肥満が形成されます。余分な脂肪はいろいろと悪さをします(☞別項参照Q:378)。◉ よく噛み、ゆっくり食べれば、食べたものが順繰りに吸収され、まもなく血糖が上がります。そうすると、食欲中枢にブレーキがかかり、満腹感が出てきます。早食いの人はそのブレーキがかかる前に食物を胃の中に入れてしまうことになり、脂肪となって貯金されてしまいます。◉ したがってよく噛んで食べることが重要になります。よく噛むことの効用はたくさんあることが知られています。◉ 唾液の中には粘膜

を覆って保護するムチン（ネバネバした粘液の主成分）や消化酵素であるアミラーゼ、炎症をおさえるリゾチーム、制菌作用のあるラクトフェリン、免疫作用に関係するIgA抗体（外敵、抗原に結び付く）といったものが含まれます。◉ ゆっくりよく噛んでいるうちに唾液ホルモンの一つである上皮成長因子（EGF）という体に良いホルモンが増えます。このホルモンには皮膚を若々しくする作用があり、それ以外にも血管・粘膜・臓器などあらゆる細胞の増殖に関係することが知られています。◉ また、口から入る食べ物はすべて異物であり、いわば有害物質です。この"危険"な食べ物をいつでも自分の味方にする方法が、よく噛むことだといわれます。噛むことが、消化・吸収をしてくれる「胃腸の働き」を守ることになります。しっかり噛むことにより、タンパク質の抗原性（アレルギーなどの原因になること）を無くすための「消化」が行われるといわれます。◉ 噛むことで、脳内の知能に関係する「海馬（大脳の一部で記憶や空間を認識する空間学習能力にかかわる）」、統合的な働きをする「前頭前野」、あるいは情報を統合させる「連合野」といったところが活性化されるといわれます。つまり噛むことが認知症予防になることが期待されています。

【健診医からコメント】よく噛むことの効用は大変大きいものがあります。噛むこと自体の効用、肥満の予防、ひいては生活習慣病の予防になります。肥満の方々は自分でも「痩せないといけない」とは思っているのが普通です。適度なところで食べるのを止めようとしてもなかなか実行できません。30回噛むことが勧められていますが、私は健診の場で肥満者、肥満の糖尿病持ちの方々にはとくに、『25回ないし30回噛んでから食物を飲み込むように』、と何度も繰り返しお話ししています。認知症予防にも期待されることです。

Q：395：**卵巣癌ってどんな病気？**
A：[担当科]：婦人科
【概要】卵巣は子宮の左右に一つずつあり、通常は2〜3cmぐらいの

大きさのソラマメ状で白色の臓器です。重要な女性生殖器の一つで、卵子を作ります。卵巣には沢山の種類の腫瘍があり（卵巣腫瘍）大きいものでは直径30cmを超えることもあります。その性質は良性腫瘍、良悪性どちらともいえない境界悪性腫瘍、悪性腫瘍に分けられます。● 卵巣癌は生活習慣の欧米化で増えている癌の代表ですが、これにはさまざまあり、表層上皮から出るものとしては漿液性腺癌、粘液性腺癌、類内膜腺癌、明細胞腺癌が代表的な癌で、多くは50歳台に最も多くみられます。粘液性腺癌は若年者に発生することもあります。卵子のもととなる胚細胞性のものでは未分化胚細胞腫、卵黄囊腫瘍、胎児性癌といわれるものが代表的で、ほとんどが35歳までの若い女性にみられます。ホルモンを産生する腫瘍としては顆粒膜細胞腫といわれるものが代表的で10代までの若年に発生する型と高齢者に発生するタイプがあります。また卵巣癌は胃癌などからの転移で起こることもあり、クルケンベルグ腫瘍といわれます（転移性腫瘍）。● 卵巣癌は初期には症状が少なく、進行してはじめて診断されることが少なくありません。統計的には腹部膨満（おなかが張る）、腹痛、胃腸障害、頻尿（尿が近い）、体重減少などが多い症状ですが、いずれも卵巣癌に特異的な症状ではありません。● 卵巣癌の場合、腹腔内の臓器に癌細胞が散らばっていく播種という転移が中心になります。おなかの中に癌が広がることでおなかに水がたまって腹部全体が張ってくる、胸にまで癌が広がることで胸に水がたまって（胸水）息切れがするといった症状が出て初めて異常に気づくことも少なくありません。● 近親者に卵巣癌にかかった人がいる場合は、いない人に比べて発症の確率が高いといわれ、家族性腫瘍として、乳癌と同じく、遺伝子の変異が知られています（遺伝性乳癌卵巣癌）。● 発見されるときは進行癌であることが多いため、手術治療はできにくく、通常は化学療法を選ぶしかない状態です。卵巣癌と原発性腹膜癌および卵管癌はかつて別な病気として扱われてきましたが、こんにちではミューラー管（胎児のときにだけある管で、卵管、子宮、膣などの女性生殖器の一部のもとになる）

由来の癌としてまとめて扱う傾向にあります。卵巣癌はこれらの癌とともに治療においては、多くは化学療法（パクリタキセル、カルボプラチンなどの抗がん剤）が適応となるといった、厳しい癌の一つです。● 子宮がん検診は子宮頸癌を目的としていますが、しばしば経膣超音波検査が行われ、これで卵巣癌が早期に見つかることがあり、その際は手術で治癒します。また出産歴がない場合に卵巣癌の発生リスクが高まることが指摘されています。

【健診医からコメント】家族性などのリスク要因があれば注意が必要ですし、かかりつけ医の指示に従いリスクを回避することが大切です。ほかに可能性のあるリスク要因として、肥満、食事、排卵誘発剤の使用、10年以上にわたるホルモン補充療法があげられています。生活習慣に根差すほかの病気を含め、生活習慣の改善を図るべきです。環境因子については動物性脂肪の多量の摂取や喫煙があげられています。また婦人科子宮がん検診は励行すべきです。さらに下腹部痛、不正出血、おりものの増加、腹部膨満感など、普段とは異なる症状を感じた場合には、早期に婦人科を受診すべきです。卵巣には頻度の高い病気として、ほかに卵巣嚢腫があります。

Q：396：リウマチ性多発筋痛症ってどんな病気？
A：[担当科]：膠原病科、神経内科

【概要】リウマチ性と呼ばれますが、関節リウマチとは異なる病気です。両側性の四肢の特に付け根部分がこわばり、力を入れようとすると痛みをともないます。寝ていて布団にさえも圧迫されるような感じが出て、寝返りもつらくなります。50歳以上の特に女性に多くみられる疾患で、原因は不明です。● 2012年に改訂された欧米の分類基準では、①45分以上の朝のこわばり、②リウマトイド因子や抗CCP抗体（ともに関節リウマチの検査）が陰性、③臀部（お尻）の痛みや動きが制限される、④他の関節病変がない、のうち①、②を各2点、③、④を各1点として、4点以上を本症としています。● 前触れとなるようなものは特になく、からだの中心に近い部分（躯幹）、

すなわち肩から上腕、頸、臀部から大腿（太もも）などの筋肉の痛みやこわばりから始まり、それが2週間以上続くのが特徴です。この疾患であることを示す特別な検査はなく、炎症反応（CRPや血沈）のみが陽性を示します。● こうした筋肉の症状以外では、発熱（多くは37℃台の微熱）、全身のだるさ、体重減少などの全身症状と、関節の痛みを伴います。症状は、急に始まることが多いのですが、治療しないとそのまま続くため、数ヶ月にわたって徐々に進んだようにみえます。● 現在のところ、真の原因は分かっていませんが、20％前後の患者さんには側頭動脈炎（こめかみのあたりの動脈が赤く腫れて浮き上がり、頭痛を伴う）という膠原病疾患を合併することが知られていますが、その頻度は欧米に比べて日本では少ないといわれます。● 治療は比較的少量の副腎ステロイドホルモンが劇的に効きます。1日10〜20mgほどからはじめ少しずつ減らし（漸減療法）ますが、1年以上のステロイド治療が必要な例が多いといわれます。側頭動脈炎合併例ではステロイドの量は増えます。他の場合と同様、ステロイドの使用にあたっては副作用（☞別項参照Q：196）に注意します。

【健診医からコメント】筋肉痛から始まります。正しく診断されればコントロールが可能な病気なので、この病気が疑われたら、なるべく早くリウマチ専門医の診察を受けることが最も大切です。ステロイドで急速に症状が改善しても自己判断でステロイドを増減しないことが大切です。また肩や臀部のこわばりなどの症状が再燃したり頭痛や視力障害、下顎跛行（顎が疲れてなかなか噛めない）などの出現は側頭動脈炎の徴候なので、早めに神経内科あるいは脳外科の専門医の診察を受けるべきです。

Q：397：緑内障ってどんな病気？
A：[担当科]：眼科
【概要】昔は「あおそこひ」と呼ばれ、失明に至ることがある恐ろしい病気です。眼のなかを保護している眼房水の圧力異常で、視神経、

視力が傷害される病気です。この房水の圧力が眼圧です（眼を球形に保っています）。● 眼房水とは目の中の前房と後房を満たす液で、血管のない角膜、水晶体および硝子体に栄養を与えています。房水は毛様体および虹彩の血管からしみ出るリンパ液（浸出液）で、その大部分は毛様体静脈へ、一部は硝子体管を通って目の外へ流出します（シュレム管から排出）。● 緑内障はわが国における失明原因のトップを占め、40歳以上の有病率は推定5.0％といわれています。緑内障には、急性緑内障発作と呼ばれる急激な眼圧上昇に伴って発症し、急性期の治療が重要なタイプと、通常みられる原発開放隅角緑内障といわれる慢性疾患で長期的な管理が必要なタイプがあります。隅角とは角膜と虹彩の間の房水の流出路です。● 原発閉塞隅角緑内障（房水の出口である隅角が狭くなる緑内障）は隅角が閉塞して房水の流出が障害され眼圧が上昇し、急速に発症すると、劇的で著しい眼圧上昇をきたすことがあり、眼痛、頭痛、吐き気などの激しい自覚症状が出現します（急性緑内障発作）。● 眼圧の正常値は10〜20mmHg（ミリメートル水銀柱）で、20mmHgを超えると高眼圧といいます。眼圧が高くなるのは、何らかの原因で房水の産生と排出がアンバランスになるためです。緑内障の視神経の異常（視神経乳頭陥凹）では、上がった眼圧のため視神経がつぶされた状態になります（☞別項参照Q：147）。高眼圧の緑内障では、圧力により視神経が萎縮するとともに、視野がだんだん欠けて、失明に繋がります。● 緑内障の症状には、上記のように、急激に眼圧が上昇し眼の痛みや頭痛、吐き気など激しい症状を起こすもの（急性緑内障）と、ほとんど自覚症状がないまま病気が進行してしまうもの（慢性緑内障）があり、慢性の場合は健診などで眼圧をチェックして初めて診断されることが多くみられます。● また眼圧が正常でも、視神経が圧力に耐えられない場合に視神経に異常が起きるとされています。緑内障には多くの病型があり、とくに眼圧が正常範囲のタイプ（正常眼圧緑内障）が日本人に多いといわれます。したがって、緑内障の場合、正常値の20mmHg以下なら心配ないというわけでは

ありません。なお、眼圧以外にも緑内障の方にはいびきをかく人が多いともいわれ、睡眠時無呼吸症候群の人の割合が高いといわれます（☞別項参照Q：138）。● 近年、眼圧検査・隅角（ぐうかく）検査・視神経の検査・画像解析検査により早期発見が可能になっています。また、治療法は進歩し、かなりの患者さんで視野障害の進行を防ぐことができるようになってきたといわれます。しかし、発見されないことにはどうにもなりません。視神経損傷は治療を行っても元にもどらないので、早期に発見することが重要です。

【健診医からコメント】当初は症状がないため発見の機会を失う心配があります。健診で行う眼圧測定、眼底カメラ検査はこの病気の早期発見に有効です。眼の病気一般にいえることですが、普段両方の眼でものを見ていると（両眼視（りょうがんし））どちらか片方の目の異常に気付かないでいることがあります。時々はそれぞれ片方の眼でものを見る癖をつけておくと異常に気付きやすいといわれます。もしどちらかの眼でものの端の方が欠けている（視野欠損）ようなことがあれば、即刻、眼科を受診すべきです。

Q：398：老化はどうして？

A：[担当科]：老年科

【概要】老化（あるいは加齢）はなぜ起こるのでしょう。古来、関心の的であり、抗老化、アンチエイジング、不老長寿（ふろうちょうじゅ）といった策がいろいろと考えられ求められてきました。ヒトの老化では加齢とともに胸骨（きょうこつ）の後ろにあり免疫力を担う胸腺（きょうせん）の萎縮の他、さまざまな変化、機能低下がみられます。老年病といわれる骨粗鬆症（こつそしょうしょう）、動脈硬化性疾患、認知症（にんちしょう）などがでてきます。このような生理機能の低下が起き、生まれてから一定期間内に死に至る"寿命"が存在します。● 老化について今までにいろいろの説があります。およそ次のようなものです。＊プログラム説：細胞の老化は細胞が分裂できる限界数で決められているというものです。分裂できる限界数は動物により決められており、染色体の末端部分であるテロメア（末端小粒（まったんしょうりゅう））は老化

につれ短くなることからこの説を裏付けるものとされています。こ
れでいくとヒトの最大寿命は120年といわれます。＊突然変異説：
細胞分裂の際に少しずつ発生する突然変異が、徐々に蓄積されてい
き、遺伝情報の担い手であるDNAの修復がDNA損傷の発生に追
いつかなくなると老化(細胞老化)するとの考えです。＊活性酸素説：
代謝に伴い発生する活性酸素(反応性の高い酸素で生体に障害を与
える)により身体がダメージを受け、老化が発生するという説。＊
摂取カロリー説：低カロリーの摂食は多くの動物の平均寿命と最長
寿命を延ばすといわれています。この効果は酸化ストレス(活性酸
素による障害から回復しかねる状態)の減少が関与している可能性
があるとされますが、反対の意見もあります。＊糖化反応説：糖尿
病患者さんの平均寿命が短いことから出てきた説で、高血糖が生体
のタンパク質を糖と非酵素的に結び付けること(糖化反応)でタン
パク質本来の機能が損なわれることによってこの糖化タンパク質は
細胞を障害するというものです。＊疾患説：一つの病気(早老症)と
して捉える説です。◉ このように諸説がありますが、エイジングや
長寿の研究がいろいろの研究機関や大学で盛んに行われています。
慶應義塾大学医学部内科学の研究グループは、すでに動物実験で確
かめられている老化抑制物質、ニコチンアミド・モノヌクレオチド
(NMN)のヒトへの臨床治験に入っています(2016.7)。夢の抗加齢
薬が出現するかどうか期待されます。

【健診医からコメント】夢の長寿薬がこの世に出れば、それはそれで
いいことかもしれませんが、長寿であることはいろいろ問題も提起
します。社会的生活、労働環境、病気との闘い、介護、認知症、そし
て経済面など一緒に並行して考えていかなければなりません。問題
は健康で長生きすることです。つまり健康寿命の延長こそ、こんに
ち望まれることです。健診の場で診ていると、いわゆる適切な生活
習慣を維持し、長く働くことができ、自損的な病気で余分な医療費
を消費しないことが当面の関心事に思われます。

Q：399：ロコモティブ症候群ってどんなもの？
A：[担当科]：整形外科

【概要】運動器のことをロコモティブ・オルガン（運動に関係した臓器）といいます。身体運動にかかわる骨、筋肉、関節、神経などをまとめていう言葉ですが、運動器はそれぞれが連携して働いており、どの一つが悪くても身体はうまく動けません。また、複数の運動器が同時に障害を受けることもあります。高齢になることで筋力や精神面が衰え（フレイル）、筋肉量は低下し、筋力または身体能力が低下します（サルコペニア）。● ロコモティブ症候群（ロコモ）とは、運動器の衰え・障害（加齢や生活習慣が原因）によって、要介護になるリスクが高まる状態のことです。日本整形外科学会が2007年に提唱したものです。ロコモは能動的な意味合いをもつ言葉で、「運動器」は広く「人の健康の根幹である」という考えを背景とし、「年齢」に否定的なイメージを持ち込まないことが必要と考えられ、選ばれたものといわれます。● 運動器自体の疾患（筋骨格運動器系疾患）としては、加齢に伴う、さまざまな運動器疾患があります。たとえば変形性関節症、骨粗鬆症に伴う円背、易骨折性（骨折しやすくなる）、変形性脊椎症、脊柱管狭窄症などです。あるいは関節リウマチなどでは、痛み、関節可動域の制限、筋力低下、麻痺、骨折、痙性（筋の反射が不自然に強まる）などにより、バランス能力、体力、移動能力の低下をきたします。● さらに加齢により、持久力低下、反応時間延長、運動速度の低下、巧緻性低下（細やかな動作ができなくなる）、深部感覚低下（位置覚、運動覚、抵抗覚、重量覚などが鈍ってくる）などがあげられます。そして容易に転倒しやすくなります。● メタボがそうであるように、ロコモは国民病といわれます。変形性関節症と、骨粗鬆症に限っても、推計患者さん数は4,700万人（男性2,100万人、女性2,600万人）とされています。そして、ロコモは、「ねたきり」や「要介護」の主要な原因となっています。さらに「メタボ」や「認知症」と並び、「健康寿命の短縮」、「ねたきりや要介護状態」の3大要因の一つになっています。● 要介護の人数は年々

増加しており、2013年の総数で569万人余りであり、要介護になる理由は脳卒中（17.2％）、老衰（13.9％）、認知症（16.4％）、骨折・転倒（12.2％）、関節疾患（11.0％）などであり、ロコモ関係で23％あまりになっています。● ロコモはいわゆる「要介護状態(ようかいごじょうたい)」であり、廃用症候群(はいようしょうこうぐん)（安静状態が長期に渡って続く事によって起こる、さまざまな心身の機能低下等）や、寝たきりなどの健康寿命の短縮につながります。● ロコモをできるだけ回避するにはどうしたらよいでしょう。これらの健康寿命の延伸、生活機能低下の防止には、予防・早期発見・早期治療が重要です。メタボと共通するところが多く、メタボとロコモの回避には適切な生活習慣の維持が特に重要に思われます。● ロコモ予防にいろいろのトレーニングが行われています（ロコトレ）。身近には、自分で容易にできるウォーキングでもラジオ体操でもよいと思われます。

【健診医からコメント】こんにち、若いうちからロコモについて一人ひとりが自覚して、一生かけて体を動かすことを習慣とする必要があります。特別なことと考えすぎないで、メタボと同様日々の生活習慣を見直すことから始めるべきです。バランスのとれた食事、適正なBMI、身近な運動（ラジオ体操やウォーキングなど）、定期的な検診（健診）、禁煙そして節酒を心掛けることです。仮にロコモ的な不調があったとしても、『どうせ歳だから』、とすぐ加齢のせいにせず、必要に応じて早期に整形外科専門医の診察、指導を受けるようにすべきです。

Q:400: 笑えば体にいいの？

A:［担当科］:健康管理科

【概要】昔から「笑う門には福来る」とか「笑いは百薬の長」などといわれたりします。「笑い」が心や体に良いということは常識的にも理解でき、気分のいいことですが、いろいろの効用が医学的にも実証されつつあり、最近では病気の予防や治療においても注目を浴びています。例えば「笑い」がNK細胞(さいぼう)を活性化して体の免疫力をアッ

プするということなどです。◉ まず、NK細胞（ナチュラルキラー細胞）というのは、自然免疫（ヒトが生まれつきもっている免疫系）の中心的役割として働く細胞 傷害性リンパ球（不都合な細胞を攻撃してくれるリンパ球；細胞性免疫）の1種であり、特に腫瘍細胞（癌細胞）やウイルス感染細胞を排除するのに重要とされています。生まれつき（natural）の細胞傷害性細胞（killer cell）という意味で名付けられた言葉です。◉ また「笑い」は脳の働きを活性化し、血行促進、自律神経のバランスが整えられ、血行が良くなり、筋力をアップ（内臓の体操ともいわれます）し、幸福感と鎮痛作用（エンドルフィン）を示すといわれます。それは、麻薬様の作用を示すエンドルフィンという脳内で機能する神経伝達物質を産生するからです。内在性麻薬様物質（オピオイドといわれます）であり、モルヒネ（アヘンアルカロイド、強力な鎮痛剤）同様の作用を示します。脳内に分布し、内在性鎮痛系にかかわり、また多幸感をもたらします。◉ 同様にドーパミンやセロトニンといったホルモンも出ることが知られています。パーキンソン病（☞別項参照Q：326）では神経伝達物質であるドーパミンが不足しているため症状が現れます。ドーパミンはやる気やモチベーション維持に欠かせないといわれます。ドーパミンが多量に分泌されると、ストレスホルモンである「コルチゾール」の分泌が抑えられ、ストレスや鬱っぽさから開放されます。◉ セロトニンとは、心を平安な状態にし、心地よさや穏やかさを生み出してくれるホルモンです。セロトニンが分泌されているとストレスから解放され、一方セロトニンが不足していると睡眠障害をもたらすといわれます。◉ アレルギー（アトピー）を改善させるということがいわれています。アレルギーの原因は体内のIgE抗体による作用だといわれていますが、笑うことでこのIgE抗体が減少することが突き止められています。IgE抗体はアレルギー体質の人に多く存在しますが、笑いはこれを低下させるというわけです。◉ そのほか、心臓病の予防（笑うことで心拍数、血圧の上昇が抑えられる）に効果があるとか、糖尿病やリウマチの治療にも効果がある（笑いで血糖

値の上昇が抑えられたり、炎症や免疫疾患の発症に関与するインターロイキン6の上昇が抑えられるなど）など、笑いに否定的な意見はあまりみられないようです。

【健診医からコメント】笑いは極めて日常的なことではありますが、笑いの評価はなかなか難しいところです。標準的な笑いはどのようなものか、どのような笑いが効果を生むのか、一概にはいえません。しょっちゅう笑っている人が健康なのか、笑いのない人がみな不健康なのか、それもわかりません。笑いは個性に根差しているところが大きく、腹から笑える人、なかなかそうはいかない人、さまざまに思われます。時々の環境にも大きく影響されます。ともあれいえることは、笑いには種々の効用があることを自覚しておき、自ら笑えるような状況を作り出したり、笑えなくなるような事態を招かないようにしたりすることを心がけ、日常、笑いを誘うイベントには無理のない状態で顔を出すといったことで良いと思います。

Ⅳ. 本文中用語解説(Qe)

No	索引	用語
1	A	ACTH

【解説】副腎皮質刺激ホルモンで、下垂体前葉から分泌されます。

| 2 | A | ADL |

【解説】日常生活動作、日常生活活動のことです。元気度の判断基準です。

| 3 | A | ATP |

【解説】アデノシン3リン酸といわれ、エネルギーの放出・貯蔵、あるいは物質の代謝・合成の重要な役目を果たしています。

| 4 | B | BCG |

【解説】結核の予防ワクチンの略語です。膀胱癌の治療にも使われます。

| 5 | B | BMI |

【解説】体格指数の一つ。成人の体格指数として国際的標準指標になっており、おもに肥満の判定に用いられます。BMI=体重(Kg)÷身長(m)×身長(m)です。基準は18.5〜25です。ボディーマスインデックスの略です。

| 6 | B | B細胞 |

【解説】骨髄で生成されたリンパ球が骨髄内で成熟・発達したものです。T細胞とともに免疫反応に関与します。

| 7 | B | Bリンパ球 |

【解説】B細胞ともいいます。骨髄に由来する抗体産生細胞の前駆細胞をいいます。

| 8 | C | CKD |

【解説】慢性腎臓病のことです。慢性に経過するすべての腎臓病を指します。

No	索引	用語

9 　C　CRP

【解説】炎症・腫瘍または壊死をもつ患者の血清中にみられる血清タンパクの一種です。炎症反応、赤沈と同様の検査です。正常値は0.3mg/dl以下です。炎症有無判断の検査。

10　C　CT

【解説】コンピュータ断層診断装置です。CT検査は、X線を使って身体の断面を撮影する検査です。体内の様々な病巣を発見することができます。

11　C　CT・MRI

【解説】CT・MRI両方の検査を行うことがあります。広い範囲の検査にはCTが適しています。またMRIでは骨や肺の描出が難しいので、骨や肺の状態を観察したい場合にはCTが適しています。しかしCT検査では放射線被ばくがあることが欠点です。また病変と正常組織の濃度の差(コントラスト)ではMRIに劣ります。

12　D　DNA

【解説】DNAは、私たちの体のすべての細胞に存在するもので、DNAの情報に基づいて体の細胞や、器官、臓器が作られます。そのためDNAは「体の設計図」とも呼ばれています。DNAの情報に基づいて子孫に受け継がれる特徴を「遺伝形質」と呼びますが、その遺伝形質を決める因子のことを「遺伝子」といいます。

13　E　EBウイルス

【解説】エプスタイン・バーウイルスといいます。ヘルペスウイルスの一種です。感染・発症すると発熱などを引き起こしますが、日本人の多くは抗体をもっています。

14　E　Eq/l

【解説】電解質の単位です。リットルあたり、何ミリエキバレントとして表現します。

15　E　ESWL

【解説】体外衝撃波結石破砕術のことです。電磁波により結石を破砕します。尿管結石などに用います。(☞No.309、321参照)

Ⅳ．本文中用語解説（Q e）

No	索引	用語

16　F　FDG-PET
　　【解説】早期にがんを診断する有力な検査機器です。FDG はブドウ糖に似た薬で、がんのような細胞分裂の盛んなところに取り込まれることを利用して、これに放射性同位元素である 18F（フッ素 18）で印をつけたもので、PET 画像として現します。CT と一緒に画像化し、早期のがんやその場所を画像として示します。

17　G　GVHD
　　【解説】移植片対宿主病ともいいます。輸血された血液中にあるリンパ球が、輸血を受けた人の組織を敵とみなし攻撃する病気です。怖い病気です。

18　H　HA ワクチン
　　【解説】A 型肝炎を予防するためのワクチンのことです。

19　H　HbA_{1C} 値
　　【解説】ヘモグロビンエーワンシーはグリコヘモグロビンといわれます。血液中の糖と結びついたヘモグロビンの値で、赤血球の寿命の半分くらいにあたる期間（1.5 ヶ月前後）の血糖値の平均を反映します。糖尿病診断・治療・経過の観察に重要です。通常 HbA1c と表記されます。

20　H　HDL
　　【解説】コレステロールのうち、高密度リポタンパク質に含有されるもので、善玉コレステロールともいわれます。

21　H　H-FABP
　　【解説】心臓型脂肪酸結合蛋白といわれ、心筋特異性が高く、心筋傷害の早期発見に役立ちます。（心筋梗塞の診断）

22　I　ICU
　　【解説】集中治療室とも呼ばれ、通常の医療設備では十分管理できない重症疾患や大手術後の患者を対象として、24 時間連続監視できる治療ユニットです。

23　I　IDL
　　【解説】中間比重リポタンパクのことです。

No	索引	用語

24 　I 　IgA
　　【解説】免疫グロブリンAです。IgA腎症などに関連します。

25 　I 　IgE
　　【解説】免疫グロブリンEです。アレルギー、アトピーの血液検査の代名詞ともなっています。

26 　I 　IFN
　　【解説】インターフェロン：生体内でのウイルスや病原体、腫瘍細胞といった異物の侵入に応答して産生されます。ウイルス増殖を抑制する因子として発見されたことから、ウイルス干渉因子（Interferon）と名づけられました。抗がん剤として、またウイル性肝炎の治療に使われます。人工的に作られます。サイトカインの一種です。

27 　L 　LDL
　　【解説】コレステロールのうち、低密度リポタンパク質に含有されるものです。悪玉コレステロールといわれたりします。

28 　L 　LDL 算出法
　　【解説】LDL コレステロール＝総コレステロール－HDL コレステロール－（中性脂肪）÷5です。中性脂肪が400mg/dl 以上ではこの式は当てはまりません。

29 　m 　mEq
　　【解説】ミリエキバレント：電解質の量を表す単位です。

30 　M 　MRA
　　【解説】MR（核磁気共鳴）により血管（A）を映し出すもので，ことに脳の血管の状態を立体画像化して調べます。

31 　M 　MRCP
　　【解説】ＭＲ胆管膵管撮影です。内視鏡的逆行性胆管膵管造影（ERCP）検査は受診者にかなりの苦痛となります。これをMRを使って負担なく行うものです。

32 　M 　MRI
　　【解説】核磁気共鳴画像法です。放射線の被ばくがないため、繰り返す検査や子供・妊婦の検査に適しています。病変部

IV. 本文中用語解説（Q e）

No	索引	用語

と正常組織のコントラストも良好で、横断像だけでなく、冠状断像や縦断像など、どんな断面像でも得ることができるのも利点です。

33　M　M蛋白
【解説】モノクローナル蛋白ともいわれ、異常な免疫グロブリンです。多発性骨髄腫や他の形質細胞腫瘍の患者の血液中または尿中において異常に大量に認められます。

34　N　NBI内視鏡
【解説】短い波長の光を粘膜にあてることで粘膜の微細な表面構造や毛細血管をくっきりさせ、がんの早期診断を可能にする内視鏡。（波長変換内視鏡 ☞ No.149参照）

35　N　NK細胞
【解説】ナチュラルキラー細胞といいます。自然免疫の主要因子として働く細胞傷害性リンパ球の1種であり、特に腫瘍細胞やウイルス感染細胞の拒絶に重要であるといわれます。

36　N　NSAID
【解説】エヌセイド：非ステロイド性消炎・鎮痛剤のことです。

37　P　PAI-1
【解説】パイワン：脂肪細胞から分泌されるアディポサイトカイン（生理活性物質）の一つで、血液を固まらせる作用があります。肥満時には分泌が増加します。心筋梗塞や脳梗塞のリスクを高めます。

38　P　PET
【解説】ペット：ポジトロン・エミッション・トモグラフィーの略で、陽電子放射断層撮影のことです。がん細胞だけに目印をつけることができます。（☞ No.16参照）

39　p　pgm/l
【解説】リットル当たり何ピコグラムという単位。1グラムの1兆分の1の重さ。

No	索引	用語
40	P	PPI

【解説】胃酸分泌を抑え、胃潰瘍などを治療し逆流性食道炎に伴う痛みや胸やけなどを和らげる薬です。胃酸抑制剤としては最も強い薬剤です。ピロリ菌の除菌薬の一つです。

| 41 | Q | QOL |

【解説】キューオーエル：生活の質のこと。物理的な豊かさやサービスの量、個々の身辺自立だけでなく、精神面を含めた生活全体の豊かさと自己実現を含めた概念のことです。

| 42 | Q | QT延長症候群 |

【解説】キューティーえんちょうしょうこうぐん：心臓の活動電位の持続時間（QT時間）が異常に長くなり、脈が乱れ、立ちくらみや失神などの発作を起こす遺伝性の疾患。心室細動に移行すると突然死に至ることもあります。家族性突然死症候群の一つです。

| 43 | R | RCT |

【解説】二重盲検試験のことです。有効性を評価する最も確かな方法です。前向き試験。

| 44 | R | RNA |

【解説】リボ核酸といわれるものです。RNAはDNAとともに細胞内に存在し、ともにタンパク質の合成にかかわったり、遺伝情報の担い手となります。DNAは主に遺伝情報の蓄積や保存の役割を担うのに対し、RNAはその情報をもとに、タンパク質の合成に関わるなど、動的な役割を担っています。

| 45 | T | TCAサイクル |

【解説】クエン酸回路といわれる代謝の仕組みのことで、好気的代謝（酸素を使う）に関する最も重要な生化学反応回路であり、酸素呼吸を行う生物全般にみられます。

| 46 | T | TG |

【解説】トリグリセリドの略語で、中性脂肪のことです。体内のエネルギーで使われずに残った脂肪は、脂肪細胞などに蓄えられますが、その多くが中性脂肪です。中性脂肪値

Ⅳ．本文中用語解説（Q e）

No	索引	用語

は過度の摂取により余分なエネルギーとして一度肝臓に取り込まれた脂肪が、再び血液中に分泌され、中性脂肪値として測定されます。

47　T　TNF-α

【解説】サイトカインといわれる炎症に関与する物質の一つで腫瘍壊死因子といわれるものです。これに対抗する物質として抗TNF-αが抗炎症性の薬として用いられます。

48　T　TnT

【解説】心筋トロポニンT検査のことです。心筋炎、心筋梗塞、腎不全で上昇します。

49　T　T細胞

【解説】Tリンパ球のことで、白血球の一種です。胸骨の裏面にある胸腺で分化、成熟し、細胞性免疫に関与します。骨髄で生成されたリンパ球が胸腺に移送されて成熟したものでB細胞とともに免疫反応に重要な働きをします。

50　W　WHO

【解説】ダブリュウエッチオー：国際保健機関のことです。人間の健康を基本的人権の一つと捉え、その達成を目的として設立された国際連合の専門機関（国際連合機関）です。1948年設立。本部はスイス・ジュネーヴにあります。

51　W　WPW症候群

【解説】ダブリュウピーダブリュウ：先天的に、心房と心室の間に刺激伝導系のほかに興奮が通る通路（副伝導路：バイパス）があります。心電図上は特徴的な所見がありますが、ふだんはまったく無症状です。しかし、この副伝導路を通って興奮が高速で勝手に心室に伝わってしまい、極端な頻脈性不整脈を起こすことがあります。最初の3人の研究者（ウルフ・パーキンソン・ホワイト）に因んでWPW症候群といわれます。

52　β　β遮断薬

【解説】ベータしゃだんやく：血圧を上げる交感神経を遮断する中心的薬物で、β-アドレナリン受容体遮断作用をもちます。受容体にはβ1とβ2とがあり、β1は心臓刺激、脂肪

No	索引	用語
		分解、腸管抑制作用があり、β2は気管支拡張、血管拡張などの作用があります（降圧剤）。
53	γ	γ-GTP 【解説】ガンマージーティーピー：肝臓や腎臓などでつくられる酵素で、肝臓では通常肝細胞や胆管細胞に存在し、胆汁中にも存在します。タンパク質を分解・合成する働きをします。上昇はお酒の飲み過ぎ、胆汁の滞りを示します。
54	μ	μl 【解説】1マイクロリットル：0.001ml、1,000マイクロリットルは1ミリリットルとなります。
55	ω	ω-3系脂肪酸 【解説】おめがすりーけいしぼうさん：不飽和脂肪酸の分類の一つで、一般にω-3位に炭素-炭素二重結合を持つものを指します。体にいい脂肪酸です。EPA、DHAなど。
56	ア	アイソトープ検査 【解説】微量の放射性同位元素（ラジオアイソトープ：RI）を含む薬を静脈注射あるいはカプセルを服用することで、薬を目的臓器に取り込ませ、その薬から放出される微量な放射線を専用の装置（ガンマカメラ）で検出し臓器や組織の大きさ、機能、位置、形態などが調べられます。癌をはじめとした疾患の診断に用いられます。
57	ア	悪性貧血 【解説】赤血球を成熟させるのに必要なビタミンB_{12}または葉酸の欠乏によって起こる貧血。
58	ア	アジソン病 【解説】副腎皮質機能低下症です。副腎自体の病気による場合と、副腎皮質ホルモンの分泌を調節する下垂体の病気による場合とがありますが、アジソン病は、このうち副腎の病気が原因で慢性に経過するものです。指定難病です。
59	ア	アシドーシス 【解説】正常人の動脈血は水素イオン濃度（pH：ペーハー）が7.35〜7.45の間に保たれていますが、種々の原因でpHが7.35以下になっている状態をいいます。

IV. 本文中用語解説（Q e）

No	索引	用語

60　ア　アセチルコリン
【解説】神経伝達物質：副交感神経や運動神経の末端から放出され、神経刺激を伝える神経伝達物質です。コリン作動性神経や神経筋接合部における神経伝導の化学伝達物質です。筋肉活動や血圧・脈拍などにも関係します。

61　ア　アセトアルデヒド
【解説】血液中のアルコールが肝臓のアルコール脱水素酵素（ADH）によって分解された中間代謝物質です。二日酔いの原因になったりします。

62　ア　アセトン
【解説】アセトンとは、有機化合物群であるケトンの分類の中でも1番単純な構造を持つ化合物です。分子が小さいので溶けやすく、水油脂に溶けやすく、有機溶媒として様々な用途に用いられます。

63　ア　アディポサイトカイン
【解説】生体に善悪両作用のある、脂肪組織から産生分泌されるホルモン様の物質のことです。動脈硬化を抑制する作用のあるアディポネクチンや、脳血栓や心筋梗塞のリスクを高める PAI-1（敗血症などで高くなる）などがあります。

64　ア　アディポネクチン
【解説】生体に好ましい物質で、脂肪の燃焼や糖の取り込みを促進するホルモン様の物質です。小型の脂肪細胞から多く分泌され、脂肪細胞が大きくなると分泌が低下するとされます。肥満や糖尿病との関連が注目されています。

65　ア　アドレナリン
【解説】副腎から分泌されるホルモンで、交感神経の伝達物質の一つでもあります。ストレス反応の中心的役割を果たし、心拍数を上げ、瞳孔を開き、血糖値を上げるなどの作用があります。

66　ア　アナログ
【解説】この場合、例えばインスリンと同じ生理作用をもちながら薬物動態を改善した医薬品のことです。類似、相似といった意味で、効果の同じ類似医薬品に使われます。

No	索引	用語
67	ア	アミロイドーシス

【解説】髄膜や毛細血管、大脳皮質の小動脈の内部に「アミロイド」という老廃物がたまって、血管壁が弱くなることによる病気です。認知症とも関係します。指定難病です。

| 68 | ア | アミン |

【解説】アンモニアの水素原子を炭化水素基または芳香族原子団で置換した化合物の総称です。生体内では、ホルモンや神経伝達物質として多く存在します。

| 69 | ア | アラキドン酸 |

【解説】4個の二重結合をもつ不飽和脂肪酸です。動物の脂質中に含まれ、生体保護薬のプロスタグランジンなどの生合成の原料となる必須脂肪酸の一つです。

| 70 | ア | アルカローシス |

【解説】アシドーシスと逆の状態でともに生体には好ましくない状態です。血液中の酸と塩基との平衡が乱れ、アルカリ側に傾いている状態をいいます。

| 71 | ア | アルドステロン |

【解説】ステロイドホルモンの一種で、腎臓からのナトリウム排泄を抑制する働きがあります。二次性高血圧の原因物質です。アルドステロン症は副腎皮質の腫瘍や過形成で、ホルモンが過剰に分泌される病気です。

| 72 | ア | アルブミン |

【解説】単純蛋白質の一種です。血清中には約7〜8%の蛋白が含まれており、その血清総蛋白の70%近くを占めています。これらの血清蛋白は体の健康を維持するため、常に体内で合成され続けていますが、肝臓や腎臓などの機能障害で体内の代謝に異常が生じると、血液中のその値が変動します。

| 73 | ア | アレルゲン |

【解説】アレルギーの原因となる抗原物質のことです。

Ⅳ．本文中用語解説（Qe）

No	索引	用語
74	ア	アンジオテンシノーゲン

【解説】腎臓から分泌されるタンパク質分解酵素レニンの作用でアンジオテンシンⅠにつくり替えられ、血液にのって肺を循環している時にアンジオテンシン変換酵素の作用でアンジオテンシンⅡに変わります。アンジオテンシンⅡは強力な末梢血管収縮作用などの働きをします。

75	ア	アンジオテンシン

【解説】血圧上昇（昇圧）作用を持つ生理活性物質です。

76	ア	アンドロゲン

【解説】生体内で働いているステロイドホルモンの一つ。雄性ホルモン、男性ホルモンとも呼ばれます。

77	イ	イオン

【解説】原子や分子が電子を得たり失うことにより電荷を帯びている状態のことです。

78	イ	異物

【解説】普通とは違ったもの、怪しいもの、をいいます。

79	イ	イマチニブ

【解説】抗悪性腫瘍剤です。慢性骨髄性白血病、消化管間質腫瘍（GIST）などに用いられます。グリベックなどがあります。

80	イ	インクレチン

【解説】食物摂取後の血糖上昇に応じて腸管から分泌され、インスリン分泌を促進させるように働く消化管ホルモンの総称です。近年、インクレチンが血糖依存的に血糖値をコントロールする作用（血糖値を下げすぎない作用機序）に注目が集まっており、インクレチンを分解するDPP-4を阻害する薬剤などが開発され、既存のいずれの血糖降下薬の作用機序とも異なる新しいアプローチで2型糖尿病を治療する薬剤が出ています。

81	イ	インスリノーマ

【解説】膵臓に生ずるインスリン分泌内分泌腫瘍です。大部分はランゲルハンス島β細胞由来の腫瘍です。80〜90%が単発の良性腺腫ですが、転移を伴う悪性腫瘍も5%程度

No	索引	用語
		存在します。低血糖の症状を伴います。
82	イ	インスリン

【解説】膵臓のランゲルハンス島にあるβ（ベータ）細胞から分泌されるホルモンです。体内組織における糖質・脂肪・蛋白質・核酸の合成・貯蔵を促す作用があり、特にブドウ糖の筋肉内への取り込みを促進させ、血糖を減少させます。不足すると糖尿病になります。

83	イ	インターロイキン6

【解説】T細胞やマクロファージ等の細胞により産生されるレクチン（糖と結合するタンパク質の総称）であり、液性免疫（体液性の抗体）を調節するサイトカインの一つです。

84	イ	咽頭

【解説】消化管の前部で口腔と食道の中間にあたります。

85	イ	院内肺炎

【解説】なんらかの病気により入院中に、病気の原因となる微生物が肺の中に侵入して起こった肺炎のすべてをいいます。多くは日和見感染です。市中肺炎に対比されます。

86	ウ	右心不全

【解説】肺動脈、右心室や右心房あるいはそれらをつなぐ弁の病気によって全身から右心房への血液のもどりが妨げられ、全身に血液や水分が貯まります。そのため肝臓がむくんで肝障害や、足がむくんで浮腫になったりします。

87	エ	会陰部

【解説】えいんぶ：男性では陰嚢と肛門の間、女性では陰裂下端と肛門の間部分をいいます。

88	エ	液状細胞診

【解説】特殊な溶液の入った容器に病変部材料を採取し、液状化した細胞診検体から病理診断用標本を作製する方法。細胞診標本作製の新しい技術。子宮がん検診などで採用されています。診断しやすくなります。

89	エ	エコー検査

【解説】超音波が密度の異なる境界で反響を生じることを

No	索引	用語

利用して行う検査です。多方面に利用されています。腹部・脳（頸動脈）・心臓などの検査があります。血液の流れる方向や速度を知ることができるドップラー法があります。エコーグラフィー（エコー写真）で表現できます。

| 90 | エ | エコノミークラス症候群 |

【解説】狭い座席に長時間座っていることで起きる疾患です。脚の静脈に血栓ができ、それが肺に飛んで肺動脈血栓塞栓症を起こします。胸痛・呼吸困難・心肺停止などをきたします。

| 91 | エ | 壊死 |

【解説】えし：生物の組織の一部分が死んでいく様子または死んだ細胞の痕跡のことです。

| 92 | エ | エストロゲン |

【解説】一般に卵胞ホルモン、または女性ホルモンとも呼ばれるものです。

| 93 | エ | エリスロポエチン |

【解説】腎臓から分泌される造血因子です。末梢血液中の酸素含量が低下すると分泌が促進されます。遺伝子工学的手段によって合成され、慢性腎不全の治療や輸血代替品として用いられます。

| 94 | エ | 塩基性 |

【解説】えんきせい：酸性に対するアルカリ性。水溶液では水素イオン指数(pH：ペーハー)が7より大きいときをいい、酸を中和します。

| 95 | エ | 炎症 |

【解説】えんしょう：有害刺激に対する生体の自然の防衛反応であり、組織の変質、充血と細胞滲出、組織の増殖を併発する複雑な病変です。

| 96 | エ | 円錐切除術 |

【解説】えんすいせつじょじゅつ：早い時期の子宮頸部の悪性変化の治療方法の一つです。この手術の目的は病変部を含めて子宮頸部を円錐状に切除することにより、診断を確定することと同時に、どの程度の治療が必要であるのかを

No	索引	用語

明らかにすることにあります。術後子供を持つことができます（妊孕性）。

97 エ エンドルフィン
【解説】動物の脳内（視床下部、脳下垂体後葉）から相次いで抽出されたモルヒネ様ペプチドで、モルヒネを代表とする麻薬性鎮痛剤の受容体であるオピエイト（アヘン剤）受容体に特異的に結合します。内因性のモルヒネ様物質からエンドルフィンと名づけられました。麻薬のモルヒネ同様の作用を示します。

98 オ オスラー病
【解説】遺伝性出血性末梢血管拡張症という病気です。

99 オ オピオイド
【解説】中枢神経や末梢神経などにある特異的受容体（オピオイド受容体）への結合を介して、強い鎮痛作用を示す物質の総称です。麻薬性鎮痛薬やその関連合成鎮痛薬などのアルカロイドおよびモルヒネ様活性物質です。

100 オ 温存療法
【解説】がんなどにかかった器官を全摘出せずに、薬物や放射線で治療したり、切除をがん部分のみにとどめたりするなどして、機能の保存（温存）をはかる治療法です。

101 オ 黄体
【解説】おうたい：黄体は排卵後の卵胞が変化して形成され、ステロイドホルモンのエストロゲンとプロゲステロンを放出して、子宮内膜の肥厚と発達及保持をさせます。

102 オ 黄体期
【解説】受精卵が着床する可能性がある期間をいいます。

103 オ 黄体ホルモン
【解説】女性の生理周期の中で、卵子が卵巣から排出される排卵を境に、その分泌が活発化するのがプロゲステロンで、黄体ホルモンといわれるものです。

104 オ 黄疸
【解説】おうだん：血液中のビリルビン（胆汁色素）が異常に

No	索引	用語
		増加し、皮膚、粘膜、その他の組織が黄染された状態をいいます。最初に眼球結膜の黄染に気づきます。
105	カ	疥癬（口絵：Qe：107参照） 【解説】かいせん：ヒゼンダニ（疥癬虫）が皮膚の最外層である角質層に寄生し、人から人へ感染する疾患です。近年わが国では病院、高齢者施設、養護施設などで集団発生の事例が増加し問題となっています。激しい痒みは特に夜間に増強し、睡眠を妨げられることがあります。
106	カ	カイロミクロン 【解説】リポタンパク質粒子であり、トリグリセリド、リン脂質、コレステロール、タンパク質で構成されます。カイロミクロンは食物中の脂質を腸から体内のその他の場所へ輸送します。
107	カ	化学療法 【解説】細菌、ウイルス、真菌、原虫、寄生虫などの病原体に特異的に作用する化学物質を用いて、病原体の成長抑制、または殺滅を選択的に行って、宿主の疾病を治療する方法です。
108	カ	核医学 【解説】ごく微量の放射線を出している薬（ラジオアイソトープ）を目印として用い、病気の診断や治療をする医学の専門分野です。病院によってはアイソトープ検査やRI検査と呼ばれています。☞アイソトープ検査
109	カ	核酸アナログ製剤 【解説】B型肝炎の抗ウイルス療法に用いられる経口薬の一つで、ウイルスが増殖する際に作用する酵素の働きを抑え、ウイルスの増殖を抑える効果があります。
110	カ	過形成 【解説】増殖、増成、肥厚ともいわれます。組織の単位容積あたりの細胞数の絶対的な増加をいいます。
111	カ	下垂体 【解説】のうかすいたい（脳下垂体）：脊椎動物の体に存在する内分泌器官です。脳に接して、脳の直下（腹側）に存在し、

No	索引	用語
		脳の一部がぶら下がっているように見えることからこの名があります。極めて重要な内分泌器官の一つです。
112	カ	褐色細胞腫

【解説】かっしょくさいぼうしゅ：指定難病の一つです。副腎髄質や傍神経節の腫瘍でカテコールアミンの過剰分泌を起こす疾患です。動悸、頭痛などの症状、高血圧、糖尿病をきたします。

113　カ　活性酸素

【解説】大気中に含まれる酸素分子がより反応性の高い化合物に変化したものの総称です。今や病気の90％は活性酸素が原因だということがいわれています。

114　カ　カテコールアミン

【解説】カテコールにアミノ基が結合した形の化合物の総称です。ドーパミン、アドレナリン（エピネフリン）、ノルアドレナリンなど薬理作用をもつ生体物質が多くカテコラミンともいいます。副腎髄質や脳・交感神経などに分布し、ホルモンあるいは神経伝達物質として働きます。

115　カ　カルシウム拮抗薬

【解説】狭心症や心筋梗塞の治療薬です。カルシウムチャネルに結合し、血管平滑筋へのカルシウムの流入を抑制して筋を弛緩し、血管を拡張し、血圧を下げます。

116　カ　感音難聴

【解説】内耳や聴神経に異常があるために起こる難聴で、治療困難です。

117　カ　桿菌

【解説】かんきん：個々の細胞の形状が細長い棒状または円筒状を示す細菌のことです。球菌と対比されます。

118　カ　感作

【解説】かんさ：生体に特定の抗原を与え、同じ抗原の再刺激に感じやすい状態にすることです。

119　カ　間質

【解説】臓器で、実質以外の部分。例えば肺胞と肺胞の間。

IV. 本文中用語解説（Q e）

No	索引	用語

120　カ　冠状動脈
　　【解説】かんじょうどうみゃく：心臓につながる大動脈の根元より左右1本ずつ分岐し（右はさらに2本に分かれる）、心室と心房の境を冠状に取り巻いて走り、心筋の栄養をつかさどる動脈で、閉塞すれば心筋梗塞です。

121　カ　肝性脳症
　　【解説】肝臓が機能不全に陥るとさまざまな代謝産物が体内にたまることになり、神経有毒物質あるいは神経機能に必要な物質の欠乏により神経症状が現れます。

122　カ　関節包
　　【解説】かんせつほう：関節を包む結合組織。外側は線維性の膜、内側はすべすべした滑膜の二重構造になっています。

123　カ　乾癬（口絵：Qe：126参照）
　　【解説】かんせん：皮膚疾患の一つ。皮膚表面からわずかに盛り上がった、境界明瞭な、大小さまざまな丘疹あるいは暗紅色の色斑が多数でき、その表面に雲母状の銀白色の鱗屑が固着します。治りにくい炎症性の角化症の一つです。原因不明で難治性です。栄養過多が問題で、近年増加しているといわれます。

124　カ　完全寛解
　　【解説】かんぜんかんかい：通常はがん用語で、治療への反応としてがんの徴候が全て消失すること。がん以外でも使われます。

125　カ　肝臓専門医
　　【解説】日本肝臓学会が指定する指導医のもとで学会が定めたカリキュラムに基づいて研修を行うなどの受験資格を得て、毎年1回行われる肝臓専門医認定試験に合格した医師を指します。現在6,600人余の医師がいます。

126　カ　感度・特異度
　　【解説】特定の疾患（疾患群）について、その検査が疾患の有無をどの程度正確に判定できるかを示す定量的な指標です。例えば、感度が高い検査は目的疾患の拾い上げに役立ち、特異度が高い検査は確定診断に役立ちやすいというこ

No	索引	用語

とです。

127 　カ　　冠動脈インターベンション
【解説】経皮的冠動脈形成術（PTCA）が該当します。狭くなった冠動脈を血管の内側から拡げるために行う低侵襲的な治療法で、経皮的冠動脈インターベーション（PCI）とも呼ばれています。X線透視下に行われる治療です。

128 　カ　　冠動脈拡張術
【解説】血管経由で（手術しないで）狭窄した冠動脈を広げます。バルーンを使う方法、ステントを挿入する方法があります。

129 　カ　　冠動脈造影
【解説】カテーテル検査の一つで、カテーテル（細い管）を挿入して造影剤で左右の冠動脈を造影して血管の状態を調べたり、血管を広げるための治療などを行います。

130 　カ　　冠動脈形成術
【解説】冠動脈（心臓に酸素や栄養分を運ぶ血管）の狭くなった箇所を風船（バルーン）で広げる手術のことです（PTCA）。

131 　カ　　冠動脈バイパス術
【解説】かんどうみゃくばいぱすじゅつ：心臓手術の中でもっとも多く行われる手術です。狭くなった心臓の冠動脈に、体のほかの部分から採ってきた血管をつなげて迂回路を作ります。

132 　カ　　回盲弁
【解説】かいもうべん：バウヒン弁ともいいます。小腸と大腸の境目に位置する弁です。

133 　カ　　海馬
【解説】かいば：大脳辺縁系の一部です。特徴的な層構造を持ち、脳の記憶や空間学習能力に関わる脳の器官です。

134 　カ　　間欠性跛行
【解説】かんけつせいはこう：しばらく歩くと足に痛みやしびれを生じ、少し休むとまた歩けるようになる症状のこと

IV. 本文中用語解説（Q e）

No	索引	用語
		をいいます。跛行はびっこのことです。

135 カ 嵌頓
【解説】かんとん：腸管などの内臓器官が、腹壁の間隙（かんげき）から脱出し、もとに戻らなくなった状態です。循環障害を起こす重大な変化です。

136 ガ ガス交換
【解説】体内に酸素を取り入れ、体内から二酸化炭素を排出することです。肺胞と毛細血管の間で行われます。

137 ガ ガス分析
【解説】動脈血を採取して、そのなかに溶けているガス成分を調べ、酸素を取り込んだり二酸化炭素を排泄する能力などを調べ、呼吸器系のガス交換機能を確かめる検査です。

138 ガ 眼圧
【解説】がんあつ：眼球壁に包まれた眼球の内圧をいいます。正常眼圧は大気圧より高く平均 14〜16mmHg で上限は 20mmHg です。

139 ガ がんと癌・肉腫
【解説】本文中では「がん」と「癌（がん）」を使い分けています。「がん」は悪性腫瘍の一般的な呼び方です。「癌」は病理学的な根拠をもつ学術上の呼び名です。なお、癌は上皮性悪性腫瘍を肉腫は非上皮性悪性腫瘍を指します。

140 ガ ガンマナイフ
【解説】放射線の一種γ（ガンマ）線を使った定位放射線治療装置です。脳腫瘍などを開頭手術をせずに治療します。

141 キ 気管支拡張症
【解説】きかんしかくちょうしょう：気管支は気管から木の枝のように分岐して、肺の中に空気を運ぶ通路の役割をします。何らかの原因で、気管支が広がってしまった状態を気管支拡張といいます。幼小児期の肺炎、繰り返す感染などで、気管支壁が壊れたり弱くなることにより生じます。

142 キ 器質的疾患
【解説】きしつてきしっかん：臓器などの形態上（解剖学上）

No	索引	用語
		の異常を伴う病気です。働きだけの不都合は機能的病気と呼びます。
143	キ	基礎体温

【解説】飲食、運動、精神感動など体温を変動させるような条件のないときに測定される体温をいいます。普通、6～8時間の安静睡眠後、早朝目が覚めたあとなどの体温をいいます。

| 144 | キ | 基礎代謝 |

【解説】きそたいしゃ：生体の生命維持のために最小限必要なエネルギー。性別、年齢などによって異なり、日本人では、成年1日の基礎代謝量は1,200～1,400kcalで、一般に女性は男性よりやや低いです。

| 145 | キ | 機能性疾患 |

【解説】器質的病気と対比されます。臓器の解剖学的異常は指摘できないのに、その働きのうえでの異常です。

| 146 | キ | 球菌 |

【解説】棒状の桿（かん）菌やとぐろを巻いたらせん菌と対比して使われる細菌学用語で、球状の細菌をいいます。

| 147 | キ | 急性腎炎症候群 |

【解説】きゅうせいじんえんしょうこうぐん：「急性」に、さまざまな程度の血尿、蛋白尿、腎機能異常を起こすような「腎炎」が発症し、高血圧、浮腫、乏尿などの臨床症状が出現する状態、症候群のことをいいます。

| 148 | キ | 急速進行性腎炎症候群 |

【解説】腎糸球体の病気で起こる臨床症候群のなか一つです。潜在性または急性に発病し、血尿、蛋白尿、貧血、および急速に進行する腎不全を引き起こす症候群です。

| 149 | キ | 狭帯域内視鏡 |

【解説】きょうたいいきないしきょう（NBI）：波長を狭くして観察する方法で、通常光による観察では見えにくいがんなどの早期病変の観察において有用です。（☞ No.34参照）

Ⅳ. 本文中用語解説（Q e）

No	索引	用語

150　キ　虚血
【解説】きょけつ：末梢組織への血液供給が急激に不足する状態です。

151　キ　虚脱
【解説】きょだつ：急激な血液循環障害によって血液が減り、極度の脱力状態に陥ることをいいます。

152　キ　筋電図検査
【解説】きんでんずけんさ：筋肉や神経に異常がないかどうかについて、筋肉が収縮する時や神経を電気で刺激する時などの筋肉や神経の信号の伝わり方を記録する検査です。

153　キ　菌交代現象
【解説】きんこうたいげんしょう：主として化学療法剤使用時などに、常在の細菌が死滅する一方、その薬剤に対する耐性菌が異常に増殖して病気を起こす現象です。

154　ギ　逆行性健忘症
【解説】ぎゃっこうせいけんぼうしょう：発症以前の、過去の出来事に関する記憶を思い出すことができにくい状態です。

155　ギ　ギランバレー症候群
【解説】指定難病の一つです。急速に四肢（両手足）が麻痺して、動かなくなる病気です。人口10万人あたり年間1～2人の発症数であり、年齢別にみると若年成人と高齢者に発症のピークがあります。発症の1～3週間前に咳や発熱、咽頭痛、頭痛、下痢などの感冒様の症状があることが多いので、各種ウイルスや細菌による感染が引き金となり、自己免疫的仕組みで神経に障害を与えて起こる病気と考えられています。

156　ク　空間学習能力
【解説】物体の位置・方向・姿勢・大きさ・形状・間隔など、物体が三次元空間に占めている状態や関係を、すばやく正確に把握、認識する能力のことです。空間認識能力は、視覚・聴覚など複数の感覚器の協力で成立し、右脳によってコントロールされます。

No	索引	用語

157 ク クッシング病
【解説】クッシング症候群とは副腎皮質ホルモン(ステロイド)が体の中で異常に多く産生されるために生じる病気の総称です。脳下垂体にできもの(腫瘍)ができてそこから過剰に副腎皮質刺激ホルモン(ACTH)が分泌されるために起こる病気を特別にクッシング病といい、指定難病です。

158 ク クリーゼ
【解説】通常、内分泌系の異常によって危険な状態に陥っていることを指します。

159 ク クレアチニン
【解説】クレアチンの代謝産物。一般に筋肉で生成され、腎臓から尿中に排泄されます。腎機能不全の際には血液中の濃度が上昇します。重要な検査項目で、Crと記載します。

160 ク クレアチニン・クリアランス
【解説】血清中のクレアチニンのクリアランス(腎臓が身体の老廃物を排泄する能力)を計算し、腎機能を推定する検査です。CCrの記号で示されます。

161 グ 隅角
【解説】ぐうかく:医学用語としては、眼球の角膜と虹彩が接するところ。また、角膜と虹彩がつくる角度をいいます。

162 グ グラム陽性/陰性
【解説】細菌類を色素によって染色する方法の一つでグラム染色といわれます。その染色性によりグラム陽性菌とグラム陰性菌に分けられます。この区別は細胞壁の構造の違いによります。抗生物質の効き方に関係します。

163 グ グルカゴン
【解説】インスリンとともに膵臓から分泌され、血糖値を一定に保つ作用をするホルモンです。グルカゴンの分泌は低血糖により促進され、高血糖により抑制されます。

164 グ グルクロン酸抱合
【解説】肝細胞における化学物質(薬物)処理の一つのやりかたです。肝細胞中のグルクロニルトランスフェラーゼという酵素によって、グルクロン酸がくっつき水溶性の物質

No	索引	用語
		に変わり、胆汁中に捨てられやすくなります。

165 グ グルココルチコイド
【解説】糖質コルチコイドともいいます。副腎が合成するステロイドホルモンの一グループの総称で、糖新生を促進したり炎症を抑えたりする作用があります。

166 グ グロブリン
【解説】アミノ酸だけからなる単純タンパク質の一つ。水に溶けないが、塩類の薄い溶液にはよく溶けます。弱酸性で、動植物に広く分布します。血清グロブリンはα（アルファ）・β（ベータ）・γ（ガンマ）に分けられ、体内の物質輸送や免疫に関与します。

167 ケ 憩室
【解説】けいしつ：内腔性臓器（食道・胃・腸・気管・心臓・尿道・卵管など）における壁の限局性突出で、一般に無症状です。

168 ケ 頸椎症
【解説】けいついしょう：頸椎の椎間板や椎骨が加齢に伴って変性/変形することで、脊柱管や椎間孔が狭くなる状態です。

169 ケ 頸椎椎間板ヘルニア
【解説】椎間板は椎骨間で衝撃を吸収してクッションのような役割をしますが、クッションの表面が破れた状態、すなわち椎間板・線維輪に亀裂が入って内部の髄核（ずいかく）が飛び出した状態が椎間板ヘルニアです。

170 ケ 経皮経肝胆のうドレナージ術
【解説】皮膚→肝臓→胆嚢の順にチューブを挿入して胆嚢内のドレナージ（排液）を行う方法です。閉塞性黄疸などで治療に用います。

171 ケ 経皮的冠動脈形成術
【解説】PTCAないしPCIなどと呼ばれます。外科的に胸を開いて手術を行うことなく、カテーテルを用いて内科的に冠動脈の不都合を解除する方法です。（☞ No.130参照）

No	索引	用語

172　ケ　傾眠
【解説】けいみん：意識障害の程度の一つ。周囲からの刺激があれば覚醒するがすぐ意識が混濁する状態を指します。

173　ケ　痙攣
【解説】けいれん：筋または筋群の無意識のうちに起こる発作性収縮です。

174　ケ　血液培養
【解説】けつえきばいよう：患者から採取した血液を培地入りボトルに接種して培養し、感染を引き起こす微生物（細菌あるいは真菌）が患者の血流中に侵入していないかどうかを調べる臨床検査法です。

175　ケ　血管性浮腫
【解説】皮膚や粘膜に急激に局所性浮腫をきたす深在型のじんま疹で、血管神経性浮腫、クインケ浮腫、巨大じんま疹ともいわれます。アレルギー反応の一つです。

176　ケ　結合織、結合組織
【解説】上皮組織と筋組織の間など体のあらゆる部分の間を埋め、結合作用を営む組織をいいます。

177　ケ　血小板
【解説】白血球、赤血球とともに血液中の有形成分の一つで、止血、血液凝固にきわめて重要な役割を果す小細胞片です。

178　ケ　血清
【解説】血液は血球と血漿から成っていますが、採取した血液を容器に入れて放置すると、血球などの有形成分は凝固して血餅となり、液体成分は黄色の上澄みになって分れます。この液体成分を血清といいます。

179　ケ　結節性紅斑
【解説】下腿に円形ないし不規則形の紅斑が多発し、触ると硬いしこりと圧痛のある病気で、皮下脂肪組織を中心とする炎症です。細菌、ウイルス、真菌などの感染アレルギーが主な原因と考えられています。ほかの疾患に伴うものがあります（クローン病）。

Ⅳ．本文中用語解説（Qe）

No	索引	用語

180　ケ　血沈（赤沈）
　　　【解説】けっちん：検査の一つです。主に炎症をともなう病気の有無や程度がわかります。

181　ケ　ケトアシドーシス
　　　【解説】ケト酸性症ともいいいます。血中にケトン体が増加して血液が酸性に傾く状態です。飢餓、糖尿病などで起こります。

182　ケ　ケトン体
　　　【解説】体内の脂肪が分解されてできる産物で、尿中に排出されます。通常は検出されませんが、飢餓や脱水で出現します。

183　ケ　腱
　　　【解説】骨格筋の両端にあって、筋肉を骨に付着させる仲介をしている強力な結合組織線維の束です。体中の至る所にありますが、アキレス腱が最大の腱です。

184　ケ　嫌気性菌
　　　【解説】けんきせいきん：遊離の酸素のない状態で生育、増殖する細菌です。土中に存在する破傷風菌などです。

185　ケ　健診と検診
　　　【解説】「健診」とは、健康診断のことを意味し、健康であるか否かを確かめるものです。「検診」は、特定の病気を早期に発見し、早期に治療することを目的としています。

186　ゲ　幻聴
　　　【解説】げんちょう：実在しない人の声が、普通の音の聞こえ方とは違って聞こえてくる。それによって気持ちがひどく動かされてしまったり、行動が影響を受けることです。

187　ゲ　原発性
　　　【解説】げんぱつせい：発病原因がその臓器にあること。

188　ゲ　原発性アルドステロン症
　　　【解説】副腎皮質（ふくじんひしつ）ステロイドホルモンの一つ、アルドステロンの分泌が過剰になるために起こる病気です。アルドステロンは腎臓に作用し、体のなかにナト

No	索引	用語

リウムと水分を蓄えるために高血圧になります。副腎の腫瘍や過形成で起こります。

189　ゲ　幻覚
【解説】げんかく：感覚印象がないにもかかわらず、それが現実に存在しているような知覚を生じる体験です。

190　コ　抗CCP抗体
【解説】関節リウマチの診断には有用な検査です。今までのリウマチ因子検査より、はるかに鋭敏であり、正確にリウマチの発症を予測できる検査です。

191　コ　抗GAD抗体
【解説】抗グルタミン酸脱炭酸酵素（GAD）抗体は、自己免疫性1型糖尿病の診断に役立つ最も優れた膵島関連自己抗体です。膵島とはインスリンを分泌する細胞集団であるランゲルハンス島のことです。抗IA-2抗体も同様です。

192　コ　抗VEGF抗体
【解説】血管内皮細胞増殖因子に対するモノクロナール抗体です。脈管形成および血管新生（既存の血管から分枝伸長して血管を形成すること）に関与する一群の糖タンパクです。これに対抗する物質で、加齢黄斑変性症の治療などに使われます。

193　コ　口蓋扁桃
【解説】こうがいへんとう：口蓋垂（こうがいすい：のどちんこ）の両側の盛り上がりが口蓋扁桃。そのほか鼻の奥にある咽頭扁桃（いんとうへんとう：アデノイド）、耳管扁桃（じかんへんとう）、舌根扁桃（ぜっこんへんとう）などがあります。リンパ器官。

194　コ　抗核抗体
【解説】こうかくこうたい：自己抗体検査の代表的なもので、全身性の多臓器疾患である全身性エリテマトーデス（SLE）などの膠原病をスクリーニングするための項目です。

195　コ　交感神経
【解説】こうかんしんけい：副交感神経とともに自律神経系を構成する末梢神経です。内臓諸器官に分布し、意志とは

IV. 本文中用語解説（Q e）

No	索引	用語
		関係なしに、副交感神経に拮抗して内臓の働きをコントロールしています。交感神経はほとんどすべての血管を収縮させて血圧を上昇させます。
196	コ	抗原

【解説】動物体内に侵入し刺激することにより、特異的に反応するタンパク質すなわち抗体を産生させたり、細胞性免疫を発動させる物質。この原理でワクチンが製造されますが、逆にアレルギー反応や、アナフィラキシー反応を起こす恐れもあります。

197	コ	抗原抗体反応

【解説】こうげんこうたいはんのう：免疫反応ともいいます。非自己の物質である外来の微生物や異物が体内に侵入した場合、生体の中に抗体というタンパク質がつくりだされます。抗体と特異的に反応して結合する性質をもった物質を抗原といいます。

198	コ	硬口蓋

【解説】こうこうがい：上あご前方の硬い部分。その奥が軟口蓋。

199	コ	好酸球

【解説】エオジンなど好酸性色素によく染まる白血球の一種．アレルギー疾患などの場合に増加します。

200	コ	甲状腺中毒症

【解説】血中甲状腺ホルモンが高値となることで起きる病気のかたちです。

201	コ	亢進

【解説】こうしん：高まること。

202	コ	梗塞

【解説】こうそく：終動脈、終静脈が閉塞し、血管の支配領域で虚血が起こり、血液が流れにくくなって、酸素や栄養が十分に行き届かず、酸欠に陥った部分の細胞組織が壊死する限局性壊死の状態（多くは凝固壊死）です。

No	索引	用語
203	コ	抗体

【解説】こうたい：自分とは違った異物（抗原＝ウイルスや細菌など）が体内に入り込んだとき、そのタンパク質に反応し、体から追い出すためにできる対抗物質です。

204	コ	叩打痛

【解説】こうだつう：叩くと痛みが走ること。例えば、背中の肋骨と脊椎が三角に交わる三角部（肋骨脊椎角）をたたくと響く場合は腎盂腎炎が考えられます。

205	コ	好中球（顆粒球）コロニー刺激因子

【解説】G-CSF製剤です。好中球を増加させる薬剤です。化学療法などで、好中球が減少するようなときに使われます。

206	コ	喉頭

【解説】こうとう：咽頭と気管の狭間で、舌骨より下、気管より上にあります。頸部中央に一つ存在する器官のことをいい、体表からは、のど仏として触れることができます。

207	コ	高分化型癌

【解説】こうぶんかがたがん：もとの細胞の面影に似かよっていて、既に分化が終わっているので、それ以上増殖しにくく、どちらかといえば、たちの良いがんといわれます。

208	コ	絞扼

【解説】こうやく：組織や血管などが圧迫される状態をいいます。

209	コ	コーブド型

【解説】12誘導心電図のV1からV2(V3)誘導における特徴的なST上昇と心室細動（VF）を主徴とする症候群です。ST上昇には、上向きに凸のコーブド（coved）型（入江様）と下向きに凸のサドルバック（saddle back）型（馬鞍様）があります。専門的な診断が必要です。（☞ Q:351参照）

210	コ	黒質

【解説】こくしつ：中脳被蓋腹側部の神経の核で、大脳脚の背側に接して存在する黒くみえる部分。神経伝達物質ドーパミンやGABA（精神安定作用）が多く存在します。

IV. 本文中用語解説（Q e）

No	索引	用語
211	コ	骨髄

【解説】こつずい：血液の工場です。骨髄は骨の中心部にある造血組織で、血液（白血球、赤血球、血小板）はここで造られ、血管を通じて全身を巡ります。

| 212 | コ | コレステロール |

【解説】脂肪の一種で、おもに肝臓でつくられています。細胞膜成分となり、細胞のはたらきを保ったり、性ホルモンや副腎皮質ホルモンの材料になったりしていますが、胆汁、皮膚、脳の中にもかなり含まれています。

| 213 | コ | コロナウイルス |

【解説】風邪などの呼吸器感染症を起こすウイルス。表面に花弁状の突起があり、太陽のコロナのように見えることからこの名があります。飛沫感染や接触感染で伝播し、通常は、軽度から中等度の呼吸器症状を起こしますが、重症のこともあるといわれます。

| 214 | コ | 昏睡 |

【解説】こんすい：外部からどのような刺激が加えられても反応がない状態。

| 215 | コ | 高脂血症 |

【解説】こうしけつしょう：血液の中に溶けている脂質が過剰になった状態をいいます。この血液中に溶けている脂質とは、コレステロールをはじめ、中性脂肪、リン脂質、遊離脂肪酸などが挙げられます。

| 216 | コ | 昏迷 |

【解説】こんめい：意識障害です。外部刺激にも反応しない状態です。

| 217 | ゴ | 5年相対生存率 |

【解説】あるがんと診断された人のうち5年後に生存している人の割合が、日本人全体で5年後に生存している人の割合に比べてどのくらい低いかで表します。

| 218 | サ | サーカディアンリズム |

【解説】体内時計のことです。約24時間周期で変動する生理現象で、ほとんどの生物に存在。

No	索引	用語

219 　サ　　再生上皮
【解説】体表面を覆う「表皮」、管腔臓器の粘膜を構成する「上皮(狭義)」、外分泌腺を構成する「腺房細胞」や内分泌腺を構成する「腺細胞」などで欠損を新生・補充する。

220 　サ　　サイトカイン
【解説】細胞から放出されて、免疫作用・抗腫瘍作用・抗ウイルス作用・細胞増殖や分化の調節作用を示すタンパク質の総称。インターロイキン、インターフェロンなど。

221 　サ　　細胞性免疫
【解説】体内に抗原が入ると、主にT細胞が増殖・活性化されて直接に抗原と特異的に反応する免疫。癌(がん)細胞の溶解、臓器移植の拒絶反応など。不都合を排除する。

222 　サ　　左心不全
【解説】左心系は体循環を担当することから諸臓器の血流低下が発生するほか、心拍出量低下による血圧低下、左房圧上昇による肺鬱血(うっけつ)が生じます。肺鬱血は、肺が左心系の上流に位置することから出現するものです。

223 　サ　　サドルバック型
【解説】☞本文Q：351：ブルガダ症候群参照。(☞No.209参照)

224 　サ　　サルコイドーシス
【解説】指定難病です。おもに類上皮細胞やリンパ球などの集合でできた「肉芽腫」という結節が、リンパ節、目、肺などの、全身のさまざまな臓器にできてくる病気です。「サルコイド」は「肉のようなもの」という意味で、これが全身にできます。

225 　サ　　サルコペニア
【解説】筋肉量が低下し、筋力または身体能力が低下した状態をいいます。

226 　サ　　酸塩基平衡
【解説】血液、体液の水素イオン濃度(pH)の調節状態を表す用語。酸と塩基が平衡状態にあること。pHが7以下が酸性、以上がアルカリ性。生体内のpHの正常範囲は7.4 ±

No	索引	用語
		0.05。
227	サ	三叉神経

【解説】第5脳神経ともよばれ、頭顔部の皮膚、歯髄、口腔粘膜、舌の前方2/3の領域の粘膜、鼻腔粘膜、眼球や眼瞼の結膜、角膜、外耳道や鼓膜などに分布しています。

| 228 | ザ | 坐骨神経痛 |

【解説】坐骨神経の走行に沿って臀部から大腿後側、下腿外側、足背にかけて、上部から下方に放散する神経痛。椎間板ヘルニア、腰椎カリエス、脊椎外傷、アルコールなどの中毒性疾患、糖尿病など、種々の原因によります。

| 229 | ザ | 残余窒素 |

【解説】ざんよちっそ：非蛋白性窒素（NPN）ともいわれる。血液中に含まれる血漿蛋白質以外に由来する窒素化合物で、尿素、尿酸、クレアチニン、クレアチン、アミノ酸、アンモニアなどをいいます。正常血中濃度は20～40mg/dlであり、腎機能障害などがあるとその値が上昇し、尿毒症の指標になります。（☞ No.371参照）

| 230 | シ | シェーグレン症候群 |

【解説】指定難病です。慢性唾液腺炎と乾燥性角結膜炎を主徴とし、多彩な自己抗体の出現や高ガンマグロブリン血症をきたす自己免疫疾患の一つです。乾燥症が主症状となりますが、唾液腺、涙腺だけでなく、全身の外分泌腺が系統的に障害されます。

| 231 | シ | 子癇発作 |

【解説】しかんほっさ：妊娠高血圧症候群によって起こった妊産婦の意識消失やけいれん発作をいいます。危険な状態です。

| 232 | シ | 糸球体 |

【解説】しきゅうたい：毛細血管が糸玉のように球状に集まったもの。腎臓の皮質にあり、ボーマン嚢（のう）に包まれて腎小体をつくる。血液を濾過（ろか）し、血球や蛋白質以外の成分はボーマン嚢へ押し出されて尿のもとになります。

No	索引	用語

233 シ 糸球体濾過量
【解説】しきゅうたいろかりょう：単位時間当たりに腎臓のすべての糸球体により濾過される血漿量のことで単位はml/分です。

234 シ 指向性
【解説】しこうせい：電波や音波が方向によって強さが異なること。方向性。

235 シ 四肢麻痺
【解説】ししまひ：四肢の運動麻痺があれば、脳または脊髄（頸髄）の損傷が疑われます。意識がはっきりしていて知覚障害を伴っていれば、頸髄損傷と診断されます。

236 シ 視診
【解説】医師が患者の顔色や患部を目で見て 診察すること。必要に応じて内視鏡を使用する。

237 シ 失見当識
【解説】しつけんとうしき：現在の時間・場所、周囲の人・状況などが正しく認識できなくなることです。意識障害や認知症などで現れます。

238 シ 指定難病
【解説】していなんびょう：難病医療法に基づいて厚生労働大臣が指定する疾患です。特定疾患治療研究事業対象疾患ともいいます（特定疾患）。原因が明らかでなく、治療方法が確立していない希少な疾病で、長期の療養を必要とする疾患群です。国費で医療費助成が行われます。

239 シ 紫斑
【解説】しはん：紫色の斑紋。皮膚や粘膜の組織中に出血することで起こる紫色の斑点です。

240 シ 紫斑病
【解説】しはんびょう：皮膚、粘膜に生じる紫色の皮疹を主病変とする疾患。これはヘモグロビン、ビリルビン、ヘモジデリンなどによる着色で、指で圧迫しても消退しません。

Ⅳ．本文中用語解説（Q e）

No	索引	用語

241　シ　脂肪酸
　　【解説】食品の脂質（脂肪）の成分。飽和脂肪酸と不飽和脂肪酸がある。飽和脂肪酸（主に動物性脂質）の過剰摂取は、生活習慣病の発症要因となりがちです。

242　シ　集学的治療
　　【解説】外科的治療・内科的治療・放射線治療など複数の治療法を組み合わせて行う治療法。

243　シ　終動脈
　　【解説】毛細血管と直接つながる動脈で、この動脈が血栓などで閉塞すると、支配領域の組織は壊死に陥ります。

244　シ　腫瘍
　　【解説】しゅよう：生体の正常細胞が自律的に過剰に増殖するように変化したもの。臨床的に良性と悪性に分類され、悪性腫瘍は特に癌、肉腫と呼ばれます。良性腫瘍は浸潤や転移を起こさず、発育が遅く膨張性に増殖します。

245　シ　症候群
　　【解説】しょうこうぐん：ある病的状態の場合に同時に起る一群の症状をいいます。

246　シ　触診
　　【解説】しょくしん：医師が手や指で患者の身体に触って診断すること。また、その方法。「腹部を触診する」など。

247　シ　真菌
　　【解説】しんきん：真菌はカビの仲間の総称。原虫よりも小さく、細菌よりは大きい。カンジダ、アスペルギルス、クリプトコッカス、などが有名。水虫も白癬菌で皮膚の真菌感染症です。

248　シ　心筋炎
　　【解説】しんきんえん：、健康な人でも突然起こる可能性がある病気で、発症したのちには重度の心不全や不整脈などを引き起こす可能性もあります。また、時には急激に病状が悪化し生命を脅かす状態にもなりうる病気です。ほとんどがウイルス感染によると考えられています。

No	索引	用語

249 シ 神経根

【解説】しんけいこん：中枢神経系と末梢神経系をつなぐ神経組織であり、前根と後根からなります。前根は脊髄の前外側溝から左右に出る神経線維の束で、運動神経線維が主体です。後根は脊髄の後ろ側の神経線維の束で、主に感覚神経線維から成ります。

250 シ 神経ブロック

【解説】末梢神経や神経叢（しんけいそう）などに局所麻酔薬を作用させて（注射して）、その部位よりも末梢の神経への伝達を抑制する治療法です。（☞ No.427参照）

251 シ 心室

【解説】心房とともに心臓を構成する部屋で、右心室と左心室とがあります。右心室は、三尖弁を介して右心房からの静脈血を受けて肺動脈に送り出し、左心室は、僧帽弁を介して左心房からの動脈血を受けて大動脈に送り出す働きをします。

252 シ 心臓の仕組み

【解説】心臓は全身の血管に血液を送るポンプの役割をはたしています。外形は人間の握りこぶしより少し大きく、ほとんどが筋肉でできている臓器で、胸骨の左の裏側にあります。心臓の内部は四つの部屋と四つの弁で構成されています。上側にある二つの部屋は心房と呼ばれ、血液が入ってくる場所で、下側にある二つの部屋は心室と呼ばれ、血液を送り出す働きをしています。

253 シ 心臓バイパス手術

【解説】冠動脈バイパス手術とも呼ばれます。この手術の目的は、心臓の損傷した動脈を体の別の場所の血管に取り替えることにあります。

254 シ 身体表現性障害

【解説】身体的な疾患や異常がないにもかかわらず、さまざまな身体症状が持続する病気の総称。身体化障害・転換性障害・疼痛性障害・心気症・身体醜形障害（自分の容姿がよくないと頑固に信じてしまう）などの精神疾患が含まれま

No	索引	用語

す。

255　シ　シンチグラム
【解説】検査の目的とする臓器、組織に適切な放射性同位元素（RI）あるいはその標識化合物をトレーサーとして体内に投与し、その放射能を体外から測定して分布状態をフィルムあるいは紙上に記録した画像をいう。シンチグラフィともいいます（前出：アイソトープ検査）。

256　シ　浸透圧
【解説】濃度の異なる2種の溶液を半透膜を境として接触させると、溶質の濃度の小さいほうから濃厚溶液のほうへと溶媒の移動が起こる（ナメクジに塩をかけたときを考えればよい）。この現象を浸透といい、バランスが取れるだけの圧力を浸透圧といいます。

257　シ　心房
【解説】心室とともに心臓を構成する部屋で、右心房と左心房とがあります。右心房は上・下大静脈あるいは冠状静脈洞からの静脈血を受入れ、左心房は肺からの動脈血を受け入れて、それぞれ心室に送る働きをします。

258　シ　心房頻拍
【解説】心臓の心房内に異常な興奮刺激を起こす部位や、刺激が旋回する回路があるために生じる頻拍です。治療は原因となる部分を高周波カテーテルで焼灼します。

259　シ　心理社会的要因
【解説】社会的要因は、仕事や私生活における人間関係が中心です。人間関係とは、心理的面も含めた人間と人間との関係のことです。どのような場面においても、人間関係は築かれるものです。

260　シ　症状と症候
【解説】症候は病気による身体的精神的変化なので、病気以外では基本的に使いません。また、とても医学的、専門的な表現です。症状には病気による身体的精神的変化の他に、怪我（けが）も含まれます。

No	索引	用語
261	ジ	自覚症状

　【解説】患者本人が知覚する症状です。痛み・吐き気・倦怠感・食欲不振といったものです。

| 262 | ジ | 自己抗体 |

　【解説】自己の細胞ないし組織に対して産生される抗体のことです。自己免疫疾患の原因となります。

| 263 | ジ | 自己免疫現象 |

　【解説】自己の体内に常在している物質に対して生じる免疫現象のことです。たとえば自分自身の眼の水晶体タンパクや血球などを抗原とし、それに対して自己抗体ができることのあることが認められて、潰瘍性大腸炎やアレルギー性脳炎などを自己免疫病と解釈されるようになりました。

| 264 | ジ | 縦隔、縦隔洞 |

　【解説】じゅうかく：左右の肺と胸椎、胸骨に囲まれた部分をいいます。その空間が縦隔洞でこの場所に心臓、大血管、気管、気管支、食道などの重要な臓器などが納まります。

| 265 | ジ | 重症筋無力症 |

　【解説】指定難病です。腕や脚の力が弱くなる、まぶたが垂れて下がる、物が二重に見えるなどの症状を起こす病気です。重症になると食べ物が飲み込めない、息が苦しいといった症状が起こることもあります。

| 266 | ジ | ジュール熱 |

　【解説】人体に電流が流れた場合に人体抵抗により発生する熱のこと。

| 267 | ジ | 粥状硬化 |

　【解説】じゅくじょうこうか：動脈の内膜にコレステロールなどの脂肪からなるドロドロした粥状物質がたまってアテローム（粥状硬化巣）ができ、次第に肥厚することで動脈の内腔が狭くなります（動脈硬化）。

| 268 | ジ | 受容体 |

　【解説】じゅようたい：生物の体にあって、外界や体内からの何らかの刺激を受け取り、情報として利用できるように変換する仕組みを持った構造のことです。

Ⅳ. 本文中用語解説（Q e）

No	索引	用語

269　ジ　上顎洞

【解説】じょうがくどう：上顎骨の中にある副鼻腔のうち最大の空洞で、第一、二上臼歯の上部にあたります。鼻腔に通じる大きい不規則形の開口部（上顎洞裂孔）があります。

270　ジ　静脈

【解説】じょうみゃく：血液が体の隅々から心臓へ戻る血管です。

271　ジ　褥瘡

【解説】じょくそう：寝たきりなどによって、体重で圧迫されている場所の血流が悪くなったり滞ることで、皮膚の一部が赤い色味をおびたり、ただれたり、傷ができてしまうことです。一般的に「床ずれ」ともいわれています。

272　ジ　腎盂

【解説】じんう：腎臓と尿管の接続部で、漏斗状に広がっている部分です。腎臓からの尿が集まる場所です。腎盤（じんばん）ともいわれます。

273　ジ　尋常性白斑

【解説】じんじょうせいはくはん：後天的に皮膚の色が部分的に抜けて白くなる病気で、比較的よくみられます。原因はわかりません。"しろなまず"ともいわれたりします。

274　ジ　腎生検

【解説】じんせいけん：生体に細い針を刺して腎臓の組織を少量採取し、顕微鏡で状態を調べる検査法です。

275　ジ　靱帯

【解説】じんたい：脊椎動物において靱帯は関節を形成する骨と骨の相互位置関係を確保する帯状の丈夫な線維性組織です。

276　ジ　腎杯

【解説】じんぱい：腎臓の中央部にある囊状の腎盤からは、腎実質に向って杯状の導管が7〜10個出ており、それぞれ腎乳頭を包んで、腎実質からの尿を腎盤に導く働きをする。

No	索引	用語
277	ス	膵嚢胞

【解説】すいのうほう：膵臓のなか、もしくはその周囲にできた袋（嚢胞）のことです。袋のなかには液体がたまっています。とくに病的なものではない嚢胞のほかに、腫瘍や炎症に関連した嚢胞があり、治療や慎重な経過観察が必要な場合もあります。

278	ス	スーパー抗原

【解説】T細胞を非特異的に多数活性化させ、多量のサイトカインを放出させる抗原です。スーパー抗原は病原性の微生物（細菌の他、ウイルスやマイコプラズマも含む）によって産生され、微生物側にとって免疫系に対する防御として働きます。

279	ス	スキルス胃癌

【解説】粘膜面には余り変化を起こさず、胃壁の中へと広がっていくもので、発見しにくいたちの悪い癌です。

280	ス	スタチン

【解説】コレステロール合成阻害剤です。肝臓内でコレステロールが合成される際に、その反応速度を調節する役割を果たすヒドロキシメチルグリタリル補酵素Aの働きを抑えて、コレステロール値を大幅に低下させます。高コレステロール血症の治療薬です。

281	ス	ステロイド薬

【解説】ステロイドホルモンを薬として使用すると、体の中の炎症を抑えたり、体の免疫力を抑制したりする作用があり、さまざまな疾患の治療に使われています。副作用も多いため、注意が必要な薬です。

282	ス	ステントグラフト

【解説】動脈瘤（りゅう）などの治療に使われる、ステントという金属製の網状の筒に人工布を縫いつけた人工血管です。

283	ス	ステント留置術

【解説】ステントは拡張することができる網目状の小さな金属製の筒です。例えば狭窄した冠動脈に装着して血流を確

No	索引	用語

保します。

| 284 | セ | 生検・生検材料 |

【解説】せいけん：患部の一部をメスや針などで取って、顕微鏡などで調べる検査です。病気を正確に診断することができます。取られた資料が生検材料です（前出：腎生検）。

| 285 | セ | 析出 |

【解説】せきしゅつ：液状の物質から結晶または固体成分が分離して出てくることをいいます。逆は融解（ゆうかい）です。

| 286 | セ | 脊髄小脳変性症 |

【解説】せきずいしょうのうへんせいしょう：難病です。歩行時のふらつきや、手のふるえ、ろれつが回らない等を症状とする神経の病気です。

| 287 | セ | 咳喘息 |

【解説】せきぜんそく：喘鳴（ぜいめい）や呼吸困難は伴わず、空咳だけが長く続く喘息。鎮咳薬は効果が少なく、気管支拡張薬やステロイド剤が有効です。

| 288 | セ | 赤血球 |

【解説】血液を構成する成分の一つ。ヒトの場合、直径約7μm、厚さ2μmの円板状で中央がくぼんだ核のない細胞です。血色素（ヘモグロビン）をもち、酸素と二酸化炭素を運び、ガス交換の機能を果します。

| 289 | セ | 赤血球沈降速度（赤沈） |

【解説】赤血球が試薬内を沈んでいく（赤沈）速さを見る検査です。炎症の程度を見ます。

| 290 | セ | 摂食障害 |

【解説】食行動の重篤な障害を呈する精神疾患の一種です。近年では嚥下障害等の機能的な摂食障害との区別をつけるため、中枢性摂食異常症とも呼ばれます。

| 291 | セ | セロトニン |

【解説】生理活性アミンの一種。血管の緊張を調節する物質として発見されました。ヒトでは主に生体リズム・神経

No	索引	用語

内分泌・睡眠・体温調節などに関与します。

292 セ 腺窩上皮
【解説】例えば胃腺を有する胃粘膜：胃の中の表面を覆っています。

293 セ 閃輝暗点
【解説】せんきあんてん：片頭痛の前兆現象として現れることが多い視覚の異常で、定期的に起こる場合が多いです。英語でマイグレインオーラ（Migraine aura）といいます。

294 セ 腺腫
【解説】腺細胞の腫瘍性増殖性病変（良性腫瘍）です。

295 セ センテナリアン
【解説】百寿者。百歳以上の人。（☞ No.407参照）

296 セ せん妄
【解説】意識混濁に加えて奇妙で脅迫的な思考や幻覚や錯覚がみられるような状態です。

297 セ 穿孔（消化管壁）
【解説】せんこう：消化器疾患や心疾患、泌尿器疾患、気管支疾患や血管系疾患で見られます。各管腔臓器の中の壁の全層に何らかの原因で孔（あな）が開き、管腔内のもの（食物等）が管腔外に漏れて炎症を引き起こす重篤な疾患です。胃穿孔、腸穿孔など。

298 ゼ 舌咽神経
【解説】ぜついんしんけい：12対ある脳神経のうち第9番目の神経です。知覚、運動、分泌を受けもつ混合神経で、舌の後部1/3の感覚や咽頭筋の運動を支配します。また分泌線維は耳下腺に分布し、唾液の分泌をつかさどります。

299 ゼ 前がん病変
【解説】正常組織よりも癌を発生しやすい形態学的に変化した組織のことで、前癌病変と診断される事が多い部位は、口腔、子宮、皮膚などです。

300 ゼ 全身性強皮症
【解説】ぜんしんせいきょうひしょう：難病の一つです。皮

No	索引	用語
		膚が硬く弾力がなくなり、つまみ上げられなくなる状態を「皮膚硬化」といいます。全身性強皮症は皮膚の硬化を主症状とし、消化管や肺などの内臓臓器の硬化を伴う膠原病です。
301	ゼ	**蠕動** 【解説】ぜんどう：消化管などの臓器の収縮運動のことで、内容物を移動させる役割をしています。主に食道から直腸までの運動をいいます。蠕動運動は自律神経の働きによって行われて意志に関係ない自然の運動です。
302	ゼ	**前立腺マッサージ** 【解説】医師が人差し指を肛門から挿入、前立腺部をマッサージします。それにより尿に含む分泌物を得て、前立腺炎の診断検査に使います。
303	ソ	**総胆管** 【解説】左右からの肝管が合一した総肝管と、胆嚢管（たんのうかん）とが合一した所から、十二指腸に開口するまでの部分です。
304	ソ	**掻爬** 【解説】そうは：一般的には診断あるいは治療のために、鋭い匙状のキューレットで組織の採取、破壊、あるいは除去を行うことをいいます。人工妊娠中絶の意味もあります。
305	ゾ	**造影CT検査** 【解説】造影剤を使用することでより精細なCT検査が可能となります。造影剤は、ヨード造影剤で、通常、腕の静脈から注入してスキャンを行います。ダイナミックCTとおなじ。
306	ゾ	**造血幹細胞（移植）** 【解説】正常な血液を作ることが困難となる疾患（白血病、再生不良性貧血など）の患者に対して、提供者（ドナー）の造血幹細胞を移植して正常な血液を作ることができるようにする治療です。
307	ゾ	**続発性** 【解説】ある疾患に関連して発生する病気や症状のことで

No	索引	用語

す。二次性ともいいます。

308 ゾ 続発性副腎機能不全
【解説】通常はホルモンのコルチゾールの分泌低下を意味します。原因としては下垂体のACTH（副腎皮質刺激ホルモン）分泌低下やステロイドの長期投与があります。

309 タ 体外衝撃波
【解説】衝撃波（しょうげきは）とは、音速を超えて伝わる圧力の波で、体外の水中内で人工的に発生させた衝撃波を皮膚表面から脂肪・筋肉などの体組織を通って伝播させ、体内深部の一点に収束させます。これが体外衝撃波結石破砕装置です。腎臓や尿管など体内にできた結石に焦点を合わせて衝撃波を照射し、結石を破砕します（ESWL）。

310 タ 帯下
【解説】たいげ：こしけともいいます。女性性器の分泌物をいいます。色調によって白帯下、黄帯下、赤帯下と呼びます。

311 タ 対策型検診
【解説】集団全体の死亡率減少を目的として実施するものを指し、公共的な予防対策として行われます。市町村のがん検診など。

312 タ 代謝、代謝物
【解説】たいしゃ：生命維持活動に必須なエネルギーの獲得や、成長に必要な有機材料を合成するために生体内で起るすべての生化学反応の総称です。代謝の結果できる産物。

313 タ 多形滲出性紅斑
【解説】たけいしんしゅつせいこうはん：主として四肢に滲出傾向のつよい紅斑が多発する皮膚疾患。女性に多くみられる。発疹は多彩で症例や病気により異なり、小型丘疹状のものから、環状、中心退色、辺縁がやや膨隆する定型的な滲出性紅斑です。

314 タ 多臓器不全
【解説】生命の維持に必要な複数の臓器の機能が連鎖的に低下した状態です。

IV. 本文中用語解説（Q e）

No	索引	用語

315　タ　胆汁酸

【解説】たんじゅうさん：界面活性剤としての機能があり、脂質の消化吸収に重要な役割を果たします。肝臓で合成され、胆管を通って十二指腸へと分泌され、小腸で吸収され再び十二指腸へと分泌されるという様式で小腸と肝臓の間を循環します（腸肝循環）。

316　タ　単純性紫斑

【解説】たんじゅんせいしはん：皮下出血を起こし、紫斑ができますが、ほかには出血傾向がなく、血液の凝固能（固まる力）にも異常がないものです。

317　タ　短腸症候群

【解説】たんちょうしょうこうぐん：小腸を広範囲に切除することで起こる消化不良・下痢・栄養障害などのことです。クローン病・癌（がん）・腸捻転などの手術後にみられます。

318　タ　胆道系酵素

【解説】γ-GTP、ALP、LAP などです。胆汁が順調に流れにくくなった時に上昇します。γ-GTP（がんまじーてぃーぴー）はアルコール性肝障害の診断に特に重要な検査です。LAP（ろいしんあみのぺぷちだーぜ）は胆道が詰まると血液中に増加するので、胆道閉塞を起こす病気の診断に有用です。ALP（あるかりほすふぁたーぜ）も同様です。

319　タ　蛋白分画検査

【解説】血清中の蛋白は、アルブミンとグロブリンです。血清タンパクに電気を通すと、アルブミンはグロブリンより陽極（＋）側に移動し、グロブリンは陽極側から α_1、α_2、β、γ の四つに、あわせて五つのグループに分画されます。その内容で病気やその重症度がわかります。

320　タ　単麻痺

【解説】たんまひ：一つの体肢、またはその一部の筋肉のみが運動麻痺に陥ったものです。大脳皮質運動野の病変によるものと、末梢神経または神経根の損傷によるものが多い。

321　タ　体外衝撃波結石破砕術

【解説】たいがいしょうげきはけっせきはさいじゅつ

No	索引	用語

(ESWL)：腎臓や尿管にできた結石に、衝撃波を体外より当てて、結石を砂状にします。体に傷をつけることなく、破砕された結石は尿とともに体外に排出されます（前出）。

322　ダ　代償性、非代償性
【解説】だいしょうせい、ひだいしょうせい：肝硬変などの病状について使われます。肝臓は肝細胞が障害を受けても、残った肝細胞でその機能を代償する機能を持っています（代償性）。壊された肝細胞が多く、残された肝細胞では、体が必要とする仕事が十分にできなくなった状態が非代償性です。

323　ダ　ダイナミック CT
【解説】造影剤を静注し臓器が十分造影された時相（タイミング）で撮影する造影検査と、造影剤を急速静注し動脈が造影される動脈相・実質が造影される実質相・静脈が造影される静脈相および数十秒から分単位での変化を撮影するものです（前出）。

324　ダ　ダグラス窩
【解説】だぐらすか：人体における腹膜腔の一部、子宮と直腸の間。直腸子宮窩ともいいます。

325　ダ　ダンピング症候群
【解説】胃切除を受けた人が、食事後に起こすことのある吐き気、嘔吐、めまい、脱力感、発汗、心悸亢進などの症候群。食物が急速に小腸に移動することによって起こります。

326　チ　チアノーゼ
【解説】血液中の還元ヘモグロビンが5g/dl以上になり、指の爪、粘膜（口唇など）が青紫色になることです。一般に呼吸器疾患では動脈酸素飽和度が70％以下になると明らかなチアノーゼがみられ、この所見がみられたら動脈血酸素の低下が疑われます。

327　チ　地中海料理
【解説】ちちゅうかいりょうり：地中海沿岸諸国の伝統的な食事のことです。オリーブオイル、全粒穀物、野菜、果物、豆、ナッツが豊富で、チーズとヨーグルトが頻繁に食され、

No	索引	用語
		魚も食されますが、肉、鳥、卵、菓子の消費は控えめであり、また赤ワインも適度に飲まれます。オリーブオイルや魚介類には多価不飽和脂肪酸が豊富に含まれ、健康に対する良好な研究結果が繰り返し報告されています。日本食も類似しています。
328	チ	中咽頭
		【解説】鼻や口の奥にある部分は咽頭と呼ばれます。咽頭は上から上・中・下に分類されていて、口を開けたときの突き当たりに相当する部分が中咽頭です。
329	チ	中性脂肪
		【解説】食事として摂取される脂肪は主として中性脂肪で、生体におけるエネルギーの運搬と貯蔵、皮下脂肪として生体の保護に役だっています。
330	チ	中脳
		【解説】中枢神経系(脳脊髄)の脳幹(大脳、小脳を除いた部分)の一部です。もっとも上の部分であって、さらに上には第三脳室、下には橋(きょう;ポンス)、両外側には間脳があります。なめらかな動きを可能にする錐体外路性運動の中枢です。
331	チ	超音波内視鏡下針生検
		【解説】超音波(エコー)装置を備えた内視鏡を用いて、消化管のなか(内腔)から膵臓・胆道および周囲の臓器、血管、リンパ節などを詳細に観察する検査で、針生検を行うことで組織診ができます。EUS-FNAと略称されます。
332	チ	超音波内視鏡検査
		【解説】内視鏡を用い超音波を体内から送受信し消化管壁の内部構造や周囲組織・臓器などの超音波診断を行う検査です。EUSと略称されます。(☞ No.331参照)
333	チ	徴候
		【解説】ちょうこう(きざし):兆候/徴候は同じように使われます。「動脈硬化の徴候」のように使われます。
334	チ	超小型LDL及びレムナント
		【解説】レムナントは、血液中のリポタンパク(中性脂肪や

No	索引	用語

コレステロールがタンパク質と結びついた複合体)が分解した残り屑です。マクロファージが異物として取り込み、血管壁に沈着して、動脈硬化を促進させます。悪玉といわれるLDLコレステロールの中でも超悪玉で、中性脂肪が要因で増える粒子がより小さい小型LDLです。そのために血管壁により多く入り、酸化されます。同様にして動脈硬化を促進させます。

335　チ　腸骨

【解説】骨盤をつくる左右の寛骨の上部を占める大きな骨。腹腔内の腸を乗せるという意味の名です。ここに針を刺し骨髄血を採取する場所でもあります(腸骨穿刺)。

336　チ　腸重積

【解説】ちょうじゅうせき:腸閉塞の一つで、小腸の一部(主に回腸)が、大腸(主に盲腸)の内腔に入り込んでしまい、通過障害・血行障害を起こす状態です。

337　チ　尿沈渣5個/HPF

【解説】主に泌尿器にみられる異常の診断です。またその病状の経過観察を行うための検査です。例えば、顕微鏡下400倍の視野で細胞なりが5個みられるということです。

338　ツ　椎間板

【解説】脊椎(せきつい)の上下に隣り合う椎体を結合している円板状の軟骨です。中央のゼリー状の髄核を線維輪が囲む構造をし、衝撃をやわらげます。座布団様クッション。

339　テ　定位放射線治療

【解説】ていいほうしゃせんちりょう:病巣に対して多方向から放射線を集中させる治療法。通常の放射線治療よりも、周囲の正常な組織に与える影響を抑えることができます。

340　テ　低分化癌

【解説】ていぶんかがん:元の正常な細胞に似ているほど分化度が高く、かけ離れていればいるほど分化度は低くなります。中分化、低分化になるほど細胞分裂のスピードが速くなり、それだけ浸潤・転移しやすくなります。

No	索引	用語

341　テ　適応障害
【解説】ある特定の状況や出来事が、その人にとってとてもつらく耐えがたく感じられ、そのために気分や行動面に症状が現れるものです。

342　テ　テタニー
【解説】意識を失うことなく四肢の筋群に、疼痛性、強直性のけいれんを起こす状態です。強直ともいいます。原因は血清カルシウムの減少で起こります。

343　テ　テロメア
【解説】細胞の核にある染色体の末端領域のこと。単純な反復配列からなり、細胞分裂のたびに短くなり、細胞は50～60回しか分裂できません。

344　テ　転移
【解説】病原体や悪性腫瘍細胞が、血液またはリンパの流れに乗って離れたところにある臓器に運ばれ、そこに原発巣と同一の病変を起こすことです。

345　テ　転移性と原発性
【解説】がんは例えば大腸に発生しても、肝臓や肺に飛び火することがあります（転移）。この場合肝臓がんや肺がんは転移性のがん、大腸のがんはそのもととなった原発性のがんということになります。

346　テ　点眼、点眼薬
【解説】目薬（点眼薬）を目にさすこと。まつ毛や手指に触れないように、容器の出口を汚染しないことが大切です。

347　テ　天疱瘡
【解説】てんぽうそう：皮膚・粘膜に病変が認められる自己免疫性水疱性疾患で、指定難病です。病理学的に表皮細胞間の接着が障害される結果生じる棘融解（acantholysis）による表皮内水疱形成を認め、免疫病理学的に表皮細胞膜表面に対する自己抗体が皮膚組織に沈着する、あるいは循環血中に認められることを特徴とする疾患といわれます。棘融解（きょくゆうかい）とは細胞同士の接着がダメになることです。

No	索引	用語

348 デ 電気痙攣療法
【解説】でんきけいれんりょうほう：現在では幅広い精神疾患に対する治療法の一つとなっています。「電気ショック療法」「電撃療法」などとも呼ばれることがあります。

349 デ 電気生理学的検査
【解説】心臓に電極カテーテル（電極のついた細い管）を静脈または動脈を介して心臓に挿入し、心臓内部の電気現象（電位）を記録し、心臓の内側から刺激を与えることにより、不整脈の原因の特定を目的とする検査のことです。

350 デ 電解質
【解説】水などの溶媒に溶解した場合、溶液中で電離してイオンを生じる物質。電解質溶液は生成したイオンの移動に基づく電気伝導性をもちます。食塩水など。

351 ト 糖化反応
【解説】とうかはんのう：フルクトース（果糖）やグルコース（ブドウ糖）などの糖の分子が有するケトン基やアルデヒド基が酵素の働きなしに蛋白質または脂質などのアミノ残基やヒドロキシ基に結合する事を起点に起こる一連の化学反応の事です。（☞ No.403参照）

352 ト 特発性血小板減少性紫斑病
【解説】指定難病です。明らかな基礎疾患や原因薬剤の関与がなく血小板の数が減少し、出血症状をひき起こす病気です。血小板以外の赤血球や白血球には、異常はみられません。6ヶ月以内に治癒する「急性型」と、6ヶ月以上続く「慢性型」に分類されます。

353 ト 突然変異
【解説】生物体に、親の系統になかった新しい形質が突然生じ、それが遺伝する現象です。遺伝子または染色体の変化によって起こり、放射線の照射などで人為的に出現させることもできます。

354 ト 透析療法
【解説】とうせきりょうほう：腎不全や尿毒症で老廃物を除去できなくなった場合などに、人工的に透析を行って血液

No	索引	用語
		を浄化する治療法です。人工腎臓を用いる方法(血液透析)や、腹腔内に灌流(かんりゅう)液を注入し腹膜を通して行う方法(腹膜透析)などがあります。
355	ド	洞、洞結節 【解説】どう、どうけっせつ：洞とは心臓の右心房の上大静脈の開口部近くにある特殊な組織です。一定のリズムで自動的に興奮する所で、その刺激が心臓全体に伝えられて心拍動が起こります。洞房結節ともいいます。
356	ド	同種骨髄幹細胞移植 【解説】白血球の型(HLA)の合致した骨髄提供者(ドナー)の造血幹細胞の移植のことです。血液型(赤血球型)は一致していなくてもかまいません。ドナーが血縁者である場合を血縁者間同種骨髄移植といい、ドナーが非血縁者(骨髄バンクよりの提供)である場合を非血縁者間同種骨髄移植といいます。移植片対宿主病(GVHD；輸血や骨髄移植などで副作用が起こる)を予防するために免疫抑制剤の投与が必要となります。
357	ド	洞性不整脈 【解説】どうせいふせいみゃく：不整脈の症状のうち、脈は正常で規則的でありながらも速くなるのが洞性頻脈、同様に遅くなるのが洞性徐脈と呼ばれています。どちらも洞房結節に問題があると考えられています。洞性頻脈はほとんどの場合、治療する必要はありません。
358	ド	洞不全症候群 【解説】どうふぜんしょうこうぐん：心臓の調律を発する洞房結節または洞結節下流の電導系が原因で、徐脈を起こす病気です。普段から心拍数が少なく、運動しても上昇しないため、脳の虚血が起こって失神発作などを生じます。
359	ド	動脈 【解説】どうみゃく：心臓から血液が送られてくる血管のことです。
360	ド	ドーパミン 【解説】中枢神経系に存在する神経伝達物質で、アドレナリ

No	索引	用語

ン、ノルアドレナリンの前駆体です。運動調節、ホルモン調節、快の感情、意欲、学習などに関わるとされます。

361　ド　ドレナージ
【解説】体内にたまった血液や滲出液などを体外に排出すること。排膿法、排液法など。

362　ナ　ナノグラム
【解説】μg、ng、pg（マイクログラム、ナノグラム、ピコグラム）ともいわれます。重さの単位です。1ナノグラムは100万分の1グラムです。

363　ナ　軟口蓋
【解説】なんこうがい：硬口蓋（こうこうがい）の後部にあり、柔軟で、嚥下に際して後鼻孔をふさいで食物が鼻腔に入るのを防ぎます。

364　ナ　軟性ドルーゼン
【解説】網膜色素上皮下の黄色の病巣です。網膜色素上皮の基底膜とブルフ膜の内コラーゲン層との間に老廃物が沈着したもので新生血管の前駆病変です（⇒加齢黄斑変性）。

365　ニ　肉腫
【解説】にくしゅ：非上皮性悪性腫瘍のことです。筋肉腫、骨肉腫などです。上皮性悪性腫瘍の癌と対比されます。

366　ニ　二次予防
【解説】例えば、がんになったとしてもがんで死なない対策です。言葉をかえれば、早期発見・早期治療です。

367　ニ　ニトログリセリン
【解説】ニトロあるいは亜硝酸薬のことです。冠動脈拡張剤です。狭心症に使います。舌下錠として使用されます。貼付等の剤形もあります。爆薬の原料にもなります。

368　ニ　乳頭
【解説】乳房中央の突出部（ちくび）、舌にある突出部（舌乳頭）、胆管・膵管の十二指腸開口部（十二指腸乳頭）などがあります。盛り上がりを形成します。

No	索引	用語
369	ニ	ニューロパチー

【解説】末梢神経の病気を総称してニューロパチーといいます。以前は神経炎と呼ばれました。末梢神経とは、脳や脊髄(せきずい)から分かれた後の、からだ中に分布する神経をいいます。

370	ニ	尿細管

【解説】にょうさいかん:糸球体を包むボーマン嚢から出て腎乳頭に開口する直径20~30μm、全長4~7cmの細長い管です。

371	ニ	尿素窒素

【解説】にょうそちっそ:血清成分からタンパク質を取り除いた残りである残余窒素の30~40%を占める成分です。残余窒素として腎機能検査に用いられます。

372	ニ	尿崩症

【解説】にょうほうしょう:抗利尿ホルモンは下垂体後葉から放出されて、腎臓にはたらき、水の再吸収を行い、体内の水分調節をします。抗利尿ホルモンの分泌や作用が障害されると、この水の再吸収が行われず、尿として出てしまうために多尿となります。

373	ニ	任意型検診

【解説】対策型検診は集団全体の死亡率減少を目的として実施するものを指し、公共的な予防対策として行われます。任意型検診とは、対策型検診以外の検診で、その方法・提供体制はさまざまです。典型的例は、医療機関や健診機関が行う人間ドックです。

374	ニ	妊孕性

【解説】にんようせい:若年がん患者や免疫疾患患者に対する治療により、将来妊娠の可能性が消失しない様に生殖能力を温存するという考え方です。

375	ニ	乳突洞

【解説】にゅうとつどう:中耳の奥にあるハチの巣状の骨です。

No	索引	用語

376　ネ　ネフロン
【解説】腎臓の基本的な機能単位であり、腎小体とそれに続く1本の尿細管のことです。人間の場合は左右の腎臓合わせて200万個ほど存在し、各ネフロンで血液の濾過、再吸収、分泌、濃縮が行われ、尿(原尿)が作られています。

377　ネ　捻挫
【解説】ねんざ:捻挫とは関節に過剰な力が加わることで、靭帯(じんたい)が伸びたり切れたりする外傷です。捻挫はいろいろな関節に起こりえますが、構造上もっとも起こりやすいのは足関節です。

378　ネ　年齢調整死亡率
【解説】もし人口構成が基準人口と同じだったら実現されたであろう死亡率のことです。

379　ネ　年齢調整罹患率
【解説】もし人口構成が基準人口と同じだったら実現されたであろう罹患率のことです。

380　ノ　脳幹
【解説】のうかん:脳のうちで大脳半球と小脳を除いた部分。間脳、中脳、橋(きょう)、延髄(えんずい)を合わせて呼びます。生命維持に重要な中枢部位です。

381　ノ　嚢腫
【解説】のうしゅ:体内にできる袋状の病変で、中に液体がたまったものです。シスト。

382　ノ　脳脊髄膜炎(髄膜炎)
【解説】のうせきずいまくえん:髄膜炎は炎症部位と脳や脊髄との近接度合いによっては生命の危険があるため、救急疾患に分類されます。

383　ノ　脳卒中
【解説】脳出血、くも膜下出血、脳梗塞の三つをあわせていいます。

384　ノ　ノルアドレナリン
【解説】副腎髄質、クロム親和細胞および交感神経細胞から

No	索引	用語

分泌されて、生体内で神経刺激伝達物質として働いているカテコールアミンの一種。血圧上昇、中枢神経系の刺激などの作用をします。

385	ハ	敗血症

【解説】はいけつしょう：肺炎や腎盂腎炎など生体のある部分で感染症を起こしている場所から血液中に病原体が入り込み、重篤な全身症状を引き起こす症候群です。

386	ハ	肺循環

【解説】血液が心臓を出て全身に至り、毛細血管を経て再び心臓に戻ってくる循環を体循環（大循環）といいます。肺循環では、肺動脈の中を静脈血が流れ、肺で二酸化炭素と酸素の交換が行われることにより動脈血となり、肺静脈を通って心臓へ戻ります。

387	ハ	排尿困難

【解説】はいにょうこんなん：尿意があるのになかなか排尿できない状態。前立腺肥大など。

388	ハ	肺胞

【解説】気管支の最末端分枝に続く、半球状の小さな囊（のう）で、肺の呼吸でガス交換が行われる部分をいいます。重要な酸素取入れ部分です。

389	ハ	廃用症候群

【解説】はいようしょうこうぐん：特定の器官を長期間、動かさないでいることによって生じる障害。他の疾病の治療のための安静状態や、高齢で動けなくなるなどが原因。

390	ハ	肺線維症

【解説】はいせんいしょう：肺に線維組織が過剰に形成される病気。肺胞壁の肥厚により、ガス交換が十分に行われなくなり、呼吸機能が低下します。塵肺（じんぱい）・膠原病・間質性肺炎・サルコイドーシスなどから進行します。息切れ・痰（たん）を伴わない咳・ばち指などの症状が見られる。

391	ハ	跛行、間欠性跛行

【解説】はこう、かんけつせい：片足をひきずるようにして歩くこと（びっこ）。間欠性跛行は歩行などで下肢に負荷

No	索引	用語
		をかけると、次第に下肢の疼痛・しびれ・冷えを感じ、一時休息することにより症状が軽減し、再び運動（歩行）が可能となることです。
392	ハ	白血球

【解説】血液の細胞成分の一つ。白色に見えるためにこの名があります。骨髄に由来する顆粒球と単球、リンパ組織に由来するリンパ球の3種があります。感染症と戦います。

393　ハ　発症

【解説】はっしょう：発症は、既にかかっていた病気の症状が出ること、発病は病気になり症状が出ること。

394　ハ　針生検

【解説】細胞診よりも太い針を病変部に刺し、その中に組織の一部を引き入れて、からだの外に取り出し組織検索をします。超音波下に行います。

395　ハ　半月板

【解説】はんげつばん：膝の関節で、大腿骨と脛骨（けいこつ）の間にある軟骨です。衝撃を吸収し、関節の動きをなめらかにしています。

396　ハ　汎発性

【解説】はんぱつせい：「全身や、至るところに発生する」という意味です（医学用語）。

397　ハ　半盲

【解説】はんもう：片眼または両眼の視野の左半部あるいは右半部が欠損するものをいいます。

398　バ　バウヒン弁

【解説】回盲（かいもう）弁といわれます。小腸と大腸との間（回腸と盲腸の境目）にある弁のような構造。

399　バ　馬尾神経

【解説】ばびしんけい：腰仙部（おしり）の脊髄神経根の束は馬のしっぽに似ていることから、馬尾と呼ばれています。

400　パ　パジェット病

【解説】皮膚癌の一つです。主に汗を産生する汗器官由来

Ⅳ．本文中用語解説（Q e）

No	索引	用語

の細胞が癌化する表皮内癌の一種です。皮膚癌はほかに有棘細胞癌、基底細胞癌があります。メラノーマも同様です。

401　パ　パソコン症候群

【解説】パソコン病とは、パソコン（PC）を用いた事務作業を長時間続けることによって生じる体調不良といった症状全般を指す俗称です。

402　パ　パフォーマンスステイタス

【解説】全身症状の医学的指標であり、各種指標が開発されています。精神障害の診断やがん患者の一般状態の指標などに使われます。

403　ヒ　非酵素的糖化反応

【解説】ひこうそてきとうかはんのう：No.351の追加記述になりますが、慢性的な高血糖状態では、糖による蛋白や脂質の非酵素的糖化反応（メイラード反応）が進み、循環血液中や組織で終末糖化産物（AGE）が促進的に形成、蓄積されるといわれます。糖尿病における大小さまざまな血管障害の発症・進展機構に、このAGEとその受容体であるRAGEといわれるものがかかわることが報告されています。

404　ヒ　ヒスタミン

【解説】生体に広く分布するアミン（アンモニアからできる）の一種。ヒスチジンから合成され、普通は肥満細胞や好塩基球などに不活性状態で存在。外傷や毒素などで活性化され、発赤・かゆみ・浮腫（ふしゅ）・痛みや気管支収縮などのアレルギー症状を起こす原因となります。

405　ヒ　非ステロイド性消炎剤

【解説】NSAID（エヌセイド）ともいわれます。体内で炎症などを引き起こすプロスタグランジンの生成を抑え、炎症や痛みなどを抑え、熱を下げる薬です（前出：NSAID）。

406　ヒ　皮膚筋炎

【解説】ひふきんえん：指定難病の一つです。皮膚および筋肉を主な病変の場とする膠原病です。上腕など体の中心に近い所の筋肉の炎症症状と皮膚症状が同時に出る場合と、いずれか一方が先行する場合があります。小児期（5〜15歳）

No	索引	用語

と成人(40～60歳)に好発し、成人で約30%に悪性腫瘍と間質性肺炎を合併します。

407　ヒ　百寿者
【解説】ひゃくじゅしゃ:「センテナリアン」ともいわれます。100歳以上の人のことです。日本では100歳以上の人口が急増しています。慶應大学の研究で共通しているのは、百寿者には糖尿病と動脈硬化が少ないことがいわれます。

408　ヒ　人とヒト
【解説】「人」という言葉は人類全般を指します。また多数の人間を漠然というときにも使います。「ヒト」は生物的・医学的用語で、動物と対照して使います。本書でも採用。

409　ビ　病期
【解説】びょうき:がんの進行度合い(ステージ)のことです。予後の判定に重要です。

410　ビ　病原微生物
【解説】感染の原因となる原虫、真菌、細菌、リケッチア、ウイルスなどをいいます。

411　ビ　びらん
【解説】「ただれ」の状態。皮膚や粘膜あるいは角膜の上皮が欠損して限局的に消失し、結合織面が露出した状態をいいます。

412　ビ　ビリルビン
【解説】ビリルビンとは、古くなった赤血球が破壊されるときにできる黄色い色素です。ビリルビンは血液で肝臓に運ばれ、胆汁中にでてきます。肝臓で処理される前のビリルビンを「非抱合型(間接)ビリルビン」、処理された後のビリルビンを「抱合型(直接)ビリルビン」といい、あわせて総ビリルビンと呼びます。

413　ビ　鼻漏
【解説】びろう:鼻みず、鼻汁(びじゅう)のことで、鼻の粘膜にある分泌腺と杯細胞から出た分泌液と、鼻の血管からにじみ出た血漿(けっしょう)成分の合わさったものです。

IV. 本文中用語解説（Q e）

No	索引	用語
414	ビ	び漫性

【解説】びまんせい：（病気が）広範囲に拡がっていること。すなわち限局していないこと。

| 415 | フ | フィブリノイド変性 |

【解説】コラーゲン線維がその構造を失い、ガラス様を呈する状態です。アレルギー疾患や膠原病（こうげんびょう）で、病変組織にみられる特徴的な所見です。

| 416 | フ | 副交感神経 |

【解説】自律神経の一つ。脳部および仙骨部から発し、大部分は迷走神経で、伝達物質としてアセチルコリンを分泌します。交感神経系と拮抗（はりあう）します。

| 417 | フ | 複視 |

【解説】ふくし：ものが二つに見える状態です。単眼性複視と両眼性複視があり、とくに重要なのは両眼性複視です。脳疾患や眼球運動神経疾患等で生じます。

| 418 | フ | 腹水・胸水 |

【解説】腹腔内ないし胸膜腔内に異常に多量の液体が貯留した状態ないしはその液体をいいます。多くはがん性腹膜炎ないしがん性胸膜炎など、重篤な疾患が少なくありません。

| 419 | フ | 腹膜刺激症状 |

【解説】腹膜に炎症などの異常が起こると、特有の症状が現われます。この症状を腹膜刺激症状といい、筋性防御（腹筋が固くなる）とブルンベルグ徴候がその代表です。

| 420 | フ | 浮腫 |

【解説】ふしゅ（むくみ）：医学的には、皮膚の下などに体液がたまってしまった状態です。

| 421 | フ | フレイル |

【解説】高齢になることで筋力や精神面が衰える状態をさす言葉です（虚弱）。

| 422 | フ | 副腎髄質ホルモン |

【解説】アドレナリン（エピネフリン）・ノルアドレナリン

No	索引	用語

（ノルエピネフリン）の2種があり、その前駆物質であるドーパやドーパミンなどのカテコールアミンを含めていうこともあります。交感神経の作用が高まると分泌され、血糖量の上昇、心拍数の増加などを起こします。強心剤や血圧上昇剤などに利用されます。

423　フ　**副腎皮質ホルモン**

【解説】コルチコイドともいわれます。副腎皮質から分泌されるステロイドホルモンの総称です。ミネラルコルチコイドとグルココルチコイドに大別される。前者はナトリウム、カリウムなどの代謝にかかわるもので、アルドステロン、デオキシコルチコステロンなどがこれにあたります。医薬品としても使用されます。

424　フ　**副腎皮質**

【解説】副腎の外側の部分で、副腎全体の80%を占めます。球状帯、束状帯、網状帯の3層から成り、生命維持に必要な四十余種のステロイドホルモンを分泌します。

425　ブ　**ブドウ糖負荷試験**

【解説】空腹時にブドウ糖を経口摂取（糖負荷）することで人工的に血糖値が上昇する環境を作り出し、その前後の決められた時間に数回採血を行い、血糖値の変化を測定する検査です。糖尿病の診断に使います。

426　ブ　**ブリンクマン指数**

【解説】喫煙とがんの関係性を示した数値です。数値が高ければがんの発生率が高いとされています。ブリンクマン指数が400を超えると、肺がん発生率が非喫煙者と比較して約5倍高いとされます。1日の喫煙本数×喫煙年数で示します。

427　ブ　**ブロック療法**

【解説】神経痛、癌（がん）性の疼痛（とうつう）などに対する対症療法の一種。疼痛部位から上行する知覚神経の神経節に局所麻酔薬やアルコールを注入して神経連絡を途絶させて痛みを除去するものです。（☞ No.250参照）

IV. 本文中用語解説（Q e）

No	索引	用語

428　ブ　分画
　　【解説】ぶんかく：いろいろのことに使われます。例えば献血を遠心分離し、成分製剤（赤血球、血小板、新鮮凍結血漿）に分けます。さらに血漿成分は、血漿分画製剤になります。そのほか白血球分画、蛋白分画などがあります。

429　ブ　分子標的療法
　　【解説】例えば、がんの細胞表面の HER2（ハーツー）と呼ばれるタンパク質だけに作用して、がん細胞の増殖を阻害する分子標的薬があります（乳癌など）。従来の化学療法剤と異なり、がん細胞そのものをターゲットにします。こんにち、分子標的薬は多数あり、重要な抗悪性腫瘍剤となっています。

430　プ　プラーク
　　【解説】1.歯の表面に固着した細菌およびその産物の集塊。古くなると石灰化して歯石になります。歯垢（しこう）ともいいます。2.動脈硬化などの血管壁に見られる、偏平もしくは隆起したかたまり・斑点です（粥腫；じゅくしゅ）。

431　プ　プロゲステロン
　　【解説】黄体ホルモンの主要なもの。黄体および胎盤から分泌され、妊娠を維持する作用をもちます。

432　プ　プロスタグランジン
　　【解説】動物の臓器や組織に微量存在する一群の生理活性物質です。アラキドン酸などの不飽和脂肪酸から生合成され、血管拡張、血圧上昇あるいは降下、子宮や気管支の筋収縮、血小板の凝集あるいはその抑制などの作用を示します。

433　プ　分泌
　　【解説】ぶんぴ（ぶんぴつ）：細胞が細胞内で合成された物質または細胞の代謝産物を細胞外に放出する現象です。

434　ヘ　ヘバーデン結節
　　【解説】変形性関節症ともいわれます。多くの女性が悩んでいる手の指の病気です。その特徴は、「第一関節の痛み」「腫れ」「骨が変形する」という、困った症状です。

No	索引	用語

435 ヘ ヘリコバクター・ピロリ菌
【解説】ピロリ菌は、胃の粘膜に生息しているらせん形をした細菌です。さまざまな研究から、ピロリ菌が胃炎や胃・十二指腸潰瘍、胃癌などの胃の病気に深くかかわっていることが明らかにされてきました。子供の頃に感染し、一度感染すると多くの場合、除菌しない限り胃の中に棲みつづけます。この時点では、症状のない人がほとんどです。

436 ヘ 片麻痺
【解説】へんまひ、かたまひ：一側性にみられる上下肢の運動麻痺のことです。

437 ペ ペースメーカー
【解説】心臓の拍動の頻度を調節する歩調とり（ペースメーカー）は右心房の洞房結節にあり、ここで発生した興奮が心臓の刺激伝導系を伝わって心室筋を刺激して、心臓が収縮します。消化管においては、消化管の筋層にはカハール介在細胞と呼ばれる特殊な細胞が存在し、これは腸蠕動運動のペースメーカー細胞と考えられています。

438 ホ 発作
【解説】ほっさ：病気の症状が急激に起こることをいいます。

439 ホ ホットパック
【解説】保温性の高いシリカゲルやベントナイト等を厚い木綿の袋に入れ、パック状にしたものを加温器で80〜85℃の温度で15分以上加温してバスタオル等で包み、患部にベルト等で取り付けるものです。理学療法の一つです。

440 ホ ホルター心電図
【解説】小型の携帯型心電計で記録した日常生活中の長時間連続記録心電図です。不整脈の診断等に使います。

441 ホ 本症・本病・本疾患・
【解説】この病気（疾患）の意味です。本書に広く採用しています。

442 ホ 本態性
【解説】ほんたいせい：ある症状・疾患は存在するが、その原因が明らかでないもの。

IV. 本文中用語解説（Q e）

No	索引	用語

443　マ　マクロファージ
【解説】白血球の1種。生体内をアメーバ様の運動をする遊走性の食細胞（しょくさいぼう）で、死んだ細胞やその破片、体内に生じた変性物質や侵入した細菌などの異物を捕食して消化し、清掃屋の役割を果たします。

444　マ　マスト細胞
【解説】肥満細胞のことです。気管支、鼻粘膜、皮膚など外界と接触する組織の粘膜や結合組織に存在する造血幹細胞由来の細胞。炎症や免疫反応などの生体防御機構に重要な役割を持ち、IgE を介した I 型アレルギー反応の主要な役割を演じます。脱顆粒してヒスタミンなどを放出します。

445　マ　末梢神経障害
【解説】まっしょうしんけいしょうがい：末梢神経とは、脳や脊髄（せきずい）から分かれた後の、からだ中に分布する神経をいいます。筋肉を動かす運動神経のほか、感覚神経、自律神経の3種類があり、それらの不調です。

446　マ　マブとニブ
【解説】分子標的治療薬には、大きく分けて、抗体医薬品と小分子阻害剤があります。抗体医薬品は、癌細胞の表面にある分子に抗体が結合して、癌細胞の働きを抑えます。主に注射薬として使用され、マブ（mab）という名前が薬の最後に付きます。薬が癌細胞のなかにある分子を標的にして、細胞の増殖などのシグナル伝達を抑えます。主に経口薬として使われ、ニブ（nib）という名前が最後に付きます。

447　マ　マロリー・ワイス症候群
【解説】飲酒後、繰り返して嘔吐・出血し、内視鏡検査で食道胃接合部付近に縦走する粘膜損傷を認めます。強い嘔吐による粘膜の亀裂です。

448　マ　慢性炎症
【解説】「慢性炎症」は患者に自覚症状がなく、気づかないうちに体内で炎症が起こり、その炎症はすぐには治らないことが特徴です。さらに、炎症部位は、炎症が治まっても元には戻らないという非常に厄介な特徴もあります。炎症反

No	索引	用語
		応の指標はCRP（炎症反応）などで示されます。動脈硬化症や寿命との関係が研究されています。
449	ミ	ミネラルコルチコイド 【解説】鉱質コルチコイドのことです。副腎皮質ホルモンの一つの群で、他の一つはグルココルチコイドです。前者は水分およびイオン質の代謝を調整するホルモン類で、後者は糖質、脂質、蛋白質の代謝を調節するホルモン類です。
450	ミ	脈絡膜 【解説】網膜の外方、強膜の内方にあり、眼球後半部を包む膜です。強膜は眼球の最外壁となる結合組織性の丈夫な膜です。
451	ム	無酸素運動 【解説】脂肪や糖質を使わずに、筋グリコーゲンやATP（アデノシン三燐酸）を一気にエネルギーに変えて行う運動のことです。100mダッシュや重量挙げなどが該当します。
452	ム	無機質 【解説】人体や食品に含まれる元素のうち、酸素（O）、炭素（C）、水素（H）、窒素（N）以外の元素の総称で、ミネラルともいわれます。
453	メ	目と眼 【解説】「眼」の方が医学的、生物学的、生理的な専門的な用語として使われます。「目」はそれ以外、実際に見えるものや、目の形や役割などから例えてつけられた言葉です。
454	メ	免疫異常 【解説】めんえきいじょう：免疫機能がうまく働かなくなって、体の抵抗力が低下し細菌などによる感染症にかかりやすくなったり（免疫不全）、異物ではなく自分自身の細胞を攻撃するようになったり（自己免疫疾患）した状態をいいます。
455	メ	免疫グロブリン 【解説】抗体としての構造・機能をもつ一群の血清タンパク質です。血液・リンパ液中に含まれるγ（がんま）グロブリンのほとんどはこれです。Ig（あいじー）と呼ばれます。

No	索引	用語

456　メ　免疫療法(がん)

【解説】私たちの体の中では、毎日に数千個のがん細胞が発生していると考えられています。しかし、がん細胞を攻撃する免疫細胞も存在しているため、すぐには、がんにはなりません。この免疫細胞が弱体化したときにがんになると考えられています。そこでがん患者自身の血液から免疫細胞を取り出し、数を大量に増やしたり、攻撃力を強化して体に戻し、「自分で治そうとする力」を活用するという治療方法です。

457　メ　免疫反応

【解説】生体が外来性あるいは内因性の物質に対して自己か非自己かを識別し、非自己に対して自己体内の統一性と個体の生存維持および種の存続のために起こす一連の生体反応です。抗原抗体反応ともいわれます。

458　メ　免疫抑制療法

【解説】めんえきよくせいりょうほう：拒絶反応を防ぐために免疫抑制療法が行われます。いくつかの方法があります。免疫抑制が不十分だと拒絶反応、多すぎると感染症・副作用の可能性があり、その両者のバランスをとるよう、薬の投与量が調節されます。

459　メ　免疫力

【解説】体内に入ったウイルスや細菌、異物などから自分自身の体を守る力。

460　モ　毛様体

【解説】もうようたい：眼球の水晶体を輪状に取り囲む組織。水晶体の厚さを変えて屈折度を調節し、像の焦点を合わせる働きをします。

461　モ　もやもや病

【解説】脳血管撮影をすると正常の太い動脈が写らず、毛のように細い多数の異常な血管がもやもやと写ることからついた名前です。ウイリス動脈輪がふさがったため、血流を補うために細い動脈が発達し、それがもやもやした血管として見えているものです。

No	索引	用語
462	モ	モルヒネ

【解説】がんの痛みを緩和するために使われる医療用麻薬です。オピオイド。

| 463 | モ | 門脈 |

【解説】もんみゃく：通常消化管から肝臓へ至る静脈を指します。腸管から吸収された栄養素は、門脈を経て肝臓へと運搬されます。肝臓の血液の80％は門脈から供給されます。

| 464 | モ | 妄想 |

【解説】もうそう：病的な状態から生じた誤った判断です。確信的であり、経験や推理に影響されない現実離れした内容になっています。

| 465 | ユ | 有機質 |

【解説】有機物を含んでいるものです。有機物は炭素原子を構造の基本骨格に持つ化合物の総称です。無機物は炭素原子を持っていないということになります。

| 466 | ユ | 有酸素運動 |

【解説】脂肪や糖質を酸素によってエネルギーに変えながら行う、規則的な繰り返しのある比較的軽い運動のことです。ジョギング・ウオーキング・水泳などです。

| 467 | ユ | 幽門 |

【解説】ゆうもん：十二指腸につながる胃の部分です。幽門部分は、胃体部とつながる幽門洞と十二指腸につながる幽門管から成り立っています。

| 468 | ヨ | 容積脈波 |

【解説】ようせきみゃくは：皮膚血管（末梢血管）の膨張・収縮を皮膚表面から波形として電気的・機械的にとらえたものを容積脈波と呼びます。

| 469 | ヨ | 予後 |

【解説】病気や手術の後、どの程度回復するか見通しを指す言葉です。

| 470 | ヨ | 予防歯科 |

【解説】むし歯などになってからの治療ではなく、なる前の

No	索引	用語

予防を大切にすることです。

471　ヨ　溶血

【解説】血液中の赤血球が崩壊してヘモグロビンが流出することです。溶血性貧血などです。

472　ラ　ライノウイルス

【解説】鼻風邪（はなかぜ）の原因となるウイルスの一種。インフルエンザウイルスとは異なるものとして発見され、100以上の型があります。

473　ラ　落屑

【解説】らくせつ：皮膚の表層が大小の角質片となってはげ落ちること。また、そのもの。

474　ラ　ラクトフェリン

【解説】糖タンパク質の一種。ヒトの母乳や涙、牛乳などに含まれます。鉄イオンとよく結合し、鉄を必要とする多くの細菌に対して抗菌作用を発揮します。また、抗酸化作用やウイルス阻害作用をもつことが知られています。

475　ラ　ラジオ波凝固療法

【解説】がんの局所療法の一つです。超音波やCTで腫瘍の位置を観察しながら、皮膚の表面から電極針という特殊な針を腫瘍に直接挿入し、この針からラジオ波（高周波）を発生させて腫瘍を焼く（焼灼する）方法です。肝癌、腎癌などに適応となります。

476　ラ　卵巣嚢腫

【解説】らんそうのうしゅ：卵巣のなかに、液体成分がたまってはれている状態の嚢胞性腫瘍です。内部に液体を含んだ嚢胞性腫瘍は臨床経過としては良性のことが多く、充実性（じゅうじつせい）腫瘍は約75～80%程度が悪性もしくは境界悪性腫瘍です。

477　ラ　卵胞

【解説】らんほう：1ヶ月に1度、卵胞ができ、それが排卵し、卵胞1個に対して1個の卵子がでています。それが受精し、無事に着床すれば妊娠ということです。複数個の場合もあります。2個であれば双生児ということです。

No	索引	用語

478 リ リウマトイド因子
【解説】関節リウマチの診断には有用な検査です。発病して数年経過した関節リウマチでは70〜85％の陽性率であり、他の関節疾患での陽性率は10％以下を示します。

479 リ リエントリー
【解説】心臓の電気刺激が正常に伝わらず、グルグルと回転する状態です。心臓の細胞が違った経路をつくり、電気刺激が回転し、不整脈の原因となります。

480 リ リスク
【解説】ある行動に伴って（あるいは行動しないことによって）、危険に遭う可能性や損をする可能性を意味する概念のことです。

481 リ リゾチーム
【解説】真正細菌の細胞壁を構成する多糖類を加水分解する酵素です。この作用があたかも細菌を溶かしているように見えることから溶菌酵素とも呼ばれます。

482 リ 鱗屑
【解説】りんせつ：皮膚続発疹の一つです。表皮の最外層を形成する角質層が厚くなり、やがて種々の形状で表皮から剥がれて脱落する症状です。（☞ No.473参照）

483 ル ループス腎炎
【解説】全身性エリテマトーデス（SLE）に見られる蛋白尿、高血圧、浮腫（ふしゅ）などの腎臓障害をいいます。

484 レ レイノー現象
【解説】寒さに曝されると主に両手指がしびれ、色が蒼白か紫色になる症状です。

485 レ レーザー治療
【解説】レーザー光はまっすぐ方向性を保つ（指向性や収束性）のに優れており、医療の各分野で用いられます。歯科、皮膚科、眼科等。光凝固術（止血）が可能です。

486 レ レジオネラ症
【解説】レジオネラ属菌による感染症で、その病型は劇症型

No	索引	用語
		の肺炎と一過性のポンティアック熱があります。エアロゾルを発生させる人工環境や循環水を利用した風呂が屋内外に多くなっていることなどが感染する機会を増やしているものと考えられています。
487	レ	レジスタンス運動
		【解説】従来、ウエートトレーニングで使用するバーベルやマシンなどのほか、適当な重量物や水、エキスパンダーやゴムチューブなどを抵抗として利用する運動の総称です。
488	レ	レニン
		【解説】腎臓で生成される一種のタンパク質分解酵素。血圧の調節に関与する重要物質です。
489	レ	レプチン
		【解説】最近、肥満遺伝子といわれるものです。この遺伝子は、脂肪組織の細胞だけにあり、食欲を抑えるはたらきがあるとされます。
490	レ	レムナント
		【解説】レムナントリポタンパクは強い動脈硬化惹起作用をもっており、通常は速やかに代謝され、血清中にはわずかにしか存在しません。(☞ No.334参照)
491	ロ	老化抑制物質
		【解説】ろうかよくせいぶっしつ：慶応大と米ワシントン大の研究チームが、老化抑制の効果が期待される「ニコチンアミド・モノヌクレオチド（NMN）」と呼ばれる物質を人に投与する臨床研究を開始しました（2016.10）。
492	ロ	瘻孔
		【解説】ろうこう：管腔臓器の壁に、その内容物（主に液体）が本来の行き場ではないところに漏れ出てしまうような孔ができた状態。クローン病における腸瘻孔など。
493	ロ	漏出
		【解説】ろうしゅつ：内部のものが漏れて出ること。
494	ロ	肋間神経痛
		【解説】肋間神経に沿って起る痛み。痛みはうしろから前に、

No	索引	用語
		普通は片側に起り、右側よりは左側に多い。激しい痛みが発作的に起り、深呼吸や咳などによってひどくなります。
495	ワ	ワクチン
		【解説】感染症の予防のため人または動物に注射または経口投与することにより、生体に免疫をつくらせる免疫原をいいます。

V. 検査値の読み方
基準値は日本ドック学会に準拠（いわて健康管理センター）

	検査項目	基準値	検査の意義	高値の際に考えられる疾患・状態	低値の際に考えられる疾患・状態
血液一般	白血球数（WBC）	3,100〜8.400	主に感染症や血液疾患の有無を調べます。およその基準です。健康でも外れることがあります。	心筋梗塞・炎症・外傷・喫煙・白血病（著増）	悪性貧血・再生不良性貧血・抗がん剤治療時・ウィルス感染症
	赤血球数（RBC）	男：400〜539 女：360-489 万/μl	赤血球数が減ると酸素の運搬能力が低下し、貧血が起こります。	多血症	貧血
	血色素量（Hb）	男：13.1〜16.3 女：12.1〜14.5 g/dl	赤血球中に存在する赤い色素で酸素を運搬。貧血が強いと低値で、めまいや頭痛の原因に。	多血症	鉄欠乏性貧血・悪性貧血・再生不良性貧血・溶血性貧血
	ヘマトクリット（Ht）	男：38.5〜48.9 女：35.5-43.9 %	全血の内赤血球の割合を示し、貧血の程度を調べます。	脱水症状	貧血
	血小板数	14.5〜32.9 万/μl	血液凝固に重要な働きをする成分で、血液疾患や慢性肝疾患などで減少します。	慢性白血病・感染症・薬剤	血小板減少性紫斑病・再生不良性貧血・白血病・肝硬変
	血液像		血液成分の異常を調べ、血液疾患や感染症などの疾患の有無を調べます。	感染症・白血病・アレルギー	
呼吸機能	肺機能（一秒率）	70％以上	慢性肺疾患などの主に慢性気管支炎、気管支喘息、慢性肺気腫などの慢性肺疾患の診断に用いられます。		慢性閉塞性肺疾患・気管支喘息・慢性気管支炎

	検査項目	基準値	検査の意義	高値の際に考えられる疾患・状態	低値の際に考えられる疾患・状態
炎症反応	CRP（C反応性タンパク）	0.17mg/dl	急性の炎症や組織の損傷、膠原病などで増加します。	陽性：急性の感染症・膠原病・癌・心筋梗塞・ストレス	
	ASO（抗ストレプトリジンO）	244IU/ml以下	溶連菌感染症の診断や既往の有無を調べるのに用いられます。	溶連菌感染症（リウマチ熱・急性糸球体腎炎）	
	RF（リウマチ因子）	15IU/ml以下	特異性はありませんが、慢性関節リウマチ（RA）に高頻度で見いだされる抗体です。	陽性：リウマチ・膠原病	
脂質・代謝	コレステロール	140〜199mg/dl	動脈硬化や心臓病などの診断や予防のための指標として用いられます。	高脂血症・脂肪肝・閉塞性黄疸・甲状腺機能低下症・ネフローゼ・糖尿病等	肝硬変・貧血・栄養障害・甲状腺機能亢進症
	中性脂肪	30〜149mg/dl	動脈硬化の危険因子の一つで、肥満、糖尿病、脂肪肝、内分泌疾患、特殊な高脂血症などで高値となります。	高脂血症・脂肪肝・閉塞性黄疸・甲状腺機能低下症・ネフローゼ・糖尿病等	肝硬変・貧血・栄養障害・甲状腺機能亢進症
	HDLコレステロール（HDL-C）	40mg/dl以上	善玉コレステロールといわれているもので、低値の場合は動脈硬化を促進するといわれ、注意が必要です。	長寿症候群・アルコール過飲	肝疾患・肥満症
	尿酸	2.1〜7.0mg/dl	痛風の原因となる物質で、高蛋白、高カロリーの食事、アルコールの過飲なども尿酸値の増加に大きく影響します。	痛風・腎不全・多発性骨髄腫	

V. 検査値の読み方

	検査項目	基準値	検査の意義	高値の際に考えられる疾患・状態	低値の際に考えられる疾患・状態
脂質・代謝	空腹時血糖	99mg/dl 以下	糖尿病の診断に用います。	糖尿病・ステロイド長期投与	インスリノーマ
	HbA1c（NGSP値）	5.5%	ヘモグロビンとブドウ糖が結合したもので、過去2〜3ヶ月の血糖値の状態を反映するので、糖尿病の程度や治療効果の判定に用います。	糖尿病・腎不全・慢性アルコール中毒	溶血性貧血
腎機能	BUN（尿素窒素）	8.0〜22.0 mg/dl	BUN、CREともに腎臓の排泄機能（腎機能）が正常かどうかをみるために用いられます。	腎機能障害・脱水閉塞性尿路疾患・糖尿病・消化管出血	
	CRE（クレアチニン）	男：1.0以下 女：0.7以下 mg/dl		腎不全・慢性腎炎	
	尿蛋白	陰性	尿中のタンパクで腎炎やネフローゼ症候群でたくさんでます。	陽性：急性腎炎・慢性腎炎・ネフローゼ症候群・尿管や膀胱および尿道の炎症・生理的蛋白尿・結石ならびに腫瘍・妊娠中毒症	
	尿潜血	陰性	尿中の赤血球を試験紙でみた反応で、腎臓病、泌尿器疾患の検査に用います。	陽性：膀胱炎・尿道炎・急性腎炎・前立腺炎・腎臓や尿路の結石・腫瘍	
肝・胆道・膵・腫瘍マーカー	AST（GOT）	30IU/l 以下	肝臓の細胞が壊れると血液中に出てくる酵素で、急性肝炎や慢性肝障害で肝細胞障害の強いとき高値を示します。GOTは心疾患、筋疾患でも上昇します。	心筋梗塞・肝炎・脂肪肝・筋疾患	
	ALT（GPT）	30IU/l 以下			

641

	検査項目	基準値	検査の意義	高値の際に考えられる疾患・状態	低値の際に考えられる疾患・状態
肝・胆道・膵・腫瘍マーカー	γ-GTP	50IU/l 以下	慢性肝障害、胆道疾患、アルコールや薬物による肝障害、脂肪肝などで高値を示します。	アルコール性肝障害・急性肝炎・肝臓癌・薬物性肝障害	
	LDH（乳酸脱水素酵素）	106～211IU/l	肝疾患、心臓疾患、血液疾患で高値となる酵素です。	急性肝炎・心筋梗塞・肝胆道癌・大腸癌・白血病・悪性貧血・腎不全	
	T.Bil（総ビリルビン）	0.2～1.2mg/dl	肝胆道疾患で黄疸の見られるとき、高値となります。また溶血でも高値となり、体質的にも高い人がいます。	体質性黄疸・肝胆疾患・薬物性肝障害	
	ALP（アルカリフォスターゼ）	115～359IU/l	肝胆道疾息や骨疾患で高値を示します。	急性肝炎・肝臓癌・胆道疾患・薬物性肝障害・甲状腺機能亢進症・小児・妊婦	
	ChE（コリンエステラーゼ）	男：245～495 女：198～452 IU/l	肝疾患、血液疾患、消耗性疾患、などで低値を示し、ネフローゼ・脂肪肝などで高値となります。	脂肪肝・ネフローゼ症候群	肝硬変・慢性肝炎・肝臓癌
	CPK（クレアチンキナーゼ）	男：50～230 女：50～210 IU/l	骨格筋や心筋に多く含まれ、筋炎、心筋梗塞などで高値となります。また激しい運動後も高値を示すことがあります。	急性心筋梗塞・心筋炎・多発性筋炎・甲状腺機能低下症・悪性腫瘍・運動後	

V. 検査値の読み方

	検査項目	基準値	検査の意義	高値の際に考えられる疾患・状態	低値の際に考えられる疾患・状態
肝・胆道・膵・腫瘍マーカー	TP（血清総タンパク）	6.5〜7.9g/dl	栄養状態を反映する指標ですが、肝機能や腎機能の障害で、代謝異常があると変動します。	多発性骨髄腫・悪性腫瘍・甲状腺疾患	臥位安静時採血・肝臓障害・骨障害・膠原病
	ALB（アルブミン）	3.9g/dl 以上			臥位安静時採血・栄養不良・肝臓病・腎臓病
	CEA（癌胎児性抗原）	5.0ng/ml	消化器系腫瘍、肺腫瘍、慢性肝疾患などで高値となるが、年齢や喫煙でも上昇することがあります。	大腸癌・肺癌・食道癌・肝癌肝硬変	
	CA-19-9（糖鎖抗原19-9）	37U/ml	肝・胆道・膵の腫瘍や炎症性疾患などで上昇します。	膵臓癌・胆管癌・胆石症・膵炎・胃癌・大腸癌	
	エラスターゼ1	300ng/dl 以下	膵酵素の一つで、膵炎や膵腫瘍で高値を示し、アミラーゼよりも病態を鋭敏に反映するといわれています。	膵臓癌・膵炎・腎不全	
	尿中ウロビリノーゲン	弱陽性（±）	肝疾患や溶血性貧血などで高値を示します。	陽性：疲労・発熱・肝疾患	陰性：胆道系の病気による胆道の閉塞
	アミラーゼ	37〜125U/l	膵および唾液腺の疾患で異常値を示します。	急性膵炎・膵損傷・慢性膵炎・膵癌、膵嚢胞、耳下腺炎	慢性膵炎・肝硬変・糖尿病

	検査項目	基準値	検査の意義	高値の際に考えられる疾患・状態	低値の際に考えられる疾患・状態
消化管検査・他	便潜血	陰性	腸からの出血の有無を便で調べます。免疫法なので食事の影響はありません。	陽性：大腸癌・痔など	
	ペプシノゲン（PG Ⅰ・Ⅰ/Ⅱ）	陰性 PG Ⅰ 70ng/ml 以上かつⅠ/Ⅱ比 3.0 以上		陽性：萎縮性胃炎	
	PSA（前立腺特異抗原）	4.0ng/ml 以下		前立腺癌・前立腺肥大	

索　引

註：原則として検索項目の該当ページを記載してあります。同一「Q」内に検索項目が複数ある場合は、当該「Q」の最初のページとしました。太字は詳記ページです。

【数字】

1回換気量 ………………………………… 201
1型糖尿病 ……… **54**、261、372、378、380、408、596
1次予防 …………………………………… 125
1次予防的3次予防 ……………………… 126
1日約1万歩 ……………………………… 381
1秒率 ……………………………………… 201
1秒量 ……………………………………… 201
2型糖尿病 ……… 54、292、372、375、378、379、380、**407**、472、581
2次予防 …………………………………… 127
3次予防 …………………………………… 126
3大栄養素 ……………… 46、209、224、366、478
3大合併症（糖尿病）…………… 374、376
5-アミノサリチル酸製剤 ……………… 77
5-S-システイニルドーパ ……………… 26
5大栄養素 ……………………… 209、366
5p ………………………………………… 240
8020運動 ………………………… 186、533
12誘導心電図 ………………… 255、598
Ⅰ型アレルギー ………………… 283、**493**、631
Ⅳ型コラーゲン ………………………… 101

【A】

ABC検診 …………………… 53、**70**、480
ABI ………………………… 407、**501**、557
ACE阻害薬 …………………… 278、297、374
ACTH …………………… 94、571、592、612
ADL ………………………… 108、303、571
AED ………… 65、250、253、**271**、389、497
AFP ……………………………… 102、295
AFP-L3 …………………………………… 102
AGML …………………………………… 136
AI ………………………………………… 336
ALP ………… 100、113、323、324、613、642
ALT …… 57、71、100、138、213、466、641
ANP ……………………………………… 90
ARB ……………………………… 278、375
AST …… 57、71、100、138、213、466、641
AST/ALT比 …………………………… 466
ATP ……………… 420、478、497、578、632
A型肝炎 ……………………………… 98、573

A型肝炎ウイルスワクチン …………… 138
A（B、M）モード ……………………… 346

【B】

BCG ……………………………… 515、571
BMI ……… 123、169、188、198、225、**316**、383、**472**、**535**、567、571
BNP ……………………………………… 90
B型肝炎 …… 71、99、103、138、429、**475**
B型肝炎ワクチン ……………………… 477
B群溶血性連鎖球菌 …………………… 429
B細胞 ………………………… 318、527、571、577
B型肝炎ウイルス ………… 71、123、**475**

【C】

CA 125 …………………………………… 234
CA 19-9 ………………………………… 234
CA-50 …………………………………… 234
CCU ……………………………………… 160
CEA ………………… 53、234、286、634
CETP ……………………………………… 349
ChE ……………………………… 100、642
CKD ……… 147、198、275、279、350、423、483、502、522、**524**、571
CK-MB …………………………………… 145
COPD ……… 131、202、**211**、297、321、399
CPAP …………………………………… 215
CPR …………………………… 250、253
CRP …… 113、140、152、275、324、342、562、572、632、640
CTC …………………………… 332、507
CVD ……………………………………… 524
C型肝炎 …… 71、98、99、101、103、111、123、**212**、429

【D】

DAA ……………………………………… 214
DHA ……………………… 42、**46**、96、578
DIC ……………………… 26、391、451、**456**
DNA …… **98**、351、420、469、497、565、572、576
DPA ……………………………………… 47
DPP-4阻害薬 ……………………… 378、581
DUPAN-2 ……………………… 234、286

645

【E】

EB ウイルス ······················ 27、572
eGFR ···························· 191、**276**、423
EMR ·················· 45、53、59、333、335
EPA ································· **46**、96
ERCP ······· 264、285、286、323、326、527、574
ESD/EMR ····························· 45
ESWL ········ 281、326、527、572、612、614
EUS ···························· 286、527、615
EUS-FNA ·························· 60、615
E 型肝炎 ························ 98、101、137

【F】

FD ································· 135
FT4 (3) ····················· 140、193、529

【G】

GAD 抗体 ························ 54、596
G-CSF ························ 315、546、598
GERD ················· **162**、179、206、520
GFR ························· **276**、422、524
GIST ··················· 60、**266**、337、581
GOT ····················· **100**、138、213、641
GPT ····················· **100**、138、213、641

【H】

HAV 抗体 ······························· 98
HbA1c ········ 55、57、374、408、441、**502**、525、573、641
HBc ································ 101、476
HBIG ··································· 138
HBs ················ 99、101、111、137、476
HBV ············ 71、99、101、123、138、475
HB グロブリン ······················· 477
HB ワクチン ························· 138
hCG ····························· 234、295
HCV ············ 71、99、101、111、123、**212**
HCV RNA ···························· 101
HDL ······ 27、46、57、224、342、349、383、398、400、441、535、573、574、640
H-FABP ························· 145、573

【I】

ICD ······················· 64、250、496
IFN フリー療法 ······················ 214
IgA 腎症 ······················· 23、574
IgM-HBc ····························· 101

IL-6 ···························· 546、569
IMT ····························· 167、445
iPS 細胞 ······················· 76、**97**、464

【L】

LAP ························· 100、324、613
LDH ································· 100、642
LDL ······ 27、46、57、146、**224**、342、349、383、398、400、441、502、574、615

【M】

MALT リンパ腫 ······················ 27、519
MDS ································ 202
MDS もどき ·························· 203
MRA ················· 168、443、445、530、574
MRCP ········ 264、285、323、324、326、574
MRI ···· 42、106、111、113、139、155、177、213、247、249、264、286、298、300、304、308、323、324、331、333、338、345、364、382、440、444、445、449、464、500、521、530、556、572、574
MRSA 感染症 ·························· 73
M 蛋白 ···························· 319、575

【N】

NBI ······················ 185、237、575、590
NERD ···························· 162、179
NK 細胞 ························ 568、575
NSAID ························ **72**、299、544
NTX ································· 204
NUD ································· 134

【P】

P-450 ································· 543
PAF ································· 122
PCI ······················ 158、482、588、593
PIVKA-Ⅱ ···················· 102、111、234
PPI ····· **50**、136、163、179、289、519、545、576
PSA ························· 234、307、**479**、644
PSA-F/T 比 ·························· 479
PT ·································· 100
PTCA ··················· 145、158、588、593

【Q】

QOL ······ 87、**93**、215、223、258、279、303、310、320、329、438、576
QRS 波 ······························· 255
QT 延長症候群 ·········· 230、249、495、576

索 引

【R】
RNA ······················· 98、351、576

【S】
SCC ····································· 234
SGLT2 ························· 375、379
SJS ······················ 402、549、551

【T】
TC ······································· 100
TCA サイクル ··············· 478、576
TEN ···························· 549、551
TG ··············· 46、100、225、535、576
TNFα ··················· 77、109、506、577
TnT ····························· 145、577
TPA ···································· 234
t-PA ···························· 139、181
TRT ···································· 532
TSH ················ 141、192、194、529
TSH レセプター抗体 ··············· 192
TTT ···································· 100

【U】
u-PA ··································· 181

【V】
VDT 作業による障害 ········ 118、491
VDT 症候群 ·························· 118
VLDL ····························· 27、224

【W】
WPW 症候群 ············· 230、489、577

【Z】
ZTT ···································· 100

【α〜γ】
αリノレン酸 ··························· 47
β細胞 ······················· 54、360、581
β遮断薬 ············· 511、517、548、577
γ-GTP ········ 57、100、323、578、613、642
γ-グロブリン ···················· 101、329

【ア】

アームスリング .... 107、208
アイソトープ（検査）....... 124、193、578、585、605
青魚 .... 28、46、96、435
あおそこひ .... 117、**562**
赤旗徴候（あかはたちょうこう）...... 229
赤ワイン .... 41、615
アキレス腱断裂（テスト）............ 24
悪性高血圧（悪性腎硬化症）........ 190
悪性黒色腫 .... **25**、469、509
悪性腫瘍 ..... 26、86、113、116、124、152、173、178、198、222、233、239、274、278、316、319、330、412、448、451、456、469、491、499、514、581、589、603、617、626、642、643
悪性腎硬化症（悪性高血圧）........ 190
悪性貧血 .... 197、261、478、578、639、642
悪性リンパ腫 .... 26、121、195、444、470、519
悪玉コレステロール ... 28、41、**342**、400、502、574
アコチアミド .... **135**、180、519
アスピリン .... 35、49、56、**72**、**136**、181、283、441、551
アスベスト 282
あせも 113
アダム・ストークス症候群 516
圧感覚 376
アディポサイトカイン .... 535、579
アディポネクチン .... 535、579
アデホビル 103
アテローム .... 55、138、277、400、439、441、482、**501**、606
アトピー型 130
アトピー性皮膚炎 .... 32、252
アドレナリン .... 288、459、484、494、579、586、627
アトロピン 517
アナフィラキシー（ショック）........ **34**、240、284、459、493、551、597
アニサキス症 .... **36**、132、136
アポクリン腺 115
アミオダロン 546
アミラーゼ .... **37**、286、527、559、643
アミロイド（ベータ） .... **43**、328、435、442、580
アラキドン酸 .... 289、580、629

アルカリフォスファターゼ .... 100、113
アルカローシス .... 88、373、580
アルコール依存症 ...... **38**、62、363、435、477
アルコール性痴呆（認知症） 62
アルコール塞栓療法 543
アルコール多飲 332
アル中 38
アルツハイマー病 .... **41**、171、**434**
アルドステロン（症）....... 411、484、580、595、628
アルドステロン産生副腎腺腫 411
アルブミン .... 72、100、103、**329**、357、423、**436**、580、613、643
アルブミン／グロブリン比 100
アレルギーカード 551
アレルギー性肝障害 543
アレルギー性接触皮膚炎 302
アレルゲン免疫療法 95
アロチノロール 511
アンジオテンシンⅡ受容体拮抗薬 278
アンジオテンシノーゲン .... 535、581
安静狭心症 157
アンチエイジング（ドック）...... 426、564
アンモニア .... 100、580、601、625

【イ】

イオン .... **365**、495、581、618
胃癌 .... 45、51、**52**、59、69、126、133、152、234、267、292、387、480、**519**、560、608、630、643
胃がん検診 .... 51、52、69、127、481、520
異汗性湿疹 114
易感染宿主（いかんせんしゅくしゅ）... 474
異型狭心症 157
胃・結腸反射 508
胃酸 .... 48、72、135、136、162、178、362、366、519
胃酸分泌抑制剤 162
意識障害 .... 103、149、160、189、193、206、241、**388**、390、396、405、408、436、443、451、452、457、483、500、505、521、538、594、599、602
意識消失発作 200
石塚左玄（いしづかさげん）.......... 235
萎縮性胃炎 .... 52、70、480、**519**
萎縮性舌炎 197
胃食道逆流症 .... **162**、184、297、520

索 引

維持療法 …… 50
胃腺腫 …… 58
一次救命処置 …… 268
一次性頭痛 …… 29
一過性脳虚血発作 …… **55**、439
一酸化炭素中毒 …… 56
一般健診 …… 57
溢流性尿失禁（いつりゅうせいにょうしっきん）…… 425
胃底腺ポリープ …… 58
遺伝性乳癌卵巣癌 …… 560
遺伝の障害 …… 369
胃粘膜下腫瘍 …… 58
いびき …… 214、487、564
異物吸引 …… 391
胃ポリープ …… 58
イマチニブ …… 154、**522**、581
胃もたれ …… 135、**178**、376
胃（MALT）モルトリンパ腫 …… 27、123、**519**
イレウス（腸閉塞）…… **60**、151、314、396、486、616
入れ歯 …… 461
インクレチン …… 378、581
飲酒と健康 …… 62
インスリン自己抗体 …… 360
インスリン自己免疫症候群 …… 361
インスリン抵抗性 …… 200、231、317、361、**378**、409、535
インスリノーマ …… 360、581、641
陰性症状 …… 370
インターフェロン …… 103、128、213、477、546、547、548、574、600
インターロイキン6 …… 546、569、582
咽頭癌 …… 182
院内感染 …… 446
院内肺炎 …… 131、**205**、582
陰部潰瘍 …… 505
インプラント …… 461
インフリキシマブ …… 76、506
インフルエンザ …… 63、91、131、172、321、386、446
インフルエンザ後肺炎 …… 447
インフルエンザワクチン …… **63**、206、212、447
インペアードパフォーマンス …… 95

【ウ】

ウイルス保菌者 …… **71**、99
植え込み型除細動器 …… **64**、250、496
ウエルシュ菌 …… 110
ウォーキング …… 28、226、343、381、401、435、453、535、567
ウォレンとマーシャル …… 518
うっ血性心不全 …… **65**、89、391、525
うつ状態 …… 265、305、**310**、312、403、464
うつ病 …… 43、**67**、159、199、238、265、**310**、312、403
温清飲（うんせいいん）…… 259
運動器（疾患、症候群）…… 19、106、108、199、**566**
運動機能検査 …… 68
運動不足 …… 30、123、126、180、225、314、332、380、401、409、473、475、535
運動麻痺 …… 55、353、439、468、602、613、630
運動誘発アナフィラキシー …… 35、493
運動誘発性喘息 …… 493

【エ】

疫学 …… 122、**198**、228
液化硝子体（えきかしょうたい）…… 541
腋臭症（えきしゅうしょう・わきが）…… 115
液状細胞診 …… 222、582
えくぼ徴候 …… 416
エコノミークラス症候群 …… 270、390、437、**452**、583
エストロゲン …… 29、**199**、219、222、223、583、584
壊疽性膿皮症（えそせいのうひしょう）…… 76
エダラボン …… 440
エナメル質 …… 533
エパデール …… 47
エピソード記憶 …… 434
エピデミック …… 63
エビデンス …… 539
エピペン …… 459、494
エビリファイ …… 371
エフィナコナゾール …… 455
エラスターゼ …… 38、643
エプスタイン・バー・ウイルス …… 27、123、183
エリスロシン …… 518
エリスロポエチン …… 280、412、583
塩化ベンザルコニウム液 …… 115
円形脱毛症 …… 252

嚥下困難 …………………………… 184
遠視 …………… 117、**242**、492、541
炎症性サイトカイン ………………… 412
炎症性腸疾患 ……………… **74**、505
円錐切除 ………… **78**、219、221、583
円柱 …………………………… 423
エンテカビル …………………………… 103
エンドルフィン ………………… 568、584
エンブレル …………………………… 109
塩分（の摂りすぎ）…… 17、53、**79**、123、188、358、374、514、537
エンベロープ …………………………… 98

【オ】

黄体 …………… 80、222、431、584
黄体期 …………………………… 80、584
黄体機能不全 …………………………… 80
黄疸　103、137、261、264、286、323、325、476、**499**、544
嘔吐（悪心、吐き気）…… 34、36、39、49、52、61、**85**、88、103、109、136、147、148、163、177、189、233、275、281、284、341、372、382、386、390、393、395、396、408、410、426、443、444、459、476、486、505、525、526、539、614、631
黄斑円孔（おうはんえんこう）………… 218
黄斑中心窩（おうはんちゅうしんか） …………………………… 96
オータコイド …………………………… 47
オスラー病 …………………………… 460
オゾン層 ………………… 216、470
オプジーボ（ニボルマブ）… 26、**121**、450
音響外傷 …………………………… 531
音響療法 …………………………… 532
温存 ……… 220、221、224、415、584、621
温熱療法 ……………… 107、165、208、557

【カ】

疥癬（かいせん） ………………… 259、585
咳嗽（がいそう） ………………… 268、296
回虫症 …………………………… 132
海馬 …………… 42、434、559、588
潰瘍性大腸炎 …………… 74、113、606
解離性障害 …………………………… 467
下咽頭癌 …………………………… 183
カウンセリング ………………… 467、531
花筵状（かえんじょう） ………………… 264
化学伝達物質 ……… 239、283、493、579
下顎跛行（かがくはこう） …………… 562
化学療法 ……25、53、120、127、143、153、203、237、286、295、315、319、323、333、415、444、447、450、515、560、585、598
過活動膀胱 …………………………… 86
過活動膀胱症状スコア ……………… 87
過換気症候群 …… 88、252、392、399、465
鉤爪変形 …………………………… 345
蝸牛（かぎゅう）…… 397、531、536、538
核医学的検査 …………………………… 124
核酸 ………… 101、103、197、318、**351**、582
核磁気共鳴胆膵管造影 …… 264、285、326
喀痰喀出（かくたんかくしゅつ） …… 320
拡張型心筋症 …… **89**、246、399、468、495
確認強迫 …………………………… 158
核燃料 …………………………… 368
角部叩打痛 …………………………… 275
角膜潰瘍 …………………………… 205
角膜浸潤 …………………………… 205
角膜上皮剥離 …………………………… 205
角膜輪 …………………………… 225
下肢伸展挙上試験 …………………… 556
下肢深部静脈血栓症 …………………… 270
下垂体前葉 ………………… 192、571
化生説（かせいせつ） ……………… 223
かぜ症候群 ………… 90、297、320、447
仮想大腸内視鏡 ………… 331、507
家族性高コレステロール血症 ………… 225
家族性腺腫性ポリープ ……………… 337
肩がこる …………………………… 91
滑液包（かつえきほう） ………… 107、207
脚気（かっけ） …………………………… 478
活性酸素（説） ………… 226、565、586
褐色細胞腫 ………… 411、484、586
活性型ビタミンD3 ……………… 204
家庭血圧 ………… **170**、188、358、501
カテーテルアブレーション …… **92**、130、258、489
過熟白内障 …………………………… 455
化膿性関節炎 …………………………… 106
カハール介在細胞 ………… 267、630
過敏症 …………………………… 550
過敏性腸症候群 ……… **93**、252、272、486
下部食道括約筋 ………… **162**、179
花粉症 …………………………… 94、172
芽胞（がほう） …………………………… 110
仮面高血圧 …………………………… 171
からせき … 104、296、385、446、517、547

カルシトニン ……………………… 195、483
カルニチン ……………………………… 355
カルボプラチン ………………………… 561
加齢黄斑変性症 …………………… 96、596
眼圧が高い ……………………………… 116
肝移植 …………………………………… 104
肝炎ウイルス ……… 57、71、97、99、101、111、123、137、212、429、475
肝炎ウイルスキャリア ……………… 71、99
肝炎マーカー ………………… 71、99、111
感音難聴 ………………… 251、396、532、586
寛解（かんかい）…… 26、68、75、154、259、522、587
寛解導入療法 …………………………… 154
感覚障害 … 55、139、165、432、442、444、553
冠拡張剤 ………………………………… 482
肝(臓)癌 ………………………………… 110
肝機能検査 …………………… 57、100、383
環境抗原 ………………………………… 130
環境要因 ………………… 245、403、420、430、492
管腔臓器（かんくうぞうき）…… 486、600、610、637
ガングリオン …………………………… 344
間欠の自己導尿法 ……………………… 247
間欠性跛行（かんけつせいはこう）
　……………… 298、407、501、557、588、623
肝硬変 ……… 38、62、71、98、99、102、111、213、230、235、239、263、355、387、419、429、466、476、542、614、639、640、642、643
冠再灌流（かんさいかんりゅう）…… 145、482
肝細胞性黄疸 …………………………… 500
間質液 …………………………………… 356
間質尿細管性腎炎 ……………………… 350
間質性肺炎 …………… 104、385、623、626
間質性膀胱炎 …………………………… 512
冠状動脈 …………………………… 66、587
乾性咳嗽（かんせいがいそう）……… 104、**296**、517、547
肝性昏睡 ………………………………… 103
肝性脳症 …………………………… 103、587
眼精疲労 ……………… **117**、242、252、492
関節炎 ……… 76、106、108、197、259、352、504
関節水症 ………………………………… 503
関節痛 …… 63、105、**106**、108、137、199、263、303、321、522

関連痛 …………………………… 395、485
関節包 …………………………… 107、207、587
関節リウマチ …… 49、72、77、108、510、561、566、596、636、640
感染結石 ………………………………… 513
感染性心内膜炎 …………………… 73、491
感染性腸炎 ………………………… 109、148
完全尿閉期 ……………………………… 309
汗腺膿瘍 ………………………………… 115
間代発作（かんたいほっさ）………… 364
眼底検査 ………………………………… 118
眼底出血 ………………………………… 119
眼底白斑 …………………………… 119、377
感電 ……………………………… 233、367
冠動脈形成術 ………………… 66、482、588、593
冠動脈疾患 …… 47、66、145、151、159、482
冠動脈血栓溶解療法 …………… 160、180
冠動脈造影検査 ………………………… 159
嵌頓痔核（かんとんじかく）………… 260
間脳視床下部-下垂体-卵巣系 ………… 81
肝膿瘍 …………………………… 112、486
がんの化学療法 ………………………… 120
がんの原因 ……………………………… 122
がんの骨転移 …………………………… 124
がんの予防 ……………………………… 125
カンピロバクター ……………………… 110
汗疱（かんぽう）…………… **113**、259、510
眼房水（がんぼうすい）… 228、393、563
肝予備能 …………………………… 112、137
管理栄養士 ……………………… 379、535
冠攣縮（かんれんしゅく）…………… 482
関連痛 …………………………… 395、485
外因性危険因子 ………………………… 211
外痔核 …………………………………… 260
概日リズム睡眠障害 …………………… 438
外傷性椎体骨折 ………………………… 299
外反変形 ………………………………… 345
外部照射 ………………………………… 125
外分泌(障害) …………………………… 526
ガンマナイフ …………………… 444、589

【キ】

キーゼルバッハ ………………………… 460
記憶障害 ………………………… 42、172、520
期外収縮 ………………………… 93、**128**、489
機械的腸閉塞 …………………………… 61
気管支拡張症 …………………… 172、589
気管支喘息 ……… **130**、252、487、639
気管支(内視)鏡 ………………… 335、404、449

気管支肺炎……………………………131
危険ドラッグ…………………………551
起坐呼吸………………………144、257
器質型狭心症…………………………156
器質性月経困難症……………………177
希死念慮（きしねんりょ）……………67
気腫性病変……………………………211
偽小葉（ぎしょうよう）……………102
寄生蟯虫（きせいぎょうちゅう）……132
寄生虫性肉芽腫（きせいちゅうせいにくがしゅ）
……………………………………36
基礎体温………………81、488、590
喫煙（者、たばこ）……41、81、85、108、
122、126、131、**133**、139、146、170、
173、179、183、188、202、206、211、
225、227、237、259、286、291、304、
308、332、401、407、445、**448**、475、
501、514、524、525、532、556、561、
628、639、643
喫食（きっしょく）…………………186
基底細胞癌……………………469、625
機能性月経困難症……………………177
機能性ディスペプシア（胃腸症）……86、
93、**134**、180、519
機能的膀胱容量…………………………82
偽膜性腸炎……………………………545
逆白衣高血圧（ぎゃくはくいこうけつあつ）
……………………………………171
逆流性食道炎…………162、179、576
逆行性健忘症……………………32、591
救急対応………152、233、236、257、360、
365、367、387、399、436、486、517
急性アルコール中毒……………………62
急性胃粘膜病変………………………135
急性化膿性甲状腺炎…………………141
急性肝炎…98、**136**、212、475、500、641、
642
急性冠症候群…………………338、482
急性肝不全昏睡型……………………475
急性・亜急性甲状腺炎………………140
急性硬膜下血腫………………………382
急性呼吸促拍症候群…………………142
急性骨髄性白血病……………**143**、456
急性細菌性前立腺炎…………………306
丘疹（きゅうしん）……33、115、302、454、
509、587、612
急性耳下腺炎……………………………38
急性出血性直腸潰瘍…………………175
急性心筋梗塞…………**145**、256、390

急性心不全……………………**144**、256
急性腎盂腎炎…………………………274
急性腎炎症候群………523、590、642
急性腎不全………………………84、146
急性膵炎…………**147**、284、390、643
急性前骨髄球性白血病………………456
急性胆のう（管）炎…113、323、326
急性虫垂炎……………………………342
急性腸炎………………………109、**148**
急性腸管虚血…………………………150
急性転化………………………………522
急性腹症……………………61、395、485
急性副鼻腔炎…………………297、**486**
急性腹膜炎……………………………152
急性閉塞性化膿性胆管炎……324、406
急性放射線障害………………………368
急性緑内障（発作）……228、393、**563**
急性リンパ性白血病…………153、527
急速進行性腎炎症候群………523、590
教育入院………………………………379
境界型糖尿病…………………………408
胸郭出口症候群（きょうかくでぐちしょうこうぐん）
……………………………154、164
凝固異常…………………………56、137
凝固促進物質…………………………456
狭窄性腱鞘炎…………………………155
狭心症……**43**、**156**、159、254、292、390、
398、401、407、472、**482**、511、586、
620
狭帯域内視鏡検査……………185、237
蟯虫症（ぎょうちゅうしょう）………132
強直性痙攣……………………………458
強度近視………………………………241
頬粘膜癌（きょうねんまくがん）……182
強迫観念………………………………158
強迫神経症……………………………158
強迫性障害……………………………158
胸部X線検査…57、105、144、206、338、
340、**448**、494
胸部大動脈瘤…………………………339
胸部誘導………………………………255
虚血性心疾患…………………159、398
虚血性大腸炎…………………150、175
挙児希望（きょじきぼう）……………224
鋸歯状腺癌（腫）（きょしじょうせんがん（しゅ））
……………………………333、336
巨赤芽球貧血（きょせきがきゅうひんけつ）
……………………………………478
虚脱……………………241、459、591

ギラン・バレー症候群 …………… 392
起立性低血圧 ……………………… 538
気流閉塞 …………………………… 211
緊急蘇生 …… 64、250、**253**、268、367、389
緊急帝王切開 ……………………… 200
緊急内視鏡検査 …… 175、236、387、542
筋(緊張)弛緩薬 …… 87、355、531、556
筋クランプ ………………………… 354
菌交代現象 ………………… 149、591
近視 …… 117、**241**、244、492、541
筋持久力 …………………………… 69
筋性防御 …………………… 148、627
禁断症状 …………………… 39、552
緊張性気胸 ………………………… 391
緊張性頭痛 ………………… 29、252
筋電図検査 ………………… 345、591
筋肉痛 …… 63、92、105、**160**、321、438、447、478、562

【ク】
クインケ浮腫 ……………………… 357
空間学習能力 ……………… 42、588、591
空気嚥下症 ………………………… 178
空気飢餓感 ………………………… 88
クエン酸 …………… 281、478、576
クスマウル ………………………… 404
クチナシ …………………………… 545
くも状血管腫 ……………………… 103
くも膜下出血 …… 29、138、**163**、442、445、530、622
クラミジア ………………… **293**、429、446
グラム陰性菌 ……………… 306、592
クラリス …………………………… 518
グリア細胞腫 ……………………… 443
クリーゼ …………………… 193、483、592
クリーンコロン …………………… 337
グリコーゲン ……………… 381、632
グリコヘモグロビン …… 408、**502**、573
グリソンスコア …………………… 308
グリベック ………………… 267、522、581
グルカゴン ………………… 361、592
クルケンベルグ腫瘍 ……………… 560
グルココルチコイド …… 289、593、628、632
クレアチニンキナーゼ …………… 145
クレアチニンクリアランス ……… 276
クレアチニン … 23、**146**、190、**276**、**421**、525、592、601、641
グレイ(Gy) ………………… 368、432

クレチン病 ………………………… 194
グレリン …………………………… 240
クローン病 …… **74**、113、387、505、594、613、637
クロストリジウム・ディフィシル …… 545
クロピドグレル …………………… 441
グロブリン ………………… 100、**329**
クロルプロマジン ………………… 544
群発頭痛 …………………………… 29

【ケ】
頸こり病(頸性神経筋症候群) ……… 272
頸動脈エコー検査 ………………… 167
計画力 ……………………………… 435
経験的治療 ………………… 451、518
頚肩腕症候群(けいけんわんしょうこうぐん) ………………… 91、**164**
経口的抗ウイルス剤 ……… 72、214
頸性神経筋症候群(頸こり病) ……… 272
経腟超音波検査 …………… 347、561
頸椎症(けいついしょう) ………… 353
頸椎椎間板ヘルニア …… 164、353、593
頸椎捻挫 …………………………… 165
経尿道的膀胱腫瘍切除術 ………… 515
経皮経肝胆道ドレナージ ………… 500
経皮的冠動脈形成術(PTCA) … 145、158、588、593
経鼻内視鏡 ………………… 335、404
傾眠(けいみん) …………… 189、388、594
痙攣(けいれん) …… **39**、189、200、250、355、364、382、428、435、459
痙攣性便秘 ………………………… 508
外科的塞栓摘除術 ………………… 151
劇症肝炎 …………………………… 476
月経過多 …………………… 362、413
月経困難症 ………………… 177、224、252
血圧調整機構 …… 90、189、277、358
血液炎症候群 ……………………… 191
血液浄化療法 ……………………… 147
血液凝固阻止薬剤 ……… 136、**180**、452
血液脳関門 ………………………… 43
血液培養 …………………… 451、594
血液凝固反応 ……………………… 456
結核 …… 77、79、152、172、297、321、443、474、515、571
血管炎症候群 ……………………… 191
血管性失神 ………………………… 229
血管性認知症 …… 42、**171**、434
血管性浮腫 ………………… 357、493、594

血管迷走神経反射性失神 …………… 230
血行再建術 ……………………………… 151
血腫 ……… 164、295、338、382、442、**520**
血小板 ……… 30、56、**101**、103、143、153、181、202、213、314、368、441、457、521、509、522、594、599、618、629、639
欠神発作 ………………………………… 364
血性下痢 ………………………………… 545
血清総蛋白 ………………………… 329、580
結節性紅斑 ………………………… 509、594
血栓 …… 44、**46**、56、**139**、150、159、**180**、260、269、390、406、437、**452**、**456**、482、490、500、505、535、579、583、603
血栓性静脈炎 …………………………… 269
血栓塞栓症 ……… 89、270、389、**452**、583
血栓溶解法 …………………………… 180
血痰 ………… 20、172、184、321、339、448
血中脂質検査 ……………………… 57、383
血尿 …… 83、**84**、**173**、221、278、280、309、328、**409**、513、**515**、**523**、590
げっぷ ……………………… 162、178、272
血便 …… 75、109、**174**、336、**386**、505、507、508
ケトアシドーシス …… 54、86、240、**373**、392、407、595
ケトン体 ………… 54、86、**373**、595
ゲフィチニブ ……………………… 450、546
ケルスス禿瘡(とくそう) ……………… 454
減塩運動 ………………………………… 80
瞼黄色腫 ………………………………… 225
幻覚 …… 42、369、388、403、427、548、596、610
減感作療法 ……………………………… 95
肩関節周囲炎 ……………………… 106、207
嫌気性菌(けんきせいきん) …… 227、457、595
限局性皮膚瘙痒症 ……………………… 470
健康食品 …… 47、**175**、210、441、546、547
健康寿命 …………………………… 348、566
健康補助食品 ………………………… 176
幻視 ………… 39、42、171、189、434
顕出血 …………………………………… 85
腱鞘(炎・切開) ……………………… 155、462
原虫疾患 ……………………………… 132
幻聴 ……………… 39、370、427、595
見当識障害 ………………………… 42、305
減農薬農法(有機農法) ………………… 133

原発性アルドステロン症 …… 411、484、595
原発開放隅角緑内障 …………………… 563
原発性多汗症 ……………………………… 116
原発性胆汁性肝硬変 …………………… 263
原発性脳腫瘍 …………………………… 443
原発性腹膜癌 …………………………… 560
原発閉塞隅角緑内障 …………………… 563
顕微鏡の血尿 ……………… 84、**173**、515
腱肥厚(けんひこう) …………………… 225
肩峰下滑液包(けんぽうかかつえきほう) ………………………………… 107、207
肩峰下活動機構 ………………………… 207
健忘症 ……………………… 32、139、591
倹約遺伝子 …………………………… 473

[コ]

コイル塞栓術 …………………………… 530
高インスリン血症 ……………………… 535
抗ウイルス薬 ……………………… 318、477
抗炎症効果 ……………………………… 289
光覚弁 …………………………………… 244
硬化療法 …………………………… 270、543
高カルシウムクリーゼ ………………… 483
高眼圧 …………………………………… 563
交感神経(症状) …… 166、180、199、**272**、273、361、511
交感神経遮断治療 ……………………… 116
抗凝固療法(抗血小板薬) ……… 73、139、181、441、502、520
口腔乾燥症 ……………………………… 185
口腔癌 ……………………………… 182、304
口腔ケアと喫食 ……………………… 186
抗グルタミン酸脱炭酸酵素抗体 ……… 54
高血圧緊急症 ……………………… 169、189
高血圧性腎硬化症 ……………………… 190
高血圧性心疾患 …………… 144、**187**、256
高血圧性脳症 …………………………… 189
抗血管新生薬 …………………………… 97
膠原線維(こうげんせんい) ……… 191、545
膠原線維(束)性大腸炎 ………………… 545
膠原病 …… 18、104、108、116、**191**、261、305、412、509、561、596、611、623、625、627、640、643
抗核抗体 …………………………… 263、596
硬口蓋(癌) ………………… 182、597、620
抗原抗体反応 …… 23、108、**261**、262、546、597
咬合痛(こうごうつう) ………………… 227

索　引

抗コリン薬 …………………………… 83、87
高脂血症 … 46、139、146、150、157、167、225、230、292、325、401、599、640
格子状変性 ………………………………… 541
高脂肪・低繊維食 ………………………… 338
拘縮（予防） ……………………………… 207
高周波（装置）治療 …… 45、92、130、605、635
紅色汗疹（こうしょくかんしん） …… 115
甲状腺クリーゼ …………………………… 193
甲状腺機能亢進症 … 144、**192**、240、392、399、640、642
甲状腺刺激ホルモン …… 192、194、289、529
甲状腺腫瘍 ………………………………… 195
甲状腺中毒症 ……………………… 140、597
甲状腺機能低下症 **193**、357、389、**529**、640、642
甲状腺ホルモン …… 140、192、403、529、597
抗生剤（抗生物質） …… 73、113、141、149、152、275、324、519、545、549
向精神薬 …………………………………… 548
硬性白斑（こうせいはくはん） ……… 377
抗線維化剤 ………………………………… 386
光線過敏型 ………………………………… 549
光線曝露 …………………………………… 96
光線力学的療法 …………………………… 97
酵素 ……… 37、100、113、147、209、277、284、323、362、366、420、526、543、559、578、579、581、585、592、596、608、613、618、636、637、641、642、643
梗塞壊死 …………………………………… 160
拘束型心筋症 ……………………………… 246
後側弯変形（こうそくわんへんけい） …………………………………………… 557
叩打痛（こうだつう） …… 275、526、598
高窒素血症 ………………………………… 525
抗TNFα抗体製剤 ………………………… 77
高度異形成 ………………………………… 221
喉頭癌 ……………………………… 133、**182**
喉頭・気管支内異物 …………………… 268
後頭神経痛 ………………………………… 248
口内炎 ……………………… 182、186、195
高尿酸血症 …… **197**、**350**、351、401、**420**、498
高年初産婦 ………………………………… 200
更年期障害 ……………… 185、198、252

高濃度乳房 ………………………………… 413
抗脳浮腫薬 ………………………………… 189
向肺性ウイルス ………………………… 447
紅斑丘疹型（こうはんきゅうしんがた） …………………………………………… 549
紅斑 ……… 33、114、245、283、302、317、368、454、493、**509**、549、594、612
紅板症（こうばんしょう） ……………… 304
抗不安薬 …………………… 88、129、165、438
抗VEGF抗体 ……………………… 97、596
後腹膜臓器 ………………………………… 285
抗不整脈薬 …………… 129、250、489、544
高分化型肝癌 ……………………………… 111
抗平滑筋抗体 ……………………………… 263
肛門管 ……………………………………… 259
肛門周囲膿瘍 ……………………………… 76
絞扼性（こうやくせい）イレウス …… 61
交流（電気） ……………………………… 367
抗リン脂質抗体症候群 ………………… 191
高齢者収縮期高血圧 …………………… 168
高齢出産 …………………………………… 200
抗老化 ……………………………………… 564
声の衛生 …………………………………… 209
誤嚥（性肺炎） …………………… 86、205
コーブド型 …………………………… 490、**495**
コールドポリペクトミー ……………… 337
呼吸機能検査 …………………… **201**、211
黒色便（タール便） …… 49、175、236、387
コ系石 ……………………………………… 325
こころの健康なくして ………………… 266
五十肩 ……………………… **106**、165、**207**
骨髄移植 ……………………… 121、**315**
骨芽細胞（こつがさいぼう） …………… 124
骨吸収（マーカー） ……………………… 203
骨髄異形成症候群 ……………………… 202
骨髄炎 ……………………… 73、491、533
骨髄腫細胞 ………………………………… 318
骨髄穿刺（こつずいせんし） …………… 143
骨成生術 …………………………………… 462
骨粗鬆症 …… **203**、289、300、330、371、381、484、564、566
骨転移 ……………………………………… 124
骨密度測定 ……………………… 204、300
骨量 ………………………………… 203、289
固定薬疹型 ………………………………… 549
小鼻 ………………………………………… 460
こむら返り ………… 161、**354**、375、436
ゴム輪結紮療法 ………………………… 260
コリンエステラーゼ ……… 100、103、642

655

コルチゾール ·············· 484、568、612
コルヒチン ······························ 505
コルポスコープ検査 ················ 218
コレステリルエステル転送タンパク
 ··· 349
昏睡 ··· 54、103、361、**372**、**388**、475、521
コンタクトレンズ（眼障害）···· **204**、242、402
混濁尿 ··································· 512
コンパントリン ······················ 133
昏迷（こんめい）············ 388、467、599

【サ】

サーカディアンリズム（概日リズム）
 ······························ 438、508、599
再還流療法 ···························· 145
サイクロスポリン ··················· 505
再生医療 ······················· 76、464
再生上皮 ···························· 59、600
臍帯血移植 ····························· 315
最大呼気 ······························· 201
最大酸素摂取量 ······················· 69
座位体前屈 ································ 69
在宅肺炎 ································ 205
細動脈硬化 ····························· 400
サイトカイン ········ 259、412、535、546、574、575、577、582、600、608
サイナスリフト ······················ 462
再燃緩解型（さいねんかんかいがた）
 ··· 75
細胞性免疫 ······ 568、577、597、600
サイロキシン ············ 193、194、529
サクソンテスト ······················ 186
鎖骨下動・静脈血管 ················· 154
坐骨神経痛 ················ **248**、556、601
左心不全 ··························· 65、600
嗄声（させい）····················· 208
錯覚 ··············· 217、388、403、548、610
サドルバック型 ·········· 490、**495**、600
サプリメント ····· 48、96、107、176、209、**309**、546
サラゾピリン ··························· 75
サルコイドーシス ····· 202、490、600、623
サルコペニア ·························· 566
サルモネラ ······························ 109
酸化（ストレス）········· 41、226、343、565、616
三角巾 ···························· 107、208
酸化鉄ヒューム ······················· 282

三叉神経痛 ······················ 30、**248**
山梔子（さんしし）················· 545
三重結合 ·································· 46
産生過剰 ······················ 177、498
酸素不足 ············ 66、204、253、391
産道感染 ······················ 429、476
残尿感 ··········· 275、306、310、410、512
三半規管 ······················ 397、536
酸分泌抑制剤 ···················· 162、289
残余窒素 ··················· 421、601、621
山林業 ··································· 459

【シ】

シーベルト ····················· **368**、432
シェーグレン症候群 ······· 185、191、263、402、601
紫外線 ············· 25、118、**216**、305、470
痔核（じかく）······················· 259
自覚的耳鳴り ························· 531
自家造血幹細胞移植 ················ 315
弛緩性便秘 ····························· 508
子癇発作（しかんほっさ）········ 428、601
色覚異常 ································· 97
色素結石 ································ 325
色素性乾皮症 ························· 469
子宮がん検診 ··· 57、218、**221**、346、561、582
子宮体癌 ························ **222**、234、488
子宮筋腫 ··················· 177、**219**、413
子宮頸部細胞診 ······················ 221
子宮頸癌 ······ 78、126、183、**220**、488、561
子宮腺筋症 ······················ 177、220
糸球体（腎炎、疾患）········· 23、190、**276**、328、410、421、436、523
子宮内膜増殖症 ······················ 222
子宮内膜移植説 ······················ 223
子宮内膜癌 ····························· 222
子宮内膜症 ··················· 177、**223**
子宮内膜全面掻破術 ················ 222
糸球体ろ過値（量）············ 276、422
視器要因 ································ 492
刺激伝導系 ··················· 64、577、630
歯垢（しこう）············ 227、533、629
自己抗体 ··· 54、261、262、264、306、360、529、596、601、606、617
自己免疫疾患 ········ 185、261、402、475、601、606、632
自己免疫性肝炎 ······················ 262
自己免疫性膵炎 ······················ 263

自己免疫反応 ……………………… 261
自殺 …………… 239、**264**、289、311、539
自殺の予防 ……………………… 264
脂質異常症 ……… 44、56、158、160、167、172、198、**224**、291、325、353、381、440、483、535
四肢麻痺 ………………………… 139、602
耳小骨（じしょうこつ）………… 251、396
四肢誘導 ………………………… 255
歯周病 …………………… 186、**226**、533
視触診 …………………… 413、415、**416**
視神経乳頭陥凹（ししんけいにゅうとうかんおう）………………… 97、**228**
歯髄炎（しずいえん）………………… 533
指数弁 ……………………………… 244
歯石 ………………………… 227、629
自然気胸 ………………………… 391、482
自然排石 ………………………… 281
自然免疫 …………………… 505、568、575
持続感染 …………………… 71、98、221
持続式陽圧呼吸療法 ……………… 215
七転八倒（しちてんばっとう）…… 395
市中肺炎 ………… 131、205、**446**、518、582
失見当識（しつけんとうしき）… **41**、305、602
失神 ……… 66、**229**、273、**388**、468、489、**496**、516、538、576、619
自動体外式除細動器 …… 250、**271**、497
歯肉炎 …………………………… 226、259
歯肉癌 …………………………… 182
自発性低血糖 …………………… 361
紫斑病性腎炎 ……………………… 24
しびれ … 19、88、92、155、157、164、166、231、298、300、303、344、**353**、375、382、401、406、439、467、503、538、553、555、557、588、624、636
指腹法 …………………………… 416
ジプレキサ ……………………… 371
脂肪肝 …… 62、**230**、**466**、473、640、641、642
脂肪細胞腫瘍 …………………… 267
脂肪の分布 ……………………… 317
耳鳴（じめい）………………… 531
耳鳴再訓練法 …………………… 532
しゃがれ声 ……………………… 185
芍薬甘草湯（しゃくやくかんぞうとう）
…………………………………… 356
視野欠損 ………………… 472、541、564
尺骨（しゃっこつ）………………… 344

集学的治療 ………… 112、193、195、603
シュウ酸 ………………… 280、514
重症感染症 ……………… 240、429
重症型薬疹 ……………………… 550
縦走潰瘍 ………………………… 77
集中治療 ……… 142、147、389、458、573
重篤 … 63、66、142、151、163、175、180、347、382、387、451、456、472、505、516、609、610、623、627
十二指腸乳頭部 ……………… 322、405
重複（じゅうふく　ちょうふく）がん
…………………………………… 128
羞明感 …………………… 217、472、494
絨毛癌 …………………………… 234
ジュール熱 ……………… 367、606
粥腫（じゅくしゅ：アテローム）…… 55、400、482、629
粥状硬化 ……………… 277、400、606
手根管（症候群）……………… **231**、353
手掌紅斑（しゅしょうこうはん）…… 103
出血性ショック ………………… 232
出血性大腸炎 …………………… 175
受動喫煙 ………………… 133、259
手動弁 …………………………… 244
腫瘍壊死因子 ……………… 77、577
腫瘍マーカー … 53、101、111、233、286、295、307、323、449、**479**、641、642、643
シュレム管 ……………… 228、563
上咽頭癌 ………………………… 183
常習飲酒家 ……………………… 527
漿液性腺癌（しょうえきせいせんがん）
…………………………………… 560
消炎鎮痛薬 ……… 72、136、155、166、208、345、487、549
消化管間質腫瘍（GIST）……… 266、581
消化管出血 …… 236、240、362、**386**、422、641
消化管穿孔 ……………… 50、152、396
消化管閉塞 ……………………… 86
上気道閉塞 ……………………… 268
症候学的胃炎 …………………… 134
症候性神経痛 …………………… 248
症候性てんかん ………………… 364
症候性肉眼的血尿 ……………… 409
小柴胡湯（しょうさいことう）…… 547
小細胞癌 ………………… 121、**449**
上室性期外収縮 ………………… 129
脂溶性ビタミン ………… 210、**477**

掌蹠膿疱症（しょうせきのうほうしょう）	**258**、534
小線源放射線治療	308
上皮成長因子	559
上皮内癌	78、515
上腹部不定愁訴	135
静脈血栓症	269
静脈瘤	235、**269**、386、510、542
静脈瘤結紮療法	543
生薬（しょうやく）	209、545
小葉性肺炎	131
食育	235
食育基本法	235
職業性膀胱癌	514
食後低血圧	358
食中毒	36、85、110、149
食道・胃静脈瘤	213、235、542
食道潰瘍	162
食道癌	45、62、133、179、184、234、**236**、387、643
食道腺癌	163
食道裂肛ヘルニア	162、179
職場不適応症	238
食品衛生法	149、176
食品交換表	380
食物依存性運動誘発アナフィラキシー	35、493
食欲がない	239
女性化乳房	103
ショック	**34**、61、84、142、**232**、**240**、359、387、405、451、459、493、500
ショック指数	233
除脳硬直（じょのうこうちょく）	389
徐脈（じょみゃく）	64、215、253、489、516、619
自律神経系	272、596
自律神経失調症	62、252、**272**
自律神経障害	**273**、375
自律神経症状	30、199、394、465、538
自律神経不全	273
視力測定	243
視力が悪い	241
脂漏性皮膚炎（しろうせいひふえん）	244
シロスタゾール	441
しろそこひ	455
心因性疾患	391
腎盂腎炎（じんうじんえん）	274、598、623
人格変容	39
新型たばこ	134、450
腎癌（腎細胞癌）	85、174、239、278、635
腎機能検査	190、275、422、621
心筋炎	399、516、517、577、603、642
鍼灸療法（しんきゅう）	165、249
真菌（感染症）	245、**454**、474
心筋梗塞	44、119、133、139、**145**、157、159、169、181、187、189、224、257、292、339、344、390、391、398、**401**、407、461、472、**482**、486、490、495、573、575、577、579、586、587、639、640、641、642
心筋症	39、62、**89**、139、**245**、399、**468**、516
心筋焼灼術	92
神経根型	166
神経系腫瘍	267
神経障害性疼痛	299
神経鞘腫（しんけいしょうしゅ）	443
神経性食欲不振症	86
神経痛	248、317、510、556、601、628
神経伝達物質	68、158、464、568、579、580、586、598、619
神経因性膀胱	83、**247**、453
神経網膜	540
心血管疾患	133、501、524
腎血管性高血圧	277
心原性（心血管性）失神	229
心原性脳梗塞	258、441、490
腎硬化症	119、190
人口寄与割合	122
人工股関節手術	384
人工呼吸法	215、272
人工骨頭	384
人工腎臓（透析）	524
腎・尿管結石症	280
じん肺症	281
深部静脈血栓症	270
深在性汗疹	115
診察室血圧	170
心疾患（主なもの）	46、65、80、119、144、145、159、187、249、254、398
心室細動	64、92、**249**、271、367、495、576、598
腎実質性高血圧	411
心室性期外収縮	93、**129**
真珠腫性中耳炎（しんじゅしゅせいちゅ

うじえん)・・・・・・・・・・・・・・・・・・・・251
腎小体・・・・・・・・・・・・・・・275、601、622
心身症・・・・・・・・・・・・・・・・・・・・118、**251**
真正雷撃症(しんせいらいげきしょう)
・・・・・・・・・・・・・・・・・・・・・・・・・・・・・・・367
腎性貧血・・・・・・・・・・・・**279**、412、525
振戦(しんせん、ふるえ)・・・・・・・・39、361、
363、510
心臓型脂肪酸結合蛋白・・・・・145、573
心臓喘息・・・・・・・・・・・・・・・・・・144、257
心臓超音波検査・・・・・・・・・・・・・・・・246
心臓マッサージ・・・・・・・145、**253**、271
身体表現性障害・・・・・・・272、**467**、604
心的要因・・・・・・・・・・・・・・・・・・・・・・・492
心電図 44、66、129、144、145、157、159、
249、254、271、303、482、490、496、
516、577、598、630
陣痛促進剤(じんつうそくしんざい)
・・・・・・・・・・・・・・・・・・・・・・・・・・・・・・・200
心内膜炎・・・・・・・・・・・・・・・・・・・・73、491
心肺蘇生術(しんぱいそせい)・・・・・・・**254**、
268
深部感覚・・・・・・・・・・・・・・・・・・・・・・・538
心不全・・・・・65、89、104、**144**、187、193、
256
腎不全・・・**23**、146、185、187、189、190、
198、277、306、355、389、422、471、
523、**524**、577、583、590、618、640、
641、642、643
心房期外収縮・・・・・・・・・・・・・・・・・・・128
心房細動・・・92、139、151、181、**257**、441、
490
心房粗動・・・・・・・・・・・・・・・・・・・93、489
心房頻拍・・・・・・・・・・・・・・・・・・489、605
じん麻疹・・・・・・・・・・・・261、**283**、493、551
心理社会的(要因)・・・・251、273、371、605

【ス】

膵液胆道逆流現象・・・・・・・・・・・・・・・284
髄核・・・・・・・・・・・・・・・・・・555、593、616
膵癌・・・・51、133、234、264、285、337、643
随時血圧・・・・・・・・・・・・・・・・・・・・・・・171
水晶様汗疹・・・・・・・・・・・・・・・・・・・・・114
水腎症・・・・・・・・・・・・・・・・・・・・・・・・・287
水性鼻漏・・・・・・・・・・・・・・・・・・・・・・・・94
膵石(すいせき)・・・・・・・・・・・・・・・・・527
水素イオン濃度・・・・・・・373、578、600
膵・胆道合流異常・・・・・・・・・・・・・・・284
垂直感染・・・・・・・・・・・・・・・・・・・・・・・476

推定糸球体ろ過値・・・・・・・・・・191、276
推定出血量・・・・・・・・・・・・・・・・・・・・・233
膵島(すいとう)・・・・・・・・・・・・・54、596
水頭症・・・・・・・・・・・・・・・・・・・・・・・・・430
水道水イオントフォレーシス・・・・・・116
水痘・帯状疱疹ウイルス・・・・・・・・・317
水平感染・・・・・・・・・・・・・・・・・・・71、476
水泡・・・・・・・・・・・・・・・・・114、196、294
髄膜炎・・・・・・・・・・・・・・・・・・・・393、622
髄膜腫・・・・・・・・・・・・・・・・・・・・・・・・・443
睡眠関連運動障害・・・・・・・・・・・・・・・438
睡眠障害・・・・・・・・・・・・・・・・・・・・・・・438
睡眠時無呼吸症候群・・・・・・・・・・・・・214
睡眠麻痺・・・・・・・・・・・・・・・・・・・・・・・438
睡眠薬・・・・・・・・・31、233、359、438、552
水溶性ビタミン・・・・・・・・・・・・・・・・・477
頭蓋内圧・・・・・・・・・・・189、442、444、520
頭蓋内出血・・・・・・・・・・・・・・・・・・・・・382
スギ花粉症・・・・・・・・・・・・・・・・・・・・・・95
スキルス胃癌・・・・・・・・・・・・・・・53、608
スキンケア・・・・・・・・・・・・・・・・・・・・・470
スタチン・・・・・・・・・・・・・・・・・・・・・・・441
スタンフォードA、B・・・・・・・・・・・・338
頭痛もち・・・・・・・・・・・・・・・・・・・・・・・・29
スティーブンス・ジョンソン症候群
・・・・・・・・・・・・・・・・・・・・・・・・402、**549**
ステロイド(療法)・・・・・・23、37、75、105、
114、130、141、156、192、245、261、
263、283、288、296、302、306、312、
357、378、384、386、397、404、437、
455、463、466、475、504、548、551、
562、608、609、612、641
ステロイドの副作用・・・・・・・・・263、288
ステント(グラフト)・・・・・・158、160、335、
340、588、608
ストルバイト結石・・・・・・・・・・・・・・・513
ストレス頭痛・・・・・・・・・・・・・・・・・・・・30
ストレスチェック・・・・・・・89、289、539
スニチニブ・・・・・・・・・・・・・・・・・・・・・279
スパイロメーター・・・・・・・・・・・・・・・201
スマホ(腱鞘炎)・・・・・・・・・・・・・・・・・156
スローなライフスタイル・・・・・・・・・538

【セ】

生活習慣病(成人病)・・・・・・119、122、126、
139、151、184、187、189、197、204、
225、227、231、235、291
制汗剤・・・・・・・・・・・・・・・・・・・・・・・・・115
性感染症・・・・・・・・・・・183、293、447、491

脆弱性骨折 …………………………… 331
成熟白内障 …………………………… 455
正常菌叢（せいじょうきんそう）…… 149、544
正常圧水頭症 ………………………… 434
正常眼圧緑内障 ……………………… 563
精神生理性不眠 ……………………… 438
精神保健福祉センター ……………… 552
精巣腫瘍 ……………………………… 294
声帯ポリープ …………………… 208、**295**
正中神経麻痺 ………………………… 353
喘鳴（ぜいめい）…………… 130、212、609
生理活性物質 ……… 47、67、72、93、177、535、575、581、629
生理的蛋白尿 ……………………… 328、641
生理的飛蚊症 ………………………… 471
セカンドオピニオン ………………… 122
赤外線 …………………………… 118、216
脊髄型（せきずいがた）……………… 166
脊髄小脳変性症 …………………… 247、609
脊髄損傷 ……………………………… 299
脊柱管狭窄症 ………………………… 298
脊椎圧迫骨折 ………………………… 299
脊椎分離すべり症 …………………… 300
脊椎分離症 …………………………… 300
舌咽神経痛 …………………………… 248
舌癌 …………………………… 183、303
赤血球造血刺激因子製剤 …………… 280
摂取カロリー説 ……………………… 565
接触皮膚炎 …………………………… 301
切迫性尿失禁 ……………………… 87、274
セフェム系 ……………………… 518、545
セルフチェック ……………………… 416
セロクエル …………………………… 371
セロコンバージョン ………………… 476
セロトニン … 29、67、94、158、370、465、568、609
線維筋痛症 …………………………… 302
線維腺腫 ……………………………… 415
線維素溶解系 ………………………… 457
線維輪 …………………… 555、593、616
遷延性咳嗽（せんえんせいがいそう） ………………………………………… 296
腺癌 …………………………………… 83
ゼングスターケン・ブレイクモア・チューブ ……………………………………… 236
全健忘 ………………………………… 382
漸減療法（ぜんげんりょうほう）… 289、562

穿孔性腹膜炎（せんこうせいふくまくえん）………………………… 341、396
腺腫（胃、大腸）………… 59、332、336、610
洗浄強迫 ……………………………… 159
全身炎症性疾患 …………………… 108、504
全身性エリテマトーデス …… 261、305、412、509、523、596、636
全身性強皮症 …………………… 191、610
全身性多汗症 ………………………… 116
全身性皮膚瘙痒症 …………………… 470
全身性炎症反応症候群 ……………… 450
前増殖網膜症 ………………………… 376
全大腸内視鏡検査 ………………… 331、507
善玉コレステロール ……… **27**、224、343、349、400、573、640
前庭神経（症状）………………… 251、538
疝痛発作（せんつうほっさ）……… 280、327
先天性胆道拡張症 …………………… 284
先天性風疹症候群 …………………… 429
前頭前野 ……………………………… 559
前頭葉機能障害 ……………………… 39
全般性不安障害 ……………………… 465
せん妄 …… 160、261、**388**、403、548、610
前立腺炎症候群 ……………………… 306
前立腺癌 ……………………………… 307
前立腺全摘出術 ……………………… 308
前立腺特異抗原 ………………… 309、**479**、644
前立腺肥大症 …… 84、274、309、425、453、479
前立腺マッサージ ………………… 306、611

【ソ】
臓器特異的自己免疫疾患 …………… 528
双極性障害、うつ状態 ……………… 310
双極性障害、躁状態 ………………… 312
造血幹細胞（移植）… 202、**314**、521、611、619、631
象牙質 ………………………………… 533
総コレステロール …… 28、100、342、574
巣状肺炎（そうじょうはいえん）…… 131
増殖糖尿病網膜症 …………………… 120
総胆管結石 …………………………… 326
総蛋白 ………………………………… 100
搔爬（そうは）………………………… 222
相反支配 ……………………………… 273
添え木固定 …………………………… 156
足関節上腕血圧比（ABI）………… 407、501
側頭動脈炎 …………………………… 562
続発性高血圧 ………………………… 278

鼠径ヘルニア（そけいへるにあ）……313
組織因子…………………………456
組織学的慢性胃炎………………134、518
ソノヒステログラフィー………………488
ソフトコンタクトレンズ……………204
ソラフェニブ………………………279

【タ】

体育……………………………………235
第Ⅰ、Ⅱ、Ⅲ度ブロック（心臓）………516
体液貯留…………………………65、261
ダイエット食品……………………209
ダイオキシン…………………………319
体温調節（中枢）…………114、**435**、610
体外衝撃波結石破砕術……281、326、513、527、572、613
体外式除細動器（AED）……250、271、497
体格指数（BMI）………188、316、571
大気汚染……………………211、449
待機的治療……………………………542
帯下（たいげ、こしけ）……221、222、293、612
大血管障害……………………………525
退行性病変（変化）………………298、554
太鼓ばち状指……………………………103
大細胞癌………………………………449
対策型検診………51、218、331、413、416、448、612、621
体質性黄疸…………………………500、642
代謝（異常、産物）……20、**146**、190、**192**、226、231、355、**377**、388、392、**407**、422、497、526、549、550、580、587、592、612、629、643
大酒家…………………………111、498、**527**
体重と健康……………………………316
大循環系………………………………102
代償性……………………………103、614
帯状疱疹後神経痛……………………318
帯状疱疹………………248、317、474、510
大食家…………………………………498
耐性黄色ブドウ球菌感染症（MRSA）
　………………………………………73
体性感覚………………………………442
体性神経系……………………………273
体性痛……………………………395、485
大腿骨頸部骨折………………………330
大腿四頭筋………………………106、504
大腸カプセル内視鏡…………………507
大腸癌…………………………………332

大腸がん検診…………………………331
大腸憩室………………………………334
大腸内視鏡検査……77、150、331、334、335、506
大腸ポリープ………332、336、387、507
耐糖能異常（障害）…………………472
大動脈炎症候群（高安動脈炎）…277、411
大動脈解離……………………………338
大動脈置換術…………………………340
大動脈瘤（破裂）……………………339
胎内感染………………………………429
体内時計…………………………438、599
大脳…………42、158、229、247、273、364、388、434、442、559、580、615
大脳基底核………………………158、442
大脳皮質……………………42、580、613
大脳辺縁系………………158、273、588
体部白癬………………………………454
退薬症状…………………………………39
第4のがん治療………………………122
大量飲酒………38、286、349、384、421
唾液腺…………38、185、402、601、643
多価不飽和脂肪酸……………………46、615
多汗症……………………………113、116
ダグラス窩……………………223、614
多形滲出性紅斑（たけいしんしゅつせいこうはん）……………509、517、612
多臓器不全………………459、550、612
唾石症（だせきしょう）………………38
脱腸……………………………………313
多尿……54、82、176、408、410、483、525、621
たばこの害………………**133**、211、**449**
多発がん………………………………128
多発性骨髄腫……318、328、575、640、643
多発神経炎……………………………478
多発ラクナ梗塞………………………538
ダビガトラン…………………………139
多量栄養素………………………………46
痰がひどい（たん）……………………320
胆管炎………113、284、323、405、451、500
胆管癌………………264、285、322、643
胆管結石………………………………325
胆管細胞癌……………………………110
断酒…………………………………38、527
胆汁（酸、色素）…27、61、100、152、162、179、264、284、322、325、336、405、419、499、544、578、613
胆汁膵管逆流現象……………………284

単純性イレウス …………………… 61
探触子（たんしょくし）………… 345
弾性ストッキング …………… 270、360
胆石溶解療法 …………………… 326
胆石疝痛 ………………………… 326
短腸症候群 ………………… 77、613
胆道腫瘍 ………………………… 322
胆のう炎 ………………………… 323
胆のう癌 ………………………… 322
胆のう（胆管）結石（症）……… 325
胆のう穿孔 ……………………… 152
胆のうポリープ ………………… 327
蛋白尿 …………………………… 328
蛋白分画検査 ………………… 329、613
弾発現象 ………………………… 463
ダンピング症候群 …………… 360、614
短拇指伸筋腱 …………………… 155
タンポン ………………………… 460
単麻痺 …………………… 139、613

【チ】

知育 ……………………………… 235
蓄尿障害 ………………………… 424
窒素化合物 ………………… 421、601
窒息のサイン …………………… 268
遅発性尺骨神経麻痺 …………… 344
注意分割機能 …………………… 435
中咽頭癌 ………………………… 183
中央労働災害防止協会 ………… 68
中間期癌 ………………………… 415
中間代謝産物 …………………… 543
中心暗点 ……………………… 96、218
中心静脈栄養 ………………… 75、324
中耳真珠腫 ……………………… 251
中心性脈絡網膜症 ……………… 119
虫垂炎 ………………… 113、341、486
中枢神経（疾患）…… 47、116、193、305、
　367、464、505、538、551、584、604、
　615、619、623
中性脂肪（トリグリセリド）…… 46、57、
　100、224、342、400、425、574、576、
　599、615、640
中毒性表皮融解壊死症（TEN）549、551
中皮腫 …………………………… 283
肘部間症候群 …………………… 344
中膜硬化 ………………………… 400
超悪玉コレステロール ………… 343
腸アニサキス症 ………………… 36
腸炎ビブリオ …………………… 110

超音波エラストグラフィー …… 213
超音波下針生検 ………………… 60
超音波ドップラー検査 ………… 346
超音波内視鏡 ………… 237、266、286、615
超音波検査 …… 37、107、141、270、281、
　285、287、323、327、345、350、413、
　415、417、424、488、529
腸管運動機能障害 ……………… 86
腸管出血性大腸菌感染症 ……… 347
腸間膜静脈硬化症 ……………… 545
腸間膜動脈閉塞症 ……………… 150
腸管粘膜障害 …………………… 544
腸管麻痺 ………………………… 151
蝶形紅斑（ちょうけいこうはん）… 305
腸梗塞 …………………………… 151
腸骨穿刺 ………………………… 616
腸重積 ………………… 37、61、616
長寿症候群 ……………………… 349
腸内細菌（叢）………………… 75、174
長拇指外転筋 …………………… 155
長命者 …………………………… 348
聴力検査 ……………………… 57、251
直腸癌 ………………… 174、332、337
直腸指診 …………………… 175、310
チョコレートのう胞 …………… 223
貯蔵鉄 …………………………… 362
チラーヂン S ……………… 140、194、529
チロシンキナーゼ阻害薬 ……… 522
沈降破傷風トキソイド ………… 458
鎮静剤 ……………………… 52、404
鎮痛・解熱薬 …………………… 545

【ツ】

椎間関節 …………………… 554、557
椎間孔 ……………………… 298、593
椎間板ヘルニア …… 124、248、354、555、
　601
通電経路 ………………………… 367
痛風 …………… 197、350、351、420、498、505、
　640
痛風関節炎（結節）…………… 197、352
痛風腎 …………………………… 350
爪白癬 …………………………… 454
つわり ……………………… 426、428

【テ】

手足がしびれる ………………… 19、353
手足がむくむ …………………… 356
定位放射線治療 …………… 444、589、616

低血圧症 ……………… 168、252、358
低血糖症 ………………………… 360
低線量CT ………………………… 448
ディストレス …………………… 290
低蛋白質食（療法）…… 23、350、422
低中性脂肪血症 ………………… 342
ティネル徴候 …………………… 232
低フォドマップダイエット ……… 94
低分化癌 ………………… 195、616
低用量アスピリン ……………… 136
停留精巣 ………………………… 294
適応障害 ………………… 238、617
適正摂取カロリー ……………… 380
適正体重 ………… 169、188、225
テグレトール …………………… 365
デシベル ………………………… 58
テタニー ………………… 458、484、617
テタノスパスミン ……………… 458
テタノリジン …………………… 458
鉄欠乏性貧血 …… 197、361、413、470、639
テノゼット ……………………… 477
手（足）のふるえ ……… **363**、464、510
デノボ型 ………………………… 333
デパケン
テロメア ………………… 564、617
転移性骨腫瘍 …………………… 300
転移性脳腫瘍 …………………… 444
転移性肺腫瘍 …………………… 448
伝音難聴 ………………………… 251
電解質 …… 80、110、147、249、275、365、484、572、574、618
電解質（異常）………………… 365
てんかん ……………… **364**、389、430、549
転換性障害 ……………… 467、604
電気けいれん（ショック）療法 …… 68、266、313
電気的除細動 …… 64、250、258、271
電気生理学的検査 ……………… 497
電気分解 ………………………… 365
電撃症・雷撃症 ………………… 367
電子レンジ ……………………… 216
伝染性膿痂疹 …………………… 115
伝導障害 ………………………… 64
癜風菌（でんぷうきん）………… 245
天疱瘡（てんぽうそう）…… 196、510、617
電離放射線障害 ………………… 368

【ト】
糖化反応説 ……………………… 565
動悸がする ……………………… 399
頭頸部癌 ………………………… 183
凍結腱 …………………… 107、207
洞（房）結節 …… 64、89、128、252、489、516
統合失調症 ……………………… 369
橈骨遠位端骨折（とうこつえんいたんこっせつ）………………… 371
同種造血幹細胞移植 …………… 314
洞性不整脈 ……………… 489、619
透析（療法）…… 23、147、278、280、350、373、463、**524**、618
糖尿病 …… 24、27、38、44、46、**54**、377、379、380、401、407、411、419、430、435、440、441、451、455、463、466、470、472、483、502、524、526、534、550、559、568、573、579、582、586、595、601、625、626、628、640、641、643
糖尿病腎症 ……………… 54、373、523
糖尿病性黄斑症 ………………… 377
糖尿病性ケトアシドーシス …… 54、240、373、392
糖尿病性昏睡 …………………… 372
糖尿病性細小血管症 …………… 374
糖尿病性大血管症 ……………… 374
糖尿病治療薬 …………………… 360
糖尿病ニューロパチー …… 273、375
糖尿病の運動療法 ……………… 380
糖尿病の食事療法 ……………… 379
糖尿病網膜症 …………… 54、120、376
洞不全症候群 …………… 489、619
頭部白癬 ………………………… 454
頭部を強く打ち付けた ………… 381
洞房結節 ………………… 89、619、630
動脈硬化症 …… 187、189、277、374、**400**、406、407、460、473、**500**、632
動脈硬化巣 ……………………… 445
同名性半盲 ……………………… 189
ドーパミン（不足）…… 158、464、568、586、619、628
吐血と下血 ……………………… 386
ドケルバン病 …………… 155、463
特異抗体 ………………… 35、550
特定健診 ………………… 57、383
特定保健用食品 ………… 176、210
突然の意識障害 ………………… 388
突然変異説 ……………………… 565
突然の胸痛 ……………… 159、389

突然の呼吸困難 …………………………… 391
突然死（ぽっくり病）… 64、90、133、229、246、**249**、256、338、452、468、490、**495**、576
突然の頭痛 ………………………………… 392
突然の腹痛 ………………… 150、395、485
突然の不安発作 …………………………… 393
突発性難聴 ………………………………… 396
特発性間質性肺炎 ………………………… 105
特発性血小板減少性紫斑病 …… 509、618
特発性食道破裂 …………………………… 390
特発性神経痛 ……………………………… 248
特発性腎出血 ……………………………… 174
特発性大腿骨頭壊死 ……………………… 384
特発性てんかん …………………………… 364
特発性肺線維症 ………………… 105、**385**
特発性門脈圧亢進症 ……………………… 542
ドップラーエコー ………………………… 346
ドライアイ ………………… 118、204、**402**
トランスアミナーゼ ……………………… 100
トランス型不飽和脂肪酸 ………………… 397
努力性肺活量 ……………………………… 201
ドレナージ ……… 113、324、**500**、593、620
トロポニン ………………………………… 145
呑気症（どんきしょう） ………………… 178
貪食細胞（どんしょく） ………………… 277
遁走（とんそう） ………………………… 467
疼痛性側弯 ………………………………… 555

【ナ】

内因性低血糖 ……………………………… 360
内科疾患に伴う精神疾患 ………………… 403
内眼炎 ……………………………………… 494
内痔核 ……………………………………… 260
内視鏡的逆行性胆管膵管造影 ……… 264、285、323、326、527、574
内視鏡的逆行性胆管ドレナージ …… 324、500
内視鏡検査 ……… 49、53、136、175、179、208、236、331、333、336、387、404、519、542、545、631
内視鏡的砕石術 …………………………… 500
内視鏡的胆道結石除去術 ………………… 405
内視鏡的粘膜剥離術（ESD） ……………… 45
内視鏡的慢性胃炎 ………………………… 134
内耳循環障害説 …………………………… 396
内耳性難聴 ………………………………… 531
内臓痛 ………………………………… 395、485
内装用人工血管 …………………………… 340

内臓脂肪 ………………… 226、472、**535**
内臓脂肪型肥満 …………………………… 473
内臓脂肪症候群（メタボリックシンドローム） ……… 198、231、322、383、473、534
内中膜複合体 ……………………………… 167
内反変形 …………………………………… 504
内部照射 …………………………………… 125
内分泌機能 ………………………………… 286
内分泌（疾患） … 20、140、192、193、230、378、483、484、640
長く歩けない ……………………………… 406
ナラノン …………………………………… 553
ナルフラフィン …………………………… 471
軟産道強靱 ………………………………… 200
軟性ドルーゼン …………………… 96、620

【ニ】

二次性貧血 ………………………… 279、**412**
肉眼的血尿 ………………… 84、173、**409**
肉ばなれ …………………………………… 161
ニコチンアミド・モノヌクレオチド
 ………………………………… 565、637
二次性高血圧 …………… 168、410、485、580
二次性頭痛 ………………………………… 392
二次性低血圧症 …………………………… 359
二重結合 ……………… 46、398、578、580
二重盲検 ……………… 210、332、576
日光過敏 …………………………………… 305
ニッシェ ……………………………………… 49
日射病 ……………………………………… 436
ニトログリセリン ………………… 157、620
ニフレック液 ……………………………… 336
ニボルマブ ………………… 26、**121**、450
乳暈（にゅううん） ……………………… 115
乳癌 …… 51、52、69、121、124、200、222、337、414、417、447、560、629
乳がん検診 ……… 127、200、304、346、**413**、416
ニューキノロン …………………………… 518
乳酸脱水素酵素 …………………… 100、642
乳腺症 ……………………………… 416、**417**
乳頭癌 ……………………………………… 195
乳頭腫（ウイルス） …… 183、208、415、469
乳突洞（にゅうとつどう） ……… 251、621
乳房温存 …………………………………… 415
乳房自己診断 ……………………………… 416
乳房超音波検査 …………………………… 347
入眠困難／早朝覚醒 ……………………… 438

乳幼児突然死症候群 ……………………… 133
ニューロン ……………………………………… 171
尿意切迫 ………………………………………… 87
尿素窒素／クレアチニン比 ……… 147、421、
  525、621、641
尿酸 ……… 197、351、**420**、498、514、601、
  640
尿酸塩 …………………………………………… 351
尿酸結石 ………………………………… 198、513
尿酸合成阻害薬（排泄促進薬）………… 498
尿失禁 …………………………………… 274、**424**
尿素窒素 ………………………………… 421、621
尿沈渣 …………………………… 173、423、616
尿道カルンクル ……………………………… 488
尿毒症 …………………………… 86、374、601、618
尿道閉塞 ………………………………… 309、425
尿酸排泄低下（産生過剰） ……… 498、420
尿閉 …………………… **83**、247、274、306、308、513
尿崩症（にょうほうしょう） …… 419、621
尿漏れ ……………………………… 83、308、310
尿路結石（症） ……… 198、274、**280**、287、
  352、483、**513**
尿路上皮癌 ……………………………… 85、514
妊孕性（にんようせい） ……… 78、219、220、
  221、224、584、621
人間ドック ……………………………………… 425
妊娠悪阻（にんしんおそ） ………………… 426
妊娠と感染症 ………………………………… 429
妊娠と薬 ………………………………………… 430
妊娠高血圧症候群（妊娠中毒症） ……… 200、
  427、601
妊娠と腎臓 …………………………………… 431
妊娠と放射線検査 ………………………… 432
認知行動療法 ………………………………… 465
認知症（予防） ……… 20、**41**、46、62、171、
  292、**433**、442、505、559、565、567、
  580、602
妊娠関連薬剤の相談拠点病院 ………… 431
妊婦健康診査（妊婦健診） ……………… 429
ニンラーロ …………………………………… 320

【ネ】
ネガティブフィードバック ……………… 289
猫背（ねこぜ） ……………………………… 557
熱けいれん …………………………………… 435
熱射病 …………………………………………… 435
熱線吸収用保護眼鏡 ……………………… 217
熱中症 ………………………………… 80、115、435
熱疲労 …………………………………………… 435

ネフローゼ症候群 ……… 28、329、357、374、
  431、436、523、541、642
ネフロン ………………………………… 275、622
粘液水腫 ……………………………………… 194
粘液性腺癌 …………………………………… 560
捻挫型（ねんざがた） ……………………… 166
粘膜下腫瘍 ……………………………… 58、266
粘膜切除術（内視鏡的） …………………… 45

【ノ】
脳圧（亢進） ……………… 85、189、190、444
脳アミロイド血管症 ……………………… 442
脳幹 ……………………………… 442、615、622
脳血管性認知症 ……………… 42、171、434
脳血管性パーキンソニズム …………… 464
脳血管の自動調節能 ……………………… 189
脳梗塞 ……… 56、92、119、**138**、168、180、
  257、400、**439**、440、445、472、490、
  505、575、622
脳梗塞の再発予防 ………………………… 440
脳挫傷 ………………………………………… 382
脳実質内腫瘍 ……………………………… 443
脳出血 ……… 31、119、274、354、364、401、
  442、445、622
脳腫瘍 ……………………………… 364、443、589
脳性利尿ペプチド ………………………… 90
脳卒中 … 79、133、**138**、**163**、168、172、
  187、189、224、247、277、392、**440**、
  442、445、511、567、622
脳動脈瘤破裂 …………………… **163**、529
脳ドック ……………………… 426、444、530
脳内主幹動脈 ………………………… 55、439
脳内穿通細動脈（のうないせんつうさい
  どうみゃく） …………………………… 442
脳ヘルニア ……………………………… 442、521
膿疱性汗疹 …………………………………… 115
脳保護薬 ……………………………………… 440
野末・岩原徴候 …………………………… 156
ノルアドレナリン ……… 67、288、484、627
ノロウイルス ………………………………… 110

【ハ】
バーキットリンパ腫 ……………………… 123
パーキンソン病 ……… 247、273、363、463
バージャー病 …………………………… 406、**500**
パーセント肺活量 ………………………… 201
ハードコンタクトレンズ ………………… 204
ハーボニー …………………………………… 214
バイアスピリン ……………………………… 502

肺移植 ……………………………… 105
肺炎 ……… 79、**104**、**131**、205、**446**、451、474、517、534、582、589、623、637
肺炎球菌ワクチン ………… 206、212、447
肺炎球菌性肺炎 ………………………… 446
肺癌 …… 51、52、105、133、172、234、239、321、332、385、447、448、456、507、643
肺がん検診 ……………… 127、447、448
肺機能検査 …………………… 201、212
肺血栓塞栓症 ……………………… 270、**452**
敗血症（性ショック） …… 142、275、450、474、550、579、623
排出障害 ………………… 198、**220**、424
肺小葉 ……………………………… 131
肺線維症 ………………… 105、385、623
肺塞栓 ……………………………… 270
肺血栓塞栓症 ……… 181、270、389、**452**
排尿困難（障害） …… 221、247、274、306、309、**453**、623
排尿痛 ………………… 293、307、410、512
肺膿瘍 ……………………………… 321
バイパス手術 ……… 158、160、482、604
肺胞腔内性肺炎 ……………………… 385
肺胞性肺炎 ……………………………… 446
ハイムリック法 ……………… 268、391
廃用症候群 ……………… 554、567、623
排卵誘発療法 …………………… 81、561
ハイリスク（者、患者、肥満） ……… 200、237、250、322、448、473、502
バイワン ………………………… 535、575
白衣高血圧 ……………………………… 171
白癬（菌） …………………… 114、454、603
白内障（手術） ………… 119、217、244、455
白板症 …………………………… 208、304
パクリタキセル ………………………… 561
破骨細胞 ……………………………… 124
パジェット病 ……………… 415、469、624
橋本病 ……………… 140、194、261、528
播種性血管内凝固症候群 ……… 392、456
播種状紅斑型（はしゅじょう） ……… 549
破傷風（トキソイドワクチン） … 457、595
長谷川式認知症スケール ……………… 42
パソコン症候群 ………………… 164、625
ハチ刺傷 ………………………………… 458
白血球除去療法 ………………………… 75
パッチテスト …………………………… 302
ばね指（現象） …………………… 156、**462**
歯の欠損と補綴 ………………………… 461

パニック障害（発作） …… 272、394、399、**465**
馬尾神経（ばびしんけい） ……… 298、301、624
バラクルード ……………………………… 477
パラソルモン ……………………………… 483
バリウム ……… 49、51、53、150、334、432
バレット食道 …………………… 162、179
反回神経麻痺 …………………………… 185
半月板 ……………………………… 106、624
板状硬（ばんじょうこう） ……………… 152
反跳痛（はんちょうつう） ……………… 341
パンデミック …………………………… 63
反応性低血糖 …………………………… 360

【ヒ】

非アトピー型 …………………………… 130
非アルコール性脂肪性肝障害（肝炎）………………………… 230、**466**
ヒアルロン酸 ……………… 101、211、504
被殻出血（ひかく） ……………………… 442
皮下脂肪型肥満 ………………………… 473
非活動性キャリア ……………………… 476
非乾酪性類上皮細胞肉芽腫 ……………… 77
ビ系石 ……………………………… 325
非酵素的糖化反応 …… 374、408、565、625
脾腫（ひしゅ） …………………… 528、542
鼻汁（はな水）（鼻漏、後鼻漏）…… 30、91、94、184、297、**487**、626
鼻出血 ……………………………… 184、460
非小細胞肺癌 …………………………… 449
ヒスタミン ………… 34、283、493、625、631
ヒスタミンH2受容体拮抗薬 …………… 50
ヒステリー ……………………… 229、467
非ステロイド性消炎鎮痛剤 ……………… 72
肥大型心筋症 ……………… 246、468、495
非代償性 ………………… 103、236、614
ビタミン欠乏症（過剰症、依存症） … 357、477
ビタミンD …………… 176、204、477、483
ビタミンB12 ……… 196、261、345、538
鼻中隔 ……………………………… 460
必須栄養素（微量） ………………… 47、209
非定型肺炎 ……………………………… 518
非特異的心室頻拍 ……………………… 65
非特異の腰痛 …………………… 298、554
ヒトパピローマウイルス（HPV）…… 78、123、183、219、**221**、294
ヒト免疫不全ウイルス（HIV）………… 429

ヒノキ花粉症 …………………………… 95
被曝線量 …………………………… 369、433
肥満細胞 …………………………… 130、283
非 B 非 C 肝癌 …………………………… 111
非びらん性胃食道逆流症 …………………… 162
皮膚癌 …………………………… 469、510、624
皮膚筋炎 …………………………… 191、509、625
腓腹筋クランプ ………………………… 355
皮膚瘙痒症 ……………………………… 470
飛蚊症（ひぶんしょう） ……………………… 471
非発作性不定愁訴 ……………………… 394
鼻閉 ……………………………… 91、94、487
被膜痛 …………………………………… 467
肥満 …… 21、62、106、112、123、163、167、169、188、215、225、230、262、269、278、286、292、316、325、332、352、380、386、398、401、409、420、426、435、445、466、**472**、485、504、525、534、558、561、571、579、640
肥満遺伝子 …………………………… 473、637
肥満関連腎臓病 ………………………… 473
百寿者 …………………………… 348、610、626
百薬の長 …………………………… 40、62、567
標準体重 …………………………… 316、379、535
病的椎体骨折 …………………………… 299
病理学 …… 41、45、125、195、221、449、589、617
日和見感染 …………………………… 474、582
微量栄養素 ……………………………… 209
ピルフェニドン ………………………… 386
非裂孔原性網膜剥離 …………………… 540
広場恐怖症 ……………………………… 394
ピロリ菌（関連疾患）…… 49、52、58、70、72、123、135、363、**480**、518、576、630
ピロリ検出法（除菌）…… 49、53、480、518
貧血 ……… 52、57、62、72、75、118、143、144、153、196、202、220、230、261、267、**279**、319、**361**、368、387、391、**412**、478、522、525、578、590、639、640、642
頻尿 …… **82**、87、173、199、220、247、272、274、306、410、453、513
頻脈（ひんみゃく）…… 39、64、142、233、241、258、399、489

【フ】

ファッション刺青（いれずみ）………… 213
不安神経症 ……………………………… 465
不安定狭心症 …………………… 43、157、**482**

フィラデルフィア染色体 ……………… 153、521
フィンケルシュタインテスト変法 …… 155
フェリチン ……………………………… 280
フォドマップ …………………………… 94
腹圧性尿失禁 …………………………… 425
副交感神経（症状）… 180、199、272、273、361、579、596、627
副甲状腺機能亢進症 …………………… 483
複雑骨折 ………………………………… 372
複雑性膀胱炎 …………………………… 513
副腎皮質機能不全 ……………………… 289
副腎皮質刺激ホルモン …… 94、571、592、612
副腎腫瘍 ………………………………… 484
腹水 …………………………… 103、437、542、627
腹痛 …… 34、36、38、50、52、61、75、83、93、103、109、111、132、136、147、148、150、248、275、283、284、286、293、318、322、324、334、341、347、372、395、408、485、505、544、560
副鼻腔炎 …………………………… 172、486
副鼻腔気管支症候群 …………………… 297
腹部大動脈瘤 …………………………… 339
腹部突き上げ法 …………………… 268、391
腹膜刺激症状 …………………………… 151、621
浮腫（ふしゅ：むくみ）…… 66、103、136、**356**、428、436、523
腐食性化学物質 ………………………… 136
不正性器出血 …………… 221、222、488、515
不整脈を感じる …… 62、66、92、468、**489**、496、525、538、603、630、636
ブタクサ花粉 …………………………… 95
物理アレルギー ………………………… 493
浮動性不安 ……………………………… 394
ブドウ糖負荷試験 ………………… 408、628
ぶどう膜炎 …………… 455、472、**494**、505
不飽和脂肪酸 ………………… 28、**46**、397
不眠症 …………………………………… 438
不明熱 …………………………………… 490
プラーク（循環器科、歯科）…… 43、167、226、343、533、629
フラジール（メトロニダゾール）…… 113、519
プラビックス …………………………… 502
フリーラジカル ………………………… 139
不良補綴物（ふりょうほてつぶつ）…… 196
ブリンクマン指数 ………………… 448、628
プリン体 ………………… 197、351、420、**497**
ブルガダ症候群（心電図）……… 249、490、

495
ブルンベルグサイン ················· 341
プレガバリン ························· 299
フレイル ······················· 566、627
不老長寿 ······························ 564
プロスタグランジン ····· 47、49、72、177、299
ブロック療法 ··········· 301、556、628
プロテアソーム阻害剤 ············· 320
プロトロンビン時間 ······· 100、103、137
プロプラノロール ··················· 517
フングスボール ······················ 474
分子遺伝学的効果 ··················· 522
分子標的治療(薬) ···· 121、522、546、631
糞石 ····································· 341

【ヘ】

平滑筋腫瘍 ···························· 60
平衡感覚(機能) ········· 69、397、536、537
閉塞性黄疸 ··························· 499
閉塞性血栓血管炎 ············ 406、**500**
閉塞性動脈硬化症 ············ 406、**500**
閉塞性肥大型心筋症 ················ 468
ペースメーカー(植え込み) ···· 64、89、230、**252**、469、489、517、630
ベーチェット病 ······· 191、494、504、510
ペガシス ······························ 477
ベクレル ······························ 368
ペニシリン系 ················· 518、545
ヘバーデン結節(変形性関節症) ··· 108
ヘパプラスチンテスト ·············· 137
ヘビースモーカー ········ 237、297、449
ペプシノゲン ············ 53、70、480、644
ヘモグロビン鉄 ······················ 362
ベルケイド ··························· 320
ヘルニア(消化管) ··· 61、162、179、313
ヘルプ症候群 ························ 428
変形性関節症(膝) ········ 106、108、473、**503**、510、629
変形性頚椎症 ················· 164、557
変形性腰椎症 ················· 354、**557**
偏頭痛 ·································· 29
変性疾患 ······························ 434
変性脱落 ······························ 463
便潜血検査 ··············· 331、333、**506**
ペンタサ ································ 75
扁桃腺炎 ······························· 23
扁平上皮癌 ············· 182、221、237、449
便秘 ······ 21、87、93、194、260、274、298、303、333、334、464、492、**507**

【ホ】

ポイツ・ジェガース症候群 ········· 337
膀胱炎 ··············· 173、274、410、**512**
膀胱癌(腫瘍) ·········· 83、133、173、**515**
膀胱結石 ··············· 280、453、**513**
膀胱刺激症状 ················· 83、515
膀胱超音波検査 ······················· 82
膀胱直腸障害 ············ 298、301、407
膀胱・尿道結石 ····················· 513
膀胱尿管逆流現象 ············ 274、431
放散痛 ····························· 281、395
房室結節 ······················ 64、516
房室ブロック ··· 64、230、252、399、489、516
放射線障害 ····················· **368**、432
放射線被曝 ··························· 433
放射線療法 ······ 26、121、153、221、308、319、415、444、470、480
琺瑯質(ほうろうしつ) ············· 533
飽和脂肪酸 ················ 46、169、603
保健機能食品 ·················· 175、210
保健指導 ······························ 383
拇指圧痕像(ぼしあっこんぞう) ··· 150
母子感染 ··················· 71、293、429
母指球筋 ······························ 232
ホジキンリンパ腫 ···················· 26
補充調律(収縮) ····················· 516
発作性上室性頻拍 ···················· 93
発疹 ········ 137、248、259、305、317、459、470、505、**509**、**549**、612、636
ホットパック ············ 107、208、630
ホットフラッシュ ··················· 199
ボツリヌス毒素皮内注射 ············ 116
ボノプラザン ················· 163、519
ホメオスターシス ············ 273、366
ポリフェノール ·················· 41、42
ホルター心電図 ········ 157、258、495、630
ホルモン ····· 20、27、47、80、231、240、261、286、353、378、484、488、560
ホルモン補充療法 ··················· 199
本庶佑 ································· 122
本態性高血圧 ············ 168、187、278
本態性振戦 ··················· 363、**510**
本態性低血圧症 ····················· 358

【マ】

マーシャル／ウォレン ······ 50、136、518

【マ】

マイコプラズマ肺炎 …………… 446、517
マイナートランキライザー …………… 438
マギール鉗子 ………………………… 268
膜性腎症 ……………………………… 437
マクロファージ ……… 43、277、343、582、616、631
マクロライド系抗菌薬 ………………… 518
末期腎不全 …………………………… 525
末梢血幹細胞移植 …………………… 315
末梢神経障害 …… 62、299、353、375、631
麻痺性イレウス ………………… 60、151
マラセチア …………………………… 245
マロリー・ワイス症候群 … 62、386、631
満月様顔貌 …………………………… 485
慢性リンパ性白血病 ………………… 527
慢性胃炎 ……………… 134、480、**518**
慢性萎縮性胃炎（活動性胃炎）…… 53、**519**
慢性肝炎 … 71、98、99、**212**、239、**475**、542、547、642
慢性咳嗽 ……………………………… 297
慢性喉頭炎 …………………………… 209
慢性甲状腺炎 ………………………… 528
慢性硬膜下血腫 ……………………… 520
慢性骨髄性白血病 … 143、154、521、581
慢性骨盤痛症候群 …………… 223、306
慢性細菌性前立腺炎 ………………… 306
慢性刺激性皮膚炎 …………………… 302
慢性糸球体腎炎 ………………… 23、410
慢性出血 ……………………………… 362
慢性心不全 ……………… 90、144、256
慢性心房細動 ………………………… 257
慢性持続型 …………………………… 75
慢性腎炎症候群 ……………………… 522
慢性腎臓病 …… 191、198、275、279、423、502、**524**、571
慢性腎盂腎炎 ………………………… 275
慢性膵炎 …………… 38、286、486、**526**、643
慢性前立腺炎 ………………………… 486
慢性全身性炎症性疾患 ………… 108、504
慢性尿閉 ……………………………… 83
慢性疲労症候群 ……………………… 302
慢性副鼻腔炎 ………………………… 486
慢性閉塞性肺疾患 …………… 202、**211**、639
慢性緑内障 …………………… 228、**563**
満腹中枢 ……………………………… 473
マンモグラフィ ……… 331、**413**、415、417

【ミ】

未産 …………………………………… 222
水電解質代謝 ………………………… 366
水虫 …………………………… 114、**454**、603
ミソプロストール ……………………… 50
未破裂脳動脈瘤 ……………… 164、529
未分化癌 ……………………………… 195
未分化胚細胞腫 ……………………… 560
耳鳴り ………………………… **531**、536
脈が乱れる …………………………… 489
脈絡膜（みゃくらくまく）…… 119、218、494、632

【ム】

無機質 ………………………… 366、632
無呼吸発作 …………………………… 214
無酸素運動 …………………… 381、632
霧視（むし）…………………… 472、494
むし歯 ………………………… 461、**533**
無症候性細菌尿 ……………………… 512
無症候性肉眼的血尿 ………………… 409
無症候性脳梗塞 …………… 139、439、445
むち打ち損傷 ………………………… 165
無尿 …………………………… 84、410
胸やけ …… 21、**49**、**162**、178、206、297、576

【メ】

迷入膵（めいにゅうすい）…………… 267
メタボ健診 …………………………… 383
メタボ対策 …………………… 235、**534**
メチシリン …………………… 73、474
メチルテストステロン ………………… 543
メトトレキセート ……………………… 505
メトロニダゾール（フラジール）…… 113、519
メニエール病 ………… 86、531、536、537
めまい …… 55、251、396、427、516、**536**、537
メラトニン ……………………………… 438
メラニン細胞 ………………………… 25
メラノーマ（メラニン細胞）…… 25、121、625
免疫学的機序 ………………………… 546
免疫グロブリン ……… 101、130、138、263、264、319、458、493、574、575、632
免疫反応 …… 63、75、**261**、262、283、493、305、546
免疫複合体 …………………………… 23
メンズドック ………………………… 426
メンタル管理 ………………………… 539

【モ】

毛細血管腫 377
妄想(もうそう) 369、403、434、548、634
盲腸(もうちょう) 332、341、616、624
網膜円孔(裂孔) 471、540
網膜細動脈瘤破裂 120
網膜色素上皮 218、540、620
網膜色素変性症 119
網膜障害 218
網膜症(糖尿病) 54、120、**376**
網膜剥離 119、471、**540**
毛様体(眼、脳) 117、228、494、633
網様体賦活系神経細胞 388
目撃情報 365
もたれ感 135、**178**
門脈圧亢進症 236、542

【ヤ】

夜間尿 66、82、308、310、525
夜間頻尿 82
薬剤リンパ球刺激テスト 547
薬剤性肝障害 543
薬剤性腸炎(薬剤起因性) 109、149、544
薬剤耐性(菌) **73**、149、474
薬剤による精神障害 547
薬剤による低血糖 361
薬剤性肺障害(肺炎) 546
薬疹 549、550
薬物アレルギー 550
薬物依存 38、**551**
薬物依存専門医療機関 552
薬物性パーキンソニズム 464
薬物代謝酵素 543
薬物探索行動 552
山中伸弥 97

【ユ】

有機質 226、366、634
有機農法 133
有棘細胞癌 469、625
有酸素運動 28、169、226、381、535、634
有床義歯 461
遊離型 PSA 479
遊離脂肪酸 231、599

【ヨ】

要介護状態 566
溶解剤 452
溶血性黄疸 500
溶血性尿毒症症候群 347
痒疹 33
陽性症状 370
腰椎椎間板ヘルニア 555
腰椎変形性脊椎症 557
腰痛症 48、298、473、**553**、558
腰痛体操 554、557
洋ナシ型肥満 473
腰部脊柱管狭窄症 298、406
予期不安 394
よく噛む 558
予防的治療 164

【ラ】

ラキソベロン 336
落屑化(らくせつか) 114
ラクトフェリン 559
ラクナ梗塞(症候群) **138**、**439**、441
ラテックス・フルーツ症候群 35
ラミブジン 103
ラムゼイ・ハント症候群 318
卵黄嚢腫瘍(らんおうのう) 234
卵管癌 560
乱視 117、244、492
卵巣癌(腫瘍) 121、224、234、**559**
卵巣機能(不全) 62、81
卵巣嚢腫 561、635
ランブル鞭毛虫 110
卵胞(らんぽう;ホルモン) 81、222、583、584、635

【リ】

リウマチ性心臓弁膜症(心臓弁膜症) 139、151、187、256、399
リウマチ性多発筋痛症 161、191、**561**
リウマトイド結節 109
利益と不利益 413、447
離人症状 394
リスパダール 371
リゾチーム 551、559
離脱症状(症候群) 39、548、552
六君子湯(りっくんしとう) 135
リップクリーム 186
リノール酸 48

リパーゼ	38
リバロキサバン	139
隆起性病変（消化管）	59、266
流行性感冒	63、91
留置型下大静脈フィルター	271
リュープロレリン	308
良性腎硬化症	190
良性発作性頭位めまい	537
緑内障	**117**、118、**228**、392、**562**
リリカ	299
臨界事故	368
リンゴ型肥満	317、472、485、534
鱗屑（りんせつ）	245、470、509、587
リンパ浮腫（学会）	357、358
涙液層	402
類洞（るいどう）	542

【ル】

ループス腎炎	305、329、523、636
ルーラン	371
ルビプロストン	508

【レ】

レイノー現象	165、636
レーザー光凝固術	541
レーザー光線	216
レーザー破砕機	514
レジスタンス運動	381、637
レストレスレッグス症候群	438
レチノイン酸	456
裂孔原性網膜剥離	540
レディースドック	426
レニン・アンジオテンシン系	277、358
レビー小体型認知症	41、171、433
レプチン	240、473、535
レミケード	76、109 506
レミッチカプセル	471
レムナント	146、344、615
連合野	559

【ロ】

ロイシンアミノペプチダーゼ	100
老化はどうして？	564
老眼鏡	243
瘻孔（ろうこう）	76、141、637
労作時呼吸困難	105、282、385
老人性円背	300、566
老人保健法	51、218
労働安全衛生法（規則）	57、290、426、514
ロコトレ	107、567
ロコチェック	107
ロコモティブ症候群	566
ロタウイルス	110
肋間神経痛	248
肋骨脊柱角	275、287
ロトリガ	47
濾胞腺腫（ろほうせんしゅ）	195

【ワ】

わきが	113
腋毛（わきげ）	116
鷲手変形（わしで）	345
笑いは百薬の長	567
笑う門には福来る	567
笑えば体にいいの？	567
ワルファリン	453

著者略歴

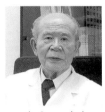

狩野 敦(かの あつし)

宮城県登米市東和町米谷生まれ。昭和37年東北大学医学部卒業。昭和42年東北大学大学院医学研究科修了、医学博士。昭和56年岩手医科大学医学部第一内科助教授、昭和63年岩手医科大学医学部高次救急センター内科系教授。岩手県立中央病院副院長を経て平成9年盛岡市立病院院長、平成17年㈶岩手県対がん協会理事・がん検診センター長、(改称して)現〔公財〕岩手県対がん協会理事・付属いわて健康管理センター長。専門は消化器病学、消化器がん検診。岩手県生活習慣病検診等管理指導協議会、胃がん部会委員(副委員長)、大腸がん部会委員(副委員長)、岩手県地域がん登録運営委員(副委員長)、岩手県がん対策推進協議会委員、等。

著書に『最新内科学大系』(分担、1991年、中山書店)、『新消化器病学』(分担、1989年、医学書院)、『がんの予防』(2011年、東北大学出版会)、等。認定内科医、消化器内視鏡専門医、消化器がん検診学会指導医、日本ドック学会認定医、人間ドックアドバイザー。

健康診断医からみた健康管理 Q & A
Health care Q & A seen by a physician

© Atsushi Kano, 2019

2019年9月20日　初版第1刷発行
著　者　狩野　敦
発行者　久道　茂
発行所　東北大学出版会
　　　　〒980-8577　仙台市青葉区片平2-1-1
　　　　TEL：022-214-2777　FAX：022-214-2778
　　　　https://www.tups.jp　E-mail：info@tups.jp
印　刷　今野印刷株式会社
　　　　〒984-0011　仙台市若林区六丁の目西町2-10
　　　　TEL：022-288-6123

ISBN978-4-86163-308-9　C3047
定価はカバーに表示してあります。
乱丁、落丁はおとりかえします。

JCOPY ＜出版者著作権管理機構 委託出版物＞

本書(誌)の無断複製は著作権法上での例外を除き禁じられています。複製される場合は、そのつど事前に、出版者著作権管理機構(電話03-3513-6969、FAX 03-3513-6979、e-mail: info@jcopy.or.jp)の許諾を得てください。